全国名老中医传承系列丛书

张贻芳　赵兰才·主编

张贻芳医案集

张贻芳研究员是当今中西医结合内科领域的大家，出身中医世家，临床经验丰富，医德高尚，师承著名中医黄坚白，从医五十余载，在中西医结合治疗肺系疾病和肿瘤方面建树颇丰。

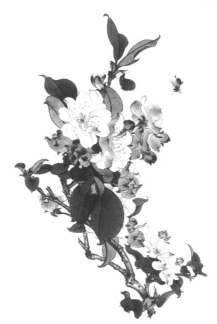

华夏出版社

HUAXIA PUBLISHING HOUSE

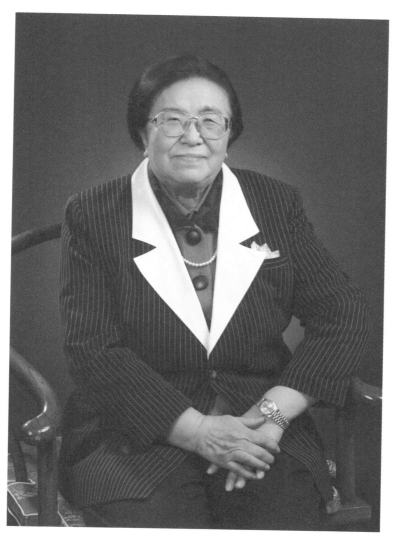

▲ 张贻芳近照

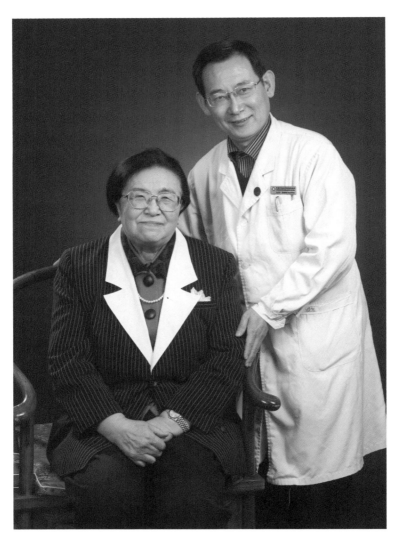

▲ 张贻芳与学生赵兰才合影

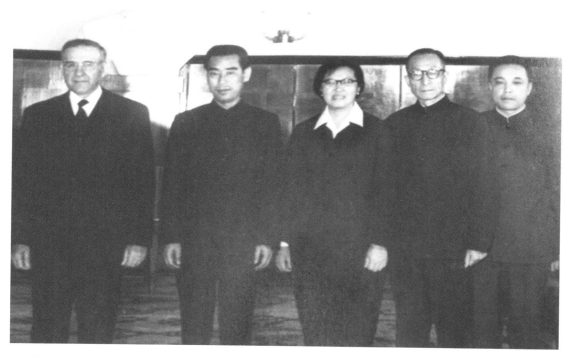

▲ 1975 年，张贻芳出访阿尔巴尼亚，受总理接见

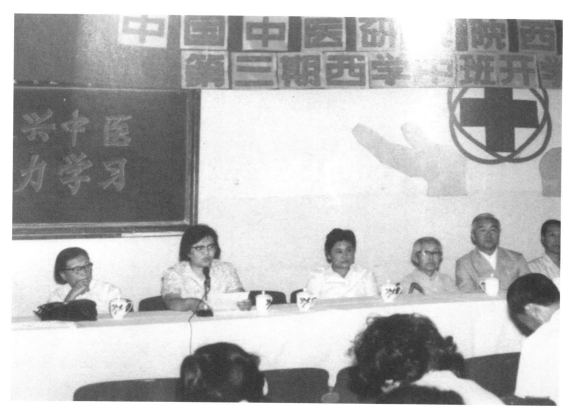

▲ 1986 年，张贻芳主持研究院第三期西学中班开班仪式

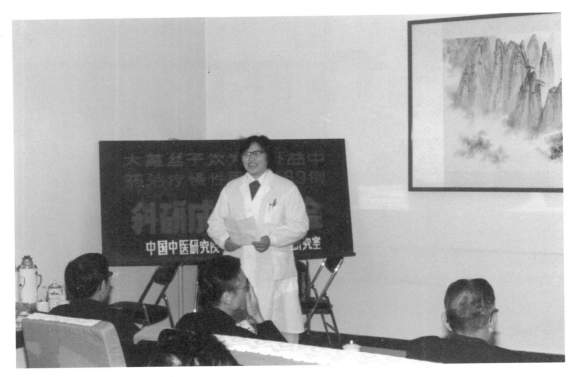

▲ 1987 年，张贻芳主持医院科研成果鉴定

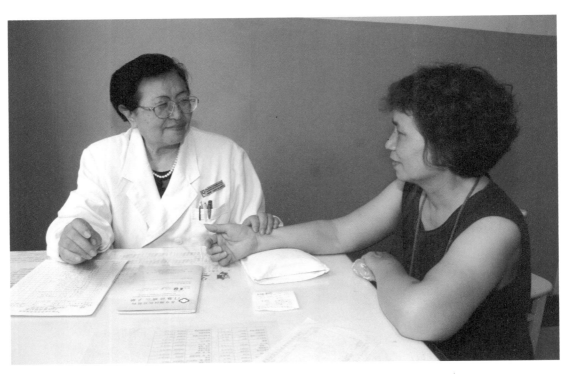

▲ 张贻芳临诊

武 序

　　《张贻芳医案集》即将出版，这是中医学术传承方面的大好事。张贻芳研究员是当今中西医结合内科领域的大家，在中西医结合肺系病和肿瘤治疗方面建树和成就尤为突出，德艺双馨。她学有渊源，西医科班毕业后脱产学习中医 3 年，其后师承著名中医肝病、脾胃病大家黄坚白先生学习多年，从事中西医临床至今已 55 年，积累了丰富的临床经验。本书是对张贻芳多年临床医案较全面的收集和整理，共汇集了 223 例医案，涉及内科中呼吸、消化、肿瘤、内分泌、循环、神经、泌尿、风湿免疫等系统，以及妇科、儿科、皮肤科等多个学科，每个（类）疾病前有概述，医案后均附有按语，起到探赜索隐、提要钩玄的作用。书中还对张贻芳的学术思想和师承脉络进行了探讨。本书文笔流畅，涉及知识面广，对某些疑难病的诊治不乏创新点和独到之处，对广大热爱中医的读者来说，无疑是难得的佳作。

　　我与张研究员相识 30 余年，一起参与了中华中医药学会肺系病专业委员会的创建，为学会的发展共同贡献了力量，且在工作中建立了深厚的友谊。我的硕士、博士研究生赵兰才主任医师现已为张研究员的学术传承人，我很高兴。喜闻她们师生共同努力编写此医案集，故乐为之序！

国家有突出贡献专家、第四批国家级名老中医药专家

北京中医药大学东直门医院呼吸科首席专家、教授、主任医师

前　言

　　余尝思之，欲学书法，必自模仿起步，欲习医者，须从师承开始，私淑古贤，以医案为捷径，拜师名医，以侍诊为常法，名医难常遇，而医案可便览，好的医案是作者德术业绩的写照，浏览琢磨，受益不亚于侍诊，而启发恒在于随时，故《普济本事方》被视作"海上仙方"，《临证指南医案》被珍为"枕中之宝"，由此可知，医案对于中医后学启迪教化之用大焉。

　　余幼承家学，志在救死扶伤，长而学医，先西学而后中医，临证耕耘 55 载，所操之术，家学与科班、师承杂糅，总属衷中而参西，涉足内、外、妇、儿，尤长于内科，每诊一患者，辄手记录之，虽不比书圣之墨宝，但敝帚自珍，积累医案 30 本，2012 年本人被评为国家中医药管理局名老中医，遂率徒弟赵兰才、刘军民及其学生整理医案，撰写此集，历经 3 载，厥功始成，效淳于意留诊籍于世，此书若能成为中医后进者之借鉴，则余愿足矣！

　　此书汇集了本人内、外、妇、儿、皮科医案 223 例，基本按照主诉、现病史、检查、诊断、治法、方药、按语体例撰写，每一病种前加概述，医案之前加了本人的传记、师承脉络和学术思想，供读者参阅。

　　在此书撰写出版过程中，得到华夏出版社的倾力合作和支持，又承蒙北京中医药大学东直门医院武维屏教授作序，在此一并表示谢忱！书中难免有不妥之处，谨以此抛砖引玉，敬请读者指正。

张贻芳

2016 年 2 月 23 日于北京

目　录

第一部分　学术传承

第二部分　经典医案辑录

第一部分　学术传承

张贻芳传

世家传承

皇都中秋月，京城四月花，白雪映华发，岁月似晚霞。春夏秋冬，雨雪风霜，蓦然回首，医海浮沉，已经五十多年了。

我出生在长春市，学成于大连，从医于北京，出身中医世家，自曾祖父起即行医济世，传到我已经四代了。

父亲张成恕由山东来到东北，在舅舅家的药铺当坐堂先生。他善治内、外、妇、儿等各科疾病，尤其善治肺痨、鼠疮、淋巴结结核、泄泻等，还有外科的恶疮顽癣。他留给我的膏药方我保存至今。父亲出诊的药箱中，有许多鹿皮的小口袋，系着红漆的小牌，内装丸、散、膏、丹诸药，如小儿发热惊风用的梅花点舌丹、惊风抱龙丸等，用起来可以说是药到病除。

"文革"时，我把父亲获政府颁发、有他穿长袍马褂照片的中医师行医执照烧掉了，这是我最大的遗憾，如果留到今天，是我家最珍贵的财富。

兄长张贻林是伪满洲国新京医科大学毕业生。新中国成立后，他成为白求恩医科大学教授，任内科主任，主治心血管疾病、血液病。他是该校的元老，也是内科的奠基人。他学识渊博，且精通日语，为中日医学交流做出了很大的贡献。他培养的学生都在各自岗位上担当重任。

拜师受教

在家庭的影响下，为传承治病救人的理念，我也选择了学医的道路。1954年，我国尚未成立中医院校，所以我考取了大连医学院，学习西医。1959年，大学五年本科毕业后，我被国家分配到成立不久的中国中医研究院（中国中医科学院的前身，简称中医研究院或中研院）。来京后，为了尽快适应中医工作的需要，院里派我参加卫生部举办的西医离职学习中医班第三期。当时的卫生部部长李德全是我们的班主任。结业后，我被安排到西苑医院内科从事临床工作。当时医院只有100多人，我们既管病房又管门诊、急诊。从此开始了我行医济世的生涯。

为了提高西苑医院中医治疗水平，加强中医力量，中医研究院从全国各地聘请多位学术有成、医德高尚的名老中医来院，其中有黄坚白、岳美中、王文鼎、徐季含、赵锡武、郭士魁、朱彦、王伯岳、耿鉴庭、钱伯煊、叶心清等。他们被任命为各科室主任，开展了各种疾病的医疗和科研工作，打开了西苑医院中西医合作的大好局面。

为了更好地学习中医，我拜在当代著名中医黄坚白老先生门下，跟师学习。黄老对人谦和有礼、博学多才、学识深厚、博览医书。当要引用某一经典论据时，信手拈来，从无差错，故有"中医活字典"的称号。

黄老因勤奋好学，苦读医书，致使眼睛高度近视，需要花境和放大镜来帮助，务求把字看清，非常认真，一丝不苟。在跟师过程中，黄老要求我从练习汉字开始，务求公正规范；他要求我熟读医药典籍，如《黄帝内经》、《伤寒论》、《金匮要略》、《神农本草经》、《汤头歌诀》等。为了提高医古文的水平，他要求我背诵《中华活页文选》，如其中的《前赤壁赋》、《出师表》、《阿房宫赋》及唐诗宋词等，因此我打下了良好的医古文基础。今天，当我拿起泛黄的、写满了心得体会的《黄帝内经》时，想起了恩师的教导，感恩之心油然而生，正是他的教导，使我打下了深厚的中医理论基础，才会有今天的我。

在临床实践方面，每当临证时，老师要求我把学到的中医理论与患者的实际情况结合起来：望闻问切、辨证施治、务求实效，使理论与实践相结合，取得了很好的效果。每当大查房时，我跟随黄老站在患者床前，当其他老师提出问题，年轻医生无法回答时，最后都由黄老回答，并加以讲解，从而更加深了我对黄老的敬佩之情。

几十年的从医之路历尽坎坷，但又丰富多彩。我在临床实践中砥砺磨练，提高了医疗水平，积累了丰厚经验，凝聚了医缘和医德。从住院医师到主治医师、副主任医师、主任医师，学术专业稳扎稳打，精益求精。历任科主任、医院副院长，被中央组织部聘为"中央保健会诊专家"，被中央人才工作协调小组聘为"中央联系专家"，并享受国务院特殊津贴。

我的从医理念是"医者仁心、实践求实"，主张："对医者来说，医术和医德是两个重要的方面，缺一不可。"这也是恩师的言传身教，恩师用他著名的《为医基行十七条》教导我们，对求医者不论身份高低、贫富贵贱，应一视同仁，这一点我一直奉行。

业医经历

1961 年，国家三年自然灾害期间，我参加了甘肃省通渭县治疗浮肿干瘦病医疗队。当时的农村生活极端贫困艰苦，每餐只有一个黑面馍，一碗面糊；不仅没水洗漱，连饮水都十分困难，不能洗澡，大家身上都长满了虱子。即便如此，我们都经受住了考验，完成了任务，加深了我们对农村的认识，锻炼了吃苦耐劳的品格。

我还参加过湖北钟祥县防治流行性脑炎医疗队，与当地农民兄弟同吃同住同劳动，共同防治流脑并获得了成功。

在山西省稷山医疗队为农民看病期间，还参与了中医研究院帮助稷山成立医疗机构的工作，既进行了农村医药实践，也接受了农村再教育。

1970年，中国援助柬埔寨，在金边建立皇家医学院。我受西苑医院委派，去上海第二医科大学学习法语，准备去金边任教，后因该国政变，援柬项目停止，我又被派到阿尔及利亚医疗队工作。在医疗队，除日常的医疗工作外，我还承担了阿尔及利亚高层的医疗保健任务，为当时该国总统布迈丁、外交部部长布特弗利卡（现任总统）以及驻阿尔及利亚各国政要从事保健工作。此外，我还承担用法语培养阿尔及利亚学生的任务，以便继续为当地人民服务。

1972年，我受毛主席和周总理的委派参加中国医疗小组前往日内瓦，为美国著名作家埃德加·斯诺先生治病，促进了中美友谊，为国家赢得了荣誉，为中美建交做出了贡献。

1975年，我参加了由时任卫生部部长率领的中国卫生代表团访问欧非四国——阿尔巴尼亚、南斯拉夫、法国、阿尔及利亚，考察了各国卫生工作状况，进行了合作会谈，签订了协议。1984年，又随中国医学代表团访问了古巴、墨西哥、委内瑞拉、秘鲁，顺访了日本。访问墨西哥时参加了国际卫生圆桌会议；访问委内瑞拉时参加了针灸麻醉研讨会；访问古巴时了解了古巴先进的全民医疗状况，还与古巴哈瓦那口腔医院签订协议，派医生进修学习；顺访日本时与他们相关医疗机构进行了学术交流和座谈。

学术贡献

55年来，我从未间断临床、医药和科研实践工作，曾为呼吸科建立实验室，为呼吸科的科研、教学工作打下了良好的基础。

临床工作中，我对肺系疾病及各种肿瘤、心脏病、肾病、疑难杂症等积累了很多的经验，形成了中西贯通、倡导互补、标本兼治、扶正固本的学术思想。在辨证施治方面，必须认清疾病的轻重缓急，急则治其标，缓则治其本。对急危重症，要究其根源，重视辨证与辨病，强调正确用药，标本兼治才能达到药到病除，起死回生，转危为安的目的。

我承担的国家中医药管理局的研究课题——"标本兼治哮喘灵、哮喘平治疗哮喘的临床与实验研究"，已转让给厂家生产，为医院创造了可观的收入。这一成果和另一项科研课题成果——克瘤冲剂，一并由我的研究生李洪芬于1996年带往以色列。率先申请了"美国科研基金"并建立了中医药治疗中心，通过了该国有关部门实验审查，在她成立的中医药治疗中心和英国门诊部中使用，得到了患者的好评。

2013 年，我被聘为"国家级名老中医"，并接收西苑医院感染科主任、医学博士赵兰才主任医师为我的学术继承人，建立了工作站，一起着手整理我多年积累的 30 余本医案，以使点滴经验留传于世。

我在医疗研究工作中撰写过多篇论文，如《标本兼治治疗哮喘的临床与实验研究》《清肺液治疗肺心病合并绿脓杆菌感染的讨论》《肺心病舌诊的综合研究》等；参与编写的书籍有《临床中医内科学》《今日中医内科学》《中国当代中医专家荟萃》《中医疾病名称规范研究》等。

我在国内外从事教学工作多年，具备培养研究生的导师资格，曾经教过北京中医药大学数届毕业生，也曾教过港澳台学生以及多名外国留学生。

目前，我还在继续出专家门诊、特需门诊，从事中央保健工作。我愿继续努力，为祖国传统医学的发展及广大患者的健康做出更多的贡献。

中国中医科学院西苑医院　张贻芳

2014 年 12 月于北京

张贻芳名医传承脉络

张贻芳老师从医 55 年，在中西医结合内科疾病诊治方面积累了丰富的经验，形成了鲜明的学术思想，其学术思想传承有源，兹介绍如下。

一、学校教育奠定了坚实的中西医基础

张老师在校期间，勤奋学习，各门功课成绩优异，毕业后响应卫生部指示参加西医学习中医班，在两年半的时间内系统地学习了中医经典和各门功课，为以后走中西医结合的道路打下了坚实的基础。

二、师承教育与科班教育结合构筑"大医"的知识框架

张老师自幼受家庭的熏陶，耳濡目染，受父亲的中医启蒙和哥哥的影响，对中医有了深刻的印象和热爱，遂立志学医。西学中班结业后，她又跟师学中医，成为名老中医黄坚白大夫的学术继承人。黄坚白原名圣和，浙江杭州人，21 岁起拜杭州名医朱辅庭、叶孟陶学习中医，学成后行医于杭州、重庆、汉口，曾任中央国医编审委员会委员，中医训练班教师。1955 年起任西苑医院内科副主任，善于治疗消化系统疾病，尤以肝系疾病为擅长。黄老学术造诣精深，在临证中很重视中医的整体观念，注意从望、闻、问、切四诊分析病情，主张针对不同病情灵活用药，认为观舌比诊脉更有价值；黄老学识渊博，医德高尚，教学有方，采用由浅入深、循序渐进的方式；黄老的高尚医德和谆谆教诲，熏陶和造就了张老师谦谨求实的治学风格；黄老重视固本的学术思想成为张老师治疗内科疾病用标本兼治法的基础；黄老身体力行，所著《为医基行十七条》熏陶并鞭策着张老师成为德艺双馨的大家；多学科的广泛涉猎和几种传承模式的交叉，为张老师成为中西医结合名医构筑了系统的知识框架。

三、勤奋好学、心存济世是成就名医的内在条件

张老师勤奋好学，治学严谨，一生无特殊嗜好，一心扑在医学事业上，孜孜不倦地学习和工作。在医院里，她认真工作，盛夏挥汗写病历，严冬临证五更寒。即使在"文革"期间，张老师依然坚守岗位，看护病人，完成医疗和护理工作，尽到了一个医生的职责。张老师勤学不倦，随时随地向书本学习、向老师请教、向病人学习，常讲"病人

是我的老师"，遇到新药物、验方、效方张老师都仔细地记录。她能与时俱进，在学习中挑重担、担大任，完成上级交给的各项任务。如给新分配来医院的中医院校学生带教讲课、参加赴阿尔及利亚医疗队为该国培养医务人员、为美国著名作家埃德加·斯诺看病、担任医院业务院长、担任卫生部访问西非拉美洲代表团成员等。在 20 世纪 60 年代多次参加下乡医疗队，和农民同吃同住同劳动，在极端艰苦的条件下，坚持完成医疗任务，锻炼了吃苦耐劳的品格和处事的能力，坚定了济世活人、扶伤救苦的宏愿，加深了对基层群众的感情。

四、一生实干是成就名医的捷径

张老师学术上的成就不仅受益于庭训家学、科班老师的传授、黄坚白等前辈的指教，更重要的是她的实干。毕生的实干铺就了张老师成为名医的道路，在病房期间，她对分管病人不分白天黑夜地看护诊治，病房有急救随叫随到；尽管已是高年资主任医师、科主任，还经常干主治医师的工作；即使担任院长职务期间也坚持每周看 3 个半天门诊；每一个病例都一丝不苟地记录在"医案本"上，几十年来积攒了 30 多本。张老师的实干精神还体现在科研上，为获取中医舌象的一手资料，亲自收集全院 500 多医务人员的舌诊资料；为求哮喘标本兼治方的最佳疗效，反复试用了上百种中药、十余个经方和四种不同时间的服法，最后摸索出最佳的方剂组成和"一日两剂四次"的服用方法。"实至名归、德艺双馨"的赞誉出自一个个被她治愈的国内外病友之口，几十年来获得各类荣誉、证书、奖杯不计其数，但在张老师眼里金杯银杯不如患者的口碑，做患者心目中的好医生是张老师终生的追求！

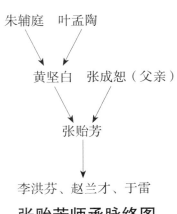

张贻芳师承脉络图

张贻芳学术思想初探

张老师在长期实践中形成了较为系统的学术思想和经验特长，概括起来主要有以下几点：中西贯通，优势互补；标本兼治，扶正固本；危急重病，兼顾正气而延年；新感急病，用药稳准狠猛；耐药菌感染顽症，按湿热痰虚证治，疗效显著。

一、中西贯通，倡导互补结合

张老师是西医科班出身，治学严谨，运用西医检查、中医辨证，因时因势对证治疗。在临床实践中与时俱进，不断进取。她勤学不倦，追随医学检查技术的进展，不断学习和运用 B 超、CT、核磁共振技术、临床化验、病理等和新的治疗手段；不断了解各科新药进展、药品适应证，特别注意新药的不良反应，仔细阅读新药说明书，以便正确使用，随时跟进西医学术前沿而不落伍。多年来，张老师一直秉承中西医结合的思想，临床上根据现有的各种先进诊疗手段，力争完成明确的西医诊断，避免误诊；同时也明确中医病因病机、辨证论治，与西药互补并用。长期多学科的临床实践和不断的传承与学习，为张老师成为中西医内科临床名医构筑了坚实的基础和框架。

二、标本兼治，重视扶正固本

呼吸系统多种慢性病，如哮喘、肺气肿、肺心病等，由于患者多存在禀赋不足、肾气亏虚，所以治疗上一般遵循标本兼治、重视扶正固本的原则，重视虚实和气血辨证；同样也采用标本兼治法治疗内科多种疑难重症，例如治疗长期使用激素的哮喘患者，达到逐步撤离激素又能提高机体免疫功能的疗效。过敏性哮喘是遗传性疾病，应急则治标，缓则治本，标本兼治，扶正祛邪。病属禀赋异质、痰浊内阻、脾肾亏虚，一遇六淫外感、吸入异味或情志刺激，则引动伏痰宿饮，内外因相合，气逆痰阻，肺失宣降，哮喘速发，此时当急则治标，待标证缓解再以扶正祛痰。对虚实并见的哮喘、咳嗽变异性哮喘，张老师认为发作时病机以肺脾气虚为本，痰浊内阻为标，此病机贯穿本病始终，发作期过后也应继续较长一段时间的标本兼治，以巩固疗效。治疗主张每日交叉服用两剂方药，一方治标，一方治本。治标方上午 8 时和傍晚 4 时服，旨在借白天阳气盛时服用祛邪方，以祛邪而不伤正气；治本方中午 12 时和晚上 8 时服，中午阳气盛，夜间阴气盛，此时服用补益方有助益气养阴，防止正不胜邪。哮喘日久或年老体弱患者，多兼夹心肺等多脏器疾患，久病多痰瘀互阻，治疗时要根据虚中夹实的特点，在固本扶正的基础上佐以清宣肺气，化痰祛瘀，亦须一日两方标本兼治。

三、治病救人，想方设法增效

对危重患者，张老师总是想尽各种办法来提高疗效，不论是中医西医、针灸、食疗，还是精神情志疗法，只要能提高疗效，对患者康复有益的，都予采纳。如对慢性肾炎蛋白尿久治不愈者每日用生黄芪煮糯米粥食疗，配合服用补肾药，有减少蛋白尿的作用；又如肺癌、胃癌等肿瘤患者在放化疗之后都有白细胞下降、胃肠道反应等副作用或不良反应，在治标的同时加上提高机体免疫功能的中药，如生黄芪、冬虫夏草、灵芝、蚕蛹、黄精、阿胶、红景天、女贞子等，达到抑制肿瘤、带病延年的目标；对激素依赖和严重细菌感染患者，主张在维持基本剂量西药的同时，加服扶正固本中药，主要是补益脾肾、化湿祛痰活血药，如补骨脂、黄芪、干姜、淫羊藿、仙鹤草、马鞭草、生薏苡仁、猪苓、丹参等，达到减少激素用量、抗生素毒副作用，增强自身抗病能力，提高生活质量的目的；在精神情志治疗方面，张老师认为：对癌症、肺心病、肺纤维化、长期哮喘、冠心病等重症，因患者深感病情危重，被疾病折磨得心力交瘁，多伴有严重的焦虑、恐惧、悲观等不良情绪，医生在患者面前要稳重，要宽慰患者，开导患者树立战胜疾病、坚强地活下去的信心，增强患者对医生的配合度、信任度，逐步引导患者建立乐观豁达、正视疾病、不怕疾病的人生观、疾病观。

四、大病危疾，顾正气而延年

大病重病者，疾病一时难以治愈，又因经过多种疗法的治疗，用过许多药物，尤其肿瘤患者用西医的放化疗药、靶向药，会导致正气损伤、脾胃虚弱。对这类患者，张老师特别重视扶正气，遵循《内经》中"阳气者，若天与日，失其所则折寿而不彰"的旨意，治疗上提出"扶正以祛邪，带病延年"的学说。在扶正气方面尤其重视补脾气、助胃气、纳肾气，常用方剂有香砂六君子汤、玉屏风散、六君子汤、八珍汤、补中益气汤、六味地黄汤、加味逍遥散、参苓白术丸、加味保和丸等；常用药物有生黄芪、女贞子、冬虫夏草、枸杞子、桑寄生、五味子、沙参、党参、麦冬、鸡内金、生山楂、焦神曲、当归、补骨脂、百合、知母、黄精等；常用中成药有贞芪扶正颗粒、百令胶囊、补中益气口服液、金匮肾气丸、玉屏风颗粒、补心气口服液、人参归脾丸等。

张老师根据多年治疗肿瘤经验，创立"贞芪白莲参虎汤"用于治疗肺癌、胃癌、肠癌手术及放化疗后体虚肿瘤有转移者，该方主要功效是益气固本、扶正消积。组方旨意：

其一源于抗肿瘤中成药贞芪扶正颗粒的主药生黄芪和女贞子；其二源于张老师师承黄坚白重视后天脾胃的思想；其三源于张老师多年观察恶性肿瘤术后癌毒有积痰成结复发的病机。方用生黄芪、女贞子，补气健脾、益肾固本，针对肿瘤手术放化疗后脾肾气虚而设，为君药；臣以党参、白术、茯苓、白花蛇舌草，益气健脾、化湿散结；佐以半枝莲、马鞭草、虎杖，共助茯苓、白花蛇舌草消积散结化癌毒；猪苓助茯苓利湿气；鸡内金、焦三仙佐白术、党参消积和胃，鸡内金兼以为使，引药归脾胃经，诸药合用共奏益气固本、散结消积之效，体现了张老师在晚期肿瘤治疗上重在留人治病、扶助正气、提高生活质量、延长生存期的宗旨。

五、急病祛邪，用药稳准狠猛

张老师在辨证准确的前提下，对急性胆囊炎、重症肝硬化腹水以及外感高热等病，强调祛邪要迅速，解毒用猛药，通腑攻下逐水既要稳又要狠，达到祛邪不伤正的目的。

治疗风温高热，用柴银五黄汤（柴胡、金银花、黄芩、黄连、黄柏、生大黄、生黄芪、防风、玄参、知母、桔梗），重用金银花 30g、生大黄（据体质选用，体强可用 10g，病除则停服），同时用三黄（黄芩、黄连、黄柏）、玄参、知母以清三焦之热，每日服用二剂，以每日大便二次、热退汗出表解为度。

治疗肝硬化腹水，强调放腹水的重要性，每次放适量，同时配合补充白蛋白，加用健脾益气利水之剂，根据病情决定先攻后补、早攻晚补，或先补后攻。对肝硬化的病机重视肝脾两经虚实夹杂，邪实如肝郁、瘀血、食滞、水积，正虚如阴虚、阳虚、气虚、血虚。肝硬化腹水阶段一般虚多实少，治疗宜培元固本、扶正祛邪。

治疗急性胆囊炎、胆结石胁痛高热，常用大柴胡汤加茵陈、金钱草、海金沙、郁金、枳实、赤芍、黄芩等，用量较大，常用金钱草 30g、茵陈 30g、黄芩 12g、海金沙 20g 等，体现出"六腑以通为顺，通则不痛"的思路，力求尽快通便退热，防生他变。

对急性心梗胸痹心痛，张老师认为病机多属痰滞气虚，血行暴阻，治疗需用大剂量化痰通痹活血之品，用瓜蒌薤白半夏汤加味，君药瓜蒌、丹参重用到 30g，臣药薤白、赤芍、党参等也用到 15g，配合法半夏、桃仁、降香、生脉饮，共同起到宣痹化痰、益气活血之效。

张老师急病善用通导猛剂的特点可见一斑。

六、耐药顽症，按湿热痰虚治

临床上，慢性阻塞性肺病、支气管扩张患者长期反复住院，多次频繁应用抗生素，导致机体对多种抗生素耐药，成为多耐药或泛耐药菌感染，治疗非常棘手。常见的致病菌有肺炎克雷伯杆菌、铜绿假单胞菌等。如何有效治疗耐药菌感染是摆在中西医学者面前的难题。中医治疗目前还没有成熟的经验可以借鉴，单纯中药治疗的临床报道较少，张老师用纯中药治疗多例耐药菌感染疗效很好。

张老师临证用药主要是从湿热和正虚着眼。偏实证者从湿热痰论治，重用黄连、黄芩、黄柏苦寒燥湿，苍术、砂仁、法半夏、党参、木香健脾燥湿，薏苡仁、蒲公英、佩兰、藿香化湿利湿，法半夏、陈皮、川贝以化痰，总以健脾祛湿化痰为着眼点，其正虚邪实兼夹者，如支气管扩张合并感染，因其致病菌难以彻底消灭，在体内伏藏，待时机成熟则繁殖导致急性感染，损伤血管则咯血，中医认为其主要病机是正气亏虚和外邪引动内热，气滞痰阻，痰热酿毒，损伤脉络，此即宋代名医许叔微所言："外邪留而不去，其病为实"之理。对此张老师主张扶正祛邪兼顾，二者并重，祛邪用黄芩、黄连、黄柏、石膏、桑白皮、白茅根、地龙以及三子养亲汤等以清肺化痰；扶正用玉屏风散加炙百部、川贝、沙参等，出血者酌加三七、藕节炭、侧柏炭、仙鹤草等止血药。如此治疗正气不伤，邪气渐去，久可建功。药理研究表明，中药黄连、黄柏、黄芩、仙鹤草等有消除细菌耐药性作用，中药对细菌感染性疾病的治疗作用，是通过调节机体自身免疫力、调动机体的抗病能力、消除耐药质粒、逆转细菌耐药性以及对细菌的增敏作用等多途径来实现的。张老师从湿热痰虚论治耐药菌或许是中医治疗耐药菌感染的一条新路。

第二部分　经典医案辑录

呼吸内科

一、上呼吸道感染

上呼吸道感染是指自鼻腔至喉部之间的急性炎症的总称，是最常见的感染性疾病，简称"上感"，包括鼻、咽、喉的感染。上感90%左右由病毒引起，但常继发细菌感染。该病任何年龄和季节均可发病，经呼吸道飞沫或污染的用具传播。人体抵抗力降低时，如受寒、劳累、淋雨时，原已存在或侵入的病毒和／或细菌迅速繁殖导致感染。本病主要临床症状有流涕、喷嚏、咽痛、咽痒、咳嗽、咯痰、发热恶寒、头痛身痛等，有自限性。常继发支气管炎、肺炎、副鼻窦炎，偶可并发心肌炎、风湿热等。中医认为根据发病季节和体质的不同，其表现有差异，病名也不同，可散见于伤风、感冒、伤寒太阳表证，以及春温、暑热、风温等的卫分证；有兼夹证者，可见于咳嗽、喉痹、乳蛾、风温肺热等病名中。

对于本病的辨证治疗，张老师认为当根据发病季节、患者体质、感邪性质之不同分别施治。感受外寒者多兼正虚，用香苏饮、桂枝汤及玉屏风散加减；风温犯肺咽痛咳嗽，用自拟银柴五黄汤加蝉蜕、紫菀、生石膏，以及百合知母甘桔汤等；外感暑热咽痛发热者，用柴葛四黄汤、香连平胃散加藿香、佩兰等；太阳阳明合病用双解汤；虚人感冒咳嗽用止嗽散加减；咳嗽日久耗伤气阴，用沙参麦冬汤、四君子汤加减等。总不离药证相符，扶正祛邪兼顾的原则。

◇病例一

李某，女，49岁。2012年10月30日初诊。主诉：畏寒、头痛、咳嗽1周。现病史：患者于2012年10月22日因感冒致咳嗽头痛，服加味感冒丸效果不佳，仍咳嗽，咯痰不稠，畏寒头痛，纳差，背发凉，腹胀，下肢冷。既往史：后背发凉2年余，未治愈。适龄结婚，生育二胎，产后着凉。查体：舌质正常，苔白，脉细滑。

中医诊断：咳嗽（风寒束肺）。西医诊断：上呼吸道感染。

治法：发散风寒，宣肺止咳。处方：香苏饮加减。苏叶10g、香附10g、陈皮12g、法半夏9g、茯苓12g、生甘草6g、菊花10g、紫菀12g、炙百部12g、黄芩12g、连翘6g、浙贝母12g、生黄芪12g、防风10g、生白术12g，3剂，水煎服，2次／日。如无特殊说明，本书处方均为日一剂。

牛黄蛇胆川贝液 3 盒，1 支 / 次，3 次 / 日，口服。

二诊（2012 年 11 月 6 日）：症状明显好转，鼻塞轻，咳嗽轻，下肢畏寒，纳佳。舌质正常，苔薄白，脉细滑。

治法：益气解表，宣肺止咳。处方：香苏饮合玉屏风散加减。生黄芪 12g、防风 10g、生白术 12g、苏叶 10g、香附 10g、陈皮 12g、辛夷（包）12g、路路通 10g、法半夏 9g、茯苓 12g、桂枝 10g、川牛膝 12g、威灵仙 15g、生甘草 6g，3 剂，水煎服，2 次 / 日（8 时、20 时）。

三诊（2012 年 12 月 11 日）：病情明显好转，感冒已愈，仍咳嗽，咯痰不多，下肢畏寒。舌质微淡，苔白厚，脉弦小。

治法：益气固表，散寒宣痹。处方：桂枝汤合玉屏风散加减。生白芍 15g、桂枝 10g、生黄芪 12g、防风 10g、生白术 12g、生甘草 6g、川牛膝 12g、生杜仲 12g、威灵仙 15g、密蒙花 12g、青葙子 12g、黄芩 12g、浙贝母 12g、萆薢 12g，7 剂，水煎服，2 次 / 日。

四诊（2012 年 12 月 18 日）：病情好转，咳嗽大减，睡眠佳，下肢畏寒较前减轻，腹不胀。舌质正常，苔薄，脉弦小。

治法：散寒解表，益气通络。处方：桂枝汤合玉屏风散加减。桂枝 10g、生白芍 10g、生甘草 6g、大枣 15g、生黄芪 12g、防风 12g、生白术 12g、浮小麦 30g、杜仲 12g、川牛膝 12g、威灵仙 15g、鸡内金 15g、炒酸枣仁 18g、密蒙花 12g，7 剂，水煎服，2 次 / 日。

五诊（2013 年 1 月 8 日）：病情好转，吸冷空气则咽痒，刺激性咳嗽。舌质正常，苔薄白，脉弦小滑。

治法：益气解表，宣肺通痹。处方：桂枝汤合玉屏风散加减。生黄芪 12g、防风 10g、白术 12g、桂枝 10g、白芍 12g、生甘草 6g、大枣 15g、炒酸枣仁 15g、鸡内金 15g、浮小麦 30g、生杜仲 12g、川牛膝 12g、威灵仙 15g、鸡血藤 15g、密蒙花 12g，7 剂，水煎服，2 次 / 日。

按语：正气素虚，产后受寒，血行不畅，督脉通行不畅，导致背冷、下肢发凉，此次因感受风寒，外邪束表，正邪交争，正不胜邪，肺失宣降，故畏寒头痛、咳嗽咯白痰，治法重在益气解表、宣肺止咳，初用参苏饮加玉屏风散加味，后合用桂枝汤及通督活络之杜仲、川牛膝、威灵仙、鸡血藤等，鼻塞不通加辛夷、苍耳子、路路通，病情逐渐减轻，治疗始终以顾护正气为重。

◇病例二

王某，男，62 岁。2014 年 1 月 14 日初诊。主诉：发热咳嗽 2 天。现病史：患者于

2天前因劳累受凉出现发热无汗，恶寒轻，咽痛，口渴，咳嗽，咳少量黄痰，头身疼痛，体温最高39℃。查体：双肺呼吸音粗，心率104次/分。舌红，苔薄黄，脉浮数。

中医诊断：风温肺热（风热犯肺，痰热内阻）。西医诊断：上呼吸道感染。

治法：清热解表，化痰清肺。处方：银柴五黄汤加减。柴胡12g、连翘20g、黄芩12g、黄连10g、黄柏12g、生黄芪15g、生大黄6g、荆芥10g、防风10g、法半夏10g、知母12g、茯苓10g、金银花20g、川贝12g、紫菀12g、炙百部12g、生甘草6g，6剂，水煎服，日二剂，分4次服。

二诊（2014年2月2日）：病情明显好转。服上方一剂，发热即退了，体温恢复正常，咳嗽减轻，咯痰减少，仍口干、咳嗽、吐白痰，乏力，大便畅通，日一行。舌淡，苔薄白，脉细滑。

治法：清热解表，化痰清肺。处方：银柴五黄汤加减。上方去大黄、荆芥、防风，加竹茹10g、陈皮10g，6剂，水煎服，日一剂，分2次服。

按语：风温为病，或因冬伤于寒，伏于体内，至春而发，或阴虚内热，受时令之风寒所迫而生，病机总不外乎风温犯肺，肺热阴伤，故治疗总以透解外邪，清热宣肺为要。本案患者劳累受寒，导致气阴不足，阴虚内热，复受外寒，束缚卫气，气郁不畅，皮毛闭合，营热内郁，故发热重恶寒轻，口渴咽痛；热壅于肺，肺失宣降，故咳嗽咯痰。方用银柴五黄汤加减，此方系张老师验方，主药以金银花、柴胡、黄芩清热解表、和解少阳，辅以连翘助君药清热解表，黄连、黄柏助黄芩清三焦之热，生黄芪、知母、生甘草益气养阴，防外邪以及苦寒之药伤正，生大黄泻肠腑之热实，余药为对证加减而设，止咳用紫菀、炙百部、川贝，化痰用二陈汤等，二诊表证已解故去荆芥、防风。

◇病例三

刘某，女，61岁。2013年7月16日初诊。主诉：发热咽痛2天。现病史：患者于2天前无明显诱因出现发热，畏寒，咽痛。体温最高38℃，伴头身痛，口苦，手足心热。自服犀牛角粉，并拔火罐，症状不缓解。刻下：发热，咽痛，便干，大便二日一行，自汗，头身痛，手足心热。既往史：患白细胞减少症半年，脾大两年。查体：双肺（-）。舌红，苔黄，脉细滑。

中医诊断：外感发热（暑热内犯肺胃）。西医诊断：上呼吸道感染，白细胞减少症。

治法：清解暑热。处方：香连平胃散加减。藿香12g、黄连6g、连翘15g、苍术12g、厚朴12g、陈皮12g、金银花15g、黄芩12g、茯苓15g、生薏苡仁15g、生栀子10g、生甘草6g，4剂，水煎服，日一剂。

二诊（2013 年 7 月 29 日）：病情好转，服上方 4 剂后，发热咽痛减轻，后因出国，未能服药，近 3 天又感发热，手足心热，口苦，右胁痛，咽干痛，自汗，腹满，便秘。舌红，苔黄，脉细滑。血常规：白细胞：$2.34 \times 10^9/L$。

治法：清透外邪，益气解暑。处方：柴葛四黄汤。葛根 12g、柴胡 12g、黄芩 12g、黄连 6g、黄柏 12g、生黄芪 15g、藿香 12g、佩兰 12g、生栀子 12g、牡丹皮 12g、淡竹叶 12g、厚朴 12g、炒酸枣仁 15g、川芎 10g，7 剂，水煎服，日一剂。

三诊（2013 年 8 月 9 日）：病情明显好转。服上药 2 剂热即退，胁痛咽痛去，腹胀满减轻，乏力，纳食可，睡眠差，轻咳咽痒，小腿痛，B 超示轻度脂肪肝，脾大，生化提示胆红素增高，尿酸增高。舌质正，苔薄白，脉细滑。

治法：清热化湿，疏肝利胆。处方：柴葛四黄汤加减。柴胡 12g、赤芍 12g、茵陈 15g、黄芩 12g、黄连 6g、黄柏 12g、藿香 12g、佩兰 12g、牡丹皮 12g、金钱草 15g、厚朴 12g、鸡内金 12g、炒酸枣仁 15g、五味子 12g、焦神曲 5g、焦山楂 5g、当归 12g、伸筋草 12g，7 剂，水煎服，日一剂。

按语：暑季感受外邪，暑邪易耗气伤阴，本病患者素体多病，时值小暑节气，气候炎热，突发寒热、咽痛、口苦、自汗为外感暑热之候，舌红苔黄、脉滑、手足心热、便干为内有蕴热之征，内外合邪，犯及阳明太阳，太阳主表，暑热易犯阳明，阳明主里，然病程未久，及时表散清化可无传里之虞。治疗需透表、和解、清泻三法，柴葛四黄汤集三法于一方，解表用藿香、佩兰、金银花、连翘等，和解少阳用柴胡、葛根、黄芩、赤芍等，清泻里热用黄连、黄柏、栀子、牡丹皮、淡竹叶等，失眠加炒酸枣仁、五味子，兼以养肝阴，利湿化湿用茵陈、金钱草、淡竹叶、佩兰等，诸药合用或先后使用，使外邪得透解，内热得清化，湿浊得以渗利，病情自然日渐好转。

◇ **病例四**

王某，女，47 岁。2013 年 2 月 5 日初诊。主诉：发热半月。现病史：患者于 2013 年 1 月 17 日因被家人传染而出现恶寒发热、头身痛，体温最高 37.5℃，自服阿奇霉素片治疗 3 天，症状无好转。其后坐飞机到美国，症状加重，伴有咽痛、身感烘热，美国医生给予口服萘普生 500mg，日两次。2 天后回国，在清华大学某附属医院就诊，诊断为病毒性感染，予输液利巴韦林 0.1g/ 日，喜炎平注射液 375mg/ 日，并静点赖氨匹林，口服蓝芩口服液等，治疗六天，症状无缓解，出现咳嗽、咽痒，后到眼科医院就诊，服用中医大夫的汤药（小柴胡汤合三仁汤加味）三剂，体温仍不降，最高 39.0℃，夜间热重，伴有乏力、腰痛、咳嗽、口渴、心胸烦热。既往史：无重要病史。查体：形体稍肥胖，面色微红。舌微暗，苔白腻，脉弦小。辅助检查：2013 年 2 月 2 日，EB 病毒、巨细胞病毒、风疹病毒、单纯疱疹病毒、肺炎衣原体抗体均阳性，抗体滴度值分别为 688.0U/mL、7.21U/mL、31.70U/mL、30.60U/mL、92.10U/mL。

中医诊断：外感发热（风温）。西医诊断：病毒性上呼吸道感染。

辨证分析：素体偏虚，兼操劳伤气，出差耗神，气阴两虚，外感风热，渐侵入肺，损伤气阴，肺宣降失常，气逆而咳，火蒸为热。

治法：宣肺祛邪，清热养阴。处方：银柴五黄汤加减。金银花 15g、柴胡 12g、防风 10g、生黄芪 15g、黄芩 12g、黄连 9g、黄柏 10g、知母 12g、百合 15g、连翘 12g、川贝 12g、香附 12g、炙百部 12g、锦灯笼 12g、荆芥 12g、生白术 12g、紫苏叶 12g，7 剂，水煎服，日一剂。

二诊（2013 年 2 月 19 日）：症状明显好转，服上方一剂后，热退，心烦、燥热感大减。舌微暗，苔薄白腻，脉弦小。

处方：银柴五黄汤合玉屏风散加减。生黄芪 15g、生白术 12g、防风 10g、金银花 12g、柴胡 12g、黄芩 12g、黄连 6g、黄柏 12g、川贝 12g、紫菀 12g、炙百部 12g、桔梗 12g、生石膏 12g、赤芍 15g、生甘草 6g，7 剂，水煎服，日一剂。

牛黄蛇胆川贝液 3 盒，10mL/ 次，3 次 / 日，口服；双黄连颗粒 3 盒，1 袋 / 次，3 次 / 日，口服。

三诊（2013 年 2 月 26 日）：病情明显好转。周身阵发烘热减轻，仍自汗出，咳嗽减轻，后背腰痛。舌暗红，苔白腻，脉细滑。

处方：玉屏风散加味。生黄芪 12g、生白术 12g、防风 10g、金银花 15g、连翘 12g、荆芥 10g、苏叶 10g、香附 10g、蝉蜕 10g、白鲜皮 12g、蒺藜 12g、萆薢 12g、蒲公英 20g、黄芩 12g、黄连 6g、败酱草 15g，7 剂，水煎服，日一剂。

四诊（2013 年 3 月 5 日）：病情好转。体温正常，腰痛、乏力明显减轻，咳嗽消失。停经数月后近几日来月经，经色经量正常。舌嫩红，苔薄白，脉细滑。

处方：上方 14 剂。水煎服，日一剂。

按语：多种病毒及衣原体感染，西药抗生素治疗无效，少有中医成功治愈的文献报道。张老师根据患者体胖正虚感邪的特点，诊断风温病，立法以扶正祛邪并举，方用银柴五黄汤加减，以玉屏风散为君药，臣以黄芩、黄连、玄参、桔梗清肺利咽，佐以炙百部、川贝、百合止咳化痰，金银花、连翘、柴胡、荆芥、苏叶疏风解表，甘草调和诸药，诸药共奏扶正祛邪、清肺补虚之效，药后症状减轻、复诊随证加减，有是证用是药，药后月经来潮，症状减轻，体质恢复，说明药证相符，疗效较好。

◇**病例五**

王某，女，53 岁，2013 年 2 月 5 日初诊。主诉：咳嗽伴发热 2 天。现病史：患者于 2 天前因工作劳累、熬夜以及受凉出现咳嗽，发热，无汗，头痛，咽干，身烘热，体温最高 39℃，无鼻塞，无流涕。未治疗，今晨体温 38.4℃，咳嗽声高，无痰。查体：精神可，面色红，唇干，听诊双肺呼吸音粗，未闻及干湿罗音，心（－）。舌红、苔白，脉浮滑。

辨证分析：劳累伤气阴，熬夜伤阴津，加之前有乳腺癌手术后病史，体内素蕴内热，导致阴虚生内热，卒受外感贼风邪热，致内外合邪，热盛于肺卫和阳明气分，故见但热无汗、咳嗽、咽干、头痛、不恶寒、便秘、舌红脉滑等证，治疗当清泄阳明与透解外邪结合，给邪气以出路，庶可表里双解，邪去正安。

中医诊断：风温肺热病（卫气同病，热盛津伤）。西医诊断：急性上呼吸道感染，急性气管炎。

治法：表里双解，清热养阴。处方：双解汤。连翘 12g、炒杏仁 12g、紫苏叶 12g、香附 12g、桔梗 12g、玄参 12g、紫菀 12g、炙百部 12g、川贝 12g、黄芩 12g、黄连 6g、黄柏 12g、生黄芪 15g、淡竹叶 12g、金银花 15g，7 剂，水煎服，日一剂。

中成药：双黄连颗粒 3 盒，1 袋 / 次，3 次 / 日，口服；牛黄蛇胆川贝液 3 盒，2 支 / 次，3 次 / 日，口服。

二诊（2013 年 2 月 19 日）：病情明显好转。服药一剂即汗出热退，头痛消失，其后未再发热，仍有咽干，出汗较多。舌尖红，苔薄白，脉小滑。

辨证分析：肺热退，表邪解，腑气通，但余热挟痰伤肺，气阴仍然亏虚，治需兼顾气阴亏虚，改为扶正为主的治法。

治法：清补肺金，宣肺止咳。处方：玉屏风散合止嗽散加减。防风 10g、白术 12g、桔梗 12g、炙甘草 6g、紫菀 12g、炙百部 12g、玄参 12g、黄芩 12g、黄连 5g、陈皮 12g、柴胡 12g、郁金 12g、高良姜 6g、生黄芪 12g，7 剂，水煎服，日一剂。

三诊（2013 年 2 月 28 日）：病情好转。咳嗽乏力减轻，近几日未服药。工作忙碌，口疮复发，大便秘结。舌红，苔薄白，脉弦细。

治法：养阴益气润肠。处方：四君子汤合沙参麦冬汤加减。沙参 12g、麦冬 12g、玉竹 12g、玄参 12g、党参 12g、白术 12g、茯苓 12g、生黄芪 12g、栀子 12g、瓜蒌 15g、黄芩 12g、黄连 6g、桔梗 12g、鸡内金 12g、决明子 12g、焦山楂 5g、焦神曲 10g，7 剂，水煎服，日一剂。

按语：本案初诊因癌症术后化疗后气阴亏虚，阴虚内热，复感受外邪，导致太阳阳明合病，高热咳嗽、头痛、咽干、便秘，治疗重在清热解表、通腑泄热，用张师自拟双

解汤加味，本方由金银花、连翘、苏叶、杏仁、桔梗、玄参、黄芩、黄连、黄柏、生黄
芪组成，前五味药宣肺解表透热于外，后五味清泄胃热并益气阴于里，如此表里双解，
故名双解汤。咳嗽重则加紫菀、炙百部、川贝、淡竹叶以清热止咳润肺，加香附意在理
气和胃，二诊热退咳轻便通，但出汗较多，乏力明显，故改用固本为主，益气养阴清肺
经余热，以玉屏风散合止咳散加味，止咳散为张师验方，由桔梗甘草汤加玄参、紫菀、
炙百部、川贝、黄芩、陈皮而成，此方来源于止嗽散，但用意与止嗽散不同点在于增加
了清热养阴的玄参、川贝、黄芩，更适合于上呼吸道感染后期病毒合并细菌感染所致的
刺激性咳嗽，具体应用时，热盛咳重声高加黄连、青黛、海蛤壳，合并肝郁症见胸闷太
息，可加柴胡、枳壳、郁金等。三诊全无表征，正虚明显，兼有内热表现，故用四君子
汤合沙参麦冬汤加芩、连、蒌、栀、桔以清热化痰，加内金、楂、曲、决明以和胃润肠，
共奏益气养阴，清热护胃，调补阴阳之功。

◇病例六

徐某，女，29 岁。2013 年 11 月 26 日初诊。主诉：咳嗽 7 天。现病史：患者于 7 天
前感冒，出现咳嗽白痰，遇冷咳嗽，咽干痒不适，不发热，曾拍胸片未见异常。查体：
咽部充血，心率 84 次 / 分，双肺呼吸音粗，未闻及干湿罗音。舌质微暗，苔薄白，脉
细滑。

中医诊断：咳嗽（风热犯肺）。西医诊断：咽炎，急性气管炎。

辨证：风热犯肺，热伤气阴。

治法：养阴益气，清肺利咽。处方：百合知母甘桔汤加味。桔梗 12g、玄参 12g、生
甘草 6g、百合 15g、知母 12g、紫菀 12g、炙百部 12g、黄芩 12g、黄柏 12g、浙贝母 12g、
板蓝根 12g、生黄芪 12g、白术 12g、防风 10g，7 剂，水煎服，日一剂。

二诊（2013 年 12 月 3 日）：病情好转。药后咳嗽大减，咯痰偏黏少，咽部不适感减
轻。舌质尖红，脉弦小。

治法：养阴益气，清肺利咽。处方：百合知母甘桔汤加减。上方去板蓝根，加锦灯
笼 12g、黄连 10g，7 剂，水煎服，日一剂。

三诊（2013 年 12 月 17 日）：病情好转，以傍晚咳甚，痰少难咳出，咽干，舌尖微
红，苔薄白，脉弦小。

辨证分析：日暮咳重，为阴虚肺热气逆之表现。

治法：养阴益气，清肺降气。处方：百合知母甘桔汤加味。桔梗 12g、生甘草 6g、玄
参 12g、百合 15g、知母 12g、紫菀 12g、炙百部 12g、黄芩 12g、黄柏 12g、浙贝母 12g、

黄连 10g、生黄芪 12g、白术 12g、防风 10g、炒紫苏子 10g、炒杏仁 10g，7 剂，水煎服，日一剂。

按语：急性咽炎，而目前所用的消炎止咳药对气道高反应所起作用甚微，而激素类药物又为广大患者难以接受，因此对本类疾病的治疗中医有用武之地。本案初诊时即已患病 7 日，始于感冒而刺激性咳嗽、咽部不适，迁延难愈，导师辨证为气阴不足，痰热壅肺，治疗主张用清补法，百合知母甘桔汤是张老师验方，由百合知母汤、桔梗甘草汤、玉屏风散化裁而成，君药百合知母汤养阴，桔梗、甘草清热利咽，臣药玉屏风散益气固表，玄参、炙百部、浙贝母、紫菀以助君药润肺止咳，佐药黄芩、黄柏、板蓝根清三焦之热以解毒，使以甘草调和诸药。二诊症状大减，因痰黏咽干，减板蓝根之凉，加锦灯笼以润肺利咽，三诊傍晚咳甚，证属阴虚肺热气逆，故加紫苏子、杏仁以加强降逆下气作用。全疗程中始终以养阴益气与清热泻肺并举，体现了扶正祛邪兼顾的理念。

二、急性气管-支气管炎

急性气管 - 支气管炎主要病原体是病毒，包括腺病毒、冠状病毒、流感病毒、副流感病毒、呼吸道融合病毒、柯萨奇病毒等，可因病毒感染而导致呼吸道黏膜上皮防御功能降低继发肺炎支原体、流感嗜血杆菌、肺炎链球菌感染，临床表现为感冒后出现咽炎或咽喉炎、刺激性干咳，常持续数周，伴有发热、肌肉酸痛、咯白黏痰，偶有咯血，查体可有局限性干罗音，胸片可见双肺纹理增粗。其病理特点是气管 - 支气管黏膜炎症、上皮细胞损伤、白细胞浸润、支气管平滑肌痉挛、腺体分泌增多以及黏膜下神经末梢受刺激而呈气道高反应。西医治疗方面，因本病有自限性而缺乏有效的治疗方法，多以对症治疗为主，而消炎止咳效果常不理想，原因与气道高反应难以改善有关。本病因以咳嗽、咽痛为主要症状，在中医归属于咳嗽或咽痹范畴，辨证分内伤外感，病位在肺而与五脏六腑均有关，新咳多外感，日久多兼内伤。张老师发皇古义，不断总结创新，提出止咳不专主于肺，关乎三焦脏腑；利咽不限于肺系，而重在调理阴阳。自创百合知母甘桔汤、甘桔紫参汤、清肺汤、清肺止咳方等验方，临证加减变通，存乎一心，如木火刑金之咳嗽用丹栀逍遥散加黄芩、黄连、玄参；气道过敏致咳嗽用六君子汤合玉屏风散加减；风热犯肺咳嗽用银翘散、苏杏石甘汤加减；久咳不已传为肾咳，用六味地黄汤加味等，总以辨证施治为准。

◇病例一

冯某，女，59 岁。2013 年 11 月 12 日初诊。主诉为咳嗽反复发作 2 年，再发 1 周。

患者 2 年前因感冒导致咳嗽，无痰，经治疗 1 月后好转，其后经常发作。此次于一周前因感冒出现咳嗽不愈，干咳，咳少量黄痰，流涕色清，口干咽痒，无发热，自服泰诺林（对乙酰氨基酚）无效。查体神志清，精神可，双肺未闻及干湿罗音，心率 74 次 / 分，舌微暗，苔薄白，脉细滑。

中医诊断：咳嗽（风热犯肺，肺窍不利）。西医诊断：急性支气管炎，鼻咽炎。

辨证：气阴亏虚，卫外不固，风热外袭，肺失宣降。

治法：宣肺止咳，益气润肺。处方：桔梗汤合玉屏风散加减。桔梗 12g、甘草 6g、知母 12g、浙贝母 12g、生黄芪 15g、防风 10g、白术 12g、黄芩 12g、黄连 10g、紫菀 12g、炙百部 12g、板蓝根 12g、路路通 10g、辛夷（包）10g、玄参 12g、甘草 6g，7 剂，水煎服，日一剂。

百令胶囊 3 盒，5 粒 / 次，3 次 / 日，口服；牛黄蛇胆川贝液 3 盒，1 支 / 次，3 次 / 日，口服。

二诊（2013 年 11 月 26 日）：服 11 月 12 日方 7 剂后症状好转。后因背畏寒，上方加补骨脂、巴戟天各 12g，继服 7 剂。现咳嗽减轻，咳黏痰减少，流涕减少，仍咽痒、口干、背畏寒。舌微红，苔薄白腻，脉细滑。辅助检查：2013 年 11 月 18 日，肾脏 B 超示左肾结石 1.5cm。

治法：宣肺止咳，益气润肺。处方：桔梗汤合玉屏风散加减。桔梗 12g、甘草 6g、知母 12g、浙贝母 12g、生黄芪 15g、防风 10g、白术 12g、黄芩 12g、黄连 10g、紫菀 12g、炙百部 12g、板蓝根 12g、路路通 10g、辛夷（包）10g、玄参 12g、沙参 15g、麦冬 15g、甘草 6g，7 剂，水煎服，日一剂。

三诊（2013 年 12 月 3 日）：病情好转。咳嗽减轻，痰易咳出，鼻干，口干，咽干。舌微暗，苔薄白，脉细滑。

治宜宣肺止咳，益气润肺。桔梗汤合玉屏风散加减。桔梗 12g、甘草 6g、沙参 12g、浙贝母 12g、生黄芪 15g、防风 10g、白术 12g、黄芩 12g、金钱草 15g、紫菀 12g、炙百部 12g、海金沙 15g、玄参 12g、鸡内金 12g、百合 15g，7 剂，水煎服，日一剂。

按语：年近 6 旬，气阴渐亏，每逢感冒则咳嗽，肺气亏虚，卫外不固之征兆也。今冬天气干燥少雨，复感风寒，肺失宣降，外邪入里化热，故咳嗽痰黄，口咽干燥，肺热上蒸鼻咽，肺窍不利，故鼻流清涕。热郁于内，卫气不得外达，故背部畏寒，是故用温补之药虽可暂缓背部畏寒之症，但内热不除，阳气仍难外达，因此二诊时重在清热化痰，理气益气，待痰热得清，气运畅达则诸症易于缓解。玉屏风散为补益肺气顾护卫气之第一方，张老师善用之治疗鼻炎、哮喘、慢性支气管炎等肺系疾病，作为基本方，内可补益脾肺之不足，以增宗气之源，外可疏表，鼓邪外出，并用黄芩、黄连、玄参、板蓝根、桔梗、知母、沙参，则肺热得清，配合紫菀、炙百部、浙贝母、甘草、沙参、百合则肺阴得滋，肺燥得润，因既往有肾结石史，故佐以金钱草、海金沙以排石利尿。

◇病例二

韩某，女，63岁。2012年11月5日初诊。主诉：咳嗽5天。现病史：患者于5天前因感冒后用西药治不得当出现咽部刺激性咳嗽，不发烧，口不干，咳白痰，纳可，二便调。既往史：反流性食管炎、十二指肠溃疡史10年，卵巢癌术后化疗后12年。查体：舌暗，苔白，舌下络脉粗，脉细弦。

中医诊断：咳嗽（气阴亏虚，热伤肺金）。西医诊断：急性支气管炎。

辨证：久病入络，气病及血，外邪入里，化火刑金。

治法：益气养阴，润肺清肝。处方：玉屏风散合加味桔梗汤加减。生黄芪12g、防风10g、白术12g、桔梗12g、玄参12g、甘草6g、紫菀12g、炙百部12g、川贝12g、黄芩12g、黄连6g、板蓝根12g、锦灯笼12g、百合15g、知母12g，7剂，水煎服，日一剂。

二诊（2012年11月12日）：病情明显好转。白天不咳，痰不多。舌暗，苔薄白，脉细滑。

治法：益气养阴，润肺清肝。处方：玉屏风散合加味桔梗汤加减。生黄芪15g、防风10g、白术12g、法半夏9g、陈皮12g、茯苓12g、甘草6g、紫菀12g、炙百部12g、川贝12g、黄芩12g、黄连6g、黄柏10g、女贞子15g、黄精15g，14剂，水煎服，日一剂。

按语：卵巢癌术后化疗后体质偏弱，平时易感冒风寒，易因食管炎、十二指肠球溃疡而致胃酸反流、咽部不适。此次5天前感受外邪，治不得当，外邪束肺，肺失宣肃，气阴亏虚，肺系失养，木火相乘，故见刺激性干咳，咳少许白痰，食少脘满，久病入络，气病及血，故舌暗、舌腹静脉扩张增粗，治以益气养阴、润肺清肝，方用玉屏风散合验方加味桔梗汤。玉屏风散益气固表实胃，防外邪复入；加味桔梗汤中桔梗、紫菀、黄芩为君，一宣一滋一清，使肺金得以清肃濡润，锦灯笼助桔梗宣肺疏风，炙百部、川贝、知母助紫菀润肺止咳，黄连、板蓝根、玄参助黄芩以清肝利咽，甘草调和诸药，全方共奏清润宣肺之效。

◇病例三

庄某，女性，58岁，2000年1月26日初诊。主述：发热2天。现病史：发烧2天，体温38.7℃，咳嗽，咯痰，流涕，头晕，身痛。既往史：无重要病史。查体：一般情况可，双肺未闻及干湿罗音。舌质红，苔薄白，脉浮滑。化验检查 WBC：7.0×10^9/L。

中医诊断：咳嗽（风热犯肺）。西医诊断：急性支气管炎。

辨证：冬春感寒，应发为冬温或春温，因邪气之不同而命名，但病机主要关乎机体内在寒热之胜负，此病人发热重，不恶寒，舌红，脉浮滑，辨证为风热犯肺，肺失宣降。

治法：疏风清热，宣肺止咳。处方：银翘散加减。金银花 15g、连翘 12g、荆芥 10g、杏仁 10g、防风 10g、黄芩 12g、黄连 10g、黄柏 10g、川贝 12g、陈皮 10g、茯苓 12g、甘草 6g、大青叶 12g、鱼腥草 30g，6 剂，水煎服，日一剂。

莱特新（琥乙红霉素）2 盒，2 片/次，3 次/日，口服。

二诊（2000 年 3 月 10 日）：发热已退，咳嗽，咯痰多，黄脓痰，加重五天。舌质红暗，苔薄，脉细滑。

治法：清肺热，止咳嗽。处方：麻杏石甘汤加减。紫苏子 10g、杏仁 10g、生石膏 30g、甘草 6g、紫菀 12g、炙百部 12g、黄芩 12g、黄连 10g、黄柏 10g、川贝 12g、陈皮 10g、金银花 15g、穿山龙 30g，7 剂，水煎服，日一剂。

三诊（2000 年 3 月 28 日）：患者出汗多，仍咳嗽，咳少量痰，声哑，失眠。舌质微暗、苔薄腻，脉弦小。

治法：清肺止咳、益气因表。处方：桔梗甘草汤合玉屏风散加减。生黄芪 12g、防风 10g、白术 12g、桔梗 10g、甘草 6g、紫菀 12g、炙百部 12g、黄芩 12g、黄连 10g、黄柏 10g、陈皮 10g、穿山龙 30g、大青叶 12g，7 剂，水煎服，日一剂。

按语：《灵枢·百病始生论》曰："风雨寒热不得虚，邪不能独伤人。"若卫外功能减弱，肺卫调节疏懈，外邪乘袭卫表即可导致咳嗽发病。该病病变主脏在肺，与五脏、三焦均有关。本案初诊为冬春之时，时行邪气经口鼻、皮毛而入，导致卫阳郁遏、肺失宣肃。临证以卫表症状为主。辨证为风热郁表，治用银翘散加减，疏风清热、宣肺止咳。热势甚，加黄芩、黄连、黄柏，三黄共奏清热之功。因血象高，炎症重，加大青叶、鱼腥草清热解毒，此二药药理研究证明有很好的抗炎、杀菌作用。二诊时表邪已入里化热，热蒸于肺，肺热叶举，清肃之令不得下行，表现为咳嗽重，咳量多黄脓痰，舌质红暗，治宜清泻肺热、止咳宁嗽。药用苏杏石甘汤，以紫苏子代麻黄，突出紫苏子降肺之效，加川贝、陈皮化痰，紫菀、炙百部温润止咳，用三黄清泻肺热，穿山龙泻肺平喘。三诊痰量明显减少，因患者体虚，易感受外邪，常反复不已，出现出汗多等表虚卫弱症状，宜益气解表，方用玉屏风散，加用润肺化痰之紫菀、炙百部、陈皮及清泻肺热之三黄。药随证变，加减有法，效果颇佳。

◇**病例四**

杜某，女，44 岁。2013 年 4 月 25 日初诊。主诉：咳嗽、咽痛 1 周。现病史：患者于 1 周前因感冒出现咳嗽、咽痛，咯少许白痰，流涕，头晕，未治疗。既往史：高血压病史 6 年，颈椎病史 10 年，霉菌性阴道炎病史 2 年，尿道炎病史 3 年。查体：双肺呼吸音粗。舌淡，苔白厚润，脉小滑。

中医诊断：咳嗽。肝火气逆犯肺。西医诊断：急性支气管炎。

辨证：生气上火，致肝阳化火，气火上攻，与外感风寒相激于肺卫。肺失宣降，肺系不利，故咳嗽、咯痰、咽痛；肝阳上亢，气火攻于头顶，故头晕。

治法：清肝宣肺。处方：百合知母甘桔汤加减。百合 15g、知母 12g、桔梗 12g、玄参 12g、紫菀 12g、炙百部 12g、黄芩 12g、黄连 6g、浙贝母 10g、天麻 12g、钩藤 12g、石决明 20g、葛根 12g、甘草 6g，7 剂，水煎服，日一剂。

二诊（2013 年 5 月 2 日）：病情好转。药后咳嗽减轻，咽痛大减，近两天劳累致颈椎病加重，上肢窜痛，头晕加重，自服扶他林后引起胃脘痛，尿频尿急尿热，白带发黄，既往有霉菌性阴道炎病史和泌尿系感染史，曾于 3 月 9 日化验尿常规白细胞 +++，镜检 5/HP。查体：舌微暗，苔薄白，脉小滑。

中医诊断：淋证（湿热下注）。西医诊断：尿道炎。

辨证：肝火上扰，乘脾犯肺，脾胃运化失常，内生湿热，循经上犯颠颊，故鼻流清涕，下注于会阴，故白带多发黄，湿热下注膀胱故尿频尿急。

治法：清肝宣肺，清利湿热。处方：百合知母甘桔汤加减。百合 15g、知母 12g、桔梗 12g、玄参 12g、紫菀 12g、炙百部 12g、黄芩 12g、黄连 6g、浙贝母 10g、天麻 12g、钩藤 12g、石决明 20g、葛根 12g、苍耳子 12g、辛夷（包）12g、萆薢 12g、黄柏 12g、滑石 20g、甘草 6g，7 剂，水煎服，日一剂。

三诊（2013 年 5 月 9 日）：病情好转。药后鼻涕减少，白带减少，尿频尿急减轻，头晕、上肢痛减轻，近日劳累，气短乏力。舌淡，苔薄白，脉细滑。

治法：益气养阴，舒肝清热。处方：玉屏风散合生脉饮加味。生黄芪 12g、防风 10g、白术 12g、党参 12g、麦冬 12g、五味子 12g、当归 12g、白芍 12g、生地黄 15g、香附 12g、柴胡 12g、牡丹皮 12g、炒栀子 10g、黄芩 12g，21 剂，水煎服，日一剂。

四诊（2013 年 6 月 20 日）：上方服用 21 剂，感冒痊愈，已无咽痛，咳嗽轻，咯痰色白，近日劳累汗出受凉致颈椎病加重，手指麻木，肩部冷痛，腿痛乏力。舌淡，苔薄白，脉细。

治法：益气固表，温通经络。处方：玉屏风散加味。生黄芪 15g、防风 10g、白术 12g、桂枝 12g、白芍 12g、法半夏 9g、当归 12g、威灵仙 15g、益母草 12g、茯苓 15g、紫菀 12g、炙百部 12g、怀牛膝 12g、黄芩 12g、黄连 6g、陈皮 12g、浙贝母 12g、甘草 6g，7 剂，水煎服，日一剂。

按语：中年女性既往有尿道炎、阴道炎、高血压病、颈椎病史，形劳操心之人，正气难养易损，感受外邪，肺失宣降，同时肝阳上亢，故治须平肝宣肺兼顾，用百合知母甘桔汤清肺润肺止咳，加天麻、钩藤、石决明平肝清肝，加葛根升清阳舒筋脉。二诊湿热下注之征明显，故病发作，在原方基础上加化湿利湿之苍耳子、萆薢、滑石、黄柏、辛夷等，其中苍耳子既可宣通鼻窍又有化湿祛风利关节之效，张老师在治疗关节炎方中常用。三诊、四诊标实之征减轻，故以扶正为主，兼以疏肝温经通络，取效较显。

◇病例五

许某，女，16 岁。2013 年 11 月 26 日初诊。主诉：咳嗽近 2 月。现病史：患者于 10 月 1 日因感冒出现咳嗽，呛咳少痰，色白，在外院给予西药消炎药治疗，咳嗽有所减轻，但未痊愈，近一周又加重。既往史：慢性咽炎史 2 年。查体：双肺呼吸音粗，11 月 25 日拍胸部 X 光片示肺纹理增多模糊，考虑为支气管炎。舌微红，苔薄白腻，脉细滑。

中医诊断：咳嗽（痰热壅肺，肺气损伤）。西医诊断：急性支气管炎。

辨证：感冒后咳嗽不止，用抗生素治疗未能痊愈，因感冒而加重，显属外邪引动未愈之痰热，胶结壅肺，虽邪实为显，但毕竟病程较长，且既往有慢性咽炎史，肺气受损明显，治疗当标本兼治。

治法：清热化痰，益气宣肺。处方：百合知母甘桔汤加味。百合 15g、知母 12g、桔梗 12g、甘草 6g、紫菀 12g、炙百部 12g、浙贝母 15g、黄芩 12g、黄连 10g、黄柏 12g、防风 10g、白术 12g、生黄芪 12g、玄参 12g、生薏苡仁 15g，7 剂，水煎服，日一剂。

牛黄蛇胆川贝液 2 盒，1 支 / 次，3 次 / 日，口服。

二诊（2013 年 12 月 3 日）：病情明显好转。咳嗽大减，白天基本不咳，咯痰量少色白，大便正常，过敏原检测显示对鸡蛋、屋尘过敏。舌微红，苔薄白，脉细滑。

治法：益气健脾，化痰止咳。处方：六君子汤合玉屏风散加减。党参 12g、白术 12g、茯苓 15g、法半夏 10g、陈皮 12g、甘草 6g、防风 10g、生黄芪 12g、黄芩 12g、炙百部 12g、浙贝母 15g、生薏苡仁 15g、紫菀 12g，7 剂，水煎服，日一剂。

按语：成人急性支气管炎患者有的自幼患肺炎，即使治愈后肺的发育仍然不良，导致肺气不充，素体亏虚，后天充养不能弥补先天缺陷，导致对多种物品过敏，易因感冒或劳累或遇过敏原致咳嗽速发，阵咳难止。老师也常用标本兼法治疗，治标常用三黄（黄芩、黄连、黄柏）、知母、浙贝母、生薏苡仁等以清热化痰，配合紫菀、炙百部、百合、玄参、桔梗、甘草以止咳宣肺，还常配用牛黄蛇胆川贝液；治本常用玉屏风散、四君子汤或六君子汤。二诊咳嗽大减，遂去黄柏、知母、桔梗、百合，只用六君子汤合玉屏风散加紫菀、炙百部、生薏苡仁、浙贝母扶正兼以化痰止咳，可见导师时刻谨遵"大毒治病，十去其七"经旨，治病同时更重视调理人体自身抗病能力。

◇**病例六**

赵某，男，41 岁，2012 年 11 月 13 日初诊。主诉：咳嗽、咯痰 1 年余，加重 7 天。现病史：患者于 2011 年 12 月因气候干燥加之工作压力大出现感冒后咳嗽，咽中有痰，带血，其后咳嗽断续发作。今年 10 月份来京，咳嗽加重并感冒，在 305 医院诊为哮喘，服孟鲁斯特钠、仙特明（西替利索）等药，上周五咳嗽重，在海淀医院给予左氧氟沙星静脉注射治疗 6 天，症状不减，故来诊，刻下：胸闷、咳嗽、胃脘痛，食凉加重。既往慢性咽炎史 5 年，高血压病史 3 年，不明原因胸痛史 10 年。查体：一般情况可，双肺呼吸音粗，偶闻干鸣音，海淀医院查肺功能正常，通气功能正常，弥散功能正常，气道阻力增加。舌暗红，舌下络脉粗，脉弦细。

中医诊断：咳嗽（痰热壅肺）。西医诊断：过敏性支气管炎，慢性咽炎。

治法：清肺化痰，养阴宽胸。处方：清肺汤加减。黄芩 12g、瓜蒌 15g、黄连 6g、麦冬 12g、炙百部 12g、浙贝母 12g、紫菀 12g、法半夏 9g、陈皮 12g、茯苓 12g、甘草 6g、沙参 12g、五味子 12g、穿山龙 12g、地龙 12g、薤白 12g，7 剂，水煎服（8-20①），日二剂。

二诊（2012 年 11 月 22 日）：病情好转。药后咯痰减少，咳嗽大减，胃脘胀痛减轻，矢气多，眠差。舌红，苔薄白，脉细滑。

处方：清肺汤加减。瓜蒌 15g、薤白 12g、法半夏 9g、陈皮 12g、茯苓 12g、紫菀 12g、炙百部 12g、黄芩 12g、黄连 6g、穿山龙 12g、郁金 12g、枳壳 12g、酸枣仁 15g、生黄芪 15g、生甘草 6g，7 剂，水煎服（8-20），日二剂。

按语：患者胸闷、咽炎、眩晕、高血压病多年，正气渐有亏虚，一年前因工作压力大，兼感风热之邪，致正虚郁热，外邪入侵，肺系不利，宣降失常，胸中宗气为之不足，是故咳嗽咯痰、胸闷气急，缠绵一年余。治疗须扶正祛邪并举，益气养阴，清肺化痰，用导师自拟清肺汤加减。清肺汤君药用黄芩、瓜蒌清肺化痰宽胸，臣以黄连、麦冬、浙

贝母、紫菀、炙百部清肺化痰养阴润肺，佐以二陈汤理气化痰，使以甘草、五味子酸甘化阴、润肺止咳兼以引经入肺，调和诸药。本案用此方加沙参以助麦冬养阴润肺；加地龙、穿山龙以通络解痉；加薤白助瓜蒌宽胸，合法半夏成瓜蒌薤白半夏汤，以宽胸宣痹。二诊诸症明显减轻，因矢气多故加枳壳、郁金以理气疏肝，加生黄芪以助健脾，加酸枣仁以养心安神，肺热已减，故去麦冬、沙参、地龙、浙贝母、五味子以防寒凉滋腻碍胃。

◇病例七

骆某，男，56 岁，1997 年 7 月 22 日初诊。主诉：咳嗽、咯痰、咽部不适 4 天。现病史：3 天前因劳累后吹空调导致咳嗽阵作，咯痰色白黏，稠度大，鼻咽痒不适，咽中痰阻感，口干苦，夜间咳重影响睡眠，入睡难。既往史：无重要病史，无药物过敏史。查体：咽部充血，双肺呼吸音粗，无干湿罗音。舌质微红，苔薄白，脉滑。

中医诊断：咳嗽（"寒包火"），证属肺热内蕴，风邪外束。西医诊断：急性气管 – 支气管炎，咽炎。

治法：宣肺疏风，清热止咳。处方：小青龙汤加减。炙麻黄 10g、桂枝 10g、白芍 12g、甘草 6g、细辛 1.5g、法半夏 10g、五味子 10g、生石膏 30g、金银花 12g、黄芩 12g、黄连 10g、穿山龙 30g，7 剂，水煎服，日一剂。

二诊（1997 年 7 月 29 日）：症状减轻，咯痰减少，口唇起疱。舌质微红，苔薄白，脉滑。

辨证属肺热伤阴。

治宜益气养阴，清热止咳。处方：桔梗甘草汤加减。桔梗 10g、甘草 6g、玄参 12g、紫菀 12g、炙百部 12g、黄芩 12g、黄连 10g、黄柏 10g、板蓝根 12g、浙贝母 10g、金银花 15g、穿山龙 30g，7 剂，水煎服，日一剂。

三诊（1997 年 8 月 8 日）：症状减轻，有白痰，咯痰不畅，眠差，咽异物感，中午感觉明显。舌质微暗，苔薄白，脉滑。

辨证属阴虚肺热。

治宜养阴清肺。处方：生脉饮加减。沙参 12g、麦冬 12g、五味子 10g、紫菀 12g、炙百部 12g、桔梗 10g、黄芩 12g、黄连 10g、大青叶 12g、桑白皮 15g、炒酸枣仁 15g、茯苓 15g、金银花 15g，7 剂，水煎服，日一剂。

四诊（1997 年 8 月 13 日）：仍咳嗽，咯白痰，稍黏，咯痰略多。舌质红，苔薄白，脉滑。

治宜养阴清肺。处方：生脉饮加减。沙参 12g、麦冬 12g、玉竹 12g、桔梗 10g、甘草

6g、玄参12g、紫菀12g、炙百部12g、杏仁10g、板蓝根12g、黄芩12g、竹叶12g、生石膏30g、陈皮10g，14剂，水煎服，日一剂。

五诊（1997年8月26日）：咽不适，有痰，鼻干，睡眠尚可，舌质红，苔薄，脉弦滑。

治宜养阴清热。处方：六味地黄汤加减。生地黄12g、山萸肉12g、山药30g、牡丹皮12g、茯苓12g、泽泻12g、大青叶12g、板蓝根12g、枸杞子12g、杜仲12g、制何首乌12g、黄芩12g、炙百部12g、知母12g，14剂，水煎服，日一剂。

六诊（1997年9月16日）：服上药眠安，鼻干好转，头疼转轻，咳白痰，咽不适，食纳佳。舌质红，苔薄，脉滑。

治宜养阴清热。处方：上方加穿山龙30g，7剂，水煎服，日一剂。

七诊（1997年9月30日）：咳嗽咯痰均减轻，纳眠可，头不痛，咽无不适。舌质微红，苔薄，脉滑。

治宜养阴清热。处方：六味地黄汤加减。生地黄12g、熟地黄12g、山药30g、牡丹皮12g、茯苓12g、泽泻12g、大青叶12g、板蓝根12g、枸杞子12g、杜仲12g、制何首乌12g、黄芩12g、炙百部12g、知母12g、穿山龙30g、地龙12g、柏子仁15g，7剂，水煎服，日一剂。

按语：急性气管－支气管炎常由上呼吸道感染、咽炎发展而来，致病病原体多以病毒为主合并肺炎支原体、肺炎衣原体或细菌，因为有自限性，临床上往往不被患者重视，任其咳嗽数天不去就诊，咳嗽、咽痒不能自愈，影响生活才就诊，查体咽部充血，双肺多有呼吸音粗，个别患者有干湿罗音，本案就是典型。中医诊断属于咳嗽，因五脏六腑皆能令人咳，故咳嗽不只于肺却不离乎肺，因肺为娇脏，譬如钟然，主气，司呼吸，主宣发肃降，开窍于鼻，咽喉为肺系，内生之风火痰饮可上干于肺而钟鸣为咳，外感之风寒暑热亦可撞钟为咳，而肺自身虚弱破损不能用事，即为钟坏不鸣，由此可见肺之气阴充沛实为祛外邪、愈咳嗽之关键。本案因劳累阴伤气耗又受空调凉风所伤，导致风寒束肺，肺热阴虚，故咳嗽甚重，治疗宜宣肺解表，而后扶正攻里。先用小青龙汤去干姜加生石膏、黄芩、黄连以散寒疏风解表兼以清肺，加穿山龙以清肺通络、化痰止咳；二诊咳嗽咯痰减轻，口唇起泡提示有内热，故须更方，改为桔梗甘草汤加三黄、板蓝根、金银花以清肺胃之热，加穿山龙、紫菀、炙百部、浙贝母以清热化痰止咳；其后数诊总以养阴润肺，止咳化痰为主，咳嗽痰多加陈皮、知母、杏仁、知母，咽干痰黏加生地黄、枸杞子、玉竹、麦冬等，兼顾肾虚加用熟地黄、山萸肉、杜仲、续断、制何首乌等，眠差加炒酸枣仁、柏子仁等。药证相符，取效较捷。

◇**病例八**

闫某，女，42岁，2014年11月27日初诊。主诉：咳嗽、咯痰1周。现病史：一周前被他人传染导致咳嗽频发，咯痰不多，咽痒，咳嗽有遗尿，无喉鸣，心情郁闷，睡眠差。既往史：胃食道反流，慢性胃炎，无药物过敏史。查体：一般情况可，双肺呼吸音粗。舌红，苔厚腻，脉弦细。PET-CT示：右肺下叶上段肺大泡，肝脏多发小囊肿，脾结节，脊柱退行性变，双侧甲状腺对称代谢性轻度增高。胃镜：慢性浅表性胃炎。

中医诊断：咳嗽（风热犯肺，气郁痰阻）。西医诊断：咽炎，急性支气管炎、慢性浅表性胃炎。

辨证分析：素有胃病，肝胃失和，气虚气逆，外感风热，肺失宣降，热灼为痰，气逆痰阻。

治法：疏肝和胃，清热化痰。处方：逍遥散合二陈汤加减。柴胡12g、赤芍12g、当归12g、茯苓15g、白术12g、法半夏10g、陈皮12g、薄荷10g、桔梗12g、黄连10g、紫菀12g、炙百部12g、玄参12g、川贝12g、黄芩12g、生薏苡仁15g，7剂，水煎服，日一剂。

牛黄蛇胆川贝液3盒，每次1支，3次／日，口服。

温胃舒胶囊3盒，每次2粒，3次／日，口服。

二诊（2014年12月4日）：遇冷风则咳嗽，心情压抑，两胁胀满。舌红，苔黄，脉弦细。^{13}C尿素呼气试验（+）。

补充诊断：幽门螺旋杆菌感染。

治法：益气疏肝，清热和胃。处方：六君子汤合黄连温胆汤加减。党参12g、白术12g、茯苓15g、甘草6g、法半夏10g、陈皮12g、竹茹10g、枳实12g、黄连10g、生黄芪20g、炙百部12g、黄芩12g、紫菀12g、川贝12g、炒酸枣仁15g、焦三仙各5g、鸡内金12g，7剂，水煎服，日一剂。

三诊（2014年12月18日）：生气上火致咽痒、呛咳，咽痛，大便可，咳少许白痰，咳甚则遗尿，眠安。舌红，苔白厚，脉弦细。

辨证：肝火犯肺，肺热津伤。

治法：清肝泻肺，润肺养阴。处方：丹栀逍遥散加味。柴胡12g、赤芍12g、当归12g、牡丹皮12g、栀子10g、茯苓12g、百合15g、板蓝根12g、锦灯笼12g、法半夏10g、紫菀12g、炙百部12g、川贝12g、黄芩12g、陈皮12g、黄连10g、黄柏12g、合欢花15g、生黄芪15g，7剂，水煎服，日一剂。

四诊（2015 年 1 月 15 日）：咳嗽，咯痰不多，咳时遗尿，胃脘不适，呃逆，咽干。舌红，苔厚，脉弦细。

治法：清肝泻肺，润肺养阴。处方：丹栀逍遥散加味。柴胡 12g、白芍 15g、牡丹皮 12g、当归 12g、桔梗 12g、玄参 12g、甘草 6g、栀子 10g、紫菀 12g、炙百部 12g、黄连 10g、酸枣仁 15g、合欢花 15g、紫苏子 10g、黄芩 12g、白芥子 12g、莱菔子 12g、黄柏 12g、川贝 12g、龙眼肉 15g，7 剂，水煎服，日一剂。

五诊（2015 年 1 月 22 日）：咳嗽，咽喉痛，遇异味则过敏憋气，睡眠可，咽上颚疼，痰不多，生气郁闷则咳嗽，遗尿去，纳可，舌苔白厚。处方：上方加穿山龙 12g。7 剂，水煎服，日一剂。

按语：《素问·咳论篇》云："五脏六腑皆令人咳，非独肺也，……人与天地相参。故五脏各以治时感于寒则受病，微则为咳，甚则为泄为痛。"又云："久咳不已，则三焦受之"。本案患者始于冬时感寒，上受于肺，肺失宣降，肺系不利，故咳嗽咽痒，素体肝火旺盛，肝胃不和，气火内郁，肝火犯肺，故呛咳，遇生气则加重，久咳下焦受累，肾失摄纳，故咳甚遗尿。虽病位在肺，而实与肝、肾相关，肝与肺，在五行分属木、金，有相克相侮的关系，肝火过旺易上侮肺金，在气血运行方面，肺主气而肝主疏泄，调畅气机，肝藏血，赖肺气、宗气以为鼓动，肝肾同源，肝肺热炽，日久下竭肾水，而致肾失固摄，咳则遗尿，治疗重点在调肝疏肝泄肝，辅以宣肺和胃益肾，方以逍遥散、丹栀逍遥散加味，旨在疏肝调肝，清肝和胃，辅以六君子汤以益气和胃、玉屏风散益气固表，三黄以助清三焦之热，二陈汤以化痰理气，桔梗、紫菀、炙百部、川贝以润肺止咳化痰，玄参、龙眼肉、百合以益肾滋阴安神，诸药加减化裁，药证相符，故咳嗽减轻、遗尿则除，病情向好。

◇病例九

骆某，男，58 岁，1998 年 11 月 4 日初诊。主诉：咳嗽伴腰痛 1 月。现病史：一月前不明原因致咳嗽、腰痛、背痛、咽中有黏痰及黏涎不易咯出，大便稀溏，4 次/日，不成形，口干，睡眠好。既往史：无重要病史。查体：舌质微红，苔薄白，脉小滑。

中医诊断：咳嗽（肾咳）。西医诊断：急性支气管炎。

辨证分析：气阴亏虚，脾虚痰阻。

治法：益气健脾，滋补肝肾。处方：四君子汤加味。党参 10g、苍术 10g、白术 10g、茯苓 12g、甘草 6g、生薏苡仁 30g、枸杞子 12g、杜仲 12g、桑寄生 15g、狗脊 12g、桃仁 10g、板蓝根 12g、黄芩 10g、焦三仙各 5g，7 剂，水煎服，日一剂。

二诊（1998 年 11 月 11 日）。药后排痰畅，大便次数减少，不太稀，腰痛轻。舌质微红，苔薄白，脉弦缓。

治法：益气健脾，行气化痰。处方：香砂六君子汤加减。党参 12g、苍术 12g、白术 12g、茯苓 12g、甘草 6g、生薏苡仁 30g、砂仁 10g、木香 10g、法半夏 10g、陈皮 10g、桃仁 10g、板蓝根 12g、黄芩 12g、焦三仙各 5g、鸡内金 12g，20 剂，水煎服，日一剂。

三诊（1998 年 12 月 1 日）：排痰多，大便 3 次/日，睡眠差，受冷后腰痛。舌质微暗，苔薄白，脉小滑。

治法：益气健脾，滋补肝肾。处方：香砂六君子汤合六味地黄丸加减。党参 10g、白术 12g、茯苓 12g、甘草 6g、砂仁 10g、木香 10g、生地黄 12g、熟地黄 12g、山萸肉 12g、山药 15g、泽泻 15g、炙百部 12g、紫菀 12g、黄芩 12g、炒酸枣仁 15g，7 剂，水煎服，日一剂。

四诊（1998 年 12 月 8 日）：失眠，大便 2 次/日，腰不痛，微微呛咳。舌红减轻，苔薄白，脉小滑。

治法：益气健脾，滋补肝肾。处方：香砂六君子汤合六味地黄丸加减。沙参 10g、白术 12g、茯苓 12g、甘草 6g、砂仁 10g、木香 10g、生地黄 12g、珍珠母 20g、山萸肉 12g、山药 15g、泽泻 15g、炙百部 12g、紫菀 12g、黄芩 12g、炒酸枣仁 15g，7 剂，水煎服，日一剂。

五诊（1998 年 12 月 16 日）：咳轻痰少，头胀，睡眠尚可，腰不痛。舌质红，苔薄白，脉细滑。

治法：益气生津，润肺化痰。处方：生脉散合止嗽散加减。百合 12g、玄参 12g、生地黄 12g、麦冬 12g、五味子 10g、桔梗 10g、甘草 6g、紫菀 12g、炙百部 12g、黄芩 12g、川贝 10g、陈皮 10g，14 剂，水煎服，日一剂。

按语：咳嗽伴有腰背痛，咯痰涎，中医诊断为咳嗽（肾咳），西医诊断急性支气管炎成立。关于肾咳，中医文献有记载，《素问·咳论》中有五脏咳，其中有："肾咳之状，咳则腰背相引而痛，甚则咳涎"，其病机有肾阴虚、阳虚之别。本病患者素有前列腺肥大史，体质偏虚，年龄偏大，大便稀溏，咳而腰痛，舌偏红，苔白腻，辨证属于脾肾亏虚，偏于气阴虚，治疗初诊重在健脾化湿，用四君子汤加健脾补肾之薏苡仁、枸杞子、杜仲、桑寄生等；二诊有痰阻之征，故加用二陈汤；三诊重在补肾，香砂六君子汤合用六味地黄汤加减，病情渐渐好转，随证加减足可借鉴，如失眠加珍珠母、炒酸枣仁、五味子、茯苓；咳嗽咯痰加桔梗、紫菀、炙百部、川贝、陈皮，咽干有痰加板蓝根、黄芩、甘草、生薏苡仁，腰痛加狗脊、杜仲、桑寄生、熟地黄等。

◇病例十

张某，男，66 岁，1999 年 1 月 29 日初诊。主诉：咳嗽 4 个月。现病史：四个月由感冒迁延致咳嗽，呈阵咳，咯痰较多色白，胸闷发憋，在北医三院诊为冠心病、急性支气管炎。既往史：对抗生素（具体不详）过敏。查体：双肺听诊（－），心率 80 次/分，偶有期前收缩（早搏）。舌边齿痕，苔薄黄，脉小滑。

中医诊断：咳嗽（痰浊阻肺）。西医诊断：冠心病，急性支气管炎。

辨证分析：高龄患者，咳嗽日久，呛咳声高，伴有胸闷憋气，苔黄脉滑，证属痰浊阻肺，气郁化热。

治法：宣降肺气，清热化痰。处方：三子养亲汤合苏杏石甘汤加减。紫苏子 10g、白芥子 12g、莱菔子 12g、杏仁 10g、生石膏 30g、甘草 6g、紫菀 12g、炙百部 12g、黄芩 12g、黄连 10g、黄柏 10g、川贝 12g、陈皮 10g、穿山龙 30g，7 剂，水煎服，日一剂。

生脉饮，3 盒，1 支/次，2 次/日，口服。

二诊（1999 年 2 月 9 日）：咳嗽明显减轻，咯痰多，吐白黏痰及泡沫痰，胸闷减轻。口苦，舌润，苔薄白，脉弦滑。

治法：辛凉宣肺，清热化痰。处方：苏杏石甘汤合黄连解毒汤加减。紫苏子 10g、杏仁 10g、生石膏 30g、甘草 6g、黄连 10g、黄芩 12g、黄柏 10g、炙百部 12g、紫菀 12g、川贝 12g、陈皮 10g、穿山龙 30g、鱼腥草 30g、大青叶 12g，14 剂，水煎服，日一剂。

泰利特（阿奇霉素）250mg，1 次/日，口服。

三诊（1999 年 2 月 23 日）：咳嗽轻，咳吐黏痰，夜眠佳、食纳佳。舌边齿痕，苔薄白，脉弦小。北医三院做心电图示：不完全左束支传导阻滞、房性期前收缩（房早）。

治法：辛凉宣肺，清热化痰。处方：苏杏石甘汤合黄连解毒汤加减。紫苏子 10g、杏仁 10g、生石膏 30g、甘草 6g、紫菀 12g、炙百部 12g、黄芩 12g、黄连 10g、黄柏 10g、川贝 12g、地龙 12g、穿山龙 30g、金银花 15g、藿梗 12g、佩叶 12g、郁金 12g，14 剂，水煎服，日一剂。

生脉饮 5 盒，1 支/次，2 次/日，口服；祛痰灵口服液 5 盒，30mL/次，3 次/日，口服。

按语：高龄患者，咳嗽日久，一般新咳在肺卫，久咳在肺脏，新咳多有外邪，久咳多兼内伤。本病患者咳久病位在肺，病邪一由外邪入里化热，一由肝胃火旺伤肺，故见呛咯痰黄或白黏，声高伴胸闷口苦脉弦滑，治疗以宣降肺气，清肝化痰为法，主方用苏杏石甘汤合三子养亲汤或黄连解毒汤，苏杏石甘汤重在清肃肺气而止咳，三子养亲汤重在化痰降气而解胸闷痰黏，合用黄连、黄芩、黄柏、金银花、鱼腥草、大青叶以增加清肝泻肺解毒之力，加紫菀、炙百部、川贝、陈皮以加强止咳化痰之功，加地龙、穿山龙以增通络平喘之力。

三、慢性咽炎

慢性咽炎是指慢性感染所引起的弥漫性咽部病变。多发生于成年人，常伴有其他上呼吸道疾病，常因急性咽炎反复发作、鼻炎、鼻窦炎的脓液刺激咽部，或鼻塞而张口呼吸而致，烟酒过度、粉尘及有害气体刺激亦为常见病因，某些全身性病症如糖尿病、便秘、心脏病、肝硬化等引起局部末梢循环障碍，也是发病原因。慢性咽炎临床表现为咽部异物感、干燥灼热、咽痒咽痛等，咽分泌物增多，黏稠，故常有清嗓动作，吐白色黏痰，严重者可引起刺激性咳嗽及恶心呕吐。咽部检查见黏膜弥漫充血、色暗红、有少量黏稠分泌物、悬雍垂肿胀、咽后壁淋巴滤泡增生等。西医治疗以消除致病因素、改善工作环境、治疗原发病灶及有关全身性疾病、提高机体免疫力为主。因致病微生物多为病毒合并细菌或肺炎支原体等，用单一种类抗生素效果不显著。中医认为本病可归属于咽痹、喉痹范畴，因咽喉是脏腑的门户，脏腑实火、虚火上升熏扰，外感六淫邪毒异味侵袭肺系，邪气及痰凝结局部，肺气宣降不畅，咽喉失于濡养，故出现喉咙干痒、疼痛、咳嗽、咯痰不爽等症状，中医治疗多以辨证为主，外感多用桔梗甘草汤、银翘散加减；肺胃热盛多用丹栀射郁汤；阴虚内热用增液汤或养阴清肺汤加减。张老师认为本病以内因为多见，说话过多、进食瓜子等燥热上火之品常为致病之因，时令交接，调摄不慎，也易感受外邪而致咽炎，病机多为虚火伤阴，痰热互结，或为风热外侵，热壅肺系，治疗主张标本兼治，多用百合知母汤、丹栀逍遥散、沙参生脉饮、甘桔紫参汤加减，外邪所致者用银翘散加减。

◇病例一

刘某，女，42岁。2012年10月16日初诊。主诉：咽痛反复发作1年。现病史：患者于2011年10月因饮酒出现咽痛、咽干、咽痒，胸前疼，自服头孢等药症状不减，食瓜子多易发作咽痛。既往史：甲状腺结节3年。查体：悬雍垂、咽部发红。舌微暗苔薄，脉细滑。

辨证分析：咽痛反复发作1年，饮酒或食瓜子则发作，伴咽干痒。舌暗红，苔薄白，脉细滑。证属痰热交阻于咽喉，病属喉痹。

中医诊断：喉痹（虚火与痰气互结）。西医诊断：慢性咽炎。

治法：清热养阴散结。处方：百合知母汤加味。知母 12g、百合 12g、板蓝根 12g、锦灯笼 10g、桔梗 12g、玄参 12g、沙参 12g、麦冬 12g、郁金 12g、黄芩 12g、生黄芪 12g、防风 10g、白术 12g，14 剂，水煎服，日一剂。

万应胶囊 2 盒，2 粒/次，3 次/日，口服。

二诊（2012 年 10 月 30 日）：咽不适减轻，吃瓜子后咽炎加重。舌微暗，苔薄白，脉细滑。

治法：疏肝散结养阴。处方：丹栀逍遥散加味。柴胡 12g、赤芍 12g、白芍 12g、当归 12g、海蛤壳 20g、海浮石 20g、生牡蛎 30g、牡丹皮 12g、栀子 10g、生黄芪 15g、百合 15g、知母 12g、板蓝根 12g、沙参 12g、麦冬 12g，14 剂，水煎服，日一剂。

按语：《素问·阴阳别论》云："一阴一阳结，谓之喉痹。"，《杂病源流犀烛.卷二十四》曰："喉痹，痹者，闭也，必肿甚，咽喉闭塞"。喉痹是指以咽部红肿疼痛或干燥、异物感，咽痒不适为主要临床表现的咽部疾病，或可伴有发热咳嗽。相当于西医的急慢性咽炎。《内经》谓一阴一阳结，是指厥阴、少阳气热内结，热蒸咽喉，结聚为喉痹，其病因责之饮酒、动怒、感邪、过劳等。本案患者咽痛反复发作一年，饮酒则加重，食瓜子多亦发作，咽干痒、疼痛，舌质暗，脉细滑，结合病久入络，以及有甲状腺结节病史，辨证为虚火与痰气互结，首诊以清热、养阴、散结为主，方用百合知母汤加味，佐以玉屏风散固表益气；二诊重在疏肝散结养阴，以丹栀逍遥散加味收功。

◇病例二

张某，男，76 岁。2013 年 5 月 14 日初诊。主诉：咽痒、咳嗽 10 余年。现病史：患者于 10 年前因感冒出现咳嗽，咽痒，偶有胸闷，在外院诊断为慢性咽炎、慢性支气管炎，近年来加重，逐渐出现上楼气喘，气短，咳嗽加重，咳少许白黏痰，咽部异物感。既往史：高血压病史 15 年，一直服用替米沙坦降压。吸烟 30 余年，10 支/日，戒烟 12 年。查体：B 超示胆囊壁毛糙增厚。胸片示双肺纹理紊乱，主动脉粥样硬化。血压 148/90 mmHg，双肺呼吸音粗。舌微暗，苔薄，脉细小。

中医诊断：咳嗽、咽痹（气滞血瘀），喘证（心肺气虚证）。西医诊断：慢性咽炎，慢性支气管炎。

治法：益气养阴，散结活血。处方：沙参生脉饮合甘桔紫参汤加减。玄参 12g、北沙参 12g、麦冬 12g、五味子 12g、百合 15g、知母 12g、桔梗 12g、紫菀 12g、炙百部 12g、黄芩 12g、黄连 6g、桃仁 10g、丹参 12g、穿山龙 12g、地龙 12g、生黄芪 12g、生甘草 6g，7 剂，水煎服，2 次/日（8-20）。

万应胶囊2盒，2粒/次，3次/日，口服；补心气口服液3盒，1支/次，3次/日，口服。

二诊（2013年5月28日）：病情好转。咽痒，痰不多，色白黏，咳嗽减轻，上楼气短喘息，口干胸口发热。舌微暗，苔薄，脉细。

治法：养阴益气，化痰平喘。处方：百合知母汤合玉屏风散加减。生黄芪15g、麦冬12g、防风10g、百合15g、知母12g、桔梗12g、玄参12g、生甘草6g、白术12g、板蓝根12g、黄芩12g、沙参12g、浙贝母12g、穿山龙12g、地龙12g、锦灯笼12g，21剂，水煎服，2次/日（8-20）。

三诊（2013年6月18日）：病情好转。气管异物感减轻，音哑，痰少色白，自汗，不咳，无喘息，余无特殊。舌微暗，苔薄，脉弦滑。

治法：养阴益气，化痰止咳。处方：沙参玉屏风散加减。沙参12g、防风10g、白术12g、生黄芪15g、百合15g、葛根12g、锦灯笼12g、麦冬12g、紫菀12g、炙百部12g、黄芩12g、黄连6g、穿山龙12g、地龙12g、麻黄根12g，7剂，水煎服，2次/日（8-20）。

按语：慢性咽炎好发于吸烟者及教师、歌唱家等人群，不少人早期未重视而逐渐发展为慢性支气管炎，致病微生物多为病毒合并细菌或合并肺炎支原体等，呈混合性、条件致病性等特点，用单一种类抗生素效果不显，而中医治疗整体调节反而有扶正祛邪兼顾的优点，辨证多为气阴两虚，痰浊瘀血痹阻肺系，治疗方面张老师主张标本兼顾，以沙参生脉饮合甘桔紫参汤加减，加丹参、桃仁者以活血散结，加穿山龙、地龙者以理气平喘，黄芩、黄连以清热，紫菀、炙百部以止咳，总以扶正为主，兼以祛邪，其后数诊随证加减。咽痒加板蓝根、锦灯笼；口渴加麦冬、知母等；自汗加玉屏风散等；皆为随证治疗的常用方药。

四、慢性支气管炎

慢性支气管炎是气管、支气管黏膜及其周围组织的慢性非特异性炎症。发病是在机体内在因素基础上吸入烟雾粉尘或有害气体颗粒物、持续感染不同种类病原体而引起，临床上以咳嗽、咯痰或伴有气喘等反复发作为主要症状，每年持续3个月，连续2年以上。早期症状轻，呈冬季季节性发作，晚期炎症加重，常年发作，症状持续存在。病理学特点为支气管腺体增生和黏膜分泌增多。病情呈缓慢进行性进展，常并发阻塞性肺气肿，严重者发生肺动脉高压、肺心病。慢性气管炎属中医咳嗽、喘证范畴。咳嗽病名最早见于《内经》。《素问·咳论》指出："五脏六腑皆令人咳，非独肺也。"咳嗽虽然病位在肺，分外感内伤，但病位可随病情而延及三焦，内伤外感可相互转化兼见，外感咳嗽反复发病，肺脏受损，渐及脾肾，宗气不足，呼吸宣降失常，逐渐转为内伤咳嗽、喘息，久咳不已，耗散肺肾气阴，因病致虚，更易感受外邪，如此虚实兼夹，由实转虚，病情渐重而转为肺胀、喘脱或喘重、心悸危候。张老师治疗本病，注重标本兼治，尤其重视扶正益气，认为气尤其是后天之气是生成宗气的源泉，是奉养先天之气的根本，脾胃气充，则宗气足、卫气旺，肾气不乏、心气充盛，自无咳嗽、喘息之患。补气常用玉屏风散、四君子汤、香砂六君子汤以及生脉饮等，补益肾气常用女贞子、五味子、山萸肉、补骨脂、何首乌等，中成药常用六味地黄丸、金水宝胶囊、贞芪扶正颗粒等。治标多以化痰清热，止咳平喘为法，常用苏杏石甘汤、甘桔紫参汤、止嗽散、瓜蒌薤白半夏汤、三子养亲汤、旋覆代赭汤等加减，治标方常与治本方合用。

◇病例一

王某，男，58岁。1999年3月19日初诊。主诉：咳嗽2月。现病史：1月14日受凉后咳嗽，不咯痰，胸闷气喘，无胸痛，口服先锋霉素、桔梗片、气管炎咳嗽痰喘丸及8剂中药，症状不减，仍咳嗽喘息，全身关节酸痛，神疲喜睡。既往史：吸烟30年，15支/天；有冠心病史5年，2年前心脏植入2根支架。查体：双肺呼吸音粗，未闻及干湿罗音。舌质微暗，舌下络脉曲张，苔白黏腻，脉弦滑。

中医诊断：咳嗽（痰浊阻肺）。西医诊断：慢性支气管炎。

辨证：外邪入里化热，与痰浊交结，壅塞肺气，肺失宣降。

治法：辛凉宣肺，清热化痰。处方：苏杏石甘汤加味。紫苏子10g、杏仁10g、生石膏30g、甘草6g、紫菀12g、炙百部12g、黄芩12g、黄连10g、藿香梗12g、金银花15g、川贝12g、陈皮10g、生薏苡仁30g、佩兰叶12g，7剂，水煎服，日一剂。

二诊（1999年3月26日）：服上药后咯痰畅，咳白痰，气喘减轻，余无特殊。在外院拍胸片示：右上条索阴影，与1997年比较明显吸收，舌质胖，苔心腻，脉弦细滑。

治法：清热止咳化痰。处方：止嗽散加减。桔梗10g、甘草6g、陈皮10g、炙百部12g、紫菀12g、生薏苡仁30g、黄芩12g、桑白皮15g、鱼腥草30g、川贝12g、玄参12g、金银花15g、茯苓15g，7剂，水煎服，日一剂。

三诊（1999年4月2日）：咳微，登楼不喘，睡眠好，食纳佳，舌胖暗，苔薄，脉弦细滑。

治法：养阴润肺，清热化痰。处方：桔梗甘草汤加味。桔梗10g、甘草6g、沙参12g、麦冬12g、紫菀12g、炙百部12g、黄芩12g、鱼腥草30g、生薏苡仁30g、大青叶12g、茯苓15g、桃仁10g、丹参12g，7剂，水煎服，日一剂。

四诊（1999年6月18日）：近日又咳，气短，发热，背沉，膝关节疼。舌胖微暗，苔薄白，脉弦细滑。

治法：化痰通阳，清热养阴。处方：瓜蒌薤白半夏汤合生脉散加减。全瓜蒌15g、薤白12g、法半夏10g、党参12g、麦冬12g、五味子12g、紫菀12g、炙百部12g、黄芩12g、鱼腥草30g、大青叶12g、桃仁10g、赤芍12g，7剂，水煎服，日一剂。

按语：慢性支气管炎急性发作，初起多咳嗽无痰，待用药杀菌后咯痰渐多，这在中医辨证方面需注意，虽然未见有形之痰却不能忽视痰浊内阻的病机，一般多因外感引发，形成内外合邪。本案初感外邪，风寒束肺，风寒侵入肌腠皮毛，故肌肉关节痛，咳嗽，喘息，治疗以宣降肺气，清化痰浊为法，用苏杏石甘汤加藿梗、佩兰、金银花以芳香透表，以陈皮、生薏苡仁、紫菀、炙百部、川贝以健脾化痰止咳，以黄芩、黄连佐石膏清肺热。二诊喘息减轻，热象减轻，痰白苔白腻，故更方以止嗽散加减，去石膏之寒凉，代之以桔梗、桑白皮、鱼腥草以加强化痰清肺之力。三诊又兼顾冠心病心脏支架植入后血瘀病机，加用桃仁、丹参，四诊更重视心脉之通畅，以宣痹通阳之瓜蒌薤白半夏汤合生脉饮加减。可见对慢支病人初治多重在透表祛邪，后期多重视正气之亏虚和脏腑间病变的兼夹。

◇病例二

苏某，女，40岁。1993年9月27日初诊。主诉：咳嗽3月。现病史：患者于3月前因劳累感寒出现咳嗽，咳白痰，无汗，身发紧，口干，不思饮食，体重下降，3月内体重下降20kg，现体重49kg，乏力，眠差。既往史：慢性支气管炎4年。查体：双肺呼吸音清，未闻及干、湿罗音，心率84次/分。在人民医院检查血糖正常，肝功能正常，舌微紫暗，苔薄白，脉沉。

中医诊断：咳嗽（脾虚肺热，余邪未尽）。西医诊断：慢性支气管炎急性发作。

辨证：有慢支病史，咳嗽3月，无汗，身发紧，咳白痰。外感未除，邪渐化热，销铄气津，脾气亏虚，运化失职，故纳呆，神疲乏力，日渐消瘦。

治法：益气滋阴，清肺止咳。处方：甘桔紫参汤加减。桔梗10g、甘草6g、玄参12g、紫菀12g、浙贝母10g、五味子10g、陈皮10g、炙百部12g、黄芩12g、黄连10g、沙参12g、金银花15g、麦冬12g，7剂，水煎服，日一剂。

二诊（1993年10月5日）：病情好转。咳嗽减轻，咳少许白痰，神疲乏力减轻，身不紧，二便调。舌正，苔薄白，脉沉。辨证分析：外感表证已去，着力扶正。

治法：益气滋阴，清肺止咳。处方：甘桔紫参汤加减。上方去金银花、陈皮，加生黄芪 15g、白术 10g、防风 10g，7 剂，水煎服，日一剂。

三诊（1993 年 10 月 12 日）：病情好转。晨起咳几口痰，色白，夜能入睡，食欲增加，体重增加 1.5kg，二便调，自汗消失。舌微红，苔薄白，脉小滑。

治法：滋阴益气，清肺止咳。处方：玉屏风散合甘桔紫参汤加减。桔梗 10g、甘草 6g、紫菀 12g、炙百部 12g、浙贝母 10g、黄芩 12g、黄连 10g、生黄芪 15g、白术 12g、防风 10g、五味子 10g、沙参 12g、麦冬 12g、茯苓 12g、焦神曲 5g、焦山楂 5g、炒麦芽 5g，7 剂，水煎服，日一剂。

按语：有慢性支气管炎史，夏季感寒，致咳嗽三月不愈，痰白口干，无汗身紧，消瘦纳呆，神疲乏力，结合舌暗红苔白，脉沉，证属外邪入肺，化热伤正，肺失宣降，治疗宜疏散外邪，益气养阴，清肺化痰，用张老师验方甘桔紫参汤（桔梗、甘草、紫菀、炙百部、玄参、浙贝母、黄芩、陈皮组成）加减，加金银花合桔梗以解表宣肺，加麦冬、黄连、沙参以清热润肺，杜绝耗伤肺阴之源。二诊咳减，身紧去，外邪已解，故去金银花，加玉屏风散以益气固表。三诊已能食，体重渐加，故佐以焦三仙以和胃消食，茯苓以利湿痰，如此随症加减，故取效甚捷。

◇病例三

齐某，男，70 岁。2012 年 10 月 23 日初诊。主诉：喘憋、咳嗽，两胁痛 2 月余。现病史：患者于今年 7 月底因生气、劳累出现胸闷喘息，咳嗽，两胁痛，头晕，咳少许白痰，大便干，未治疗。个人史：吸烟史 40 年，每日 20 支。查体：面色晦暗，精神尚可，口唇紫绀，形体肥胖，桶状胸，双肺呼吸音粗，心率 60 次／分，血压 130/90 mmHg。舌暗苔薄白，脉弦小滑。2012 年 4 月 9 日，餐后 2 小时血糖：13.6 mmol/L。2012 年 4 月 9 日，空腹血糖：8.17 mmol/L。辅助检查：2012 年 5 月 10 日，超声心动：左房大，左室舒张功能减退，射血分数 68%；2012 年 5 月 9 日，肺功能：中心气道阻力正常，小气道功能减退，限制性通气功能障碍，气道舒张试验阳性。

辨证：劳累生气致气滞血瘀，由于素有慢性咳喘病史，致痰浊内伏，遇气滞气郁则痰阻气滞，肝失调气，肺不主气，气失调畅，血行瘀滞，则气滞痰阻血瘀互为影响，互为因果，故见胁痛、头晕、便干、咳喘、咯痰等症，治疗宜降逆化痰，解郁疏肝，活血化瘀。

中医诊断：喘证，胁痛（气逆痰阻血瘀）。西医诊断：慢性喘息型支气管炎。

治法：理气活血化痰。处方：逍遥散合瓜蒌薤白半夏汤加减。柴胡 12g、当归 12g、白芍 12g、赤芍 12g、茯苓 15g、白术 12g、枳壳 12g、瓜蒌 15g、法半夏 9g、薤白 12g、丹参 12g、郁金 12g、延胡索 12g、桃仁 12g、黄芩 12g、青皮 12g、陈皮 12g、木香 10g，14 剂，水煎服，日一剂。

二诊（2012 年 12 月 11 日）：患者病情明显好转。喘咳明显减轻，左胁已不痛，肝区仍隐痛，咯少许白痰，鼻唇沟起一疮，胸闷咳嗽，肝区隐痛，口干，眠差。面唇紫绀，形体肥胖，桶状胸。舌暗红，苔薄白，脉弦小。

辨证：病情好转，继用前法，酌加化痰宁神之品。

处方：瓜蒌薤白半夏汤加味。瓜蒌 15g、薤白 12g、法半夏 9g、枳壳 12g、郁金 12g、沙参 12g、知母 12g、百合 12g、天花粉 20g、炒紫苏子 10g、炒白芥子 12g、莱菔子 12g、黄芩 12g、炒酸枣仁 15g、丹参 12g、麦冬 12g，7 剂，水煎服，日一剂。

三诊（2012 年 12 月 18 日）：病情好转。药后咳嗽胸闷肝区痛减轻，鼻唇沟疮已愈，仍咽痒咽干，眠差，口干，咳嗽，咽痒则咳，大便如常。舌暗红，苔薄白，脉弦小。

处方：四逆散加减。柴胡 12g、枳实 12g、白芍 12g、郁金 12g、玄参 12g、瓜蒌 15g、姜黄 12g、沙参 12g、麦冬 12g、天花粉 20g、知母 12g、炒酸枣仁 15g、合欢花 15g、柏子仁 12g、生龙骨 30g、生牡蛎 30g，7 剂，水煎服，日一剂。

按语：素有糖尿病、肺气肿、脂肪肝、骨关节病等病史，吸烟史 40 年，体内气血阴阳失调，素蕴痰热气郁，故遇劳累生气则发作咳喘胁痛、头晕咽干、腹满便秘，治疗当重在理气宽胸化瘀，又当兼顾体质之内热痰阻之特点，首诊用逍遥散合瓜蒌薤白半夏汤，突出特点是理气活血药较多；二诊胁痛大减，喘憋轻，口干便干，上唇起疮，痰热阴伤征象突出，故更方以瓜蒌薤白半夏汤为主，重加天花粉、知母、麦冬、沙参、黄芩等清热养阴之品，佐以三子养亲汤以化痰；三诊咳嗽以及咯痰皆减，唯眠差口干，咽痒则咳，唇紫舌暗，治法重在养阴疏肝，宁神化痰，以四逆散加减收功。全程中时刻不忘顾胃气、存津液、致中和，祛邪不过用克伐，理气宣通之中更佐补养，故能短时收功。

◇病例四

张某，女，72 岁，2000 年 4 月 21 日初诊。主诉：咳嗽 3 月。现病史：近 3 月来不明原因咳嗽，咳白痰，有泡沫，头晕时作。既往史：有慢性支气管炎史 6 年，高血压病史 5 年。查体：血压 150/80 mmHg，心肺（−）。舌质暗，苔薄，脉细滑。

中医诊断：咳嗽（气虚痰阻，肺失宣降）。西医诊断：慢性支气管炎。

治法：益气疏风，宣肺止咳。处方：玉屏风散合苏杏石甘汤加减。生黄芪 12g、防风 10g、白术 12g、紫苏子 10g、杏仁 10g、生石膏 15g、甘草 6g、紫菀 12g、炙百部 12g、黄芩 12g、黄连 10g、穿山龙 30g、陈皮 10g、生薏苡仁 30g，7 剂，水煎服，日一剂。

二诊（2000 年 4 月 28 日）：仍有咳嗽，血压（BP）160/75 mmHg，头晕。舌质微暗，苔薄，脉细滑。

治法：益气疏风，清肝止咳。处方：自拟方。菊花 10g、葛根 12g、川芎 10g、生地黄 12g、沙参 12g、紫菀 12g、炙百部 12g、黄芩 12g、陈皮 12g、茯苓 12g、生黄芪 12g、大青叶 12g、生牡蛎 30g、磁石 20g，7 剂，水煎服，日一剂。

三诊（2000 年 7 月 10 日）：乏力，头不晕，不咳嗽。BP 140/70 mmHg，舌质淡暗，苔薄，脉细滑。

治法：宣肺平肝，益气化痰。处方：四君子汤合六味地黄丸加减。生黄芪 60g、党参 12g、白术 12g、茯苓 30g、甘草 6g、生薏苡仁 30g、山药 30g、生地黄 15g、牡丹皮 12g、泽兰 12g、车前子 15g、枸杞子 12g、水红花子 12g，14 剂，水煎服，日一剂。

四诊（2000 年 7 月 26 日）：乏力轻，体力稍差，喜睡，食纳佳。舌质微淡暗，苔薄，脉细滑。BP 124/75 mmHg。

治法：宣肺平肝，益气化痰。处方：四君子汤合六味地黄丸加减。生黄芪 60g、党参 12g、白术 12g、茯苓 30g、甘草 6g、生薏苡仁 30g、山药 30g、生地黄 15g、泽兰 12g、猪苓 30g、车前子 15g、制何首乌 12g、枸杞子 12g、桃仁 10g，14 剂，水煎服，日一剂。

六味地黄丸，2 盒，1 丸／次，2 次／日，口服。

五诊（2000 年 8 月 9 日）：畏寒，不发烧，头疼，头晕，咯痰，不易咳出，耳鸣，睡眠尚可，手足关节疼，BP 140/60 mmHg。舌质微红，苔薄白，脉细滑。

治法：平肝补肾，益气化痰。处方：①玉屏风散加减。生黄芪 12g、防风 10g、白术 12g、紫菀 12g、炙百部 12g、黄芩 10g、大青叶 12g、荆芥 10g、甘草 6g、陈皮 10g、香附 10g，14 剂，水煎服，日一剂。②四君子汤加减。生黄芪 15g、党参 12g、白术 12g、茯苓 12g、甘草 6g、山药 30g、生薏苡仁 30g、制何首乌 12g、枸杞子 12g、杜仲 12g、黄精 12g、王不留行 12g，14 剂，水煎服，日一剂。

六诊（2000 年 9 月 15 日）：乏力，耳聋，眼胀，BP 140/80 mmHg，舌质微暗，苔薄，脉细滑。

治法：平肝补肾，益气化痰。处方：六味地黄丸加减。生黄芪 15g、女贞子 15g、生地黄 15g、熟地黄 15g、山萸肉 12g、山药 30g、牡丹皮 12g、茯苓 30g、泽泻 15g、生牡蛎 30g、桃仁 10g、丹参 12g、制何首乌 12g、焦三仙各 5g、鸡内金 15g、水红花子 15g，20 剂，水煎服，日一剂。

七诊（2000 年 10 月 11 日）：精神好，二便调，BP 130/80 mmHg。舌质正常，苔薄，脉小。

治法：平肝补肾，益气化痰。处方：六味地黄丸加减。生黄芪15g、女贞子15g、生地黄15g、熟地黄15g、山萸肉12g、山药30g、牡丹皮12g、茯苓30g、泽泻15g、生薏苡仁30g、制何首乌12g、水红花子15g、丹参12g、桃仁10g、知母12g、黄柏10g，14剂，水煎服，日一剂。

按语：《景岳全书·咳嗽》把咳嗽分为外感、内伤两大类，指出"外感之邪多有余，若实中有虚，则宜兼补以散之，内伤之病多不足，若虚中夹实，亦当兼清以润之"。本案中患者为老年女性，有慢支病史多年，此次咳嗽再发三月，气阴两伤，已由外感咳嗽转为内伤咳嗽，尤以气阴两伤为主要表现，故初用玉屏风散益气固表合苏杏石甘汤清肺化痰，后以四君子汤合六味地黄丸健脾益气，滋肾养阴。咳嗽病变多在肺脏，与肝、脾有关，久则及肾。因此治疗咳嗽有治上、治中、治下之别，治上者治肺，主要是温宣、清肃两法；治中者治脾，即健脾化痰和培土生金等；治下者治肾，意在滋补肾阴、金水相生。本案中咳嗽日久，咳而气短，考虑肺肾亏虚，用四君子汤健脾益气补肺气，六味地黄丸滋肾阴、养肾气，使金水相生，以期收到补肾纳气之功。

◇**病例五**

杨某，男，74岁。1996年1月31日初诊。主诉：咳嗽喘息反复发作十余年。现病史：患者于十余年前因劳累着凉出现咳嗽，咳白沫痰，喘息，在外院诊断慢性喘息性支气管炎，近3天受凉致喘息咳嗽复发，伴心慌，失眠，不能平卧，喉中痰鸣，活动后心悸，纳可，二便调，本院胸片诊断为左侧支气管周围炎。既往史：有吸烟史30年。查体：双肺呼吸音粗，双下肺少许湿罗音。舌质微暗，苔薄，脉弦滑。

中医诊断：咳嗽（肺热痰阻）。西医诊断：支气管周围炎，慢性支气管炎。

治法：清肺化痰止咳。处方：苏杏石甘汤加减。炒紫苏子10g、炒杏仁10g、生石膏30g、甘草6g、紫菀12g、炙百部12g、黄芩12g、黄连10g、金银花15g、浙贝母10g、穿山龙30g、地龙12g，20剂，水煎服，日一剂。

固本咳喘片4盒，4片/次，3次/日，口服。

二诊（1996年3月4日）：病情好转。喘息，动后加重，咳嗽，咯白痰。舌苔少，脉弦滑。

治法：清肺化痰止咳。处方：上方去地龙，加陈皮10g、丹参10g，20剂，水煎服，日一剂。

三诊（1996年4月29日）：病情好转。喘轻，能入眠，无痰。两肺下部少许湿罗音。舌淡，苔白，脉细。

治法：清肺化痰止咳。处方：一诊方去地龙，加橘红 10g、生薏苡仁 15g，20 剂，水煎服，日一剂。

按语：支气管周围炎是介于支气管炎与肺炎之间的炎症，主要累及支气管黏膜及周围肺间质，以发热、咳嗽、喘息、气短为主，治疗西医主要是抗生素，张老师据病史有吸烟史、白黏痰、脉弦滑，辨证属痰热壅肺，络脉闭阻，用苏杏石甘汤加清热化痰通络之品而取效。

◇病例六

于某，男，75 岁。1993 年 4 月 20 日初诊。主诉：咳喘反复发作 2 年余。现病史：患者于 2 年前因感冒着凉出现咳嗽喘息，流涕，咯痰稀白，反复发作，每年发作 4 次，每次皆因感冒而加重，发作前先发热，后咳嗽喘息，服用感冒冲剂可退热，此次再发 1 周，咯痰清稀色白，量多，每天上午 9 时咳重，喘息，咯痰 9~10 口，尿频尿急。既往史：慢性肾炎史 6 年，一直有蛋白尿。查体：舌淡，苔薄白，脉细弱。

中医诊断：喘证（肺肾气虚，痰浊内阻）。西医诊断：慢性喘息性支气管炎。

治法：补肾益肺，化痰平喘。处方：玉屏风散合甘桔紫参汤加减。防风 10g、白术 12g、生黄芪 15g、桔梗 10g、甘草 6g、玄参 12g、紫菀 12g、炙百部 12g、黄连 10g、麦冬 12g、黄芩 12g、浙贝母 10g、金银花 15g，7 剂，水煎服，日一剂。

固本咳喘片 2 瓶，4 片 / 次，3 次 / 日，口服。

二诊（1993 年 4 月 27 日）：病情好转。服药后症状减轻，上午 10 时喘息，午后减轻，晚上也不发作，咯痰减少，每天 5~6 口痰，痰色黄，大便不成形，口干燥，动则汗出，尿频尿急减轻。舌暗淡，苔薄白，脉小滑。

治法：益气固表，健脾化湿。处方：前方加陈皮 10g、茯苓 15g、穿山龙 30g，7 剂，水煎服，日一剂。

按语：喘证反复发作，肺肾两虚，痰浊阻肺，气郁化热，故治宜益肺肾，化痰热，降逆气，以玉屏风散合甘桔紫参汤取效，玉屏风散合麦冬、甘草、玄参补益肺脾气阴，合固本咳喘片兼顾益肾纳气，甘桔紫参汤加浙贝母、金银花、麦冬清肺热、降气化痰；二诊尿急尿频虽减，但苔白痰稀，故加茯苓、陈皮健脾化湿、穿山龙平喘通络。

◇病例七

张某，男，42 岁。2013 年 12 月 24 日初诊。主诉：咳嗽 1 月。现病史：患者于 1 月前因感冒劳累出现咳嗽、低热、咯痰，在海淀医院查血常规，白细胞升高，给予头孢克肟、肺力咳等治疗 20 天，效果不佳，现仍咳嗽，有痰，咽痒、气管胸骨后痒。既往史：有慢性咽炎、慢性支气管炎病史 4 年，每年冬天或天冷则发作，脂肪肝史 3 年。查体：一般情况可，双肺呼吸音粗，未闻及干湿罗音。舌质红，苔黄，舌下络脉粗，脉弦细。

中医诊断：咳嗽（气虚痰阻）。西医诊断：慢性支气管炎，慢性咽炎。

治法：益气养阴，化痰清肺。处方：玉屏苏杏石甘汤。生黄芪 15g、防风 10g、白术 12g、炒紫苏子 12g、炒杏仁 10g、生石膏 15g、甘草 6g、紫菀 12g、炙百部 12g、黄芩 12g、黄连 10g、黄柏 12g、浙贝母 12g、百合 15g、知母 12g、穿山龙 12g、地龙 12g，7 剂，水煎服（8-20）。

牛黄蛇胆川贝液 3 盒，1 支／次，3 次／日，口服；复方鲜竹沥液 3 盒，1 支／次，3 次／日，口服。

二诊（2013 年 12 月 31 日）：患者病情好转。药后咳嗽减轻，痰少，无低热、鼻塞，右胁痛，脊椎略弯曲，舌暗红，苔薄，脉沉滑。

治法：益气养阴，化痰清肺。处方：前方加金钱草 15g、延胡索 12g、生薏苡仁 15g，7 剂，水煎服（8-20）。

小金丸 7 盒，3 瓶／次，3 次／日，口服。

三诊（2014 年 1 月 7 日）：病情好转。咳嗽，咯痰不多，右胁痛减轻。舌微红，苔薄，脉弦细。

治法：益气养阴，化痰清肺。处方：继服二诊方，7 剂，水煎服（8-20）。

牛黄蛇胆川贝液 3 盒，1 支／次，3 次／日，口服；复方鲜竹沥液 3 盒，1 支／次，3 次／日，口服。

按语：慢性支气管炎、慢性咽炎急性发作，多为病毒感染合并细菌、肺炎支原体、衣原体感染，属于混合感染，单一抗生素很难取效，本案即是明证，在海淀医院用抗生素治疗 20 天效果不好，才来寻求中医治疗。张老师根据《内经》："正气存内，邪不可干，邪之所凑，其气必虚"的立论以及许叔微的邪气"留而不去，其病为实"的名言，认为本病符合虚实夹杂、虚实都较急重的情况，治疗既不能单祛邪，祛邪不扶正则伤正气，犯虚虚之戒；又不能仅用蛮补，只补不攻又有实实之禁，主张清补法攻补兼施。一方之中既用大剂苦寒之三黄、石膏、贝母、知母等药以攻邪清肺，又重用生黄芪、白术、百合、甘草、生薏苡仁以益气养阴扶正补虚，同时加用理气顺气和胃顾脾之药以防气滞伤脾，如此邪气得清、正气得补，脏腑功能各复其初，则病自愈。

◇**病例八**

王某，男，57 岁。2012 年 10 月 30 日初诊。主诉：咳嗽喘息 3 年。现病史：患者于 3 年前冬天感寒出现喘息咳嗽，其后遇秋冬则喘息，烧心，咳嗽，咳白痰，活动后气短，反酸，胃脘不适。既往史：慢性浅表性胃炎及十二指肠球炎史 10 年，胆汁反流性胃炎史 6 年。查体：右下肺可闻及湿罗音。舌淡红，苔薄白，脉弦细。胸片示右下肺条索状致密影。

中医诊断：喘证（脾虚痰湿内阻）。西医诊断：慢性支气管炎合并右下肺炎，慢性浅表性胃炎。

治法：健脾益气，化痰止咳。处方：香砂六君子汤加减。党参 12g、炒白术 12g、茯苓 12g、甘草 6g、砂仁 10g、木香 10g、法半夏 9g、陈皮 12g、海螵蛸 30g、旋覆花 10g、代赭石 20g、紫菀 12g、炙百部 12g、浙贝母 12g、黄芩 12g、桃仁 10g，14 剂，水煎服，日一剂。

二诊（2012 年 11 月 13 日）：患者病情好转。咳嗽减轻，咯痰减少，反酸减轻，仍有烧心。舌红暗，苔薄，脉弦小。

治法：健脾益气，和胃抑酸。处方：香砂六君子汤加减。前方去旋覆花、代赭石，加高良姜 5g、枇杷叶 12g，14 剂，水煎服，日一剂。

三诊（2013 年 1 月 8 日）：患者病情好转。烧心反酸减轻，不呕吐，活动后喘息，咳嗽减轻。舌红，苔薄白，脉弦细。

治法：健脾益气，和胃降逆。处方：前方去高良姜，加生黄芪 12g，14 剂，水煎服，日一剂。

按语：咳喘反复发作，每遇秋冬天气冷则发作，发则咳白痰，活动后气短，胃脘不适，烧心反酸，证属脾胃亏虚痰湿内生，上泛于肺，脾虚肝乘，故口中反酸烧心，西医诊断慢性支气管炎并感染，慢性浅表性胃炎，十二指肠球炎，胆汁反流，治法健脾益气，化痰止咳，佐以清肝抑酸，方用香砂六君子汤以健脾和胃益气，加黄芩、海螵蛸、旋覆花清肝抑酸和胃，加浙贝母、紫菀、炙百部以化痰止咳，加代赭石助旋覆花降逆气，桃仁以活血化瘀，二、三诊病情好转，原方加减，胃寒加高良姜，咳重加枇杷叶，气虚加生黄芪，总以药证相符为原则。

五、过敏性鼻炎–哮喘综合征

过敏性鼻炎–哮喘综合征是指同时发生的上呼吸道过敏（过敏性鼻炎）和下呼吸道的过敏性症状（哮喘）。过敏性鼻炎–哮喘综合征的呼吸道免疫病理学特点是发生在鼻黏膜和支气管黏膜的过敏性炎症。鼻黏膜和支气管黏膜的炎症在发病诱因、遗传学、病理学、免疫功能异常和发病机制等方面均非常相似。流行病学调查证实，正常人群中哮喘发病率约为 2% ~ 5%，而过敏性鼻炎患者中哮喘的发病率则可高达 20% ~ 40%，鼻腔和支气管在解剖结构和生理功能上的连续性决定了过敏性鼻炎与哮喘的关系。本病发病率高、对生活质量影响很大，是难治病。部分患者有明确的家族遗传史，鼻和支气管黏膜的炎症是本病病机关键，早期气道痉挛和炎症性改变有可逆性，反复发作则可致气道不可逆性狭窄、平滑肌层肥厚、气道重塑以及肺不张。近年来西医治疗主要采用吸入小剂量激素配合 β_2 受体激动剂，但因其副作用较多，不少患者愿寻求中医疗法。对长期用西药不能控制而频繁复发的患者，中医药的低毒有效、标本兼治、体质与症状同调具有优势。张老师认为本病患者在中医体质方面多属特禀质，多合并气虚、阴虚或痰热，病因方面多有劳累、受凉、熬夜和感受外界过敏原的发病因素，治疗上需结合体质和四诊进行辨证，常用通窍温阳、清热平肝、理气化痰、调补阴阳等法。通窍温阳用玉屏风汤、玉屏苍龙汤；清热平肝多用黄芩、地龙、生石膏之属；理气化痰常用哮喘灵方、杏苏紫贝二陈汤、麻杏三黄二龙汤加减；调补阴阳常用桂枝汤、生脉饮、止嗽玉屏风散、哮喘平方等。撤减激素时多加四物汤、丹参、穿山龙、茯苓、山萸肉等益肾活血利湿之品。

◇病例一

黄某，女，33 岁。2012 年 12 月 11 日初诊。主诉：反复发作喷嚏流涕以及咳喘 5 年。现病史：患者于 5 年前因劳累受凉出现喷嚏流清涕，咳嗽喘息，咯痰稀白，遇冷空气则发作或加重。查体：在北医三院做肺功能示阻塞性通气功能障碍，支气管激发试验（+），胸片提示两下肺纹理增重，右膈轻度粘连；做过敏原测试：对螨虫、尘埃、蟑螂、蒿草、冷空气过敏。诊断过敏性鼻炎 – 哮喘综合征。给予舒利迭口喷，每日两次，严重时鼻吸激素。近 1 周舌嫩红，苔薄黄，脉弦细滑。

辨证：素体禀赋不足，气阴亏虚，劳累感寒，复伤正气，阴虚则生内热，肝肺热蒸，与外界寒冷空气或异味或过敏原相激，内外交争，阴阳失衡，肺失宣降，故现喷嚏、鼻塞、咳喘之证。治法重在标本兼治，清热与补虚并举。

中医诊断：鼻渊（气虚肝肺热蒸）。西医诊断：过敏性鼻炎 – 哮喘综合征。

治法：益气养阴，清肝肺热。处方：玉屏苍龙汤加减。生黄芪 15g、白术 12g、防风 10g、苍耳子 12g、地龙 12g、穿山龙 15g、黄芩 12g、辛夷（包）12g、路路通 12g、炒紫苏子 10g、炒杏仁 10g、生石膏 15g、甘草 6g、沙参 12g、麦冬 12g、当归 12g、丹参 12g，

10 剂，水煎服，日一剂。

玉屏风颗粒 6 盒，1 袋 / 次，2 次 / 日，口服。

二诊（2013 年 3 月 26 日）：病情明显好转。服药 10 剂后喷嚏流涕咳喘均明显好转，喷吸的激素药停用了，其后一直服用上方和玉屏风颗粒。舌淡红，苔薄白，脉细滑。

治法：益气养阴，清肝肺热。处方：上方继服，10 剂，水煎服，日一剂。

三诊（2013 年 5 月 14 日）：病情明显好转。服药后症状都减轻，今日出国刚回京，受空气污染影响，鼻炎哮喘复发，咳清稀白痰，喘息夜间加重。舌嫩红，苔薄白，脉细滑。

治法：益气固表，清肺化痰。处方：玉屏苍龙汤加减。生黄芪 15g、白术 12g、防风 10g、苍耳子 12g、穿山龙 12g、地龙 12g、辛夷（包）10g、路路通 12g、黄芩 12g、炒紫苏子 10g、紫菀 12g、炙百部 12g、炒白芥子 12g、莱菔子 12g、葛根 12g、蔓荆子 12g，14 剂，水煎服，日一剂。

按语：本案哮喘鼻炎反复久发 5 年，此次因旅游劳累，复受空气污染诱发，素体之虚，加之劳累伤气阴，遂致体内相火内盛，复因外界异味、冷空气等过敏原从口鼻、皮毛相侵，内外合邪，寒热相激，阴阳交争，遂成剧烈咳喘、喷嚏、鼻塞、流涕之证。治法上张师用宣外邪、清内火的方法，协调阴阳营卫而致中和，方用玉屏苍龙汤加减，方中苍耳子、辛夷、防风、蔓荆子、葛根宣透外邪，黄芩、地龙、生石膏清肝肺之热，穿山龙、紫苏子、紫菀、炙百部、杏仁，顺气降逆于上，生黄芪、白术、沙参、麦冬、甘草益气养阴，调补气阴于中，再加丹参、当归活气血，紫苏子、莱菔子、路路通通络顺气，故经治数月后激素即可不用，取效甚捷。

◇**病例二**

王某，男，16 岁。2012 年 3 月 16 日初诊。主诉：哮喘反复发作 4 年。现病史：患者于 4 年前因遇异味刺激诱发出现哮喘、流涕、咳嗽、心慌、喷嚏，在协和医院就诊，诊为过敏性哮喘，给予激素吸入治疗，病情反复发作，发作严重时在石家庄医院输液住院。刻下：喘息，咳嗽喷嚏，遇异味加重。既往史：过敏性鼻炎病史 6 年。查体：双肺散在干罗音。舌红苔薄，脉小滑。

辨证：禀赋异质，自幼体弱，对异味过敏，内蕴痰浊与外界风邪相合致病。

中医诊断：哮喘（气虚痰阻）。西医诊断：过敏性鼻炎 – 哮喘综合征。

治法：清热化痰，健脾补胃。处方一：哮喘灵方加减。炒紫苏子 10g、炒杏仁 10g、甘草 6g、炒白芥子 10g、莱菔子 12g、紫菀 10g、炙百部 10g、川贝母 10g、黄芩 6g、穿山龙 10g、地龙 10g、百合 10g，50 剂，日一剂（8-16）。处方二：哮喘平方加减。生黄芪 12g、防风 6g、白术 10g、党参 10g、茯苓 10g、甘草 6g、焦神曲 5g、鸡内金 10g、补骨脂 10g、黄精 12g、焦麦芽 5g、焦山楂 5g，50 剂，日一剂（12-20）。

二诊（2012 年 11 月 1 日）：患者病情好转。上药服用半年余，咳嗽轻，夜间喘息较重，遇油烟等异味则喘咳加重。舌淡红，苔白，脉弦细。

治法：清热化痰疏风，健脾补肾。处方一：哮喘灵方加减。炒紫苏子 10g、炒杏仁 10g、甘草 6g、生石膏 15g、莱菔子 12g、紫菀 10g、炙百部 12g、浙贝母 12g、黄芩 6g、穿山龙 10g、地龙 10g，40 剂，日一剂（8-16）。处方二：哮喘平方加减。生黄芪 12g、黄精 20g、白术 10g、党参 12g、茯苓 15g、甘草 6g、焦神曲 5g、鸡内金 12g、补骨脂 12g、焦麦芽 5g、焦山楂 5g、桃仁 10g、炒山楂 15g，30 剂，日一剂（12-20）。

三诊（2013 年 2 月 19 日）：患者病情好转。服药后咳喘未大发作，偶有感冒，体重下降，闻油墨味致喘，干咳为主，身高增高了，不畏寒，手心热，食肉多则咯痰多白黏。舌红，苔薄黄，脉弦小滑。

治法：清肺化痰，益气健脾补肾。处方一：哮喘灵方加减。炒紫苏子 10g、炒杏仁 10g、生石膏 15g、甘草 6g、紫菀 12g、炙百部 12g、黄芩 12g、浙贝母 12g、百合 12g、穿山龙 12g、地龙 12g、栀子 10g，14 剂，日一剂（8-16）。处方二：哮喘平方加减。生黄芪 12g、防风 10g、白术 12g、沙参 12g、麦冬 12g、焦神曲 5g、鸡内金 12g、补骨脂 10g、桃仁 10g、焦山楂 15g、焦麦芽 5g，14 剂，日一剂（12-20）。

按语：哮喘患者的 30% 属过敏性（外源性），与遗传因素有关，治疗需用支气管扩张剂配合激素。中医认为哮病有四大特点：①宿根——痰浊（饮）内伏；②遗传性（母子相传）；③速发性，一遇到异味则发作迅速；④发病和病机传变与风邪的善行数变相似。病机与风、痰、气相关，内有壅塞之气，外有非时之风邪，肺有胶固之痰，三者相合闭拒气道，搏击有声，同时反复多发者气无不虚，母子相传者肾气必亏，所以对此类患者，虽处于青少年时期，也需要补益正气以助祛邪，张师总结出哮喘灵、哮喘平二方一日同服，本例即为典型。哮喘灵方由炙麻黄、生石膏、杏仁、地龙、紫菀、炙百部、黄芩、黄连、川贝母、穿山龙、生甘草组成，重在降气祛痰，针对内在痰气交阻；哮喘平方由党参、白术、茯苓、补骨脂、生黄芪、防风、生甘草、焦三仙、鸡内金组成，重在补益先后天之气，针对素禀薄弱而施，二方配伍得当，久服则生活质量提高，饮食增加，激素得撤，哮喘不作。

◇病例三

吴某，女，44岁。2013年12月19日初诊。主诉：反复发作流涕、喷嚏、喘咳4年。现病史：患者于4年前不明原因出现喷嚏、流涕，阵发性咳嗽喘息，有白痰，胸闷喘憋，在协和医院变态反应科诊断：过敏性鼻炎、过敏性哮喘，对艾蒿等过敏，曾用过激素肌肉注射，也曾进行脱敏治疗13次，病情反复发作，去年11月发作重时住院输头孢菌素、激素等治疗7天，病情略好转，其后口服甲泼尼龙每日2片维持。刻下喘息咳嗽咯痰，乏力面红痰多色白，胸闷憋气，咽痒，便干，2日一行，背部有痤疮。既往史：高胆固醇血症、糖尿病史2年。查体：舌暗红，舌腹静脉粗，曲张，苔白，脉细滑。

中医诊断：哮症（痰热阻滞）。西医诊断：过敏性鼻炎-哮喘综合征。

治法：清热化痰，降逆平喘。处方：瓜蒌薤白半夏汤合苏杏石甘汤。瓜蒌15g、薤白12g、法半夏10g、炒紫苏子10g、炒杏仁10g、生石膏15g、甘草6g、紫菀12g、炙百部12g、浙贝母12g、黄芩12g、黄连10g、黄柏12g、穿山龙12g、地龙12g、百合15g、知母12g，7剂，水煎服（8-20）。

复方鲜竹沥液3盒，1支/次，3次/日，口服。

二诊（2014年1月2日）：病情好转。服药后痰少，喘大减，不咳嗽，咽干，面色红，月经提前，小腹冷痛，不咳嗽，大便2日一行。舌微暗，苔薄，脉沉。

治法：益气养血，化痰平喘。处方：四物玉屏风汤。生黄芪15g、防风10g、白术12g、当归12g、白芍15g、川芎10g、生地黄15g、香附10g、牡丹皮12g、栀子10g、决明子15g、艾叶10g、紫菀12g、炙百部12g、穿山龙12g、地龙12g，7剂，水煎服（8-20）。

宣肺平喘颗粒3盒，1袋/次，3次/日，口服。

按语：哮喘、鼻炎久作，已用激素，导致内分泌紊乱，月经周期不准，服用激素导致内热蕴结，呈现热盛伤阴，痰浊阻滞，气机壅滞的表现。张老师治疗激素依赖性哮喘主张重在清热养阴化痰，贯穿疗程始终，后期适当益气补阳，本案初诊重在清热解毒化痰平喘，由清热解毒合并化痰平喘止咳药组方，在一派攻邪的药中佐用百合、知母养阴，免伤肺阴，也兼顾肾阴。二诊病已见效，遂改用四物汤加玉屏风散加味，全方清而兼补，有祛邪不伤正的优点。

◇病例四

任某，女，41岁，2002年2月22日初诊。主诉：哮喘6年，加重7月余。现病史：6年前于海军医院确诊为"支气管哮喘"，每次因感冒发作，喉鸣、痰多，经消炎平喘治疗后好转。去年 7 月患者哮喘次数增多。刻下：抵抗力差，反复感冒诱发哮喘，低烧，咳嗽胸闷，自汗多。既往史：1978 年患过敏性鼻炎。1985 年患咳嗽，每年冬天咳嗽，患喘息性气管炎。查体：一般情况尚可，双肺偶闻哮鸣音。舌质微红，苔薄，脉小滑。

中医诊断：哮喘、咳嗽（气阴两虚，痰热壅肺）。西医诊断：过敏性鼻炎－哮喘综合征。

治法：益气养阴，清热平喘。处方：玉屏风散合苏杏石甘汤加减。生黄芪 12g、防风 10g、白术 12g、浮小麦 30g、紫苏子 16g、生石膏 15g、杏仁 10g、甘草 6g、紫菀 12g、炙百部 12g、黄芩 12g、黄连 10g、穿山龙 15g，7 剂，水煎服，日一剂。

哮喘冲剂 3 盒，2 袋／次，2 次／日，口服；固本咳喘片，3 片／次，3 次／日，口服。

二诊（2002 年 4 月 12 日）：患者有时有痰，未感冒，咳嗽、入夜稍重，有哮鸣音。舌质微红，苔薄，脉小滑。

治法：益气养阴，清热平喘。处方：一诊方去浮小麦，改紫苏子 10g、生石膏 20g，加知母 12g，14 剂，水煎服，日一剂。

三诊（2002 年 4 月 26 日）：患者服药后未诉特殊不适。舌质淡，苔薄，脉小滑。

治法：益气养阴，清热平喘。处方：二诊方去黄连，加大青叶 10g，14 剂，水煎服，日一剂。

四诊（2002 年 5 月 20 日）：患者感觉良好，未诉不适。舌质红，苔薄，脉结代。

治法：益气养阴，化痰清肺。处方：玉屏风散合三子养亲汤、苏杏石甘汤加减。生黄芪 12g、防风 10g、白术 12g、紫苏子 10g、白芥子 12g、莱菔子 12g、杏仁 10g、生石膏 15g、甘草 6g、紫菀 12g、炙百部 12g、黄芩 12g、穿山龙 15g、板蓝根 12g，14 剂，水煎服，日一剂。

固本咳喘片，3 片／次，3 次／日，口服。

按语：本案是典型标本兼治法案例，中年女性，哮喘反复发作 6 年，既往有过敏性鼻炎史，此次缘于感冒，低热、咳嗽，胸闷憋气，自汗多，舌质微红，苔白，脉小滑，辨证属久病伤正，气阴两虚，痰热阻肺，气机失于宣降。老师用一方标本兼治，玉屏风散益气健脾固表扶正，苏杏石甘汤合黄芩、黄连、穿山龙，或加板蓝根、大青叶以清肺化痰利咽，配合紫菀、炙百部，或加百合、知母以润肺养阴化痰，加浮小麦以养心敛汗，全方补益之力略显不足，故又配合服用固本咳喘片，加强益气补肾作用。固本咳喘片由党参、白术（麸炒）、茯苓、麦冬、五味子（醋制）、甘草（炙）、补骨脂（盐炒）组成，具有益气固表，健脾补肾功能。首诊时为加强祛邪治标的功效，又加用哮喘冲剂（又名宣肺平喘颗粒，由苏杏石甘汤加地龙、穿山龙、黄芩、黄连、知母、紫菀、炙百部、川贝母等组成），喘重痰多加三子养亲汤，如此方小效宏，较好地体现了张老师缜密的辨证遣方用药思路。

◇**病例五**

何某，女，33岁。2013年7月9日初诊。主诉：哮喘反复发作4年。现病史：患者于4年前因冬季受凉感冒出现哮喘，咳嗽，胸憋，秋冬易发作，遇异味咳喘加重，遇冷空气则鼻塞流涕、喷嚏。此次因着急上火，兼感受外邪致哮喘复发。既往史：有过敏性鼻炎史6年，支气管哮喘病史4年，服用中西药治疗效果不佳。查体：喘息状，呼吸急促，喉中哮鸣，查体：双肺呼吸音粗，可闻及散在哮鸣音，心率96次/分。舌尖红，苔薄黄，脉细滑。气道舒张试验（+），气道阻力测定：小气道阻力增加，功能中度减退。

辨证：哮喘反复发作，体内必有伏痰为宿根，时当夏令，生气上火复感风热，致哮喘反复，痰黄白量多、咽痛鼻塞、咳嗽阵作，舌红，苔黄，脉滑皆为痰热壅肺之征，治疗当急则治标，以化痰清肺为急务，待痰热得清再议扶正。

中医诊断：哮证（痰热壅肺）。西医诊断：过敏性鼻炎 – 哮喘综合征。

治法：清热化痰，宣肺平喘。处方：麻杏三黄二龙汤。炙麻黄6g、炒杏仁10g、生石膏15g、甘草6g、黄芩12g、黄连6g、黄柏12g、穿山龙12g、地龙12g、紫菀12g、炙百部12g、浙贝母10g、苍耳子10g、路路通10g，7剂，水煎服，日一剂。

沙丁胺醇气雾剂1瓶，1喷/次，2次/日，口喷用。复方鲜竹沥液3合，1支/次，3次/日，口服。

二诊（2013年7月16日）：患者病情明显好转。咳喘大减，咯痰仍较多，夜间入睡前咳嗽一阵，遇冷空气咳嗽，流清涕，量少，时有头痛。舌嫩红，苔薄白，脉细滑。

治法：清肺化痰平喘。处方：一诊方改浙贝母12g，加锦灯笼12g、炒白芥子12g、莱菔子12g，7剂，水煎服，日一剂。

双黄连颗粒2盒，1袋/次，2次/日（9-21），口服。

三诊（2013年7月30日）：病情好转。基本不喘，咳嗽减轻，痰黄白，咽痛，无鼻塞流涕，白带较多。舌红，苔薄白，脉细滑。

辨证：患者已不喘，呼吸基本正常，独咳嗽较突出，咽痛，舌苔已变为薄白，提示痰热壅肺病机基本改善，目前主要是肺失宣降，热伤气阴，白带多，提示有脾虚生湿之兆，证变法亦变。

治法：益气养阴，燥湿化痰。处方：止咳玉屏风汤加减。百合15g、知母12g、桔梗12g、玄参12g、紫菀12g、炙百部12g、浙贝母10g、黄芩12g、炒白芥子12g、白茅根

15g、莱菔子 12g、生黄芪 15g、防风 10g、白术 12g、甘草 6g、生薏苡仁 15g，14 剂，水煎服，日一剂。

四诊（2013 年 8 月 13 日）：病情好转。咳嗽继减，咯痰减少，色白，白带少，腰痛，夜尿频。舌淡红，苔薄白，脉细滑。

治法：益气养阴，益肾化痰。处方：止咳玉屏风汤加减。百合 15g、知母 12g、桔梗 12g、玄参 12g、紫菀 12g、炙百部 12g、浙贝母 12g、黄芩 12g、甘草 6g、生黄芪 15g、白术 12g、防风 10g、桑寄生 15g、杜仲 12g，7 剂，水煎服，日一剂。

按语：本案初诊喘息咳嗽均重，舌红苔黄，痰黄，胸闷气粗，为痰热壅肺之象，故治疗重在清热化痰平喘，方用麻杏三黄二龙汤，方由麻杏石甘汤和三黄汤加穿山龙、地龙、紫菀、炙百部、浙贝母而成，以麻杏石甘汤为主，清宣肺热而平喘；臣以黄芩、黄连、黄柏加强清热泻火之力；佐以穿山龙、地龙通肺络而平喘；紫菀、炙百部、浙贝母化痰止咳；患者鼻塞不通，又加路路通和苍耳子以通鼻窍，全方集清肺平喘、止咳通窍药于一炉，宣降结合，清润互补，重在祛邪，但无克伐正气之弊。复诊痰热之征逐渐减少，而白带多、腰痛、乏力等正虚之象渐显，是故改清化为清补，方以止咳玉屏风汤加味，组成为张老师常用的止咳方加玉屏风散。止咳方由百合、知母、桔梗、玄参、紫菀、炙百部、浙贝母、黄芩、白芥子、莱菔子、甘草组成，主治痰浊阻肺之咳嗽，以及感冒后咳嗽，以咳声高亢、连声少痰、舌红苔白或黄为主症。患者已有气虚之象，故加玉屏风散，最后因夜尿频、腰痛，为肾亏之征，故加桑寄生、杜仲以补肾。本案体现了张老师先治急治标，后扶正治本的序贯治疗思想。

六、支气管哮喘

支气管哮喘是指由多种细胞（嗜酸性、肥大等细胞）与细胞组分参与的气道慢性炎症性疾病。临床表现是反复发作的喘息、气促、胸闷和（或）咳嗽，多在夜间和（或）凌晨发生，气道对多种刺激因子反应性增高，症状可自行或经治疗缓解。临床上根据有无过敏原，分为外源性和内源性哮喘，还有非典型表现的哮喘，如咳嗽变异型哮喘，其特点是无明显诱因咳嗽 2 个月以上，夜间发作，运动、冷空气等诱发加重，气道反应性测定阳性，抗生素或镇咳祛痰药治疗无效，使用支气管解痉剂或皮质激素有效。近年来哮喘患病率和死亡率有上升趋势，全世界约有 1 亿哮喘患者，我国哮喘的患病率约为 1%，儿童可达 3%。西医治疗主要是消除或避开诱发因素、解痉、抗炎、化痰等以通畅气道、控制发作，长期应用激素吸入或口服易产生激素依赖，不易戒除。本病属于中医"哮证"范畴，病因主要为痰伏于肺，遇外邪异味侵袭、饮食不当、情志刺激、体虚劳倦等因素诱发，发病与先天禀赋有关。分发作期、缓解期，朱丹溪提出"未发以扶正气为主，已发以攻邪气为急"，确立了"发时治标，平时治本"的基本原则。哮喘发作传统认为分寒哮、热哮治疗，但近年来多数专家根据病机分型，分风哮、痰哮、热哮、寒哮、瘀哮、虚哮，治疗素无捷效，故有"内不治喘"之说。张老师认为哮喘一病无虚不患，既患必虚，然邪气留恋日久必生实变，故发作时标实又是主要矛盾，必须重在祛邪，而补虚理气需贯穿始终，摸索出一套行之有效的标本兼治法，包括每日二方标本兼治和每日一方标本兼治。治标常用自拟哮喘灵方、麻杏石甘汤、瓜蒌薤白半夏汤、旋覆代赭汤、芎菊清肝汤、加味桔甘汤等；治本常用自拟哮喘平方、哮喘平补方、四君子汤、六君子汤、玉屏风散、百合知母汤以及中成药金水宝胶囊等。治标方与治本方多结合使用，以达祛邪不伤正目的，其中随症加减含有较多经验。

◇病例一

汪某，男，71岁。1991年11月16日初诊。主诉：咳喘反复发作6年，再发半月。现病史：患者于6年前因劳累受凉出现咳嗽、喷嚏、流涕，遇气候变化或受凉则发作，严重时伴有喘息胸憋，服中西药治疗无效。每年发作均需肌肉注射醋酸确炎舒松针剂才能缓解，今年9月底在本院服用中药治疗，流涕喷嚏好转，但仍咳嗽胸闷、喘息，出黄汗。查体：一般情况可，面色萎黄，巩膜略黄染，血压110/80 mmHg，双肺呼吸音粗，未闻及干湿罗音，心脏听诊（－），肝脏剑突下3cm，质软，脾不大。舌质微红，苔薄白，脉弦细。

中医诊断：喘证（痰浊阻肺）。西医诊断：过敏性哮喘。

辨治：咳嗽变异性哮喘是哮喘的一种类型，以变应性咳嗽为主症，可伴有哮喘，本病以咳嗽为主症，特点是遇风寒或气候变化则发作，并伴有喷嚏、流涕、胸闷憋气，虽属不典型哮喘，但治疗与哮喘无异，发作时以治标为主，重在理气化痰，但病已多年，正气已亏，需兼顾扶正，扶正以健脾益肾为要。

处方一：治以健脾益肾。方选四君子汤加味。白术24g、茯苓24g、生甘草6g、沙参12g、五味子20g、生地黄12g、补骨脂12g、麦冬20g、焦山楂10g、木香10g、鸡内金12g、党参10g、焦神曲10g、焦麦芽10g，14剂，水煎晚4时服，日一剂。

处方二：治以清热化痰，利湿退黄。方选苏杏石甘汤加味。炒杏仁12g、生石膏30g、生甘草6g、炒紫苏子10g、紫菀12g、炙百部12g、浙贝母10g、黄芩12g、黄连10g、黄柏10g、金钱草30g、穿山龙30g、地龙12g、泽泻15g、蝉蜕12g，14剂，水煎早8时服，日一剂。

二诊（1991年11月30日）：服药后咳嗽、喘息、流涕减轻。近几日气候变冷，时有感冒，尿仍黄，目黄、出黄汗较前减轻。面色略显黄色，声重。舌质微红，苔薄白，脉弦小滑。

辨治：舌质微红，干咯痰少，为肺肝经有郁热；苔薄白，身痛，为外感风热，治疗大法不变，原方略事加减。

处方一：治以健脾益肾。方选四君子汤加味。沙参12g、麦冬12g、五味子10g、白术10g、生地黄12g、茯苓12g、生甘草6g、焦山楂5g、焦麦芽5g、补骨脂12g、焦神曲5g、鸡内金12g、丹参15g、牡蛎30g，7剂，水煎晚4时服，日一剂。

处方二：治以清热疏风，化痰理气。方选苏杏石甘汤加味。一诊处方二去金钱草、地龙、泽泻、蝉蜕，加金银花15g、龙胆草6g，7剂，水煎早8时服，日一剂。

三诊（1991年12月6日）：咳嗽减轻，偶有白痰，无喷嚏、流涕、身痛等外感症状。面色稍黄，声音洪亮。舌质淡红，苔薄白，脉弦小滑。

辨治：病情好转，表邪已解，肾气渐复，病有转机，效不更方，原方继服14剂。

四诊（1991年12月24日）：已不咳嗽，双肺呼吸音清，病已向愈，嘱继用原方1个月。

按语：本案一日服两方，早晨服用祛邪方，晚上服用扶正方，旨在白天阳气盛，服用祛邪方以祛邪而不伤正气，夜间阴气盛，服用扶正方以补气养阴，防止正不胜邪，扶正补虚也有特点，不是一味地蛮补，而是补中有消，补中有化，达到补药能吸收消化，转化为人体精微物质的目的。患者素秉虚弱，多年发作咳喘，正气必亏，痰浊深藏入肺，结成窠白，兼感风湿热邪，侵入肝胆，而见黄疸之症，治疗较为棘手，导师应用扶正祛邪并施之法，日服两方，祛邪注意化痰浊、利湿热，上下分消，扶正气则补肺脾，益肾气，三脏兼顾，顺应一日早晚阴阳的变化而服用清补两剂，是本案的特点。

◇**病例二**

羊某，男，55岁。1992年2月29日初诊。主诉：哮喘咳嗽2年多。现病史：患者于1989年11月因感冒发热出现咳嗽痰少胸闷憋气，口唇指甲发绀。1989年11月住本院呼吸科，静脉滴注青霉素、氢化可的松等治疗8天，症状缓解，出院后每日口服强的松30mg，连服20天后减量至停药，15天后病情有反复，再服强的松2片/日，其后每逢减强的松后哮喘反复，加服中药一年，病情时好时坏，春夏病情减轻，1991年8月病情加重又住院，继续服用强的松，刻下喘息发作，夜间2~4时严重，服喷吸药物（舒喘灵气雾剂）可减轻，傍晚仍有发作，口干思饮。家族史：母亲有哮喘史。查体：一般可，喘息，咳嗽偶作，呼吸急促。两肺少许哮鸣音，心律齐，心率84次/分。舌暗红，苔薄白，脉小滑。1992年2月12日胸片：肺气肿，陈旧性肺结核；1992年2月12日心电图：电轴轻度右偏，顺钟向转位，P波高尖。1992年2月10日肺功能：FEV_1占预计值百分比45.2%。

辨证：久病肺脾肾气虚，挟痰热瘀血阻滞肺络。

中医诊断：哮证（气虚痰阻血瘀）。西医诊断：支气管哮喘。

治法：标本兼治，补肺益脾补肾，宣肺化痰活血。处方一：宣肺平喘方。炙麻黄10g、炒杏仁10g、生石膏30g、甘草6g、紫菀12g、炙百部12g、黄连10g、黄芩12g、黄柏10g、浙贝母10g、穿山龙30g、地龙12g、金银花15g、桔梗10g，12剂，水煎服（8-16），日一剂。处方二：哮喘平补方。党参10g、白术10g、茯苓12g、甘草6g、麦冬12g、五味子10g、生牡蛎30g、丹参15g、生黄芪15g、防风10g、焦山楂5g、焦神曲5g、炒麦芽5g、鸡内金12g，12剂，水煎服（12-20），日一剂。

强的松12.5mg，1次/日，口服；先锋4号（头孢氨苄），0.5g/次，2次/日，口服。

二诊（1992年3月14日）：患者病情明显好转。病情平稳，活动后喘息加重，晚上7～9点喘重。舌暗红，苔薄白，脉小滑。

治法同前。处方一：一诊处方一继服14剂，服法同前。处方二：一诊处方二加枸杞子15g，14剂，服法同前。

三诊（1992年5月9日）：上方坚持服用病情好转。强的松减为10mg/日，一周前因劳累致呼吸粗，夜间喉中哮鸣，进实验室闻异味或遇空气污浊则哮喘发作。舌质微暗，苔薄白，脉小滑。

治法同前。处方一：一诊处方一继服14剂，服法同前。处方二：方选哮喘平方加减。防风10g、白术12g、沙参12g、麦冬12g、五味子10g、补骨脂12g、肉苁蓉12g、枸杞子12g、生地黄12g、当归12g、丹参15g、生黄芪15g，14剂，水煎服（12-20），日一剂。

强的松5mg，1次/日，口服。

按语：哮喘反复发作，遇过敏原则发作，其根源是内因正气亏虚，内生痰浊或郁热，与外界风邪、热邪等邪气相合而为病，故张老师治疗哮喘等过敏性疾病主张内外兼治，攻补兼施，尤其重视内因，注重补益脾肾，常用一日二方同服，一方偏于治标，在早8时和下午4时服用；一方偏于治本，在中午12时和晚8时服用；经几十年的观察，疗效比单纯治标和单纯治本以及一方标本兼治效果都好，此案就是一范例。

◇**病例三**

徐某，女，60岁。2013年1月22日初诊。主诉：咳嗽反复发作5年，再发1周。现病史：患者于5年前感冒后出现咳嗽，经治疗2月后好转，其后每遇秋冬寒冷空气或季节交替则咳嗽复发，近1周受寒致咳嗽再发，呛咳阵作，无痰，喷嚏，头晕，后背及胃脘畏寒疼痛，头项强痛。既往史：慢性胃炎史12年。过敏史：对异味过敏，对雷尼替丁过敏。查体：双肺偶闻哮鸣音，舌微红，苔薄白，脉细滑。胸片未见异常。

辨证：证属外感风邪，日久化热，肝热上犯于肺，肺失宣降，灼津生痰；脾胃虚寒，气虚气滞则畏寒疼痛。治宜清肝泻热，理气和胃。

中医诊断：哮喘（肝肺郁热，气郁痰阻）。西医诊断：过敏性哮喘。

治法：清肝泻火，理气和胃。处方：芎菊清肝汤。川芎12g、菊花12g、葛根12g、蔓荆子12g、石决明15g、黄芩12g、黄连6g、紫菀12g、炙百部12g、浙贝母12g、生黄芪15g、高良姜10g、桃仁10g、降香12g，14剂，水煎服，日一剂。

二诊（2013年2月19日）：上方服用3剂，咳嗽明显好转，现基本不咳，近2周因胃脘痛到北大医院做胃镜示：贲门溃疡？因西药容易过敏，故来求中医治疗。查体：2013年2月11日，胃镜示：慢性浅表性胃炎，贲门溃疡？病理提示：胃体及小弯慢性浅表性胃炎伴充血出血，贲门溃疡伴周边活动性炎症，组织坏死，多灶性出血，淋巴细胞浸润，黏膜下层多个小血管腔堵塞。舌红，苔稍薄黄，脉弦小滑。

治法：降逆和胃，理气疏肝。处方：旋覆代赭汤加减。旋覆花12g、代赭石20g、党参12g、干姜6g、甘草6g、槟榔12g、枳实12g、竹茹10g、川楝子12g、延胡索12g、白术12g、茯苓12g、草果仁6g、鸡内金12g、焦山楂10g、炒酸枣仁15g，14剂，水煎服，日一剂。

三诊（2013年2月26日）：患者病情好转。胃脘痛减轻，咳嗽轻，胁痛轻，饥饿时胃痛甚，咳少许白痰，身痒起皮疹，头痒。舌红，苔薄白，脉弦小。

治法：和胃降逆，健脾化温。处方：二诊方去干姜、草果仁，改竹茹12g，加生薏苡仁15g、地肤子15g，14剂，水煎服，日一剂。

四诊（2013年3月5日）：患者病情好转。胃脘痛减轻，胁痛去，轻咳，无痰，背起疹作痒未愈。舌微红，苔薄白，脉细滑。

治法：疏肝和胃，清利湿热。处方：逍遥散加减。柴胡12g、当归12g、赤芍12g、土茯苓15g、白术12g、牡丹皮12g、地肤子12g、白鲜皮15g、蝉蜕12g、厚朴12g、党参12g、砂仁10g、木香10g、鸡内金12g、焦山楂10g、枳壳12g，14剂，水煎服，日一剂。

按语：患者素有胃炎、情志易怒，肝胃之热内生，克乘脾胃，运化失调，内生痰浊，上贮于肺，故上见咳嗽咯痰，呛咳痰少，头痛项痛之肝肺热胜之征；中见胃脘畏寒胀痛之象；首诊时头晕咳嗽明显，故重在平肝清肺，方用芎菊清肝汤清肝泻热、化痰止咳，虽重在清肝肺，但也加用黄芪、高良姜、降香暖胃理气，使寒不伤胃气。其后胃脘痛症明显，嗳气，胃脘易饥喜食，系肝胃气逆之象，故用旋覆代赭汤去半夏加竹茹、枳壳、槟榔以降逆平肝；用党参、白术、木香、砂仁、鸡内金等健脾和胃；肝气郁胃胁痛加金铃子散；热蕴皮肤身痒背痒则加地肤子、土茯苓、蝉蜕、白鲜皮以清利湿热而止痒。末诊以逍遥散加减以疏肝和胃化湿收功，如此施治，病情渐趋痊愈。

◇病例四

胡某，男，50岁。2013年12月31日初诊。主诉：哮喘反复发作5年，再发并加重半月。现病史：患者于5年前因劳累受凉出现哮喘、咳嗽、咯痰，曾在本院服用张老师中药（标本兼治方）治疗1月，病情缓解，此次于半月前因出国劳累受凉致哮喘复发，夜间不能平卧，咯痰不多，心烦，于本月27号服用头孢呋辛脂片，症状不减。既往史：有过敏性皮炎史10年。查体：口唇紫绀，面色暗。舌微暗红，苔薄白，脉细滑。

辨证：过敏体质，湿热内蕴，复因出国劳累受凉，导致风寒外束，痰热内蕴，故现咳嗽痰少质黏，心烦失眠，脉细滑。

中医诊断：哮证（肺气亏虚，风寒束肺，痰热内蕴）。西医诊断：支气管哮喘。

处方一：治以化痰清热、宣肺降逆，方选哮喘灵方加减。炙麻黄6g、炒杏仁12g、生石膏30g、甘草6g、紫菀12g、炙百部12g、黄芩12g、黄连10g、黄柏12g、川贝12g、穿山龙12g、地龙12g、龙胆草10g，7剂，水煎服（8-16），日一剂。

处方二：治以补脾益肺、化痰清热，方选哮喘平加减。党参12g、炒白术12g、茯苓12g、生甘草6g、焦山楂5g、焦神曲5g、炒麦芽5g、鸡内金12g、补骨脂10g、桃仁12g、丹参12g、生黄芪20g、防风10g、黄精20g，7剂，水煎服（12-20），日一剂。

宣肺平喘颗粒5盒，1袋/次，3次/日（9-15-21），口服。

二诊（2014年1月7日）：患者病情明显好转。服药后咳喘明显减轻，夜间可以入睡，咯痰色黄，量减少，夜间喉中哮鸣，大便稍稀，手臂皮肤作痒，色红。面色微暗，双肺可闻及哮鸣音。舌微红，苔薄白，脉细滑。2014年1月5日血常规：未见异常。

治法：补脾益肺，化痰清热。处方一：一诊处方一加白鲜皮12g、地肤子12g、决明子15g，7剂，水煎服（8-16），日一剂。处方二：一诊处方二继服，7剂，水煎服（12-20），日一剂。

三诊（2014年1月14日）：患者病情明显好转。药后咳喘减轻，手臂皮肤红痒减轻。舌微红，苔薄白，脉细滑。

治法：补脾益肺，清热化痰。处方一：一诊处方一继服，7剂，水煎服（8-16），日一剂。处方二：一诊处方二继服，7剂，水煎服（12-20），日一剂。

按语：中年男性，出国工作，操劳过多，损伤肺脾之气，加之冬季受凉，寒性收引，外束于肺，肺气不宣，哮喘久作，必有伏痰，素患皮炎，湿热内蕴，被外邪引动，则气壅痰阻，哮喘速发。治疗当益气活血，使气血充沛，正气提振，增强自身祛邪能力，同时化痰清热，宣肺降逆，可望邪去正复，宿根渐拔。方用哮喘灵以祛邪为主，兼以照顾血分热和肠腑之热，加用地肤子、白鲜皮、决明子以凉血化湿通腑，哮喘平方以扶正为主；兼以活血，故加桃仁、丹参、穿山龙，是为正治。服用方法也讲究，白天上午和下午两次服用哮喘灵方，旨在祛邪；中午和晚睡前服用哮喘平方，旨在借自然界阳气旺盛时和阴气渐长之时服用，加强扶正力度。

◇**病例五**

彭某，男，57岁。1995年2月17日初诊。主诉：哮喘反复发作10年。现病史：患者于10年前因劳累受凉出现咳嗽、喘息，在外院诊断哮喘，经西药抗生素、激素治疗好转，其后咳喘反复发作，冬天受凉致咳喘再发，迁延至今，胸闷憋气，咳吐白色黏痰，喉中哮鸣，夜间不能平卧，口干口黏，1月前曾在外院静脉滴注激素，后间断服用强的松，20mg/日，至今维持每日口服10mg。查体：两肺满布哮鸣音，心率120次/分。舌质暗，苔薄，脉滑数。

中医诊断：哮喘（痰浊壅肺，肺气亏虚）。西医诊断：支气管哮喘。

处方一：治以补益肺肾，清肺化痰。方选：哮喘灵方加减。炒杏仁10g、生石膏30g、甘草6g、紫菀12g、炙百部12g、黄芩12g、黄连10g、黄柏12g、浙贝母10g、穿山龙30g、地龙12g、炒紫苏子10g，7剂，水煎服（8-16），日一剂。

处方二：治以清肺化痰平喘。方选：哮喘平方加减。党参10g、白术10g、茯苓15g、甘草6g、麦冬12g、五味子10g、焦三仙各5g、鸡内金12g、生牡蛎30g、丹参15g、生黄芪15g、防风10g，7剂，水煎服（12-20），日一剂。

舒喘灵气雾剂1喷/次，必要时口喷；茶碱缓释片1片/次，2次/日（8-20），口服。

二诊（1995年2月22日）：患者病情好转。偶尔感觉发憋，有时比较平稳，目前哮喘未大发作。舌淡，苔薄白，脉细滑。

处方一：一诊处方一加金银花15g，桔梗10g，7剂，服法同前。处方二：哮喘平方加减。党参 10g、白术 10g、茯苓 15g、甘草 6g、麦冬 12g、五味子 10g、焦神曲 5g、鸡内金 12g、丹参 15g、生黄芪 15g、防风 10g、生地黄 12g、熟地黄 12g、山萸肉 12g、补骨脂 10g、焦山楂 5g，7 剂，水煎服，日一剂。

三诊（1995 年 3 月 1 日）：患者病情好转。一般情况好，咳嗽轻，哮喘轻，激素已撤减到每日半片（儿子代述）。

治法：清热化痰、补益肺肾。处方一：二诊处方一继服 7 剂，服法同前。处方二：二诊处方二去焦山楂，7 剂，服法同前。

四诊（1995 年 3 月 6 日）：病情大有好转，喘息稳定，能在室内活动，精神好，咳嗽，有时有汗，咯痰少，白黏痰，时有自汗，每日服 3 片茶碱缓释片。舌淡，苔薄白，脉沉细。

治法：清热化痰，益气养阴。处方一：哮喘灵方加减。桔梗 10g、穿山龙 12g、炒杏仁 12g、生石膏 20g、甘草 6g、紫菀 12g、炙百部 12g、炒紫苏子 12g、黄芩 12g、黄连 10g、黄柏 12g、浙贝母 12g，14 剂，日一剂。处方二：玉屏风散加减。沙参 12g、麦冬 12g、五味子 10g、生黄芪 15g、白术 12g、防风 10g、党参 10g、茯苓 15g、生薏苡仁 15g、丹参 15g、生牡蛎 30g、焦神曲 5g、鸡内金 12g、焦麦芽 5g，14 剂，水煎服，日一剂。

按语：激素依赖性哮喘因激素久服生痰热，聚气血，故用中药治疗，立法宜清补，宜疏不宜堵，宜清疏、清补，不宜温补和蛮泻。清热清痰用黄芩、黄连、黄柏、生石膏、浙贝母、地龙、金银花、麦冬；疏气血益肺肾用生脉散、玉屏风散、四君子汤加补骨脂、杜仲；散痰结用牡蛎、浙贝母、鸡内金、桔梗、瓜蒌、紫苏子等；止咳用紫菀、炙百部、杏仁、枇杷叶。如此消而不克伐，清而不伤胃，正复而邪渐消。

◇病例六

郭某，男，47 岁。1995 年 6 月 13 日初诊。主诉：哮喘咳嗽 10 年。现病史：患者于 10 年前因感冒出现咳喘，其后每年冬天发作，在外院住院诊断支气管哮喘，今年 5 月哮喘复发，先在 304 医院住院治疗，后于 25 日转到我院住院，用大量抗生素治疗后炎症得到控制，仍喘息咳嗽，咳少量白痰。舌微红，苔薄，脉弦滑。既往史：对橡胶过敏，有过敏性鼻炎史 7 年。

中医诊断：哮喘（气虚痰阻）。西医诊断：支气管哮喘。

治法：清肺化痰，补益肺肾。处方一：哮喘灵方加减。炙麻黄 10g、炒杏仁 10g、生石膏 30g、甘草 6g、紫菀 12g、炙百部 12g、黄芩 12g、黄连 10g、金银花 15g、浙贝母 10g、穿山龙 30g、蝉蜕 10g，14 剂，水煎服（8-16），日一剂。处方二：哮喘平方加减。党参 10g、麦冬 12g、五味子 10g、白术 10g、茯苓 12g、甘草 6g、焦神曲 5g、鸡内金 12g、杜仲 12g、焦麦芽 5g、焦山楂 5g，14 剂，水煎服（12-20），日一剂。

二诊（1995 年 6 月 27 日）：患者病情明显好转。服用 4 剂，症状平稳，眠差，咯痰少，咳喘轻。舌质红，苔薄，脉弦滑。

治法：清肺化痰，补益肺肾。处方一：一诊处方一继服，21 剂，服法同前。处方二：一诊处方二加炒酸枣仁 15g、浮小麦 30g、珍珠母 20g，去焦麦芽，改焦山楂 10g，21 剂，服法同前。

三诊（1995 年 7 月 13 日）：患者病情好转。精神好，不喘，气压低时感胸闷。舌质不红，苔薄，脉滑。

治法：清热化痰，补益肺肾。处方一：一诊处方一继服，21 剂，服法同前。处方二：二诊处方二改焦山楂 5g，加焦麦芽 5g，21 剂，服法同前。

四诊（1995 年 10 月 16 日）：患者病情好转。气短，入夜严重，干咳，咽痒，喉鸣。舌淡，苔薄白，脉小滑。

治法：清热化痰，补益肺肾。处方一：一诊处方一去炙麻黄、蝉蜕，加炒紫苏子 10g、地龙 12g，21 剂，服法同前。处方二：三诊处方二加生黄芪 12g、防风 10g，21 剂，服法同前。

按语：咳喘多年，舌红苔薄，脉弦滑，发作时以治标为主，故哮喘治标方用炙麻黄 10g、穿山龙 30g、石膏 30g 意在平喘清肺；固本方只用杜仲以补肾，以防止上火。二诊效佳，眠差加珍珠母、酸枣仁以安神；浮小麦以清心；以后数诊对症用药以获效。

◇**病例七**

董某，女，40 岁。2012 年 10 月 23 日初诊。主诉：咳嗽 9 天。现病史：患者于 9 天前因不明原因（可能与感冒发热有关），发热后出现咳嗽，咳声高亢、流涕黏稠、咽痒，自服羚羊清肺丸及治鼻炎药物，症状不减。既往史：过敏性鼻炎史 10 年，对花粉、螨虫过敏。查体：舌红，苔黄薄，脉弦细。

中医诊断：咳嗽（风热犯肺）。西医诊断：咳嗽变异性哮喘。

治法：疏风清热，化痰解痉。处方：加味甘桔汤。辛夷（包）12g、路路通 12g、桔梗 10g、玄参 12g、甘草 6g、紫菀 12g、炙百部 12g、浙贝母 12g、黄芩 12g、黄连 6g、生薏苡仁 15g、板蓝根 12g、锦灯笼 12g、穿山龙 12g、苍耳子 12g，7 剂，水煎服，日一剂。

清开灵颗粒 2 盒，3 袋 / 次，3 次 / 日，口服。

二诊（2012 年 10 月 31 日）：患者病情好转。症状减轻、咽不痒、不流涕。舌红，苔薄白，脉弦细。治法处方同前。

三诊（2012年11月6日）：患者病情无变化。近2日咳嗽稍重，咽疼，音哑。舌微红，苔薄白，脉小滑。

治法：益气养阴，清肺散结。处方：玉屏风散合百合知母汤加味。生黄芪15g、防风10g、白术12g、紫菀12g、炙百部12g、黄芩12g、黄连6g、板蓝根12g、锦灯笼12g、辛夷（包）12g、路路通12g、浙贝母12g、生山楂15g、知母12g、麦冬12g、百合12g，7剂，水煎服，日一剂。

四诊（2013年1月8日）：患者病情好转。近日患上呼吸道感染，喘息，早晚咳嗽，咽不疼，眠差。舌微暗苔薄腻，脉细滑。

治法：疏风散结，润肺化痰。处方：加味甘桔汤合百合知母汤加味。辛夷（包）12g、苍耳子10g、路路通12g、百合12g、知母12g、板蓝根12g、桔梗12g、玄参12g、甘草6g、紫菀12g、炙百部12g、沙参12g、麦冬12g、茯苓15g、生薏苡仁15g，7剂，水煎服，日一剂。

按语：咳嗽变异性哮喘又称过敏性咳嗽或过敏性支气管炎，是Gluser于1972年首次报道并命名为变异性哮喘，是指以慢性咳嗽为主要或唯一表现的一种特殊类型的哮喘，在哮喘发病早期阶段大约有5%~6%是以持续性咳嗽为主要症状，常为刺激性咳嗽，多发在夜间或凌晨，易被误认为支气管炎。此病病理表现与哮喘一样，只是病情严重程度较哮喘为轻。本病患者对尘螨过敏，有时因上感而诱发咳嗽，伴过敏性鼻炎症状，据咽痒、流涕、咳嗽声尖、咳黄痰，舌红苔黄，辨证属风热犯肺，痰热壅肺，治宜疏风清热、化痰解痉，用加味甘桔汤，方中苍耳子、辛夷、桔梗、锦灯笼、穿山龙疏风宣肺解痉，玄参、甘草利咽，紫菀、炙百部、浙贝母、生薏苡仁止咳化痰，黄芩、黄连、板蓝根清肺热；二诊病情好转，遂去宣肺祛风之药，加玉屏风散、百合知母汤以益气养阴，标本兼治；四诊时又因感冒症状复重，加用疏风宣肺之辛夷、苍耳子、桔梗，因眠差、唇干故又加麦冬、沙参、百合、知母以养阴。本案显示张老师治疗敏性气管炎的基本思路即祛风宣肺药与养阴清热药同用，使虚火不升，风热不扰，则肺金不鸣，喘咳自息。

◇**病例八**

袁某，男，50岁。2012年11月6日初诊。主诉：胸闷太息6个月。现病史：患者于今年5月与家人生气出现胸闷太息，不咳嗽，行走不喘息，在本院呼吸科就诊，10月16日CT示左肺下叶小结节，右肺下叶斑点影，左肺上叶局限性肺气肿，右侧胸膜局部增厚钙化。气道激发试验阳性，小气道功能中度减退，心电图正常。大便偏稀，自汗，劳累饥饿时右上腹疼痛，眠可。既往史：慢性支气管炎史 5 年。查体：双肺呼吸音清，心率 72 次 / 分。舌质红，苔薄白，脉细。

中医诊断：郁证（气虚肝郁）。西医诊断：支气管哮喘。

治法：益气养阴，疏肝理气。处方：生脉饮合瓜蒌薤白半夏汤加减。党参 12g、麦冬 10g、五味子 10g、苦参 12g、赤芍 12g、瓜蒌 15g、薤白 12g、法半夏 9g、柴胡 12g、牡丹皮 12g、炒栀子 10g、海浮石 20g、生薏苡仁 20g、白术 12g、川芎 10g、海蛤壳 20g，7 剂，水煎服，2 次 / 日（8-20）。

二诊（2012 年 11 月 13 日）：患者病情好转，症状略好转，一遇生气仍胸闷太息，右上腹胀痛，眠差略有咯痰。舌暗红，苔白，脉弦沉。

治法：舒肝解郁，健脾养心。处方：加味逍遥散加减。柴胡 12g、白芍 12g、赤芍 12g、当归 12g、牡丹皮 12g、栀子 12g、合欢花 15g、柏子仁 12g、党参 12g、白术 12g、茯苓 15g、甘草 6g、生薏苡仁 20g、炒酸枣仁 15g、生黄芪 12g、麦冬 12g，7 剂，水煎服，2 次 / 日（8-20）。

三诊（2012 年 12 月 18 日）：患者病情好转。药后太息胸闷减轻，偶有胸憋，咯痰较多，不咳嗽，失眠。舌微红，苔薄，脉细滑。

治法：疏肝解郁，养心化痰。处方：加味逍遥散合甘麦大枣汤加减。柴胡 12g、赤芍 12g、白芍 12g、当归 12g、牡丹皮 12g、炒栀子 10g、浮小麦 30g、甘草 6g、大枣 15g、瓜蒌 15g、郁金 12g、炒紫苏子 10g、炒白芥子 12g、炒莱菔子 12g、炒酸枣仁 15g、合欢花 15g，7 剂，水煎服，2 次 / 日（8-20）。

按语：既往有慢性喘息性支气管炎诊断，新近颁布的 GOLD，称为哮喘合并慢性阻塞性肺疾病，本患者既往有慢支病史，支气管激发试验阳性，可诊断为哮喘合并慢性阻塞性肺疾病，故其胸闷太息咳嗽咯痰实属肺系感染和气道高反应所致，中医治疗肺部感染和气道高反应有独特的辨证思路和方法，不必囿于清热解毒一法。本案张老师即以益气养阴以扶正，疏肝解郁佐以化痰宽胸以祛邪的方法，逐渐取效，患者无不良反应，体质渐有恢复，其间遣方用药皆有匠心，如痰多时加三子养亲汤、胸闷憋气重加瓜蒌薤白半夏汤，抑郁失眠合用甘麦大枣汤或逍遥散等，皆借成方加减化裁，值得仔细体会。

◇ 病例九

张某，女，55 岁。2013 年 9 月 24 日初诊。主诉：反复发作哮喘 10 年。现病史：患者于十年前因劳累出现哮喘，咳嗽，在外院查出对异味、冷空气、洗发水过敏，曾给予孟鲁司特钠片口服，吸入舒利迭治疗，近一周加重，心慌，眠差，咯痰不多，咯血一次，咖啡色。查体：舌暗红，舌下络脉曲张，苔白厚，脉弦小滑。

辨证：反复哮喘日久，气虚痰阻，血行瘀滞，络脉损伤，故喘息、咳嗽、咯血，气短。

中医诊断：哮喘（痰阻气滞血瘀）。西医诊断：支气管哮喘。

治法：理气化痰清热。处方：瓜蒌薤白半夏汤合苏杏石甘汤加减。薤白15g、法半夏10g、炒紫苏子10g、炒杏仁10g、生石膏15g、甘草6g、浙贝母15g、紫菀15g、瓜蒌15g、炙百部12g、黄芩12g、黄连10g、黄柏12g、穿山龙10g、地龙6g，14剂，水煎服，2次/日（8-20）。

双黄连颗粒3盒，1袋/次，3次/日，口服。

二诊（2013年10月15日）：患者病情好转。遇冷空气则哮喘，胸闷，平素易生气，大便稀，咳嗽咯痰不畅，餐后胸闷重，眠差，夜尿多，鼻干。舌微暗，苔薄，脉细滑。

治法：化痰宽胸，益气固表。处方：玉屏风散合瓜蒌薤白半夏汤。生黄芪15g、防风10g、白术12g、瓜蒌15g、薤白12g、法半夏10g、郁金12g、陈皮12g、茯苓15g、甘草6g、紫菀12g、生薏苡仁15g、益智仁12g、炙百部12g，14剂，水煎服，2次/日（8-20）。

三诊（2013年10月29日）：患者病情好转。心慌胸闷气短，总有痰不易咳出，汗多，腰酸，头痛，眠差。舌暗，苔薄，脉小滑。

治法：益气养阴，化痰补肾。处方：玉屏风散合生脉饮加减。白术12g、党参12g、麦冬12g、五味子12g、苦参12g、金银藤15g、桃仁12g、丹参15g、酸枣仁15g、浙贝母15g、黄精15g、枸杞子15g、生黄芪15g、防风10g、补骨脂12g、黄芩12g，7剂，水煎服，2次/日（8-20）。

按语：患者喘息抬肩、喉中痰鸣，靠激素维持呼吸，又非壅补所能解决，必须大队清热降气豁痰之品方可奏效，所以本案初诊重在豁痰清肺宽胸，用瓜蒌薤白半夏汤和苏杏石甘汤、三黄二龙汤以清泻实热，化痰宽胸，又加浙贝母、紫菀、炙百部、甘草以止咳润肺，稍护正气免受克伐；二诊喘息减轻，大便偏稀，腑气得通，遇冷则喘作，夜尿频，已显示出正虚的一面，故减破气的石膏、三黄、二龙，加玉屏风散、生薏苡仁以益气健脾，加益智仁以补肾缩泉；三诊腰酸汗出、失眠、小腿发沉，更显心肾肺气亏虚，故更加党参生脉饮以益气养阴，加黄精、枸杞子、补骨脂以补肾填精，加炒酸枣仁以养心安神，加桃仁、丹参以活血，喘咳已轻，故去地龙、穿山龙、紫菀、炙百部、黄连、石膏等清热平喘止咳之品。纵观全程，祛邪而不伤正，扶正而不留邪，可谓匠心独运。

◇病例十

张某，女，60岁。2013年7月9日初诊。主诉：哮喘1年8个月。现病史：患者于1年8个月前不明原因出现哮喘，其后反复发作，服张老师标本兼治药治疗后，症状减轻，偶尔咯痰，晨起痰多，口苦，纳呆乏力。查体：舌微暗，苔薄白，脉弦细。

中医诊断：哮喘（肺经有热，肺气亏虚）。西医诊断：支气管哮喘。

治法：清肺化痰，补益肺肾。处方一：苏杏石甘汤加减。炒杏仁10g、生石膏15g、甘草6g、紫菀12g、炙百部12g、黄芩12g、炒栀子10g、浙贝母12g、百合15g、知母12g、地龙12g、炒紫苏子10g，7剂，水煎服，2次/日（8-16）。处方二：玉屏风散加味。防风10g、白术12g、党参12g、茯苓12g、甘草6g、补骨脂12g、焦神曲5g、鸡内金12g、黄精15g、生地黄15g、天花粉15g、桃仁10g、丹参12g、生黄芪15g、炒山楂5g、焦麦芽5g，7剂，水煎服，2次/日（12-20）。

二诊（2013年7月16日）：症状有好转。咳嗽喘息减轻，纳食增加，咯痰减少。舌淡，苔薄白，脉细弦。

治法：清肺化痰止咳，补益肺肾。处方一：一诊处方一去炒栀子，加黄连6g，煎服法同前。处方二：一诊处方二去炒山楂，煎服法同前。

三诊（2013年7月23日）：患者病情好转。哮喘减轻，洗浴后吹电风扇，流涕多。舌微红，苔白，脉细。

治法同前。处方一：二诊处方一去黄连，煎服法同前。处方二：二诊处方二去天花粉、补骨脂，加女贞子15g、焦山楂5g，煎服法同前。

按语：哮喘病为内科四大难治病之一，其难治的原因主要是哮喘有遗传性和反复发作性，病机关键在虚、痰、郁，虚者肺脾肾亏虚，先天遗传不足，脏腑柔弱，加之后天脾胃气血生化乏源，正气亏虚，卫外不固，易为邪侵。痰者，不论有形无形，总不离乎肺脾肾三脏不足，水液运化失常，积液成饮，留而为痰，渐成宿根，一为外邪引动则痰气相搏，哮喘速发，郁者气机不畅而瘀滞也，气虚气滞则血随之而淤，痰浊淤积留而为瘀，虚、痰、郁三者可互为因果，相互影响，成为哮喘难治之病机根源。

张师针对以上三者提出标本兼治的治法，益肺脾肾之气以固表实卫，防外邪之侵入，理气化痰活血以祛痰浊留恋之窠巢，常用二方，一方为哮喘平方，用于治本，以玉屏风散为基本方加味；一方为哮喘灵方，用于治标，以苏杏石甘汤为基本方加味。本案即为这一治法的典范，其中血瘀加桃仁、丹参，和胃下气用紫苏子、陈皮、鸡内金，化痰不忘清热，用黄芩、浙贝母、生石膏、瓜蒌，益气首重脾胃用党参、生黄芪、白术、黄精等，皆为张师的用药特点。

◇病例十一

孙某，女，67岁。2013年7月16日初诊。主诉：反复哮喘咳嗽6年。现病史：患者于6年前因劳累感冒出现哮喘咳嗽，近2年加重，肺功能示肺通气功能基本正常。闻冷空气哮喘加重，曾口服氨茶碱效不佳，自去年始用舒利迭气喘反而加重，咳嗽咳泡沫性黏痰，气短，胸背酸痛，夜不能卧，用沙丁胺醇急救，超声心动提示：肺动脉瓣关闭不全，三尖瓣关闭不全、反流。早晨5点钟憋气加重，口唇紫绀。查体：舌质淡红，苔白，脉弦小。

中医诊断：哮喘（气滞痰阻）。西医诊断：过敏性支气管哮喘，过敏性支气管炎，左肺结节，三尖瓣反流。

治法：清肺化痰，补益肺肾。处方一：瓜蒌薤白半夏合苏杏石甘汤加减。瓜蒌15g、薤白12g、法半夏9g、炒紫苏子10g、炒杏仁10g、生石膏15g、甘草6g、紫菀12g、炙百部12g、黄芩12g、黄连6g、黄柏12g、穿山龙12g、地龙12g，7剂，水煎服，2次/日（8-20）。处方二：哮喘平方加减。补骨脂12g、桃仁10g、党参12g、白术12g、茯苓12g、甘草6g、砂仁12g、木香10g、焦神曲5g、鸡内金12g、生黄芪15g、麦冬12g、焦山楂5g、焦麦芽5g、五味子12g，7剂，水煎服，2次/日（10-22）。

二诊（2013年7月30日）：病情明显好转。近4天未吸服西药，不咳嗽，喘憋减轻，食少，二便正常，现一周喷2次激素，有时喘。舌质暗红，苔白中黄，脉弦小。

治法：清肺化痰，补益肺肾。一诊两处方继服，各14剂，煎服法同前。

按语：哮喘发作，胸闷喘憋，咳嗽频作，呼吸肌疲劳，而见胸背酸痛、夜不得卧之症，由于应用激素，日久肺热痰阻日隆，痰阻气滞甚至痹阻脉络，病机与胸痹胸痛相似，所以张老师治疗哮喘采用治疗胸痹的瓜蒌薤白半夏汤，此方为《金匮要略》治疗胸痹心痛的名方，原文："胸痹不得卧，心痛彻背者，瓜蒌薤白半夏汤主之。"本方主药瓜蒌，味苦性寒，《神农本草经》载："主治消渴，身热烦满，大热，补虚安中，续绝伤。"李时珍云："张仲景治胸痹痛引心背，咳唾喘息，及结胸满痛，皆用瓜蒌实，乃取其甘寒不犯胃气，能降上焦之火，使痰气下降也。"张老师用瓜蒌为君治疗哮喘，也是取其独具降火消痰，下气宽胸，而不伤胃气的特点，尤其适于激素依赖性哮喘，因其内热痰阻更为明显，本案用瓜蒌薤白半夏汤合苏杏石甘汤治疗，并配合治本之哮喘平方，取效甚佳，值得弘扬。

◇病例十二

王某，女，70岁。2012年10月9日初诊。主诉：喘息咳嗽伴头痛3年，加重1周。

现病史：患者于 3 年前因劳累生气出现喘息咳嗽，咯痰，头晕头胀痛，在外院诊断为高血压病，支气管哮喘，一直服用拜新同（硝苯地平控释片）、苯磺酸氨氯地平，喷吸舒利迭以维持，近 1 周咳喘以及头痛加重，心悸，咳黄痰，质黏难咯，头胀痛，前胸发闷，眠差，晨起喘重，纳呆，鼻塞。查体：舌红、苔薄黄，脉弦滑结代。

辨证：遗传体质，素秉肝阳上亢，气急易生气，长期吸入激素，易生痰湿，劳累诱发喘息，属气虚气逆之征也，总之病机属于肝风挟痰热上扰肺金和清窍。

中医诊断：哮喘（风痰犯肺），头痛（肝阳上亢）。西医诊断：支气管哮喘，高血压病。

治法：平肝熄风，化痰平喘。处方：天麻汤加味。天麻 12g、菊花 10g、葛根 12g、川芎 10g、石决明 15g、钩藤 15g、黄芩 12g、炒酸枣仁 15g、甘草 6g、法半夏 9g、陈皮 12g、茯苓 12g、黄连 6g、紫菀 12g、炙百部 12g、路路通 12g、辛夷（包）12g，7 剂，水煎服，日一剂。

牛黄蛇胆川贝液 3 盒，1 支 / 次，3 次 / 日，口服。

二诊（2012 年 10 月 16 日）：病情好转。药后头胀痛减轻，咯痰减少，受凉水或遇到凉气则呛咳，运动后喘息，畏寒，眠差，咳少许白黏痰。舌尖红，苔薄黄，脉弦小滑。

辨证：肝火已息，痰热壅肺，肺气受损，宣降失常。

治法：平肝熄风，化痰平喘。处方：二陈汤加味。陈皮 12g、茯苓 12g、甘草 6g、黄芩 12g、炒酸枣仁 15g、川芎 6g、菊花 9g、葛根 12g、石决明 15g、黄连 6g、紫菀 12g、炙百部 12g、路路通 12g、辛夷（包）12g、法半夏 10g，10 剂，水煎服，日一剂。

三诊（2012 年 10 月 30 日）：病情明显好转。头晕头痛明显减轻，仍咳嗽，咳少许淡黄色痰，乏力，眠可，大便调，基本不喘。舌淡，苔薄白，脉细。

辨证：头痛减轻，出现乏力神疲表现，说明阳亢已消减，正气现亏虚，治当有变，加强扶正之力。

治法：化痰益气。处方：玉屏二陈汤加味。生黄芪 12g、白术 12g、防风 10g、法半夏 9g、陈皮 12g、茯苓 12g、甘草 6g、瓜蒌 15g、薤白 12g、炙百部 12g、川贝 12g、黄芩 12g、枇杷叶 12g，14 剂，水煎服，日一剂。

按语：哮喘一病，按病因病机可分为风哮、痰哮、郁哮、虚哮四个基本证型。本病患者即属于风哮合并痰哮，或称"风痰哮"。所谓"风"指肝阳化风和非时之风邪，内外风邪常相合致病；所谓"痰"指宿根停于肺和隔膜之痰与脾虚新生之痰。风与痰兼夹为患，因虚致实，虚实夹杂，治疗宜扶正祛邪并举，初诊以祛邪为主，因标实较急，有中风之虞，拟法平肝熄风，疏风化痰，方用经验方天麻汤合二陈汤加味。天麻汤以天麻、钩藤、菊花、葛根、石决明、川芎、黄芩、炒酸枣仁组成，功用平肝潜阳、镇心安神，合用二陈汤及紫菀、炙百部以化痰止咳，加辛夷助葛根、菊花疏散外风以通鼻窍，加黄连助黄芩清心肝之热，增路路通以通肺络，合用牛黄蛇胆川贝液以助化痰热；二诊效不更方，头痛轻故去天麻；三诊头痛头晕大减，以咳嗽咯痰为主症，舌质由红转淡红，舌苔由黄转白，脉由弦滑变为细，说明肝火已清，内风渐平，则更方以玉屏风散合二陈汤加味，以重在扶正，兼以祛邪。

◇**病例十三**

关某，男，36 岁，1996 年 10 月 3 日初诊。主诉：哮喘反复发作 18 年，再发 2 天。现病史：患者从 18 岁开始反复发作哮喘。2 天前因感冒发热，用抗生素及感冒灵、氨茶碱后热退，目前哮喘较重，伴咳嗽，咯痰不多，色黄，质黏，流涕，口干，不思饮。既往史：无重大病史，无药物过敏史。查体：一般情况可，双肺散在哮鸣音。舌质红，苔薄白，脉滑。

中医诊断：哮喘（肺肾气虚，痰热壅肺）。西医诊断：支气管哮喘。

治法：益气养阴，清热化痰。处方一：哮喘灵方加减。炙麻黄 10g、杏仁 10g、生石膏 30g、甘草 6g、紫菀 12g、炙百部 12g、黄芩 12g、黄连 10g、黄柏 10g、金银花 15g、竹叶 10g、浙贝母 10g、穿山龙 30g、地龙 12g，7 剂，水煎服，日一剂，早 6 时服。处方二：哮喘平方加减。党参 10g、白术 12g、茯苓 15g、甘草 6g、补骨脂 12g、焦三仙各 5g、鸡内金 12g、杜仲 12g、枸杞子 12g、生黄芪 30g，7 剂，水煎服，日一剂，午 12 时服。

二诊（1996 年 10 月 9 日）：仍喘，不咳嗽，舌质微暗，苔薄白，脉滑。

治法：清热化痰，宣肺平喘。处方：小青龙汤加减。炙麻黄 10g、桂枝 10g、白芍 12g、甘草 6g、细辛 1.5g、法半夏 10g、五味子 10g、干姜 10g、生石膏 30g、紫菀 12g、炙百部 12g、生薏苡仁 30g、黄芩 12g、黄连 10g、穿山龙 30g、金银花 15g。

三诊（1996 年 10 月 28 日）：近一周未服药，喘又加重，不咳嗽，流涕。见风加重，不能平卧。舌质正常，苔薄，脉滑。

治法：益气养阴，清热平喘。处方一：小青龙汤加减。二诊处方去生薏苡仁，加辛夷（包）12g，7 剂，水煎服，日一剂，早 6 时服。处方二：哮喘平方加减。党参 10g、白术 12g、茯苓 15g、甘草 6g、麦冬 12g、五味子 12g、焦三仙各 5g、鸡内金 12g、补骨脂 12g、桃仁 10g、珍珠母 30g，7 剂，水煎服，日一剂，午 12 时服。

四诊（1996 年 11 月 5 日）：昨天始发烧，体温最高 37.5℃，畏寒，咳嗽，喘咳。舌质微红，苔薄，脉滑。

治法：益气养阴，化痰清热。处方：一诊处方继服，各 7 剂，煎服法同前。

五诊（1996 年 11 月 13 日）：不发烧，咳嗽，喘咳未瘥。舌质微暗，苔薄，脉滑。

治法：益气养阴，化痰清热。处方一：哮喘方加减。前诊处方一加蝉蜕 12g，处方二：同前诊处方，各 7 剂，煎服法同前。

按语：《类证治裁》云："肺为气之主，肾为气之根，肺主出气，肾主纳气，阴阳相交，呼吸乃和。"而脾胃为后天之本，肾气和肺气、宗气都需后天之气的充养。如果肾之精气不足，摄纳无权，气浮于上，宗气不充，可出现肺失宣肃而发哮证。总之，痰盛气阻只是哮喘之标，而宗气不足、肺脾肾气亏虚、肺气宣肃功能低下才是哮证之本。而来院就诊患者多处于发作期，故治疗以祛邪为主，兼顾扶正，有外感表证者用一日一方治疗，主用小青龙汤加生石膏、黄芩、黄连、金银花、穿山龙清热祛邪，加紫菀、炙百部、生薏苡仁化痰止咳，或用麻杏石甘汤加味；表证不显而痰阻气逆明显者用一日二方标本兼治，治标方用麻杏石甘汤加紫菀、炙百部、黄芩、黄连、浙贝母、穿山龙、地龙等以化痰清热，治本方用四君子汤加补骨脂、生黄芪、枸杞子、杜仲以益气补肾健脾，加焦三仙、鸡内金、桃仁以消食化瘀，以杜绝生痰之源，如此标本兼治哮喘可得渐缓。

◇病例十四

刘某，女，65 岁。2012 年 12 月 11 日初诊。主诉：哮喘反复发作 20 余年。现病史：患者于 20 多年前因劳累受凉等引起喘息咳嗽，咯痰，胸憋。既往史：在当地多家大医院确诊为过敏性哮喘，查出对螨虫、粉尘、牛肉、花生、花粉等过敏，曾多次住院治疗，用过甲强龙、舒利迭、静脉滴注或口服抗生素，也曾在哮喘病医院就诊过，服用含有激素的中成药胶囊 1 年余，体重逐渐增加，胶囊不能撤减，只能维持服用，每天服用 6 粒，减量后哮喘就加重。过敏史：螨虫、粉尘、牛肉、花生、花粉等过敏。查体：面色微黄晦暗，口唇略显紫绀，形体肥胖，激素面容，桶状胸。舌暗紫，苔白厚，脉沉细。2012 年 12 月 11 日，心电图：肺型 P 波，左前分支传导阻滞，T 波改变。2012 年 12 月 11 日胸部正侧位片：两肺纹理增多纤细模糊，桶状胸，双肺气肿征，透光度增强。印象诊断：慢性支气管炎，慢性阻塞性肺气肿。

辨证：久病哮喘，反复发作耗伤正气，每遇劳累或遇异味、过敏原刺激则发作，多年用激素药不能撤减，导致形体肥胖，痰湿瘀血内阻，肺肾亏虚，脾失健运，痰阻气逆。

中医诊断：哮证（肺脾肾亏虚，痰阻气逆血瘀）。西医诊断：过敏性哮喘，慢性阻塞性肺气肿。

治法：清热化痰，补益肺肾。处方一：哮喘灵方加减。炒紫苏子 10g、炒杏仁 10g、生石膏 15g、生甘草 6g、紫菀 12g、炙百部 12g、黄芩 12g、黄连 6g、黄柏 12g、浙贝母 12g、穿山龙 12g、地龙 12g，7 剂，水煎服，日一剂。

处方二：哮喘平方加减。党参 12g、白术 12g、茯苓 12g、生甘草 6g、生黄芪 15g、防风 12g、麦冬 12g、五味子 12g、补骨脂 12g、桃仁 10g、丹参 12g、柏子仁 12g、焦山楂 5g、炒麦芽 5g、炒神曲 5g、鸡内金 12g，7 剂，水煎服，日一剂。

舒利迭 1 盒，1 喷 / 次，2 次 / 日，吸入。

二诊（2012 年 12 月 18 日）：患者病情明显好转。已撤掉外院的哮喘药，但每日还需喷舒利迭 3 次左右。体重较前略下降，可以在家做一些家务，如洗菜洗碗等，咳嗽轻微。查体：形体肥胖，平静时不喘。舌微暗，质嫩，苔薄白，脉细滑。

治法：清热化痰，益气活血。处方一：哮喘灵方加减。前诊处方一继服，20 剂，水煎服，日一剂。处方二：哮喘平方加减。党参 12g、炒白术 12g、茯苓 12g、生甘草 6g、焦山楂 5g、焦神曲 5g、炒麦芽 5g、鸡内金 12g、补骨脂 10g、桃仁 10g、丹参 12g，20 剂，水煎服，日一剂。

三诊（2013 年 1 月 8 日）：喘息较前好转，但仍夜间加重，痰白量多，咳嗽，舒利迭每日喷吸两次。查体：形体肥胖较前减轻，双肺可闻及哮鸣音。舌暗红，苔白腻，脉细滑。

治法：清热化痰，益气活血。处方一：哮喘灵方加减。前诊处方一继服，14 剂，水煎服，日一剂。处方二：哮喘平加减。前诊处方二加生黄芪 15g、黄精 15g、当归 12g、赤芍 12g，14 剂，水煎服，日一剂。

四诊（2013 年 1 月 22 日）：患者病情好转。咳喘减轻，仍活动后喘作，头晕，下肢乏力，已停用外院的胶囊和片剂，体重下降 5kg，既往有颈椎病史。舒利迭每日吸两次。查体：形体较前消瘦，双肺偶闻哮鸣音。舌暗红，苔薄白，脉细滑。

辨证：哮喘发作日久，肺脾肾气阴亏虚，痰瘀内阻，停用激素后体内激素分泌水平一时难以恢复正常，所以出现乏力、消瘦、食少以及哮喘发作等反跳现象，针对此现象，西医治疗主张缓慢撤减激素，哮喘反跳加重时再增加激素，中医治疗大多主张补肾同时活血化痰，张老师主张脾肾双补，标本兼治。

治法：清肺化痰，益气活血。处方一：哮喘灵加减。前诊处方一改炒紫苏子 12g，14 剂，水煎服，日一剂。处方二：哮喘平加减。生黄芪 15g、白术 12g、防风 10g、党参 12g、茯苓 15g、补骨脂 12g、菟丝子 12g、黄精 15g、桃仁 10g、川牛膝 12g、赤芍 12g、猪苓 15g、丹参 12g、焦神曲 5g、炒麦芽 5g、焦山楂 5g、鸡内金 12g、生甘草 6g，14 剂，水煎服，日一剂。

五诊（2013年3月12日）：患者病情好转。咳嗽喘息减轻，体重较初诊时减轻11kg，感觉轻快很多，每日吸2次舒利迭。形体适中，喘息貌，唇暗。舌暗红，苔薄白，脉弦细。

治法：清肺化痰，益气活血。处方一：哮喘灵加减。前诊处方一继服，28剂，水煎服，日一剂。处方二：哮喘平方加减。生黄芪15g、防风10g、炒白术12g、党参12g、茯苓15g、补骨脂12g、菟丝子12g、黄精15g、川牛膝12g、桃仁10g、丹参12g、鸡内金12g、焦神曲5g、炒麦芽5g、焦山楂5g，28剂，水煎服，日一剂。

按语：对激素依赖性哮喘，反复发作日久不愈的患者，治疗方面颇为棘手，张老师治疗此类病例，主张标本兼治、肺脾肾同调，清热化痰佐以活血化瘀。清热常用三黄，化痰常用紫菀、炙百部、浙贝母，平喘常用紫苏子、穿山龙、地龙；补脾肺常用玉屏风散和四君子汤；益肾常用补骨脂、菟丝子、黄精；活血化瘀常用桃仁、丹参、赤芍。治疗过程中始终注意顾护脾胃，常加用鸡内金、焦三仙。本案就是典型成功撤减激素的案例，体重减少11kg，口服激素完全停用，只吸入舒利迭，每日1~2喷。维持哮喘不发，体重减轻后身体轻快，生活质量提高。

◇病例十五

杨某，男，35岁。1994年11月25日初诊。主诉：喘憋反复发作4年。现病史：患者于1989年因劳累感冒出现喘息胸闷、咽部不适、喉中喘鸣入院，诊断"支气管哮喘"。经用西药治疗好转，其后每年发作，曾服用山东潍坊哮喘医院的"咳喘安"、"咳喘静"，每次发作时还需用激素口服或静脉滴注，平素维持用氨茶碱片，每日3片。查体：面色微黄。舌微红，苔薄白，脉沉滑。1994年10月12日，白细胞 8.0×10^9/L，1994年9月2日，胸片：右肺纹理增重。

中医诊断：哮证（气虚痰阻血瘀）。西医诊断：支气管哮喘急性发作。

治法：清肺化痰，益气活血。处方一：哮喘灵方加减。炒紫苏子10g、炒杏仁10g、生石膏30g、甘草6g、紫菀12g、炙百部12g、黄芩12g、黄连10g、黄柏10g、浙贝母10g、穿山龙30g、金银花15g，7剂，水煎服，日一剂。处方二：哮喘平方加减。党参10g、白术10g、茯苓15g、生甘草6g、麦冬12g、五味子10g、补骨脂12g、桃仁10g、焦山楂5g、炒麦芽5g、炒神曲5g、鸡内金12g，7剂，水煎服，日一剂。

二诊（1994年12月2日）：患者病情明显好转。喘憋减轻，大便通畅，头晕去，仍活动后喘重腰痛。舌微红，苔薄白，脉沉滑。

治法：清肺化痰，益肾活血。处方一：哮喘灵方加减。一诊方加地龙12g、蝉蜕10g、

7 剂，水煎服，日一剂。处方二：玉屏风散合六味地黄汤加减。生黄芪 60g、防风 10g、白术 12g、补骨脂 12g、熟地黄 12g、山药 15g、山萸肉 12g、牡丹皮 12g、茯苓 15g、泽泻 15g、生地黄 12g、肉苁蓉 12g、生牡蛎 30g，7 剂，水煎服，日一剂。

三诊（1994 年 12 月 14 日）：喘息明显减轻，腰痛轻，服药后汗出稍多。舌嫩红，苔薄白，脉小滑。

治法：清热化痰，益肾活血。处方：前诊处方一去金银花、地龙，继服 7 剂；处方二继服 7 剂。

按语：久哮治重在脾肾，是张老师一贯的主张，发作时标本兼治。治标方用哮喘灵加金银花以解表利咽；治本方先扶脾和胃，以使后天之本得固。待饮食正常，大便通畅后改为益肾气为主，辨证的着眼点在久哮腰痛，站立或活动后加重，故重用滋补肾气的药物六味地黄汤加补骨脂、肉苁蓉，佐以玉屏风散以益气固表，故取效甚捷，末诊喘轻而自汗多，恐过散耗气，故去金银花、地龙。

◇**病例十六**

谭某，女，34 岁。1996 年 11 月 14 日初诊。主诉：喘咳 5 年。现病史：每年从 8 月底开始喘咳，已 5 年，伴有咽痒，眼痒，耳痒，眼流泪，今年口服强的松 10 余天，从每日 4 片逐渐减到每日 2 片，现已停药。既往史：慢性咳嗽喘息 5 年，未查过敏原，无药物过敏史。查体：肺听诊（－），胸透（－），舌质微红，苔薄黄，脉沉滑。

中医诊断：哮喘（气阴两虚，痰热阻肺）。西医诊断：哮喘。

治法：益气养阴，宣肺平喘。处方一：哮喘灵方加减。紫苏子 10g、杏仁 10g、生石膏 20g、甘草 6g、紫菀 12g、炙百部 12g、黄芩 12g、黄连 10g、浙贝母 10g、金银花 12g、陈皮 10g、穿山龙 15g，14 剂，水煎服，日一剂，早 6 时服。处方二：哮喘平方加减。党参 10g、麦冬 12g、五味子 10g、白术 12g、茯苓 12g、甘草 6g、焦三仙各 5g、鸡内金 12g、补骨脂 12g、生黄芪 12g、杜仲 12g，14 剂，水煎服，日一剂，午 12 时服。

二诊（1996 年 11 月 27 日）：喘咳已平，咽痒，耳痒，眼睛不适。舌质微红，苔薄白，脉滑。

治法：益气养阴，宣肺平喘。处方一：哮喘灵方加减。一诊处方一加龙胆草 10g、蝉蜕 12g、板蓝根 12g，7 剂，水煎服，日一剂，早 6 时服。处方二：哮喘平方加减。一诊处方二去党参，加沙参 12g，7 剂，水煎服，日一剂，午 12 时服。

三诊（1996 年 12 月 4 日）：不喘，咽痛，舌嫩，苔薄白，脉沉。

治法：益气养阴，宣肺平喘。处方：哮喘灵方加减。紫苏子 10g、杏仁 10g、生石膏

30g、甘草 6g、紫菀 12g、炙百部 12g、黄芩 12g、桑白皮 15g、板蓝根 12g、金银花 12g、大青叶 10g、橘红 10g、穿山龙 15g，7 剂，水煎服，日一剂。

固本咳喘片 1 盒，5 片 / 次，3 次 / 日。

四诊（1996 年 12 月 11 日）：全身乏力，无汗。舌嫩，苔薄白，脉沉滑。

治法：清热化痰。处方：苏杏石甘汤加减。紫苏子 10g、杏仁 10g、生石膏 30g、甘草 6g、紫菀 12g、炙百部 12g、黄芩 12g、黄连 10g、黄柏 10g、浙贝母 10g、板蓝根 12g、大青叶 10g，7 剂，水煎服，日一剂。

五诊（1996 年 12 月 16 日）：服药后感觉良好。舌质微暗，苔薄白，脉滑。前方继服 7 剂。

按语：哮喘一病，世称难治，难在辨证难、立法难、用药难。辨证方面哮分寒热，喘分虚实，而哮必兼喘，故哮喘必分寒热虚实，哮又分已发和未发，临床上许多患者始终处于一种已发和未发之间的状态，又当如何辨证？即使能辨清此数种尚不能指导立法，还须辨风、痰、瘀、气、郁、湿、火、体质、新久、夹食积、并外感等，方可确立治法，可见辨证较难。其次立法之难，中医属于实践性医学，总是在患者身上不停地试用各种治法处方，而哮喘一病不同于普通慢性病，随时可能发生变症，虽有发时治标、缓时治本、已发攻邪、未发扶正的条律，但临证权变须深思熟虑，所以立法实难。用药亦难，过用攻伐恐伤正气，过分扶正又易恋邪，猛药下咽有立毙之险，参芪久服有化火之嫌。张老师总结多年经验，摸索出扶正祛邪兼顾而又不相矛盾的治法，本案就是早期摸索一日二方的典型，祛邪方早晨 6 时服用，重在发挥其清肺降气化痰之功，扶正方在正午 12 时服，旨在借自然界中午阳盛之时协助药物温通气血，提高机体自身抗病力。一般认为哮喘之人多气虚，而张老师认为哮喘患者多存在局部之实和全身之虚并存，由于多年服药反复发病，痰热壅肺之实已经根深蒂固，所以治疗邪实也是长期的过程，故常用麻杏石甘汤或苏杏石汤加三黄、板蓝根、浙贝母、金银花、大青叶、龙胆草以增清热解毒之力，加紫菀、炙百部、穿山龙、地龙、橘红、陈皮等以化痰平喘。扶正注意以补气为主兼以补肾和胃，用时若出现上火症状如咽痛、口疮等则停用。

◇病例十七

刘某，男，27 岁，1998 年 7 月 31 日初诊。主诉：因花粉引起过敏性咳嗽哮喘 7 月余，再发半月。现病史：患者自 1997 年 11 月起，因吸入花粉引起过敏性哮喘，伴咳嗽咳白痰，在外院用茶碱及缓释剂、喘乐宁（硫酸沙丁胺醇吸入气雾剂）、无水茶碱、酮替芬治疗，症状时轻时重，半月前咳喘再发，在医院用西药消炎平喘，效不佳。咳白黏痰，不易咳出，经雾化后白痰能咳出，喘憋头痛，口干尿黄，现服用葆乐辉（茶碱缓释片）0.2g/次，日四次。既往史：过敏性鼻炎史5年。查体：肺听诊（－），心律齐，心率90次/分。舌质红，苔薄白，脉小滑。辅助检查肺功能示：通气功能大致正常，气道激发试验（＋），弥散功能大致正常。

中医诊断：哮证（热哮，痰热壅肺，气虚痰阻）。西医诊断：过敏性哮喘。

治法：清肺化痰，益气平喘。处方一：苏杏石甘汤加减。紫苏子10g、杏仁10g、生石膏30g、甘草6g、紫菀12g、炙百部12g、黄芩12g、川贝12g、金银花15g、陈皮10g、穿山龙30g、鱼腥草30g，14剂，水煎服（8-16），日一剂。处方二：四君子汤加味。党参10g、白术12g、茯苓12g、生甘草6g、焦三仙各5g、鸡内金12g、补骨脂12g、桃仁10g、防风10g、枸杞子12g、生黄芪12g，14剂，水煎服（12-20），日一剂。

二诊（1998年8月7日）：入夜咳嗽、咯痰、喘息阵作，舌质红较前减轻，苔薄白，脉小滑。

治法：清肺化痰，益气补肾。处方一：一诊处方一继服14剂，煎服法同前。处方二：六味地黄丸加减。生地黄12g、熟地黄12g、山萸肉12g、山药20g、牡丹皮10g、茯苓12g、泽泻12g、补骨脂12g、桃仁10g、红花10g、焦三仙各5g、鸡内金12g，14剂，水煎服（12-20），日一剂。

三诊（1998年9月15日）：病情平稳，咳喘不重，舌质红，苔薄，脉不滑。

治法：清肺化痰，益气平喘。处方一：前诊处方一去鱼腥草，加黄连10g、地龙12g、大青叶12g，14剂，煎服法同前。处方二：四君子汤加减。党参10g、白术12g、茯苓12g、生甘草6g、郁金10g、桃仁10g、补骨脂12g，14剂，水煎服（12-20），日一剂。

四诊（1998年9月22日）：后半夜喘作，喷药喘乐宁一次，舌质红，苔薄白，脉细滑。

治法：清肺化痰，益气平喘。处方一：前诊处方一继服14剂，水煎服（8-16），日一剂。处方二：四君子汤加味。党参10g、白术12g、茯苓12g、生甘草6g、郁金10g、桃仁10g、补骨脂12g、生龙骨30g、生牡蛎30g、枸杞子12g、麦冬12g、五味子12g，14剂，水煎服（12-20），日二剂。

五诊（1998年9月28日）：咽不痛，偶尔喘，发作时间少，下午2～4时咳嗽。舌质微红，苔薄白，脉细。

治法：清肺化痰，益气平喘。处方一：前诊处方一继服28剂，水煎服（8-16），日一剂。处方二：四君子汤加味。党参12g、白术12g、茯苓15g、生甘草6g、焦三仙各

5g、桃仁 10g、生黄芪 12g、生龙骨 30g、生牡蛎 30g、鸡内金 12g、防风 10g、沙参 12g、五味子 12g、麦冬 12g、枸杞子 12g，28 剂，水煎服（12-20），日一剂。

六诊（1998 年 10 月 12 日）：喘轻，舌质红，苔薄白，脉小滑。

治法：清肺化痰，益气平喘。处方一：苏杏石甘汤加减。紫苏子 10g、杏仁 10g、生石膏 30g、生甘草 6g、紫菀 12g、炙百部 12g、黄芩 12g、鱼腥草 30g、金银花 15g、桑白皮 15g、板蓝根 12g、穿山龙 30g，28 剂，水煎服（8-16），日一剂。处方二：四君子汤加味。党参 10g、白术 12g、茯苓 12g、生甘草 6g、焦三仙各 5g、鸡内金 12g、桃仁 10g、生黄芪 15g、补骨脂 12g、枸杞子 12g、沙参 12g、防风 10g，28 剂，水煎服（12-20），日一剂。

按语：对哮喘病机历代医家进行了深入研究和探讨，论述颇多，较为中肯的是清代李用粹的"痰气感相合"之说，然深究三者产生之源，无不与正气之虚相关，盖气之所以壅塞必由于气虚鼓动无力使然，非时外感之所以侵入，必由乎正虚卫外不固，膈中之痰也必因于脾虚运化无力所生，因此正气之虚尤其肺脾气虚是哮喘病机三因素产生的根由，也是哮喘病机的关键。张老师认为，从哮喘病老少皆有发作，成年患者多有过敏性疾病史，有家族遗传史，可以证明本病正虚是贯穿哮喘病程始终的关键病机，治疗大法——益气补益肺脾肾需贯穿始终，其次化痰降气清热祛邪等治法，以证候偏颇和发作的轻重而定。本案就是标本兼治的典范，因咳喘痰黏、口干、尿黄、舌红、脉滑辨证为痰热壅肺，治用苏杏石甘汤加味，即是麻杏石甘汤以紫苏子代麻黄，清热加黄芩、黄连、黄柏、金银花，化痰平喘加浙贝母、穿山龙、紫菀、炙百部、陈皮，补益正气之虚用四君子汤加补骨脂、枸杞子，并加鸡内金、焦三仙以和胃消导，以防食湿内聚生痰。其后数诊贯穿此标本兼治的治法，补肾补脾加用熟地黄、山药、生薏苡仁、山萸肉、五味子、麦冬、沙参、生黄芪、生龙骨等，化痰平喘祛瘀通络加用红花、桃仁、丹参、地龙、郁金、川贝等，热重加大青叶、鱼腥草、桑白皮、板蓝根，随证加减，坚持守方，逐渐收功。

◇病例十八

刘某，女，39 岁，1998 年 6 月 15 日初诊。主诉：咳嗽伴喉中哮鸣 1 月。现病史：1月前因劳累受风致咳嗽，咯黄痰多，喉中痰鸣，曾静滴头孢呋辛钠 1 周，症状无明显好转。既往史：幼年经常咳嗽，无痰。查体：双肺可闻及哮鸣音，心律齐，心率 78 次/分。舌质微红，苔薄腻，脉小滑，胸片示：右下肺感染，双肺纹理增重。

中医诊断：哮证（痰热壅肺，肺脾气虚）。西医诊断：过敏性气管炎，右下肺炎。

治法：清热化痰，益气健脾。处方一：苏杏石甘汤加减。紫苏子 10g、杏仁 10g、生石膏 15g、生甘草 6g、紫菀 12g、炙百部 12g、黄芩 12g、黄连 10g、黄柏 10g、浙贝母 10g、金银花 15g、陈皮 10g、穿山龙 30g，14 剂，水煎服（8-16），日一剂。处方二：四君子汤加味。党参 10g、白术 12g、茯苓 12g、生甘草 6g、焦三仙各 5g、鸡内金 12g、补骨脂 12g、桃仁 10g、生薏苡仁 30g、丹参 12g，14 剂，水煎服（12-20），日一剂。

二诊（1998 年 7 月 1 日）：服上药症状减轻，出汗多，时有痰鸣，舌质微红，苔薄白，脉小滑，双肺哮鸣音消失。

治法：清热化痰，益气健脾。处方一：前诊处方一加板蓝根 12g，14 剂，水煎服（8-16），日一剂。处方二：四君子汤加味。党参 10g、白术 12g、茯苓 12g、生甘草 6g、焦三仙 12g、鸡内金 12g、补骨脂 12g、桃仁 10g、生薏苡仁 30g、生黄芪 12g、浮小麦 30g、防风 10g，14 剂，水煎服（12-20），日一剂。

三诊（1998 年 8 月 5 日）：服上药咳嗽好转，有白沫痰，咽发紧。舌质红减轻，苔薄白，脉细小，心肺听诊（－）。

治法：清热化痰，益气活血。处方一：苏杏石甘汤加减。紫苏子 10g、杏仁 10g、生石膏 15g、生甘草 6g、紫菀 12g、炙百部 12g、黄芩 12g、黄连 10g、大青叶 10g、川贝 10g、金银花 15g、陈皮 10g、穿山龙 30g、地龙 12g，14 剂，水煎服（8-16），日一剂。处方二：玉屏风散合四物汤加味。生黄芪 15g、防风 10g、当归 12g、白术 12g、茯苓 12g、赤芍 12g、白芍 12g、焦三仙各 5g、鸡内金 12g、生地黄 15g、柴胡 12g、桃仁 10g、川芎 10g，14 剂，水煎服（12-20），日一剂。

按语：哮分寒热，又分发作期缓解期，但临床所见来诊患者多为发作期或发作后稳定阶段，一般不能照搬缓则治本的教条单纯扶正，本案发作时就诊，咳吐黄痰、舌红苔腻，脉滑，辨证属热哮，痰热壅肺，气虚痰阻，治疗着重清热化痰，兼顾益气扶正，治标方和治本方交替服用，治标方用哮喘灵加金银花、黄柏、紫苏子、地龙、紫菀等以加强清热化痰作用，治本方以四君子汤为主加上补骨脂、薏苡仁、焦三仙、鸡内金以益肾健脾和胃，加桃仁、丹参等以活血化瘀，其后复诊据证加玉屏风散、浮小麦以固表止汗，加赤芍、川芎、生地黄、白芍、柴胡以舒肝凉血清肝，药证相符，疗效较好。

◇ **病例十九**

田某，男，82 岁，1998 年 6 月 30 日初诊。主诉：咳喘反复发作 20 年，再发 1 月。现病史：20 年前不明原因发作咳嗽喘息，每年冬天发作加重，前年底下雪天又因感冒住协和医院，气管插管后出现呼吸衰竭，经救治好转，近 1 月哮喘再发，吸入喘乐宁（硫酸沙丁胺醇吸入气雾剂）控制，未住院，在家休养，体弱乏力，登楼或说话多则气短喘作，声音嘶哑，咳嗽有少许白黏痰，胃纳欠佳，大便干燥。既往史：哮喘病史20年。查体：舌质红暗，苔薄白干，脉弦小，右尺弱。BP160/90 mmHg，双下肺细小罗音，心听诊（−），心率80次/分。

中医诊断：哮证（气虚痰阻血瘀）。西医诊断：支气管哮喘。

治法：益气健脾，化痰活血平喘。处方一：苏杏石甘汤加减。紫苏子10g、杏仁10g、生石膏15g、生甘草6g、紫菀12g、炙百部12g、黄芩12g、鱼腥草30g、桑白皮15g、金银花15g、大青叶12g、穿山龙30g，14剂，水煎服（8-16），日一剂。处方二：玉屏风散合生脉散加减。生黄芪15g、防风10g、沙参12g、白术12g、麦冬12g、五味子10g、焦三仙各5g、鸡内金12g、红花10g、桃仁10g、补骨脂12g，14剂，水煎服（12-20），日一剂。

二诊（1998年7月10日）：登楼后喘作，双下肢无力，晨起较重，咳嗽轻，食纳尚可，舌质红，苔薄，脉弦小，仍要用吸入药及长效心痛定（硝苯地平）治疗。

治法：益气健脾，化痰平喘。处方一：苏杏石甘汤加减。紫苏子10g、杏仁10g、生石膏15g、生甘草6g、紫菀12g、炙百部12g、黄芩12g、黄连10g、蝉蜕10g、金银花12g、大青叶12g、穿山龙30g，14剂，水煎服（8-16），日一剂。

处方二：益肾养阴，活血化瘀。六味地黄丸加减。生黄芪15g、生地黄12g、熟地黄12g、山药15g、山萸肉15g、茯苓12g、泽泻12g、牡丹皮12g、补骨脂12g、当归12g、赤芍12g、郁金12g、桃仁10g，14剂，水煎服（12-20），日一剂。

三诊（1998年7月23日）：喘作轻，气短轻，食纳可，舌红暗，苔薄，脉小滑。

治法：益气健脾，化痰活血。处方一：同前诊处方一，14剂，煎服法亦同。处方二：四君子汤加味。党参10g、白术12g、茯苓12g、生甘草6g、焦三仙各5g、鸡内金12g、补骨脂12g、桃仁10g、红花10g、枸杞子12g、生黄芪15g、防风10g，14剂，水煎服（12-20），日一剂。

四诊（1998年7月29日）：药后体力好，咳喘轻，讲话尚好，食纳佳。舌质微红，苔薄，脉弦小。

治法：益气健脾，化痰活血。处方一：苏杏石甘汤加减。紫苏子10g、杏仁10g、生石膏15g、生甘草6g、紫菀12g、炙百部12g、黄芩12g、大青叶12g、陈皮10g、川贝10g、桑白皮15g、鱼腥草30g，14剂，水煎服（8-16），日一剂。处方二：同前诊处方二，14剂，煎服法同前。

五诊（1998年8月5日）：喘轻，有力，精力稍好，睡眠尚可。舌质微暗，苔薄，脉弦小。

治法：益气健脾，化痰活血。处方一：前诊方一去大青叶，加莱菔子12g、白芥子10g，14剂，煎服法同前。处方二：同前诊处方二，14剂，煎服法同前。

六诊（1998年8月26日）：食纳佳，咳嗽稍轻，咯痰少，体力稍好，能端花盆不觉累，舌质红，苔薄，脉小滑。

治法：益气健脾，化痰活血。处方：玉屏风散合四君子汤加减。生黄芪15g、防风10g、党参12g、白术12g、丹参12g、生甘草6g、焦三仙各5g、鸡内金12g、桃仁10g、枸杞子12g、炙百部12g、黄芩12g、陈皮10g、鱼腥草15g，14剂，水煎服，日一剂。

按语：哮喘日久，高龄久病，气虚血瘀，痰浊痹阻肺络，故咳喘痰少，活动后气短、舌暗，对此类久病哮喘患者，张老师认为可按虚喘虚哮治疗。关于虚喘的症候描述，《景岳全书·喘促》中记载甚详："虚喘者气短而不续……虚喘者，慌张气怯，声低息短，惶惶然若气欲断，提之若不能升，吞之若不相及，劳动则甚，而惟急促似喘，但得引长一息为快也"。所述虚喘可见于慢阻肺、哮喘、肺间质纤维化及肺心病患者，本案属于哮喘久发伴有老年性肺气肿、呼吸衰竭，所以表现出典型虚喘的症候，治疗当以扶正气为主兼顾治标，仍用标本兼治方一日二方，治标用哮喘灵方，即苏杏石甘汤加味，治本用哮喘平方，即玉屏风散合四君子汤加活血化瘀之丹参、赤芍、桃仁、红花等，因本病患者年高久病，故增枸杞子、补骨脂、六味地黄汤加减以益肾气，发作时痰热壅阻较显，故加生石膏、鱼腥草、桑白皮、金银花、大青叶、穿山龙、地龙、紫菀、炙百部等以清热化痰平喘，诸药加减有法，药随证变，效如桴鼓。

◇**病例二十**

杨某，女，45岁，1999年11月11日初诊。主述：哮喘反复发作4月。现病史：从7月份对花粉过敏致反复发作哮喘，喉鸣，咳嗽，咳白痰，夜间重，伴胸闷憋气，曾用氟美松（地塞米松磷酸纳）半月，平日口服氨茶碱、扑尔敏（马来酸氯苯那敏片），口喷沙丁胺醇气雾剂维持，刻下仍然哮喘，咳嗽咳白痰，胸闷憋气。既往史：无重要病史。查体：双肺听诊（-），心律齐，心率60次/分。舌质微红，苔白腻，脉细滑。

中医诊断：哮病（气虚痰阻气逆）。西医诊断：支气管哮喘（外源型）。

治法：益气化痰，降逆平喘。处方一：三子养亲汤加减。紫苏子10g、白芥子12g、莱菔子12g、生甘草6g、紫菀12g、黄芩12g、大青叶12g、陈皮10g、炙百部12g、桑白皮15g、川贝12g、蝉蜕12g，6剂，水煎服（8-16），日一剂。处方二：玉屏风散加味。生黄芪15g、白术12g、防风10g、当归12g、赤芍12g、白芍12g、生地黄15g、川芎

10g、黄精 15g、枸杞子 15g、桃仁 10g、补骨脂 12g、郁金 12g，6 剂，水煎服（12-20），日一剂。

二诊（1999 年 11 月 30 日）：服药后症状减轻，白天不喘，晚上喘轻，咳嗽不多，有少量痰，出汗，食纳佳。仍用沙丁胺醇、氨茶碱、扑尔敏。肺（-），心率 72 次 / 分。舌质微红，苔薄腻，脉细滑。

治法：益气化痰，降逆平喘。处方一：三子养亲汤加味。紫苏子 10g、白芥子 12g、莱菔子 12g、杏仁 10g、生石膏 20g、生甘草 6g、紫菀 12g、炙百部 12g、川贝 12g、陈皮 10g、黄芩 12g、黄连 10g，14 剂，水煎服（8-16），日一剂。处方二：玉屏风散合四物汤加减。生黄芪 15g、防风 10g、白术 12g、当归 12g、生地黄 12g、赤芍 12g、白芍 12g、川芎 10g、桃仁 10g、丹参 12g、补骨脂 12g、生薏苡仁 30g、浮小麦 30g，14 剂，水煎服（12-20），日一剂。

三诊（1999 年 12 月 21 日）：喘憋减轻，近几日夜间喉中哮鸣，偶尔胸闷发憋，不咳嗽，时有痰，出行微喘。舌质微红，苔心微腻，脉沉。心肺（-）。

治法：益气化痰，降逆平喘。处方一：三子养亲汤加味。紫苏子 10g、白芥子 12g、莱菔子 12g、杏仁 10g、生石膏 20 g、生甘草 6g、紫菀 12g、炙百部 12g、川贝 10g、陈皮 10g、黄芩 12g、蝉蜕 12g、地龙 12g，12 剂，水煎服（8-16），日一剂。处方二：玉屏风散合四物汤加减。生黄芪 15g、防风 10g、白术 12g、当归 12g、赤芍 12g、白芍 12g、生地黄 12g、川芎 10g、桃仁 10g、王不留行 12g、补骨脂 12g、生薏苡仁 30g、郁金 12g、焦三仙各 5g、浮小麦 30g，12 剂，水煎服（12-20），日一剂。

四诊：（2000 年 1 月 4 日）：不喘，仍有轻度喉鸣，咳少量痰。舌淡，苔薄黄腻，脉细滑。

治法：益气化痰，降逆平喘。处方一：苏杏石甘汤加减。紫苏子 10g、杏仁 10g、生石膏 20g、甘草 6g、紫菀 12g、炙百部 12g、黄芩 12g、大青叶 12g、川贝 12g、陈皮 10g、桑白皮 15g、蝉蜕 12g，12 剂，水煎服（8-16），日一剂。处方二：玉屏风散加味。生黄芪 15g、防风 10g、白术 12g、沙参 12g、麦冬 12g、五味子 12g、当归 12g、赤芍 12g、白芍 12g、桃仁 10g、王不留行 12g、补骨脂 12g、焦三仙各 5g，12 剂，水煎服（12-20），日一剂。

按语：过敏性哮喘是临床常见病，属于中医的哮病，病机和证型可因人而异，但总体可分风盛、气逆、痰阻、火热、寒凝、血瘀等几种主要病机，本案秋季发病，受外界过敏原所诱发，外源性过敏原属于中医的风邪，风邪善行而数变，袭人致病来势迅猛，诱发哮喘则发作迅速，过敏原不消除，哮喘就不易停止，日久，外邪与体内痰浊互结，气逆痰阻，风火燔动，损耗肺气甚至气血为之亏虚，肾气为之耗伤，本案病情缠绵 4 月，肺脾肾气损耗，而风痰瘀热不减，治疗非常棘手，治法当标本兼顾。用方也采用一日二方，一方偏于治标，治标重在化痰清肺，降气祛风，用三子养亲汤、苏杏石甘汤加减，化痰用"三子"、紫菀、川贝、炙百部、陈皮等，清肺热用黄芩、黄连、桑白皮、大青叶、生石膏等，降气用杏仁、紫苏子、莱菔子等，祛风用蝉蜕、防风、地龙等；治本扶正重在健脾益气，用玉屏风散加味，气阴虚加生脉散、生薏苡仁，血虚加四物汤，补肾加补骨脂、五味子，活血加丹参、赤芍、桃仁、川芎、郁金、王不留行等，和胃消食加焦三仙等，诸药配伍得当，疗效较好。

◇病例二十一

王某，男，56 岁，1994 年 11 月 24 日初诊。主诉：咳喘反复 7 年，加重 1 周。现病史：患者于 1987 年，无明显诱因，出现喉中痰鸣，气喘，就诊北医三院呼吸科，服氨茶碱、强的松、氟美松、静滴喘乐宁，病情无明显好转，仍咳喘，心慌，早晨 4～5 点加重，口干，胸闷，憋气。既往史：无重大病史，过敏史不详。查体：双肺可闻及哮鸣音，心律齐，HR：90 次 / 分，心脏各瓣膜听诊区未闻及病理性杂音，舌质暗，苔薄白，脉小滑数。

中医诊断：哮病（气虚痰阻）。西医诊断：支气管哮喘。

治法：理气化痰，清热平喘，益气养阴。处方一：苏杏石甘汤合止嗽散加减。紫苏子 10g、杏仁 10g、生石膏 30g、生甘草 6g、紫菀 12g、炙百部 12g、黄芩 12g、黄连 10g、黄柏 10g、浙贝母 10g、金银花 15g、穿山龙 30g，10 剂，水煎服（8–16），日一剂。处方二：四君子汤合生脉散加减。党参 10g、白术 10g、茯苓 15g、生甘草 6g、麦冬 12g、五味子 10g、丹参 15g、生牡蛎 30g、焦三仙各 5g、鸡内金 12g，10 剂，水煎服（12–20），日一剂。

二诊（1994 年 12 月 5 日）：因天气变化，胸闷发憋，未发喘，体温 37.3℃，全身不适，舌质红、苔薄腻，脉小滑。血常规：WBC 13.0×10^9/L，胸背发凉，静滴林可霉素。

治法：理气化痰，清热平喘，益气养阴。处方一：苏杏石甘汤合止嗽散加减。前诊处方一去黄柏，加蝉蜕 10g，6 剂。处方二：四君子汤合生脉散加味。前诊处方二加陈皮 10g，6 剂，煎服法同前。

哮喘灵冲剂 20 袋，1 袋 / 次，3 次 / 日，口服。

三诊（1994 年 12 月 27 日）：服 18 剂后，病情平稳，腹部发凉，大便次数多，偶尔喘，食纳欠佳，自汗多。舌质微红，苔薄，脉小滑数。

治法：理气化痰，清热平喘，温肾健脾。处方一：苏杏石甘汤合止嗽散加减。前诊处方一去黄连，加桔梗 10g，21 剂，煎服法不变。处方二：玉屏风散合生脉散加减。生黄芪 15g、防风 10g、白术 10g、党参 10g、麦冬 12g、五味子 10g、补骨脂 12g、干姜 10g、焦三仙各 5g、鸡内金 12g、丹参 15g、肉桂 6g，21 剂，水煎服（12-20），日一剂。

四诊（1995 年 2 月 17 日）：服药后平稳，自我感觉良好，服后胃脘不适，舌质正常苔薄，脉小滑。

治法：理气化痰，清热平喘，温肾健脾。处方一：同前诊处方一，30 剂，煎服法不变。处方二：玉屏风散合生脉散、六味地黄丸加减。生黄芪 15g、防风 10g、白术 10g、党参 10g、麦冬 12g、五味子 10g、补骨脂 12g、生地黄 20g、焦三仙各 5g、鸡内金 12g、丹参 15g、熟地黄 20g、山萸肉 12g、山药 30g，30 剂，水煎服（12-20），日一剂。

按语：本案患者病程较长，于冬月发病，双肺可闻及哮鸣音，心悸胸闷，舌质暗，苔薄，脉小滑数，辨证为气逆痰阻，正虚血瘀，治以标本兼治法，一日二方。治标方用苏杏石甘汤加味，哮喘患者肺气不敛，故以紫苏子代替宣肺的麻黄，药势由向上变为向下，降气平喘，加紫菀、炙百部、浙贝母润肺化痰降气止咳，三黄、金银花清热解毒，疏散风热，穿山龙活血通络，诸药配伍共奏清热化痰，降气平喘通络之效；治本方以四君子汤加鸡内金、焦三仙健脾益气消食，合生脉散益气养阴，五味子收敛肺气，气阴双补，加生牡蛎软坚散结，加丹参活血祛瘀，治标方重在祛邪，治本方重在扶正。

二诊主诉胸闷发憋，发低烧，全身不适，舌质红，苔薄腻，脉小滑，辨证为痰热郁闭。治标方中以清轻宣透的蝉蜕取代苦寒的黄柏，透热外出。扶正方加陈皮以行气，使补而不滞。

三诊效果平稳。患者腹部发凉，大便次数多，纳食欠佳，故于治标方中去黄连、黄柏，以免苦寒伤胃，加桔梗利咽，自汗多，故以玉屏风散取代健脾益气的四君子汤。舌微红，苔薄，脉小滑数，偶尔喘，气阴不足，仍合气阴双补的生脉散，腹部凉，加肉桂、干姜、补骨脂等温补肾阳。

四诊患者感觉良好，服后胃脘不适，舌质正常苔薄，脉小滑，治标方不变，治本方去肉桂、干姜，加生熟地黄，山萸肉，山药等温补脾肾，久病伤肾，于扶正的玉屏风散、生脉散中加温补脾肾的药，兼顾先天之本与后天之本，调整体质，减少复发几率。

七、肺部感染

肺部感染包括终末气道、肺泡腔及肺间质在内的肺实质炎症，致病微生物包括细菌类，如肺炎链球菌、金黄色葡萄球菌、甲型溶血性链球菌、肺炎克雷伯杆菌、流感嗜血杆菌、铜绿假单胞菌等；非典型病原体，如军团菌、支原体和衣原体等；病毒类，如冠状病毒、流感病毒、巨细胞病毒、单纯疱疹病毒等；其他少见病原体如立克次体、弓形虫、曲霉菌、肺吸虫、肺孢子虫等也可导致肺炎。支气管扩张合并感染、慢阻肺合并感染、病毒性肺炎是呼吸内科常见病。支气管扩张并感染的病原体主要是细菌和病毒，尤以革兰氏阴性杆菌居多，支气管扩张属于结构性肺疾病，其感染很难清除，细菌数降到一定程度病情就稳定了，当抵抗力下降时细菌繁殖，数量升高到一定程度就出现感染症状，机体对细菌发生吞噬清除反应则引起发热、咳嗽、咯痰，损伤血管则咯血，充血水肿渗出加重则喘息咯痰。致病菌以铜绿假单胞菌、肺炎克雷伯杆菌、鲍曼不动杆菌、奇异变形杆菌为多。慢阻肺急性加重合并感染也以革兰氏阴性杆菌感染为主，用抗生素易产生耐药，长期应用还易导致体内菌群紊乱。慢性肺系宿疾、老人、肿瘤、糖尿病人群，易反复感染，原因是体内细菌繁殖的内在因素（支气管结构改变、机体免疫力）难以改变。而历代中医学家用中药治疗肺部感染，不乏正确的治法和有效方药，值得深入挖掘和研究。对肺部感染，张老师摸索出一套成熟的经验：急性发作病情急重，用药宜猛宜重，多选用药力、毒力较重的药物，旨在遏制病势，免伤正气，常用方如三黄汤、柴银五黄汤、芩连苏杏石甘汤、大柴胡汤、连翘五黄汤、瓜蒌薤白半夏汤等；病情稍缓则扶正祛邪兼顾，常用百合知母汤、三子养亲汤、紫丹贝二陈汤、玉屏清补汤等；病情稳定仍需扶正补虚，常用玉屏风散、六君子汤、四君子汤、香砂六君子汤、二参生脉饮等。对耐药菌感染常用补虚化痰祛湿方药取效，一般少用或不用抗生素。常用的祛邪中草药如三黄、虎杖、仙鹤草、大黄、栀子、连翘等均有消除细菌耐药性作用。中药对耐药菌感染的治疗，是通过调节机体自身免疫力、调动机体的抗病能力、消除耐药质粒、逆转细菌耐药性以及对细菌的增敏作用等多途径来实现的，远较西药只作用于某一靶点复杂，这恐怕是中药复方很少产生耐药性的原因。

◇病例一

崔某，女，55岁。2013年1月15日初诊。主诉：咳嗽、咯痰反复发作10年。现病史：患者于10年前因劳累感冒出现咳嗽、痰多色黄、发热，在本院呼吸科诊断为支气管扩张并感染，给西药抗生素治疗，病情稳定，其后每遇着凉感冒则咳嗽咯痰发作，曾多次因咳嗽喘息住院治疗，每次住院皆诊断支气管哮喘、支气管扩张（简称支扩），痰培养提示为铜绿假单胞菌，对多种抗生素耐药。近两年主要依靠服用中药控制症状。刻下：咳嗽，咯白黏痰，喘息气短，动则加重，喉中痰鸣，咽干不适，流涕。既往史：高血压病史4年。查体：舌微红，苔薄，脉细滑。

辨证：咳喘病久，正其亏虚，痰浊阻滞，痰气交阻，搏结气道，故发作咳嗽喘息，痰热酿脓，故咯痰白黏。

中医诊断：肺痈、喘症（正气亏虚、痰浊血瘀）。西医诊断：支扩合并肺部感染。

治法：扶正祛邪，清肺化痰养阴。处方：百合知母汤加味。百合 15g、知母 12g、板蓝根 12g、锦灯笼 12g、紫苏子 10g、黄芩 12g、杏仁 10g、生石膏 20g、生甘草 6g、紫菀 12g、炙百部 12g、黄连 6g、黄柏 12g、浙贝母 12g，7 剂，水煎服，日一剂。

百令胶囊 4 盒，5 粒 / 次，3 次 / 日，口服；双黄连颗粒 4 盒，1 袋 / 次，3 次 / 日，口服；复方鲜竹沥液 4 盒，1 支 / 次，3 次 / 日，口服。

二诊（2013 年 1 月 22 日）：咳嗽喘息减轻，咳黄绿色痰，痰培养查出铜绿假单胞菌感染。舌嫩，苔薄腻，脉细滑。前方继服 7 剂。

牛黄蛇胆川贝液 3 盒，1 支 / 次，3 次 / 日，口服；复方鲜竹沥液 3 盒，1 支 / 次，3 次 / 日，口服。

三诊（2013 年 2 月 5 日）：患者病情好转。咳嗽痰黏，不易咳出，头不晕，咽紧，气短，流涕。BP 144/90 mmHg。舌淡红，苔薄黄，脉细滑。

治法：扶正固表，清肺化痰。处方：玉屏风散合三子养亲汤加味。生黄芪 15g、防风 10g、白术 12g、紫苏子 10g、白芥子 12g、莱菔子 12g、紫菀 12g、炙百部 12g、浙贝母 12g、黄芩 12g、黄柏 12g、黄连 6g、辛夷（包）12g、路路通 12g、丹参 12g、桃仁 10g，7 剂，水煎服，日一剂。

按语：铜绿假单胞菌感染属条件致病菌，当机体免疫功能低下或受损时可引起严重的、甚至致死性感染，以咳嗽、咯痰、发烧、肺功能减退为主要表现，目前西药用抗生素易产生耐药，长期应用还易导致体内菌群紊乱。中医认为本病属于肺痈、咳喘，病机多属虚热痰浊壅肺酿脓。本案患者基础病较多，病程较长，正气亏虚难复，辨证属于本虚标实，痰浊瘀血酿毒，阻滞肺络为标，肺脾肾气阴两虚为本，故治疗以扶正祛邪并举，祛邪以三黄、锦灯笼、石膏、板蓝根、浙贝母及牛黄蛇胆川贝液、复方鲜竹沥液、双黄连颗粒等药以去痰热毒邪，扶正以百令胶囊、百合知母汤以及玉屏风散等以益气养阴补肾，并随症加减，方得带病延年，提高生活质量。百合知母汤出自《金匮要略》，原治疗百合病发汗后耗伤阴津证，张老师借用此方治疗病属气阴两伤者的咳嗽、咯血、喘证等，多有卓效，但需加味，养阴加沙参、麦冬、生地黄、山萸肉、黄精、白芍等，益气加生黄芪、山药、生甘草，化痰止咳加紫菀、炙百部、浙贝母、桔梗、川贝等，清肺热加用黄芩、白茅根、天花粉、栀子等，宁络止血用生藕节、生侧柏、侧柏炭、仙鹤草等，经如此加味，则补益正虚不助邪，止血宁络而不留瘀。

◇病例二

王某，女，47岁。2013年2月5日初诊。主诉：发热半月。现病史：患者于2013年1月17日因家人感冒传染出现发热恶寒、头身痛，体温最高37.5℃，自服阿奇霉素片，治疗3天，症状无好转，其后坐飞机到美国，症状加重，伴有咽痛身感烘热，美国医生给予口服萘普生500mg，日两次。在美国2天后返回国内，在清华大学玉泉医院就诊，诊断为病毒性感染，予静滴利巴韦林0.1g/日，喜炎平375mg/日，静注赖氨匹林，口服蓝芩口服液等，治疗6天，症状无缓解，出现咳嗽，咽痒，后到眼科医院就诊，服用中医高大夫的汤药（小柴胡汤合三仁汤加味）三剂，体温仍不降，每天下午及夜间升至37.3℃左右，伴有乏力腰酸痛。查体：一般可，形体稍肥胖，面色微红。舌微暗，苔白腻，脉弦小。2013年2月2日，EB病毒、巨细胞病毒、风疹病毒、单纯疱疹病毒（lgG）、肺炎衣原体抗体均阳性，抗体滴度值分别为688.0U/mL、7.21U/mL、31.70U/mL、30.60U/mL、92.10U/mL。

辨证：素体偏虚，兼操劳伤气，出差耗神，外高热毒，渐侵入肺，损伤气阴，肺宣降失常，气逆而咳，火蒸为热。治宜发肺气，扶正逐邪，兼清热养阴。

中医诊断：外感发热（风温），外感风热，内蕴肺热，气阴两虚。西医诊断：呼吸道病毒感染。

处方：玉屏清补汤。连翘12g、荆芥12g、防风10g、生黄芪15g、白术12g、苏叶12g、香附12g、紫菀12g、炙百部12g、黄芩12g、黄连9g、黄柏10g、川贝12g、金银花15g、百合15g、知母12g、锦灯笼12g，7剂，水煎服，日一剂。

二诊（2013年2月19日）：患者病情明显好转。服上方一剂后，热就退了，心烦躁热感大减。舌微暗，苔薄白腻，脉弦小。

处方：玉屏清补汤加减。生黄芪15g、白术12g、防风10g、黄芩12g、黄连6g、黄柏12g、川贝12g、紫菀12g、炙百部12g、桔梗12g、甘草6g、生石膏12g、柴胡12g、赤芍15g、淡竹叶12g，7剂，水煎服，日一剂。

牛黄蛇胆川贝液3盒，1支/次，3次/日，口服；双黄连颗粒3盒，1袋/次，3次/日，口服。

三诊（2013年2月26日）：患者病情明显好转。周身阵发烘热减轻，自汗出，咳嗽减轻，后背腰痛，身重。舌暗红，苔白腻，脉细滑。

处方：玉屏清补汤加减。生黄芪12g、白术12g、防风10g、金银花15g、连翘12g、荆芥10g、苏叶10g、香附10g、蝉蜕10g、白鲜皮12g、蒺藜12g、草薢12g、蒲公英20g、黄芩12g、黄连6g、败酱草15g，7剂，水煎服，日一剂。

四诊（2013年3月5日）：患者病情好转。体温正常，腰痛乏力明显减轻，仍自汗手臂疼，手指尖麻木，咳嗽减轻。停经数月后近几日来月经，经色经量正常。舌嫩红，苔薄白，脉细滑。

处方：玉屏风汤加减。白术12g、防风10g、生黄芪15g、黄芩12g、黄连6g、浮小麦30g、生甘草6g、大枣15g、萆薢12g、蝉蜕12g、地肤子12g、天花粉15g、生地黄15g、桔梗12g、玄参12g、栀子10g，7剂，水煎服，日一剂。

按语：多种病毒及衣原体感染，西药抗生素、抗病毒药治疗无效，文献中少有中医治疗的报道，张老师根据患者正虚感邪的特点，立法以扶正祛邪并举，立方屏风清补汤，方以玉屏风散为君药，臣以黄芩、黄连、玄参、桔梗清肺利咽，佐以紫菀、炙百部、川贝、百合止咳化痰，金银花、连翘、荆芥、苏叶疏风解表，甘草调和诸药，诸药共奏扶正祛邪、清肺补虚之效，药后症状减轻、复诊随症加减，烦热加生石膏，湿热下注、腰痛身重、苔腻加萆薢、白鲜皮、败酱草等，疗效较好，体质恢复，月经来潮，可以验证方药是对症有效的。

◇病例三

李某，女，61岁。2013年5月20日初诊。主诉：咳嗽咯血14天。现病史：患者于2013年5月6日出现不明原因咯血，咳嗽，痰中带有粉红色血丝，伴咽痛。每日晨起咳5口左右血痰，夜间咳嗽重，到人民医院就诊，胸部CT示：右肺下叶前基底段小结节，右肺中叶、左肺舌叶索条影，左侧叶间胸膜增厚，痰培养示肺炎克雷伯杆菌，给予西药治疗2周（具体不详），症状不减。既往史：慢性支气管炎10年，反流性食管炎5年。查体：形体肥胖，神志清，精神可，咳嗽阵作，咳声高亢，痰中有粉红色血丝。舌淡红，苔薄白，脉弦细。

辨证：据症状体征及病史辨证，本病属肝火犯肺、热迫肺络，络伤血溢，同时有脾气亏虚，气不摄血征象，如舌淡红、便溏、体胖等。

中医诊断：血证（咯血，热伤肺络、脾气亏虚证）。西医诊断：肺部感染。

治法：清肝凉血止血，益气健脾化痰。处方：香砂六君子汤加减。党参12g、白术12g、茯苓12g、木香10g、砂仁10g、甘草6g、旋覆花10g、代赭石20g、法半夏9g、黄芩12g、仙鹤草15g、川贝12g、王不留行12g、白茅根20g，14剂，水煎服，日一剂。

二诊（2013年6月3日）：患者病情好转。服药后咯血减少，每日晨起咯两口，腰痛减轻，咽中痰阻感。面色略显暗红，体胖。舌淡红，苔薄白，脉弦细。

治法：清肺润肺，益气止血。处方：百合知母汤加味。百合15g、知母12g、沙参

12g、麦冬12g、党参12g、桔梗12g、生甘草6g、黄芩12g、浙贝母12g、仙鹤草12g、白茅根15g、板蓝根12g、生黄芪15g、黄精15g，7剂，水煎服，日一剂。

小金丸14盒，3瓶/次，3次/日，口服；百令胶囊5盒，5粒/次，3次/日，口服。

三诊（2013年7月24日）：患者病情无变化。近几日每日咳几口粉红色血痰，夜间咳重，大便稀。体重增加，形体肥胖。舌淡红，苔薄白，脉弦细。

治法：益气健脾，清热化湿。处方：香砂六君子汤加减。党参12g、白术12g、茯苓12g、木香10g、砂仁10g、生甘草6g、生黄芪15g、苍术12g、法半夏9g、黄芩12g、黄连6g、黄柏12g、生薏苡仁15g、蒲公英30g，7剂，水煎服，日一剂。

小金丸14盒，3瓶/次，3次/日，口服。

四诊（2013年8月14日）：患者病情明显好转。咯血已愈，咳嗽减轻，近几日爬山劳累受风，略感头痛、流涕，咽部不适。舌红，苔黄，脉数细。

治法：益气养阴，清热解表。处方：百合知母汤加味。百合15g、知母12g、玄参12g、锦灯笼12g、板蓝根12g、桔梗12g、甘草6g、黄芩12g、川贝12g、黄连6g、藿香12g、佩兰12g、紫菀12g、炙百部12g，7剂，水煎服，日一剂。

双黄连颗粒2盒，1袋，3次/日，口服。

按语：肺炎克雷伯杆菌感染导致肺炎，在体质较弱、长期使用抗生素、长期卧床，用呼吸机、免疫抑制剂、肿瘤放化疗后等患者中较常见。西医治疗缺乏有效疗法，虽然痰培养提示对有的抗生素敏感，但因长期使用抗生素导致对多种抗生素耐药，敏感抗生素越来越少，而且高级抗生素价格昂贵，副作用较多，体质较弱的患者常常不能耐受其副作用，因此治疗非常棘手。张老师对此类患者主张纯中药辨证治疗，用标本兼治法，治标用清肺化痰，治本用益气健脾润肺法，固本初治时重在益气，后期配合养阴补肾通络。本案患者既往有慢性支气管炎、慢性反流性食管炎以及腰椎骨关节病、甲状腺结节等病史，脾气素亏、肺内蕴痰，每因生气肝火旺盛之时引动肺内痰热，热迫血络，络伤血溢，故治疗当标本兼治，治标以清热止血为要，治本以健运脾气、润肺化痰为主，初诊重在降肝火、清肺热、止血，二诊用百合知母汤加味，兼顾养阴润肺，三诊酌加黄连、黄柏、蒲公英、生薏苡仁增清热之力，故收热清血止、正气未伤的效果，尤其三诊时用清补法标本兼治，对肺炎克雷伯杆菌感染取得很好的效果，而此种杆菌常对多种抗生素耐药，治疗非常棘手，而中药疗效如此神奇，深入研究发现张老师从湿痰论治，重用三黄以苦寒燥湿，苍术、砂仁、半夏、党参、木香健脾燥湿，薏苡仁、蒲公英、佩兰、藿香化湿利湿，总之以健脾祛湿为着眼点，这或许是中医治疗耐药菌感染的一条新路。

◇病例四

郭某，男，80岁。2013年11月19日初诊。主诉：咳嗽咯痰13天。现病史：患者于11月5日因受凉感冒出现咳嗽，咯痰，发热，在中关村医院就诊，拍胸片示"右肺炎"，已用抗生素治疗10天。刻下仍咳嗽，不发热，咳黄白痰，质黏。既往史：左肾切除史17年。查体：左下肺可闻湿罗音。舌暗淡，苔白腻，脉弦细。2013年11月11日，CT：左肺下叶炎症，右肺下叶背段斑片影。

辨证：高年患者，左肾脏切除，真气亏损，秋冬季节，干旱无雨，外感秋燥之气，导致肺失濡润，宣发肃降失常，气逆痰阻而发咳吐黄痰。

中医诊断：咳嗽（痰热壅肺）。西医诊断：双下肺炎。

治法：清肺化痰，润肺止咳。处方：银翘五黄汤加味。连翘20g、黄芩12g、黄连10g、黄柏12g、生黄芪30g、黄精15g、炙百部12g、浙贝母12g、炒杏仁12g、生薏苡仁15g、桔梗12g、紫菀12g、麦冬15g、沙参15g、党参12g、金银花20g，7剂，水煎服，日一剂。

二诊（2013年12月3日）：患者病情明显好转。咳嗽大减，咯痰易出，精神好，纳食佳，近十天因服用阿司匹林导致咯血，昨日停服后，咯血停止，仍有体弱畏寒，活动后出汗。舌微暗，苔白腻，脉弦小。

治法：清肺化痰，润肺止咳。处方：初诊方加女贞子30g，7剂，水煎服，日一剂。双黄连颗粒3盒，1袋/次，3次/日，口服。

按语：正虚高龄之人，感受燥热之气，邪气犯肺，肺失清虚润泽之机，宣降失常，故咳嗽吐黄痰，又服用燥热之药动血，故咯血。治疗总以清补为法，银翘五黄汤加紫菀、炙百部、浙贝母、麦冬、沙参、桔梗等以清宣肺脏，化痰止咳，加沙参、麦冬、生薏苡仁养肺之气阴，加金银花增君药清热之力；二诊加女贞子增润肺补肾之力。

◇病例五

尹某，男，76岁。2013年6月6日初诊。主诉：咳嗽30余年，喘息、活动后气短6个月。现病史：患者于30年前因氨气过敏导致咳嗽，当时诊断为"过敏性肺炎"，出现咳嗽、胸闷，经治疗好转，半年前不明原因咳嗽加重以夜间为主，活动后气短喘憋，曾服用消咳喘片、华素片等，症状无好转。今年3月在外院做肺CT示：右肺上叶斑点影，两肺下叶炎症，双侧胸膜增厚。刻下：夜间咳嗽，干咳，喘息，活动后加重，口干，偶有喷嚏，纳食可，小便如常，大便偏干，排便不畅。既往史：高血压病史6年，高尿酸血症史4年，面瘫史30年。查体：精神可，面色微暗，双肺呼吸音低，心率80次/分。

舌暗红，苔薄白，脉弦小。

辨证：素秉异质，肺肾亏虚，对氨气过敏，长期咳喘，肺肾之气更加耗伤，气阴俱亏，痰浊内生，血行瘀滞，而成本虚标实之证，治疗当攻补兼施。

中医诊断：喘证（肺肾亏虚，痰阻血瘀）。西医诊断：慢性支气管炎并感染。

治法：益气养心，活血化痰。处方：生脉饮合瓜蒌薤白半夏汤加减。党参 12g、麦冬 12g、五味子 12g、瓜蒌 15g、薤白 12g、法半夏 9g、郁金 12g、枳壳 12g、沙参 12g、生龙牡各 30g、丹参 12g、桃仁 12g、穿山龙 12g、地龙 12g，7 剂，水煎服，日一剂。

二诊（2013 年 6 月 20 日）：患者病情好转。喘息减轻，平素易感冒。舌暗红，苔薄白，脉弦细。

治法：益气养阴，化痰活血。处方：玉屏风散合二陈汤加味。防风 10g、白术 12g、生黄芪 15g、法半夏 9g、陈皮 12g、茯苓 12g、生甘草 6g、浙贝母 12g、桃仁 10g、丹参 12g、海蛤壳 20g、海浮石 20g、黄精 15g、生牡蛎 30g，7 剂，水煎服，日一剂。

三诊（2013 年 6 月 27 日）：患者病情好转。咳嗽喘息减轻，闻异味或雾霾天则咳喘重，晨起手僵，腰酸，大便正常。舌淡暗边有齿痕，苔白厚中有裂纹，脉弦小。

治法：益气养阴，化痰活血。处方：玉屏风散合二陈汤加味。二诊方加黄芩 12g、猪苓 15g、瓜蒌 15g，14 剂，水煎服，日一剂。

四诊（2013 年 7 月 4 日）：患者病情好转。喘咳均减轻，咽部不适，大便稍干，排便慢。舌红，苔薄白，脉弦。

治法：益气养阴，化痰活血。处方：玉屏风散合二陈汤加味。三诊方加决明子 15g，14 剂，水煎服，日一剂。

按语：慢性咳嗽喘息，多由于素禀遗传之异质，肺气有所亏虚，宗气不足，抗邪无力，故平素易感冒，肺失宣降，肾气纳气之功异常，故喘息气短，动则加重，气虚血行不畅故舌暗，面瘫，脉细，治疗初重化痰平喘，用瓜蒌薤白半夏汤加生脉饮等，加丹参、桃仁、郁金、地龙、穿山龙以化瘀通络平喘，加生龙骨、生牡蛎、五味子、麦冬等以滋阴镇静安神。二三诊病情平稳，咯痰减少，重在扶正，改方以玉屏风散加二陈汤等以固表扶正，加海蛤壳、海浮石、浙贝母等以化痰散结，加决明子、瓜蒌以通便，病情逐渐好转，说明药证相符。

◇病例六

安某，男，60 岁。2012 年 5 月 31 日初诊。主诉：咳嗽咯血半年。现病史：患者于半年前因感冒出现咳嗽、咯血，在外院诊断支气管扩张症，经对症治疗好转，每年感冒

7 次。刻下因感冒咳嗽咯血复发，胸部发热，咳黄白带红色血痰。舌红，苔黄，脉弦滑。既往史：胆结石 5 年，肺结节病史 3 年。

中医诊断：咯血（木火刑金）。西医诊断：支气管扩张并感染。

治法：清热平肝，凉血止血。处方：二陈汤加味。法半夏 9g、茯苓 12g、生甘草 6g、紫菀 12g、炙百部 12g、黄芩 12g、黄连 6g、板蓝根 12g、白茅根 15g、桑白皮 15g、侧柏叶 12g、仙鹤草 15g、浙贝母 12g、藕节 15g、麦冬 12g，14 剂，日一剂，2 次 / 日。

二诊（2012 年 6 月 28 日）：患者病情明显好转。咯血停止，肝区及后背痛，生气后加重。舌淡红，苔黄，脉弦小滑。

治法：清热凉血，利胆排石。处方一：初诊方加海蛤壳 20g、海浮石 20g，14 剂，日一剂，2 次 / 日。处方二：大柴胡汤加味。柴胡 12g、赤芍 15g、当归 12g、金钱草 20g、石苇 15g、海金沙 15g、猪苓 30g、茯苓 20g、水红花子 15g、黄芩 12g、黄连 6g、焦山楂 15g、延胡索 12g，14 剂，水煎服，日一剂。

按语：血动之由，惟火惟气，在火者责肝火、肺热，在气者有气虚气实，故咯血分肝火犯肺、肺热伤络、阴虚火旺三型，尤以肝火犯肺最多见。本案患者素有胆结石病史，平素易生气，咯血鲜红，胸部发热，舌红苔黄，脉弦滑，皆符合郁怒化火、木火刑金的病机，治宜清热平肝、凉血止血。因患者有肺结节病，咯痰黄白，故用药须顾及化痰散结，张师拟方用黄芩、黄连、板蓝根、麦冬、桑白皮清肝肺之热，二陈汤加浙贝母、紫菀、炙百部化痰止咳，白茅根、侧柏叶、仙鹤草、藕节以凉血止血。二诊加海浮石、海蛤壳加强散结化痰之功，并另拟一方以清肺利胆，排石止痛。

◇ **病例七**

方某，女，74 岁。2013 年 7 月 16 日初诊。主诉：咳嗽，痰中带血 1 周。现病史：患者于 1 周前因劳累出现咳嗽，咯痰费力，反复咯血，胸片示：左下肺纤维条索。既往史：支气管扩张史 5 年，胆囊炎病史 7 年。查体：双下肺可闻及少许湿罗音。舌暗，苔薄白，脉细滑。

中医诊断：咳嗽，咯血（肝火犯肺）。西医诊断：支气管扩张并感染。

治法：清肝泻肺，止咳凉血。处方：芩连苏杏石甘汤加减。紫苏子 10g、杏仁 10g、生石膏 15g、生甘草 6g、紫菀 12g、炙百部 12g、川贝 12g、白茅根 15g、生侧柏 12g、陈皮 15g、葶苈子 12g、白芥子 12g、莱菔子 15g、黄芩 12g、黄连 6g，7 剂，水煎服，2 次 / 日。

二诊（2013 年 7 月 25 日）：患者病情好转。咳嗽咯痰减轻，咯血减少，近 1 周未咯血，乏力，稍劳则咳甚气短。舌暗红，苔薄白，脉弦细。

辨证：咯血已止，劳则咳嗽加重，乏力气短，虚象已显，治宜补虚为要。

治法：益气化痰清肺。处方：玉屏风散加味。生藕节12g、生黄芪15g、防风10g、炒白术12g、麻黄根12g、紫苏子10g、白芥子12g、莱菔子12g、川贝12g、紫菀12g、炙百部12g、黄芩12g、黄连6g、黄柏12g、白及12g、仙鹤草15g、三七3g、血余炭12g、炒酸枣仁15g，7剂，水煎服，日一剂，2次/日。

三诊（2013年7月30日）：患者病情好转。周一咯血一次，咽中有哮鸣音，然后有痰，卧则甚，胸闷，有时尿失禁，出汗多，咳甚，下眼睑微肿，咽中痰多，色黄。后背冷，怕空调。舌微暗，苔薄，脉弦小。

治法：益气固表，清肺止咳。处方：玉屏风散加味。二诊方去白及、三七、血余炭、炒酸枣仁，加穿山龙12g、地龙12g、白茅根15g、猪苓30g，10剂，水煎服，日一剂，2次/日。

四诊（2013年8月13日）：患者病情好转。咳嗽自汗、头晕下肢水肿均减轻，眼睑仍有轻微浮肿，咯少许白痰。血压110/50 mmHg。舌微暗，苔薄白，脉弦细。

治法：益气化痰，清肺止血。处方：玉屏风散加味。三诊方去穿山龙、地龙，加三七3g，14剂，水煎服（8-20），日一剂。

按语：慢性支气管扩张所致的反复咯血从中医角度讲，主要原因是正气亏虚和火热动络，久病者易感受外邪，引动内里痰热，损伤脉络，此即许叔微所言："外邪留而不去，其病为实"之理。故张老师主张扶正祛邪兼顾，二者并重，初治重祛邪，久治需顾正，祛邪用三黄、石膏、桑白皮、白茅根、地龙、紫菀以及三子养亲汤等以清肺化痰，扶正多用玉屏风散加炙百部、川贝等，根据出血有无，酌加三七、藕节炭、侧柏炭、仙鹤草等止血药。如此治疗正气不伤，邪气渐去，久可建功。仙鹤草是张老师喜用的止血、补血、益气之药，又名脱力草，性味苦涩而平，入肺、脾、肝经，有止血、凉血、强壮、消肿、止泻等作用，功能主要是收敛止血，可用于吐血、咯血、衄血、便血、尿血、崩漏等各部分出血，无论寒热虚实皆可单用或配伍应用，还有一个重要的功能就是强壮扶正补虚，在辨治脱力劳伤、神疲乏力、面色萎黄、气虚自汗、心悸怔忡等症中可获得良好的疗效，正如干祖望所说："凡人精神不振、四肢无力、疲劳怠惰或重劳动之后的困乏等，土语称'脱力'，于是到药铺里抓一包脱力草（不计分量的）加赤砂（即红糖，也不拘多少），浓煎两次服用，一般轻者1～2服，重者3～4服，必能恢复精神。"因此张老师喜用此药，可谓"英雄所见略同"。

◇**病例八**

付某，女，37 岁。2012 年 10 月 30 日初诊。主诉：哮喘反复发作 10 余年，再发 10 天。现病史：患者于 10 年前不明原因出现哮喘，经治疗好转，其后 10 余年每遇室内床单、尘螨则反复发作，现再发 10 天，伴咳嗽，胸闷，痰黄，喉中痰鸣。查体：舌质微红，苔薄黄，脉细滑。化验血常规白细胞计数增高，胸片示双肺纹理增多。

中医诊断：哮喘（痰热壅肺，肺失宣肃）。西医诊断：支气管哮喘。

治法：清热化痰，宣降肺气。处方：瓜蒌薤白半夏汤合二陈汤加减。瓜蒌 15g、薤白 12g、法半夏 9g、陈皮 12g、茯苓 15g、炙百部 12g、紫菀 12g、黄芩 12g、黄连 6g、黄柏 12g、浙贝母 12g、生黄芪 15g，14 剂，水煎服，日一剂。

牛黄蛇胆川贝液 3 盒，1 支 / 次，3 次 / 日，口服；复方鲜竹沥液 3 盒，1 支 / 次，3 次 / 日，口服；百令胶囊 5 盒，5 粒 / 次，3 次 / 日，口服。

二诊（2012 年 11 月 13 日）：病情好转。哮喘减轻，仍咳嗽，后半夜喘鸣，咯痰减少，痰色仍黄。舌微红，苔薄白，脉细滑。

治法：清热化痰，理气平喘。处方：瓜蒌薤白半夏汤合三子养亲汤加减。瓜蒌 15g、薤白 12g、法半夏 9g、紫苏子 10g、白芥子 12g、莱菔子 12g、杏仁 10g、生石膏 20g、生甘草 6g、紫菀 12g、炙百部 12g、黄芩 12g、黄连 6g、黄柏 12g、穿山龙 12g、地龙 12g，14 剂，水煎服，日一剂。

按语：哮喘反复发作 10 余年，再发 10 天，外周血象高，X 线胸片示双肺纹理增多，结合病史中每因接触床单、尘螨则症状加重，秋冬受凉易发，诊断过敏性哮喘并感染成立，中医辨证要点在喉中痰鸣咯痰色黄，舌红，苔薄黄，脉细滑，证属痰热壅肺，肺失宣肃，治法以清热化痰、宣降肺气为法，方用瓜蒌薤白半夏汤合二陈汤加减，去甘草加生黄芪以便祛邪不伤正，增加炙百部、紫菀、浙贝母以加强二陈汤化痰之功，因佐以百令胶囊、牛黄蛇胆川贝液，故可谓攻补兼施，以攻为主；二诊时喘减痰少，痰色仍黄，舌质红，脉细滑，故原方去二陈汤，改用三子养亲汤合瓜蒌薤白半夏汤及苏杏石甘汤，因夜仍然有痰鸣，故又加地龙、穿山龙以通络、平喘熄内风。

◇**病例九**

汪某，女，66 岁。2012 年 5 月 3 日初诊。主诉：胸闷气短咳嗽半年。现病史：半年前因过服阿司匹林导致胃溃疡大出血，经住院补血 400mL，血色素由 6g/dL 到 9g/dL，其后身体虚弱，气短胸闷，咳嗽咯痰，曾在人民医院诊断慢阻肺合并肺部感染、右胸膜肥厚钙化，右侧叶间胸膜肥厚。舌淡红苔薄白，脉沉细。

中医诊断：喘证，咳嗽（肺脾肾气虚痰阻）。西医诊断：慢阻肺合并感染。

治法：益气宽胸，化痰平喘。处方：瓜蒌薤白半夏汤加味。瓜蒌15g、薤白12g、半夏9g、陈皮12g、茯苓12g、党参12g、麦冬12g、五味子12g、郁金12g、枳壳12g、紫菀12g、炙百部12g、浙贝母12g、高良姜6g、旋覆花10g、代赭石15g、海螵蛸30g，30剂，水煎服，日一剂。

二诊（2012年10月18日）：病情明显好转。服上方4月后，气短胸闷大减，近日因劳累致气短加重，伴有心前区痛，胃脘不适，嗳气，头晕。舌淡红，苔薄白，脉小弦。

治法：益气健脾，化痰止血。处方：香砂六君子汤加减。党参12g、白术12g、茯苓12g、木香10g、砂仁10g、生甘草6g、旋覆花10g、代赭石20g、高良姜6g、焦神曲10g、鸡内金12g、桃仁10g、菊花10g、石决明20g、天麻12g、丹参12g，14剂，水煎服，日一剂。

三诊（2012年12月6日）：病情好转。服上方2月后，气短好转，咳嗽消失，胸闷减轻，近几日因生气致头晕胸闷加重。舌淡，苔薄白，脉沉细。

处方：二参生脉饮加减。丹参12g、党参12g、麦冬12g、五味子12g、白术12g、天麻12g、钩藤12g、瓜蒌15g、川芎20g、葛根12g、柴胡12g、赤芍12g、当归12g、桃仁10g、海螵蛸30g，14剂，水煎服，日一剂。

按语：多脏腑病变同时出现，虽需权衡轻重，找出重点抓主要矛盾，但脏腑气机紊乱是导致多脏腑病变的主要原因，所以治疗应该抓住调理气机这一重点，而与气机升降最相关的脏器当属脾、胃、肝，脾主升清、胃主降浊、肝主疏泄，三者缺一不能调畅气机。本案特点是肝胃失调，气机失于疏泄条畅，故上见胸闷胸痛头晕、中见嗳气脘满，治疗重在调肝健脾和胃，初用香砂六君子汤加减，后用二参生脉饮加减而取效。

◇**病例十**

王某，女，64岁，2015年12月8日初诊。主诉：咳嗽、音哑、咽痛2周。现病史：2周前因劳累上火导致咳嗽咽痛，咽痒音哑，在外院查血常规基本正常，给予消炎药头孢类静脉点滴治疗5天，效果不佳，刻下：仍咳嗽音哑咽痒，咯痰色白量少，胃脘觉凉，怕食凉饭菜，背寒。既往史：慢性胃炎史10年，有陈旧性肺结核史20年。查体：咽部充血，扁桃体不大，双肺呼吸音粗，未闻及干湿罗音。舌质紫暗，苔白厚腻，脉弦细，血常规：WBC：7.84×10^9/L，N：63.8%，CRP<1mg/L。胸片：右肺上叶陈旧性肺结核，左下肺纹理增重模糊，结合临床。

中医诊断：咳嗽（痰热蕴肺），咽痹（气虚痰阻）。西医诊断：左下肺感染，陈旧性肺结核，慢性胃炎，慢性咽炎。

治法：益气养阴，化痰清热。处方：百合知母汤合紫贝二陈汤加味。百合 15g、知母 12g、法半夏 10g、陈皮 12g、茯苓 12g、生甘草 6g、紫菀 12g、川贝 12g、炙百部 12g、板蓝根 12g、苏梗 10g、桔梗 12g、党参 12g、黄芩 12g、沙参 12g、麦冬 12g、高良姜 6g，7剂，水煎服，日一剂。

二诊（2015 年 12 月 15 日）：咳嗽咽痛音哑明显好转，咯痰量少色白，胃寒减轻，舌质微暗，苔薄白，脉细滑。

治法：同前。处方：初诊方加锦灯笼 12g，7 剂，水煎服，日一剂。

万应胶囊 2 盒，2 粒 / 次，3 次 / 日；百令胶囊 2 盒，5 粒 / 次，3 次 / 日。

三诊（2015 年 12 月 21 日）：咳嗽咯痰音哑继续好转，痰少色白，胃寒消失，食寒凉水果不难受，二便调，舌质微暗，苔薄白腻，脉细滑。

治法：同前。处方：百合知母汤合玉屏风散加味。百合 15g、知母 12g、生黄芪 12g、防风 12g、白术 12g、锦灯笼 12g、板蓝根 12g、桔梗 12g、玄参 12g、紫菀 12g、炙百部 12g、川贝 12g、黄芩 12g、黄连 10g、黄柏 12g、高良姜 10g、焦三仙各 5g、鸡内金 12g，7 剂，水煎服，日一剂。

万应胶囊 2 盒，2 粒 / 次，3 次 / 日。

按语：老年体虚之人肺部感染，同时兼有胃炎，用抗生素后症状不减，西医治疗殊为棘手，病原体不易查出，痰少不能做痰培养，血象不高不能用抗生素，病毒感染可能性大，病毒分离或核酸检查一般医院条件不具备，因此西医多推荐中医治疗。张老师对此类感染仍采取辨证施治，不囿于也不套用西医抗感染的对抗性思维，见气虚阴虚则补气补阴，见痰热内阻症候则化痰清热，本案因既往有胃寒症状数年，故用黄芩、黄连清肺热时兼顾温胃，用党参、高良姜、苏梗暖胃理气，益气养阴用百合知母汤、玉屏风散，化痰用二陈汤加紫菀、炙百部、川贝、桔梗等，利咽养阴用沙参、麦冬、板蓝根、锦灯笼、玄参等，药证相符，后期酌加护胃消食之鸡内金、焦三仙等。

八、慢性阻塞性肺气肿

慢性阻塞性肺气肿是指肺组织终末支气管远端部分包括呼吸性细支气管、肺泡管、肺泡囊和肺泡的膨胀和过度充气，导致肺组织弹力减退，容积增大而出现的以进行性呼吸困难、气短、咳嗽为主症的病理状态。由于发病缓慢，病程较长，多由慢性支气管炎或其他慢性肺部疾患发展而来，故称为慢性阻塞性肺气肿。在我国的发病率为 0.6% ~ 4.3%。肺气肿的病因及发病机理至今尚未完全阐明，一般认为是多种因素所致，如感染、吸烟、空气污染、职业性粉尘和有害气体等。西医治疗以抗感染、止咳化痰、平喘、对症治疗及戒烟、呼吸锻炼为主，预后不佳，可发展为肺心病、呼吸衰竭。

本病属于中医学"肺胀"范畴，首见于《灵枢·胀论》，云："肺胀者，虚满而喘咳。"《金匮要略·肺痿肺痈咳嗽上气病脉证并治》篇指出本病主症为"咳而上气，此为肺胀，其人喘，目如脱状。"本病是多种慢性肺系疾患迁延不愈，肺脾肾三脏虚损，肺气胀满不能敛降的一类病证，多因肺虚痰阻，复感外邪而诱发。病变首先在肺，继则影响脾、肾、心。张老师认为本病病机为正虚基础上的痰浊、血瘀与水饮互结，虚实兼夹。治疗大法是标本兼治法，治标在于理气、化痰、活血、利水，治本重在补益肺脾肾心。治标与治本结合，根据病情轻重、邪气盛衰、体质强弱而辨证用药，理气化痰常用二陈汤、三子养亲汤、瓜蒌薤白半夏汤、四黄二三汤、甘桔紫参汤、止嗽散等，活血利水常用血府逐瘀汤、桃红四物汤加丹参、水红花子等，扶正补虚多用玉屏风散、玉屏六黄汤、六君子汤、香砂六君子汤、生脉饮、百合知母汤等加减，根据辨证灵活加减。

◇病例一

罗某，男，66岁。2013年8月12日初诊。主诉：咳嗽胸闷憋气15年，再发4天。现病史：患者于15年前因感冒受寒出现咳嗽、气短、胸闷，伴有喘息、流涕，在当地医院诊断为喘息性支气管炎，服用西药可暂缓解，其后每年秋冬发作，曾用过氨茶碱缓释片、沐舒坦（盐酸氨溴索注射液）、头孢类抗生素，病情无好转，4天前感冒致咳喘再发，气短胸闷、活动后加重。既往史：高血压病史20年，过敏性鼻炎、高脂血症史10年，胆结石病史6年。对花粉、尘螨过敏。查体：面色黧黑，右眼外眦眉梢处一片白癜风，色素缺失，桶状胸，双肺呼吸音低。舌暗淡，苔薄白，脉弦小。

中医诊断：喘证（虚喘，气虚痰阻血瘀）。西医诊断：慢性喘息性支气管炎，慢性阻塞性肺气肿。

治法：益气化痰，宣痹宽胸。处方：玉屏风散合瓜蒌薤白半夏汤加减。防风10g、白术12g、瓜蒌15g、薤白12g、法半夏9g、陈皮12g、茯苓12g、紫菀12g、炙百部12g、川贝12g、黄芩12g、郁金12g、枳壳12g、生甘草6g、生黄芪15g，14剂，水煎服，日一剂。

二诊（2013年10月14日）：服上药14服后，气短咳嗽均好转，近1月余未服药，兼天气转冷，咳嗽加重，痰黄。舌暗淡，苔薄白，脉弦小。

治法：益气化痰，宣痹宽胸。处方：玉屏风散合瓜蒌薤白半夏汤加减。黄精20g、防风10g、白术12g、瓜蒌15g、薤白12g、法半夏10g、白芥子15g、茯苓12g、紫菀12g、炙百部 12g、川贝 10g、黄芩 12g、黄连 10g、生甘草 6g、生黄芪 15g、益智仁 15g、陈皮 12g、莱菔子 12g，14 剂，水煎服，日一剂。

复方鲜竹沥液 3 盒，1 支 / 次，3 次 / 日，口服。

三诊（2013 年 11 月 11 日）：患者病情好转。咳嗽减轻，喘息憋气略好转，胸痛去。舌暗淡，苔薄白，脉弦小。

治法：益气化痰，补肾。处方：玉屏风六黄汤加减。防风 10g、白术 12g、生黄芪 15g、桔梗 12g、玄参 12g、黄精 15g、黄柏 12g、黄连 10g、紫菀 12g、炙百部 12g、山萸肉 12g、黄芩 12g、生地黄 15g、山药 30g、甘草 6g、益智仁 15g，7 剂，水煎服，日一剂。

按语：慢性阻塞性肺气肿属于中医肺胀、喘证，此患者因反复久发，致肺肾气虚，痰浊阻络，胸阳不宣，治疗初诊重在益气化痰，通阳宣痹，故用玉屏风散合瓜蒌薤白半夏汤加味，用药后症状一度减轻，后因冬令天凉，复感外邪，致病情复发，咳重痰黄，故二诊着重加化痰清肺之莱菔子、白芥子、黄芩、黄连、川贝、陈皮等；三诊痰少，标实证减轻，而尿频、乏力苔薄白等本虚之象显现，故用药转变为以补虚为主的玉屏风六黄汤，六黄汤即黄芪、生地黄、黄精、黄芩、黄连、黄柏，源于当归六黄汤，功用益肾滋阴，清热燥湿，导师常用于治疗阴虚发热、肺炎、尿路感染、前列腺增生等，本患者既有肺部感染又有前列腺增生，表现为咳嗽气短喘息尿频，故用此方合玉屏风散加减。

◇病例二

王某，男，77 岁。2003 年 12 月 2 日初诊。主诉：咳喘反复发作 15 年，加重伴发热 4 天。现病史：患者于 15 年前因感冒出现咳嗽喘息，经西医治疗后好转，其后每年冬季发作，逐渐加重，近两年爬坡或上楼即气短心慌。4 天前因感冒致病情反复，并发热，体温最高 40℃，在外院给予激素、静滴泰能（亚胺培南西司他丁钠），口服柴胡口服液，现体温正常。仍咳嗽、咯痰色白，喘息。查体：面色暗红，桶状胸，双肺呼吸音粗，心率 98 次 / 分。2003 年 12 月 1 日，肺 CT：陈旧肺结核肺气肿，两肺多发结节影。舌暗红，苔薄白，舌腹静脉曲张，脉弦滑。

辨证：咳喘日久，再因外感加重，咯痰色白，舌暗红，舌下静脉曲张，证属肺气亏虚，痰瘀内阻，肺失宣降，气虚气逆。

中医诊断：喘证（气虚痰阻血瘀）。西医诊断：慢性阻塞性肺气肿。

治法：化痰益气活血。处方：三子养亲汤加味。紫苏子 10g、白芥子 12g、莱菔子 12g、川贝 12g、紫菀 12g、炙百部 12g、陈皮 12g、前胡 12g、杏仁 10g、黄芩 12g、黄连 10g、黄柏 12g、桃仁 10g、茯苓 15g、穿山龙 12g、生黄芪 12g，10 剂，水煎服，日一剂。

二诊（2003 年 12 月 12 日）：患者病情明显好转。咳嗽减轻，咳少许白痰，喘息减轻，已停用抗生素和激素。舌暗红，苔薄白，脉弦滑。

治法：益气活血化痰。处方：三子养亲汤合玉屏风散加减。紫苏子 10g、白芥子 12g、莱菔子 12g、前胡 12g、川贝 12g、紫菀 12g、炙百部 12g、黄芩 12g、黄连 6g、大青叶 12g、生黄芪 12g、防风 10g、白术 12g、桑白皮 15g、百合 15g、甘草 6g，14 剂，水煎服，日一剂。

百令胶囊 2 盒，4 粒 / 次，3 次 / 日，口服。

三诊（2004 年 1 月 8 日）：患者病情好转。咳嗽减轻，干咳，少痰，喘息气短。舌暗红，苔薄白，脉细滑。

辨证：病后体虚，食少自汗，咳嗽咳白痰，气短，证属肺脾气虚，痰瘀内阻，卫外不固。

处方：香砂二陈汤合玉屏风散。法半夏 10g、陈皮 12g、茯苓 12g、甘草 6g、砂仁 10g、木香 10g、生黄芪 12g、防风 10g、白术 12g、浮小麦 30g、百合 12g、黄芩 12g、鸡内金 12g、焦神曲 5g、炙百部 12g、紫菀 12g、焦山楂 5g、炒麦芽 5g，14 剂，水煎服，日一剂。

按语：喘证反复发作，每因正气亏虚，卫外不固，感受虚邪贼风而发，当发之时，内有气滞痰阻，外受风寒束肺，气滞血瘀痰阻气逆交互为患，治疗自当益气化痰活血降逆，故用方以三子养亲汤加味，加生黄芪益气，桃仁、穿山龙活血通络，川贝、陈皮、紫菀、炙百部以化痰，因外感之邪未尽，肺热较显，故加芩、连清肺热；二诊标实缓解，正虚渐显，故加玉屏风散及百合、百会胶囊扶正；三诊因自汗多，故加浮小麦，更以扶正化痰和胃之香砂二陈汤加减收功。

◇病例三

何某，男，52 岁。2012 年 10 月 9 日初诊。主诉：喘咳 7 年。现病史：患者于 7 年前因长期做化学实验出现咳喘，胸闷，活动后气短，干咳痰少，2010 年在加拿大做肺穿刺活检，诊断为"闭塞性支气管炎伴机化性肺炎"（COP 合并 BOOP）给予激素治疗，开始用强的松每日 30mg，逐渐减至每日 10mg，维持到今。刻下：咳嗽喘息，活动后气短，咳白痰量少，自汗心悸，大便可，眠可，左手腕肿痛。2011 年 10 月 18 日胸部 CT 示：闭塞性支气管炎并支气管末梢炎症，机化性肺病，亚急性慢性过敏性肺炎，左肺下叶外基底段结节影。舌微红，苔薄白，舌下有瘀点，脉弦细。

辨证：患者长期从事实验室工作，接触化学气体，导致肺肾亏虚，日久肾不纳气，脾失健运，水湿聚而生痰，痰阻气逆，与肺脾肾虚兼见。

中医诊断：喘证（虚喘，肺肾亏虚、痰瘀阻肺）。西医诊断：隐源性机化性肺炎，闭塞性细支气管炎伴机化性肺炎。

治法：益气养阴，化痰活血。处方：生脉饮合玉屏风散加减。党参12g、麦冬12g、五味子12g、生黄芪15g、防风10g、白术12g、瓜蒌15g、薤白12g、紫菀12g、炙百部12g、黄芩12g、苦参12g、桃仁10g、丹参12g、当归12g、延胡索12g，7剂，水煎服，日一剂。

二诊（2012年10月29日）：患者病情好转。胸闷喘息及咯痰减少，干咳，活动后气短。舌淡胖微暗，边有齿痕，苔薄白，脉弦细。

辨证：药后咯痰减轻，痰阻气逆病机得到部分改善，但脾肾亏虚未改善，故治疗须加强益肾健脾之力。

治法：益气补肾，活血化瘀。处方：玉屏风散加味。生黄芪15g、防风10g、白术12g、生地黄20g、熟地黄20g、山萸肉12g、山药20g、枸杞子12g、黄精15g、当归12g、赤芍15g、桃仁10g、郁金12g、苦参12g、黄芩12g，14剂，水煎服，日一剂。

百令胶囊2盒，5粒/次，3次/日；血府逐瘀口服液2盒，1支/次，3次/日，口服。

按语：闭塞性细支气管炎伴机化性肺炎（BOOP）是1985年提出的疾病名称。但是实际上BOOP是一种老的病理诊断，早在1901年德国病理学家Lange曾描述过BOOP的病理改变。BOOP可以是特发的，也可以是各种免疫过程、中毒和炎症等所引起。特发性BOOP，又称为隐源性机化性肺炎（COP），为一种临床诊断，具有以下特征：①疾病初起患者有流感样症状，具有短暂的进行性呼吸困难；②胸部X线片和CT显示斑片状阴影；③组织病理学检查可发现肺泡管内有明显的机化。本病患者因长期从事病理专业，经常接触有害化学试剂，工作紧张，正气受损，导致肺肾亏虚，肾不纳气，肺虚痰阻，故咳嗽气短、动则尤甚，甚或心悸，胸闷，自汗，舌下有瘀斑提示有血瘀病机存在，故治疗以补益肺肾、化痰祛瘀为法，用生脉饮合玉屏风散加味，除加止咳化痰之紫菀、炙百部、瓜蒌、薤白外，加丹参、当归、桃仁等活血化瘀之品，另加百令胶囊以纳肾气；二诊又重加熟地黄、山萸肉、山药、黄精等药以增补肾气之功，活血化瘀之力也因血府逐瘀口服液而增加。

◇病例四

傅某，男，71岁。2012年10月12日初诊。主诉：间断咳嗽咯痰2年余，加重9天。现病史：患者于2年前因劳累感冒出现咳嗽咯痰，痰中带血，在外院诊断为支气管扩张症，每年反复发作，今年 8 月复发，在 305 医院住院 10 天，诊断为支气管扩张并感染、慢性阻塞性肺疾病、肺间质纤维化、过敏性鼻炎、前列腺肥大、前列腺癌，用头孢、硫酸依替米星等抗生素治疗，症状好转。9 天前因感冒咳嗽咯痰复发，在外院服用中药 7 剂，效果不显。刻下：阵咳，咯痰色白或绿色块状痰，睡前咳一阵，大便 2～3 日一行，小便滴沥不畅，口水多，无咯血。查体：左下肺可闻及湿罗音，心律不齐，约 78 次 / 分。舌暗红，苔薄白，舌下络脉增粗，脉细滑。

辨证：咳嗽咯痰日久，有 COPD 史，久病肺气损伤，气滞血瘀，痰浊阻络，遇劳累复发，故出现咳嗽咯痰等症。

中医诊断：咳嗽，肺胀（痰浊阻肺）。西医诊断：慢性阻塞性肺疾病急性发作，肺间质纤维化。

治法：清热化痰止咳。处方：四黄二三汤。浙贝母 12g、生黄芪 12g、黄芩 12g、黄连 10g、黄柏 12g、紫苏子 10g、白芥子 12g、莱菔子 15g、法半夏 9g、陈皮 12g、茯苓 15g、紫菀 12g、炙百部 12g、丹参 12g、生甘草 6g、桑白皮 15g，14 剂，水煎服，日一剂。

二诊（2012 年 11 月 1 日）：患者病情明显好转。药后咳嗽大减，咯痰增多，痰易咯出，大便仍干，3 日一行。舌暗红，苔薄白，舌下络脉粗，脉细滑。

治法：清热化痰，补益肺肾。处方一：一诊方去桑白皮，加木香 10g、槟榔 10g，7 剂，水煎服，日一剂。处方二：六味地黄汤加味。生地黄 30g、山萸肉 12g、山药 15g、牡丹皮 12g、茯苓 15g、泽泻 15g、决明子 15g、桑椹 12g、益智仁 12g、地肤子 12g、白鲜皮 12g、蝉蜕 12g、黄精 15g、连翘 12g、炒栀子 12g，14 剂，水煎服（8-20），日一剂。

按语：咳嗽咯痰反复发作 2 年余，伴有过敏性鼻炎、肺间质纤维化、支气管扩张、前列腺癌、前列腺肥大等疾病史，高龄体弱，痰湿内生，时因外邪入侵，得与内蕴之痰相结，痰气交阻，肺失宣肃，虽服用此前的中药，痰浊仍未尽消，故咯痰白绿黏稠成块，流涎多，痰浊与外热胶结，伤肺阻络，大肠传导不利，湿热下注膀胱，膀胱涩滞，故二便不畅，气滞血瘀故舌下脉络增粗，总之病机属于痰热互结，肺气上逆，气滞血瘀，治宜清热宣肺化痰活血，方用四黄二三汤加减，此方为张老师的验方，由三子养亲汤、二陈汤、四黄汤加紫菀、炙百部、浙贝母组成，此乃仿效焦树德老中医（焦老）的麻杏二三汤化裁而来，焦老方为平喘化痰而设，故用麻黄、杏仁，此案重在清热肃肺化痰，故不用麻杏，而用"三黄"和紫菀、炙百部、浙贝母、桑白皮，为增益气活血之功，增入生黄芪、丹参；二诊症状大减，咯痰增多证明本方化痰清热之力较强，因仍有便秘，提示肺热移于大肠，故加槟榔、木香以下气导滞。

◇病例五

吴某，男，69 岁。1992 年 7 月 23 日初诊。主诉：咳嗽，咯痰反复发作 30 年。现病史：患者于 30 年前因吸烟劳累受寒出现咳嗽、咯痰、气短，每年发作，今年春天在外院诊断为肺心病，查 PCO_2 52.4mmHg，PO_2 68.3mmHg。咳嗽，喘息，咯白黏痰，气短，上楼加重。既往史：慢性支气管炎病史 30 余年。查体：舌质暗，苔薄白，脉滑。

中医诊断：喘证，肺胀（肺肾亏虚，痰浊瘀阻）。西医诊断：肺气肿，肺心病。

治法：益气养阴，化痰平喘。处方：甘桔紫参汤加味。桔梗 10g、沙参 12g、玄参 12g、麦冬 12g、五味子 10g、生甘草 6g、紫菀 12g、炙百部 12g、黄芩 12g、黄连 10g、浙贝母 10g、穿山龙 30g、地龙 12g，14 剂，水煎服，日一剂。

二诊（1992 年 8 月 12 日）：病情好转，痰易咳出，喘息减轻。舌质微红，苔薄白，脉滑。

处方：甘桔紫参汤加味。桔梗 10g、生甘草 6g、玄参 12g、紫菀 12g、炙百部 12g、黄芩 12g、黄连 10g、浙贝母 10g、陈皮 10g、穿山龙 30g、地龙 12g、木香 10g、焦神曲 10g、鸡内金 12g，14 剂，水煎服，日一剂。

按语：反复咳嗽，吸烟史 30 年，已成慢阻肺，即中医肺胀之疾，病机属肺脾气阴亏虚、痰浊阻络，治疗以张老师验方甘桔紫参汤（桔梗、甘草、玄参、紫菀、炙百部、黄芩、黄连、浙贝母、麦冬、地龙）加味，因痰黏不易咳，故加沙参、五味子润肺养阴，病久痰阻血瘀阻络，故加穿山龙以通络活血。二诊痰易咳出故去沙参、五味子加陈皮、木香、鸡内金、焦三仙以理气和胃眷顾后天之本。

◇病例六

杨某，男，86 岁。2000 年 11 月 27 日初诊。主诉：咳嗽咯痰喘息 3 日。现病史：患者于 3 日前因感冒诱发咳嗽、咯痰、喘息，低热，体温 37.4℃，自汗多，乏力，予西药雾化吸入及中药（具体不详）治疗，症状无缓解。既往史：患者于 1998 年 11 月 24 日体检时发现心律为 40 次 / 分，在 301 医院安装起搏器，起搏心率 60 ～ 70 次 / 分。有慢性支气管炎史 10 余年，无药物过敏史。查体：一般情况尚可，桶状胸，双肺呼吸音粗，可闻及散在哮鸣音，心率 70 次 / 分，律齐。舌淡暗，苔白腻，脉弦细。

中医诊断：肺胀，咳嗽（气虚痰热内蕴）。西医诊断：肺气肿，慢性喘息性支气管炎。

辨证：年老体衰，正虚邪侵，郁而化热，炼液为痰，终成痰热内蕴、肺脾气虚之势，故可见低热，咳嗽，咯痰，汗出，苔腻，脉细之症。

治法：清痰热，益肺脾。处方一：三子养亲汤加味。紫苏子 10g、白芥子 12g、莱葶子 12g、杏仁 10g、生薏苡仁 30g、黄芩 12g、黄连 10g、黄柏 10g、川贝 12g、桑白皮 15g、陈皮 12g、鱼腥草 30g、大青叶 12g、穿山龙 30g，7 剂，水煎服（8-16），日一剂。处方二：玉屏风散加味。生黄芪 15g、防风 10g、白术 12g、浮小麦 30g、枸杞子 12g、麦冬 12g、玉竹 12g、黄精 12g、生地黄 15g、火麻仁 15g、郁李仁 15g、水红花子 15g，7 剂，水煎服（12-20），日一剂。

二诊（2000 年 12 月 04 日）：雾化后引出白痰、量多，出汗时多时少，体温 37℃ ~ 37.4℃，血常规：WBC 7.0×10^9/L，N 90%。舌淡润，苔白，脉弦。

治法：清痰热，补气阴。处方一：三子养亲汤加味。白芥子 12g、莱菔子 12g、紫苏子 10g、杏仁 10g、生石膏 15g、生甘草 6g、紫菀 12g、炙百部 12g、黄芩 12g、黄连 10g、黄柏 12g、川贝 12g、桑白皮 15g、陈皮 12g、大青叶 12g，10 剂，水煎服（8-16），日一剂。处方二：玉屏风散加味。生黄芪 15g、防风 10g、白术 12g、浮小麦 30g、五味子 12g、沙参 12g、麦冬 12g、黄精 12g、生薏苡仁 30g、水红花子 15g、茯苓 15g、生地黄 15g、火麻仁 15g、郁李仁 12g，10 剂，水煎服（12-20），日一剂。

2000 年 12 月 12 日电话随访时告知用另一医生方药如下：礞石 20g、川贝 15g、桑叶 15g、厚朴 15g、枳实 15g、猴枣 0.5g，冲服。

服 1 剂后患者喉头梗阻，因紧张遂前往 301 医院，加用注射用头孢曲松钠后血象波动：WBC（9.0 ~ 10.4）$\times 10^9$/L，N：70% ~ 75%。吸出白色泡沫痰。

按语：既往有慢性支气管炎史 10 余年，平素咳喘偶发，初诊前 3 天咳嗽喘息咯痰复发，伴有汗出低热、乏力，查体桶状胸、双肺可闻及哮鸣音，诊断慢性喘息性支气管炎急性发作成立，中医诊断肺胀咳嗽，辨证属于气虚痰浊化热阻肺，治疗用药大法不离扶正祛邪，具体治法需仔细权衡斟酌扶正祛邪之比重。本案用两方，一方偏于祛邪用三子养亲汤加三黄、杏仁、鱼腥草、生薏苡仁、川贝等以清热化痰止咳，一方用玉屏风散加味重在扶正益气健脾养阴，用后虽未达到效如桴鼓，但也取得一定疗效，如热轻、痰易咯出，汗出减少等，但二诊继用以清热为主兼利尿药见效不显，12 月 12 日加用坠痰下气的礞石、厚朴、猴枣等，有下气破气之嫌，是故患者喉头有梗阻感而生恐惧心理，随后住西医医院。分析本案可得以下经验教训，一是患者任医要准，要信任医生，不可心无定见，日换一医，频繁更医换药往往前功尽弃，于病无补，甚或病危人亡。二是医者身系病家安危，辨证用药须至精至慎。

◇**病例七**

邹某，男，78 岁。1993 年 5 月 26 日初诊。主诉：咳嗽、咯痰 1 年 4 个月。现病史：

患者于 1992 年 1 月起咳嗽，咳吐黄痰，憋气，从台湾到美国再到上海，多家医院诊治，服消炎药一直效果不好。5 月 19 日就诊上海龙华医院，给予中药治疗 7 天，症状不减，目前干咳、无痰、喘息、口干思饮，纳差，小便不多，大便正常。既往史：有慢性支气管炎史 5 年，每年冬季发作咳嗽喘息，无药物过敏史。查体：一般情况可，双肺呼吸音低，心律 84 次 / 分，心脏各瓣膜听诊区未及病理性杂音。舌质红，苔白微腻，脉弦小滑。X 线示肺气肿，慢性支气管炎。

中医诊断：肺胀。西医诊断：肺气肿，慢性支气管炎。

辨证：患者长期咳喘，肺脾两虚，气阴两伤，痰热内蕴，发作期辨证为肺失宣降，痰热蕴肺，缓解期辨证为肺脾阴虚，肺气虚耗，宜标本兼治。

治法：清热化痰止咳，健脾益气养阴。处方一：止嗽散加减。桔梗 10g、生甘草 6g、玄参 12g、紫菀 12g、炙百部 12g、黄芩 12g、黄连 10g、黄柏 10g、浙贝母 10g、麦冬 12g、陈皮 10g、金银花 15g、茯苓 15g，7 剂，水煎服（8-16），日一剂。处方二：四君子汤合生脉散加减。党参 10g、白术 10g、茯苓 12g、生甘草 6g、麦冬 12g、五味子 10g、焦三仙各 5g、鸡内金 12g、桃仁 10g、丹参 12g，7 剂，水煎服（12-20），日一剂。

祛痰灵 5 盒，30mL/ 次，3 次 / 日；固本咳喘片 6 瓶，5 片 / 次，3 次 / 日，口服。

二诊（1993 年 6 月 1 日）：服两剂后效果明显，中间有一天又咳嗽，无痰，不喘，大便通畅，小便淡黄。舌质微红，苔薄黄，脉弦小滑。

治法：同前。处方一：止嗽散加减。初诊处方一加穿山龙 30g，7 剂，煎服法同前。处方二：四君子汤合生脉散加减。初诊处方二去党参，加沙参 10g、生地黄 12g，7 剂，煎服法同前。

固本咳喘片，2 大盒，5 片 / 次，3 次 / 日，口服。

三诊（1993 年 6 月 7 日）：咳嗽减轻，咯痰不多，时有少量白痰，口干，口黏。舌嫩红、苔薄黄黏腻，脉滑。

治法：清热化痰止咳，健脾益气养阴。处方一：止嗽散加减。紫苏子 10g、杏仁 10g、桔梗 10g、生甘草 6g、玄参 12g、紫菀 12g、炙百部 12g、黄芩 12g、黄连 10g、浙贝母 10g、陈皮 10g、金银花 15g，7 剂，水煎服（8-16），日一剂。

处方二：四君子汤合生脉散加减。初诊处方二加生薏苡仁 15g、沙参 12g，7 剂，水煎服（12-20），日一剂。

按语：本病迁延反复多年，因外感风寒而复发，经失治误治，正气渐亏，痰热日隆，气逆不降，正如李士材所云："《内经》论喘，其因众多，究不越火逆上而气不降也，虽然，火则一，而虚实攸分……治实者攻之即效，无所难也，治虚者补之未必即效，须悠久成功，其间转折进退，良非易也。"治疗上不能简单攻邪，应当标本兼顾，张老师独具匠心，采用一日二方兼顾标本，祛邪方用止嗽散加减，三黄、金银花、地龙、麦冬重在清肺热、泄肝热，使肝火不能刑金，桔梗、紫菀、炙百部、陈皮及二诊的紫苏子、杏仁、地龙、穿山龙意在宣肺降气，止咳化痰平喘，此为祛邪之用。治本扶正用四君子汤、生脉饮加减，酌加活血祛瘀之桃仁、丹参，健脾养阴之生薏苡仁、沙参，鸡内金、焦三仙和胃健脾，共同起到祛邪不伤正，扶正不恋邪的作用。

◇**病例八**

徐某，男，83 岁，1994 年 11 月 11 日初诊。主诉：咳嗽、咯痰、心慌、气短 20 年，加重 3 天。现病史：患者于 20 年前开始出现着凉后咳嗽，咳吐白痰，不易咯出，气短，动后加重，以后每年发作，逐年加重。3 天前着凉后出现咳嗽、咯痰症状加重，咯白痰，时有心慌，气短喘息，自服抗菌素，症不减，左脚肿，小便黄，大便不稀，口干。既往史：慢性支气管炎病史，肺气肿病史，右眼白内障病史，胆囊结石病史。查体：BP 130/90mmHg，两肺可闻及痰鸣音，心率 90 次 / 分。舌质暗红，苔薄白腻，脉滑数。血生化：转肽酶正常，TG：231mg/dL，A/G：4.8/4.6；心电图：肺型 P 波，房性期前收缩。血常规：WBC 10.2×10^9/L，血沉：24mm/h。胸片：双上肺透光度增强，纹理增生，肺内未见实性病变，右下胸膜增厚。

中医诊断：肺胀（肺脾两虚，痰热内蕴）。西医诊断：慢性阻塞性肺气肿，肺心病。

辨证：气逆于上为咳，升降失调为喘，咳喘日久则肺虚，肺病可及脾及肾，久病伤气伤阴，气滞血瘀，故心悸胸闷。

治法：益气养阴，清热化痰。处方：生脉散合止嗽散加减。沙参 12g、麦冬 12g、五味子 10g、桔梗 10g、生甘草 6g、玄参 12g、紫菀 12g、炙百部 12g、黄芩 12g、黄连 10g、黄柏 10g、浙贝母 10g、金银花 15g、陈皮 10g、茯苓 15g，7 剂，水煎服，日一剂。

二诊（1994 年 11 月 16 日）：病情稍好转。

治法：养阴清热，燥湿化痰。处方：上方继服，28 剂，水煎服，日一剂。

三诊（1995 年 7 月 24 日）：服上药一般情况好，怕吃热药补药，服后有烧灼感，不出汗，不思饮食。1995 年 5 月体检，慢性喘息性支气管炎，阻塞性肺气肿，肺源性心脏病，胆石症，左白内障摘除术后，前列腺增生Ⅲ度，右叶硬结，慢性胃炎。肺呼吸音低，心律齐，心率 96 次 / 分。舌质红，苔薄，脉滑数。

治法：养阴清热，止咳平喘。处方：生脉散合止嗽散加减。玉竹 12g、麦冬 12g、五味子 10g、玄参 12g、生甘草 6g、紫菀 12g、炙百部 12g、黄芩 12g、黄连 10g、黄柏 10g、金银花 15g、茯苓 15g、橘红 10g，14 剂，水煎服，日一剂。

四诊（1995 年 8 月 7 日）：一般情况好，咳嗽好些，食纳差，大便溏，小便畅。

治法：同前。处方：生脉散合止嗽散加减。三诊处方加炒麦芽 15g，21 剂，水煎服，日一剂。

五诊（1995 年 8 月 28 日）：咳嗽好转，咳白色泡沫痰，喘不上气未减轻，眠差，容易醒。

治法：同前。处方：生脉散合止嗽散加减。三诊处方加炒酸枣仁 15g、珍珠母 15g，14 剂，水煎服，日一剂。

按语：本案患者西医诊断为慢阻肺、肺心病，属于中医肺胀、喘证，用抗生素已经有耐药性，用后症状无改善，血象仍高、血沉快，肺部感染及咳喘症状只能靠中药解决，中医辨证属于肺脾肾三脏亏虚，气虚痰阻，肺气不得敛降，治疗大法标本兼治，益气化痰活血，方选生脉散合止嗽散加减，方中沙参、麦冬、五味子、玄参、生甘草、玉竹以益气养阴，止嗽散加紫菀、浙贝母、橘红等以化痰止嗽，金银花、黄芩、黄连、黄柏以清热解毒。治疗结果看，止咳化痰效果均好，但喘息改善不明显，这与此病已经痰阻气虚积累日久，久病入络，沉疴难愈，只能维持不加重，不复发，维持一定生活自理就达目标。

◇病例九

李某，男，50 岁，2015 年 6 月 30 日初诊。主诉：咳嗽咯痰头晕半月。现病史：半月前感冒致咳嗽咳白黏痰，头晕，两胁痛，在本院住院 11 天，出院诊断：睡眠呼吸暂停综合征、慢性支气管炎、胆囊息肉、胆结石症。刻下：咳嗽，痰黏多，气短，头晕，两胁痛，纳可，二便调。既往史：糖尿病半年，每日服用拜糖平，冠心病半年，慢性支气管炎 5 年，脂肪肝病史 6 年。吸烟史 20 余年，每日 30～60 支，从事公交司机工作。查体：一般情况可，面色晦暗，口唇略发绀，轻度桶状胸，双肺呼吸音粗，无干湿罗音，舌暗红，苔白腻，脉沉。

中医诊断：咳嗽，肺胀，胁痛（肝胆湿热，气虚痰阻）。西医诊断：慢性支气管炎，肺气肿？糖尿病，睡眠呼吸暂停综合征，胆结石，脂肪肝。

辨证：外感风热，内蕴痰湿，湿热熏蒸于肝胆，阻滞气机，故胁痛，痰浊阻肺，肺失宣降，故咳嗽咯痰，气机阻滞，清窍失养故头晕。

治法：清利湿热，化痰活血。处方：血府逐瘀汤加减。柴胡 12g、赤芍 12g、当归 12g、枳壳 12g、桃仁 10g、桔梗 12g、玄参 12g、紫菀 12g、炙百部 12g、黄芩 12g、黄连

10g、黄柏 12g、川贝 12g、天花粉 15g、延胡索 12g、郁金 12g、丹参 12g、海金沙 15g、金钱草 15g、栀子 12g、生黄芪 20g、生薏苡仁 20g，7 剂，水煎服，日一剂。

二诊（2015 年 7 月 7 日）：服药后两胁痛减轻，大便转溏，日 3 行，仍乏力，气短，咳嗽，咯痰多，头晕，舌微暗，苔薄，脉弦小。

辨证：热轻湿阻，痰气交阻，气滞血瘀。

治法：益气固本为主，兼以理气化痰活血。处方：二陈汤合玉屏风散加味。法半夏 10g、陈皮 12g、茯苓 15g、生甘草 6g、生黄芪 15g、防风 10g、白术 12g、紫菀 12g、郁金 12g、延胡索 12g、炙百部 12g、川贝 12g、黄芩 12g、黄连 10g、黄柏 10g、丹参 12g、赤芍 15g，7 剂，水煎服，日一剂。

三诊（2015 年 7 月 14 日）：大便 2 次 / 日，质黏，乏力，咳嗽，头晕减，两肋有时胀，咳时明显，较前减轻，化验血气分析：PO_2：65.6mmHg，PCO_2：35.6mmHg，SO_2：95.6%。舌微红，苔腻黑，脉弦小。

治法：益气化痰，活血利胆。处方：二陈汤合玉屏风散加味。上方加生薏苡仁 20g、黄精 15g，7 剂，水煎服，日一剂。

四诊（2015 年 7 月 21 日）：症状略减，膝关节痛，舌微暗，苔黄腻，肺功能示用力呼气肺活量 2.59L，占预计值 64.3%，肺总量下降，小气道功能减低，明确诊断：慢性阻塞性肺气肿。

治法：益气化痰，活血利胆。处方：香砂六君子汤加味。党参 15g、白术 12g、茯苓 15g、生甘草 6g、法半夏 10g、陈皮 12g、砂仁 10g、木香 10g、生黄芪 15g、防风 10g、紫菀 12g、炙百部 12g、黄精 15g、生薏苡仁 20g、川贝 12g、黄芩 12g、黄连 10g、丹参 12g，14 剂，水煎服，日一剂。

五诊（2015 年 8 月 27 日）：咳嗽、咯痰、气短减轻，偶有头晕，次数较前减少，空腹血糖 5.9mmol/L，近来未服拜糖平，下肢乏力，舌微暗，苔薄白，脉细滑，复查血气分析，PO_2：70.16mmHg，PCO_2：35.6mmHg，SO_2：96.8%。

治法：健脾化痰，益肾活血。处方：上方去丹参，加炒山楂 15g、补骨脂 12g、狗脊 12g、海螵蛸 30g，14 剂，水煎服，日一剂。

按语：年已五旬，长期吸烟，从事司机工作，久坐少动，较少吸入新鲜空气，导致肺脾肾气虚，痰浊瘀血湿热阻络，清窍失养，故见气短咳嗽、胁痛头晕等症，肺功能示肺活量下降，西医诊断睡眠呼吸暂停综合征、慢支、肺气肿，胆囊结石、脂肪肝成立，中医诊断咳嗽、胁痛、肺胀，治疗大法标本兼治。初诊重在清利肝胆湿热，用自拟方，方中重用金钱草、栀子、海金沙、延胡索、柴胡、郁金、黄芩、黄连、黄柏等以清热燥湿利胆疏肝，配合赤芍、当归、桃仁、丹参以活血，生黄芪、生薏苡仁益气健脾，玄参、花粉、川贝养阴润肺，桔梗、紫菀、炙百部、枳壳化痰止咳；二诊胁痛减轻，大便溏稀，热去湿留，脾虚之象已显，故更方二陈汤合玉屏风散加味，其后数诊以益气化痰，温肾活血为法，健脾益气以六君子汤玉屏风散为主，化痰用二陈汤合紫菀、炙百部、川贝、桔梗、生薏苡仁等，活血化瘀用桃仁、丹参、炒山楂、赤芍等，益肾加黄精、补骨脂、狗脊等。病情渐渐好转，血氧分压提高，咳嗽乏力咯痰减轻。

九、肺间质纤维化

肺间质纤维化是弥漫性肺间质纤维化的简称，是由于多种原因引起肺泡壁炎症，继之肺间质形成大量纤维结缔组织和肺结构紊乱的一组异型疾病，病变主要累及肺间质，也可累及肺泡上皮细胞及肺血管。病因复杂，尚未完全明确，已明确的病因有：吸入无机粉尘如石棉、煤，有机粉尘如霉草尘，气体如烟尘、二氧化硫等；病毒、细菌、真菌、寄生虫感染；药物影响及放射性损伤；继发于红斑狼疮等自身免疫性疾病。本病起病隐匿，逐渐加重，表现为进行性气急、呼吸困难、干咳少痰或少量白黏痰，查体可见胸廓呼吸运动减弱，双肺可闻及细湿罗音或捻发音，不同程度发绀和杵状指，晚期可出现右心衰竭体征；肺功能检查有限制性通气功能障碍伴弥散功能下降；胸部 HRCT 显示双下肺和胸膜下分布为主的网状改变或伴蜂窝肺，可伴有少量磨玻璃样阴影。中医古代文献中无此病的记载，近年来一些研究报道中称此病为"短气""喘证""咳嗽""肺痿""肺痹""肺胀"等。张老师认为若早期咳嗽，咳唾浊痰或涎沫为主症则属于肺痿，若以肺外疾病转化而来以肺气闭塞胸闷气短，口唇发绀，肺功能减弱为主症则为肺痹，治疗肺间质纤维化，主要根据气血亏虚、痰瘀阻络、肺叶枯萎的病机，选用补益肺脾肾，化痰祛瘀通络为大法，视正虚与邪实轻重比例，治疗各有侧重，一般初病邪实为多，以祛邪为主，选方苏杏石甘汤、三子养亲汤、陈平汤、紫丹贝二陈汤、三紫四黄汤、麻杏石甘汤、瓜蒌薤白半夏汤、丹紫二陈汤等；正虚邪实并重者，则平补平泻，用方桃红四物汤、参贝玉屏风散、参芪二陈汤、桃红四君子汤、葶苈汤合生脉饮、血府逐瘀口服液等；后期气阴亏虚为主、肺叶枯萎、肺叶不举、肾不纳气，治重补虚，常用香砂六君子汤、生脉饮、百合知母汤以及中成药百令胶囊等；兼血瘀重则加丹参、红花、川芎、赤芍，兼水停则加泽泻、茯苓、水红花子、车前子等，痰多加浙贝母、陈皮、生薏苡仁、法半夏、瓜蒌、白芥子等，兼胃虚气逆则加旋覆代赭汤、兼干燥综合征则加百合知母汤等。

◇病例一

马某，男，71岁。2012年12月11日初诊。主诉：活动后气短，咳嗽2年多。现病史：患者于2年前因感冒出现后咳嗽，咯痰，逐渐加重，并出现活动后气短，去年11月在人民医院拍X线胸片示：右上肺纹理增多紊乱，可疑间质性病变，做支气管镜诊断为右中叶狭窄，病理活检诊断为炎性细胞浸润，组织水肿。肺功能提示：通气功能减低，弥散功能降低。刻下：活动后气短，咳嗽，咳白痰，右胸隐痛，阵发性干咳，背部发凉，口渴口苦。查体：形体偏瘦，面色微暗，时有干咳，左中下肺可闻及细湿罗音。舌淡暗，苔薄白，脉沉细。

辨证：高龄患者，感冒后咳嗽不愈，迁延2年余，肺气损伤，痰浊内蕴，血行不畅，肺络瘀阻，故导致咳嗽日久不愈，活动后气短，治疗需益肺肾，化痰瘀，通肺络。

中医诊断：肺痿（肺肾亏虚，痰瘀阻络）。西医诊断：肺间质纤维化，右肺中叶不张。

治法：益肺肾，化痰瘀，通肺络。处方：参贝玉屏风散加减。丹参12g、川贝12g、生黄芪15g、白术12g、防风10g、赤芍12g、桃仁10g、法半夏9g、陈皮12g、茯苓12g、紫菀12g、炙百部12g、黄芩12g、百合15g、锦灯笼12g，7剂，水煎服，日一剂。

血府逐瘀口服液2盒，1支/次，3次/日，口服；牛黄蛇胆川贝液3盒，1支/次，3次/日，口服。

二诊（2012年12月18日）：患者病情明显好转。咳嗽明显减轻，咯痰减少，流涕，活动后气短稍轻。面色稍暗，左中下肺少许细湿罗音。2012年12月16日，查空腹血糖：7.12mmol/L。舌尖微红，余部暗红，苔白，脉弦小滑。

治法：益肺肾，化痰瘀，通肺络。处方：参贝玉屏风散。丹参12g、浙贝母12g、生黄芪15g、白术12g、防风10g、赤芍12g、桃仁10g、紫菀12g、炙百部12g、法半夏9g、陈皮12g、茯苓12g、生甘草6g、路路通12g、天花粉15g、黄芩12g，7剂，水煎服，日一剂。

复方鲜竹沥液3盒，20mL/次，3次/日，口服。

三诊（2012年12月25日）：患者病情好转，咳嗽减轻，仍时咳白痰，气短，流涕已去。舌暗红，苔白，脉弦细。

处方：参贝玉屏风散加减。百合15g、生黄芪15g、白术12g、防风10g、赤芍12g、桃仁10g、紫苏子10g、白芥子12g、莱菔子12g、紫菀12g、炙百部12g、黄芩12g、枇杷叶12g、生薏苡仁15g、丹参12g，15剂，水煎服，日一剂。

四诊（2013年1月15日）：患者病情好转。咳嗽减轻，咳白痰。舌淡红，苔薄白，脉弦小滑。

治法：益肺肾，化痰瘀，通肺络。处方：参贝玉屏风散加减。丹参12g、生黄芪15g、白术12g、防风10g、百合15g、赤芍12g、桃仁10g、紫苏子10g、白芥子12g、莱菔子12g、紫菀12g、炙百部12g、黄芩12g、生薏苡仁15g、枇杷叶12g、炒栀子10g、炒酸枣仁15g、板蓝根12g，7剂，水煎服，日一剂。

血府逐瘀口服液2盒，1支/次，3次/日，口服；百令胶囊2盒，5粒/次，3次/日，口服。

五诊（2013年1月22日）：患者病情好转。咳嗽大减，咯痰也减少。左眼角发红。舌质红，苔白厚，脉弦滑。

治法：益肺肾，化痰瘀，通肺络。处方：丹芍二陈汤加减。丹参12g、赤芍12g、法半夏9g、陈皮12g、茯苓15g、生甘草6g、桃仁10g、紫菀12g、炙百部12g、黄芩12g、浙贝母12g、黄连6g、生黄芪15g、密蒙花12g，7剂，口服，日一剂。

百令胶囊2盒，3粒/次，3次/日，口服；血府逐瘀口服液2盒，1支/次，3次/日，口服。

六诊（2013年1月29日）：患者病情好转。咳嗽偶作，咯痰减少，气短减轻。眼睛发痒。舌暗红，苔薄白，脉小滑。

治法：健脾益气活血。处方：六君子汤加味。党参12g、白术12g、茯苓12g、生甘草6g、法半夏9g、陈皮12g、桃仁10g、川芎12g、当归12g、浙贝母12g、生薏苡仁15g、紫菀12g、炙百部12g、黄芩12g、密蒙花12g、菊花10g，7剂，水煎服，日一剂。

百令胶囊2盒，3粒/次，3次/日，口服。

七诊（2013年2月19日）：患者病情明显好转。病情好转，基本不咳，气短减轻。2013年4月16日空腹血糖：7.0mmol/l。舌淡红，苔薄白，脉弦小。

治法：健脾益气活血。处方：六君子汤加减。前方去菊花，加生黄芪15g，7剂，水煎服，日一剂。

百令胶囊2盒，4粒/次，3次/日，口服；血府逐瘀口服液2盒，1支/次，3次/日，口服。

按语：由肺部感染引起的肺间质纤维化，在炎症消散期可引起较剧烈的干咳，此期咳嗽的成因不仅仅因为致病原感染，更重要的是机体自身免疫反应，所以咳嗽迁延而且不易治愈，张老师针对患者存在病久体弱、气短痰白、舌暗苔白的临床特点，辨证为肺肾气虚，痰阻血瘀，治疗以益肺肾化痰瘀为大法。方用参贝玉屏风散，主以玉屏风散合冬虫夏草益肺肾固本扶正，以丹参、桃仁、当归、川芎等活血化瘀；以紫菀、炙百部、浙贝母、川贝、法半夏等药化痰散结；后期便溏，考虑脾气亏虚，与六君子汤加味健脾化湿，病情较快好转，效果理想。

◇病例二

李某，男，65岁。2012年11月27日初诊。主诉：咳嗽咯痰反复发作15年。现病史：患者于15年前因感冒后出现咳嗽，咯痰，持续3月余，其后每年秋冬发作，逐渐加重，近2年伴有气短喘息，活动后加重，去年10月在昌平华医医院拍胸部CT示双肺间质纤维化合并感染，双肺上叶多发肺气肿、肺大泡，给予头孢类抗生素治疗效果不显。现咳嗽，咯痰量少，不易咯出，喘息，气短。查体：形体略胖，面色紫暗，呼吸急促，桶状胸，双肺呼吸音粗，可闻及哮鸣音，心率68次/分。舌暗红，苔黄白，舌下络脉粗，脉弦细。

辨证：久患伤风咳嗽，未系统调养治疗，导致肺脾气虚血瘀痰阻，而转成肺胀、肺痿之疾。

中医诊断：肺痿，肺胀（肺脾气虚，痰阻血瘀）。西医诊断：肺间质纤维化，慢性阻塞性肺疾病。

治法：标本兼顾，益肺脾，化痰瘀。处方：参芪二陈汤加减。丹参12g、生黄芪15g、法半夏9g、陈皮12g、茯苓12g、生甘草6g、紫菀12g、炙百部12g、川贝12g、桃仁12g、当归12g、赤芍12g、黄芩12g、黄连6g、炒酸枣仁15g，14剂，水煎服，日一剂。

百令胶囊5盒，5粒/次，3次/日，口服；血府逐瘀口服液5盒，1支/次，3次/日，口服。

二诊（2012年12月11日）：患者病情明显好转。药后咳嗽气短明显减轻，咯痰减少，上楼仍气短喘息。面色暗红，形体肥胖，桶状胸。舌暗红，苔薄白，脉弦小。

处方：参芪二陈汤合玉屏风散加减。丹参12g、生黄芪12g、法半夏9g、陈皮12g、茯苓12g、生甘草6g、白术12g、防风12g、桃仁10g、赤芍15g、紫菀12g、炙百部12g、浙贝母12g、黄芩12g、黄连6g、炒酸枣仁15g，14剂，水煎服，日一剂。

百令胶囊5盒，5粒/次，3次/日，口服。

三诊（2013年1月8日）：患者病情好转。咳嗽喘息气短好转，近1周胸骨后痛。2013年1月3日，心电图：ST-T改变，提示心肌缺血。面色紫暗，口唇紫绀。舌暗红，苔薄黄，脉弦细。

治法：化痰宽胸，益气活血。处方：瓜蒌薤白半夏汤合生脉二陈汤加减。瓜蒌15g、薤白 12g、法半夏 9g、陈皮 12g、茯苓 15g、生甘草 6g、党参 12g、麦冬 12g、五味子 12g、丹参 12g、桃仁 10g、赤芍 15g、紫菀 12g、炙百部 12g、黄芩 12g、黄连 6g，14 剂，水煎服，日一剂。

宽胸丸 2 盒，3 丸/次，3 次/日，口服。

四诊（2013 年 1 月 22 日）：患者病情好转。咳嗽气短继续减轻，咳少量白黏痰，右前胸及后背痛。舌微红，苔薄白，脉弦滑。

治法：宽胸活血，理气化痰。处方：瓜蒌薤白半夏汤加味。瓜蒌 15g、薤白 12g、法半夏 9g、丹参 12g、赤芍 12g、桃仁 10g、当归 12g、姜黄 12g、郁金 12g、柴胡 12g、陈皮 12g、茯苓 15g、浙贝母 12g、砂仁 10g、木香 10g、枳壳 12g，14 剂，水煎服，日一剂。

血府逐瘀口服液 2 盒，1 支/次，3 次/日，口服。

按语：咳喘日久，加之长期吸烟导致渐成肺痿肺胀之疾，总以气虚痰阻血瘀为基本病机，治疗上据其气虚、痰阻、血瘀三者的轻重缓急斟酌选方用药。本案初诊痰浊阻滞、咳嗽咯痰较重，故先用二陈汤加黄芪、紫菀、炙百部、川贝、当归等重在化痰止咳，兼用丹参、桃仁、赤芍等以活血祛瘀，加百令胶囊以益肾气，炒酸枣仁、黄连清心安神。二诊咳轻痰少，气短恶风寒，提示卫气亏虚，故加用玉屏风散以固表。三诊、四诊出现胸骨后痛、后背痛等胸痹症状，故以活血化瘀，宽胸宣痹为主要着眼点，方用瓜蒌薤白半夏汤重加桃仁、赤芍、郁金、姜黄、当归等以活血化瘀，加枳壳、柴胡、郁金、砂仁等以宽胸理气，化痰止咳仍用贝母、陈皮、瓜蒌、紫菀、炙百部等。气虚甚则加党参、百令胶囊、五味子等益肺肾而纳气；血瘀明显则加血府逐瘀口服液以活血化瘀，全程时刻以扶正气兼以祛邪为大法，体现了张师善用标本兼治法的临证用药特点。

◇病例三

李某，男，83 岁。1996 年 12 月 26 日初诊。主诉：咳嗽气短反复发作 10 年。现病史：患者于 10 年前因劳累感冒出现咳嗽、咳吐白泡沫，不易咳出，胸闷憋气，心慌气短，在外院诊为"慢性支气管炎"，其后每年冬春发作，症状逐年加重，曾在外院诊为肺气肿合并肺纤维化。刻下：喘息胸闷，咳嗽，有少许白黏痰，气短，乏力。舌暗红，苔薄白，脉沉滑。既往史：慢性支气管炎史 10 年，吸烟史 60 年。

中医诊断：喘证（肺肾两虚，痰瘀阻络）。西医诊断：慢性阻塞性肺疾病，肺间质纤维化。

治法：益气清肺，化痰活血。处方：玉屏风散加减。白术 12g、防风 10g、生黄芪 15g、桔梗 10g、生甘草 6g、紫菀 12g、炙百部 12g、黄芩 12g、黄连 10g、金银花 15g、陈皮 10g、茯苓 30g、麦冬 12g、五味子 10g、水红花子 15g、川芎 12g，14 剂，水煎服，日一剂。

二诊（1997 年 1 月 13 日）：患者病情好转。喘息减轻，咯痰不畅，气短，无心慌。舌质微红，苔薄，脉沉。

治法：益气清肺，化痰活血。处方：三子养亲汤加减。紫苏子 10g、白芥子 12g、莱菔子 12g、杏仁 10g、生石膏 15g、生甘草 6g、紫菀 12g、炙百部 12g、黄芩 12g、黄连 10g、陈皮 10g、金银花 15g、桔梗 10g，14 剂，水煎服，日一剂。

三诊（1997 年 5 月 20 日）：患者病情无变化。右眼手术后，一侧白内障晶体摘除，气短，咳嗽，下肢浮肿，心肺功能差，活动后喘息。舌质暗，苔薄，脉弦滑。

治法：清肺化痰，益气活血。处方一：哮喘灵方加减。杏仁 10g、生石膏 30g、生甘草 6g、紫菀 12g、炙百部 12g、黄芩 12g、黄连 10g、黄柏 10g、浙贝母 10g、金银花 15g、穿山龙 30g、紫苏子 10g，14 剂，水煎服（8-16），日一剂。处方二：生脉饮加味。党参 10g、麦冬 12g、五味子 10g、生黄芪 15g、白术 12g、茯苓 30g、泽泻 15g、车前子 15g、水红花子 15g、桃仁 10g、红花 10g、赤芍 15g，14 剂，水煎服（12-20），日一剂。

按语：肺气肿合并肺纤维化，在临床上较为多见，约占慢性阻塞性肺气肿患者的 30%，有报道称达 70%，特点是既有阻塞性通气功能障碍，又有限制性通气功能障碍，临床表现除有咳嗽、喘息、咯痰反复发作等慢阻肺的表现外，突出症状是气短，活动后气短，中医辨证属肺、脾、肾虚，尤其是元气亏虚，痰瘀阻络，治法当标本兼治。本来有高血压、下肢浮肿故在玉屏风散上加黄芩、黄连、金银花清肺热，加水红花子、茯苓、苍术利水燥湿，川芎以治血。二诊心慌去，咯痰不畅故改用三子养亲汤加减。三诊标本兼治，因血瘀水肿证突出，故利水药稍多，治以利水、治血、顺气平喘。

◇病例四

汪某，女，32 岁。1992 年 7 月 7 日初诊。主诉：咳嗽咯痰喘息 10 年，再发 1 月。现病史：患者于 10 年前因劳累感冒出现咳嗽、咳吐黄白痰、胸闷、憋气，每年发作，今年 1 月前症状又加重，伴下肢浮肿，在外院诊断"肺心病"。刻下：咳嗽，咯黄痰，易咯出，喘息，下肢肿，口渴思饮，纳食少，动则喘重，气短。舌暗，脉沉滑。既往史：COPD 病史 10 年余。

辨证：咳喘日久，气虚及血，血脉瘀阻，水饮停滞，水气凌心，肾不纳气，故咳喘、水肿、心悸，治疗实难。

中医诊断：喘息（肺脾肾虚、水饮内停）。西医诊断：肺心病。

治法：益气养阴，化痰利水。处方：苇茎汤合生脉饮加减。苇茎 12g、冬瓜仁 10g、生薏苡仁 15g、浙贝母 10g、黄芩 12g、黄连 10g、陈皮 10g、茯苓 30g、泽泻 15g、麦冬 12g、五味子 10g、党参 10g、焦神曲 10g、厚朴 10g，14 剂，水煎服，日一剂。

二诊（1992 年 7 月 23 日）：患者病情明显好转。咳嗽咯痰，心慌好转，下肢浮肿减轻，口干思饮，纳差，大便调，心律 90 次 / 分。舌暗红，苔黄黏，脉滑。

治法：清热化痰，补益气阴。处方一：苏杏石甘汤加减。紫苏子 10g、杏仁 10g、生石膏 30g、生甘草 6g、紫菀 12g、炙百部 12g、黄芩 12g、黄连 10g、浙贝母 10g、穿山龙 30g、地龙 12g、金银花 15g，21 剂，水煎服（8-16），日一剂。处方二：生脉散加减。党参 10g、麦冬 10g、五味子 10g、白术 12g、茯苓 30g、生甘草 6g、补骨脂 12g、丹参 15g、焦神曲 5g、鸡内金 12g、车前子 30g、焦山楂 5g、炒麦芽 5g，21 剂，水煎服（12-20），日一剂。

按语：肺心病二型呼吸衰竭，症见咳喘、咯黄痰，下肢水肿，舌暗，苔白粉腻，脉滑，病机属肺脾肾虚、痰浊阻肺，治法标本兼治，治标用苇茎汤加浙贝母、芩、连、麦冬、厚朴、陈皮以清化痰阻，生脉饮加苓、泽以益气阴利湿，二诊一日两方，标本兼治，长期久服，方可增效。

◇病例五

王某，男，75 岁。2013 年 4 月 25 日初诊。主诉：干咳，活动后气短 2 年余。现病史：患者于 2011 年 10 月不明原因出现咳嗽，干咳阵作，活动后气短，在北医三院诊为肺间质纤维化，气短逐渐加重，上楼则喘息，遇冷空气则流清涕。曾在广安门医院及本院呼吸科治疗 1 年，症状无改善，2012 年 11 月 27 日协和医院肺功能示：限制性通气功能障碍（中度）、小气道功能正常，肺总量及残气中度下降，残总比轻度升高，肺弥散功能重度减退；呼吸总阻抗轻度增高，周边气道及肺弹性阻力轻度增高。刻下症：干咳，咯少许白痰，上楼则气短喘息，行走快则张口呼吸，动则心悸，纳食可，大便可。查体：面色稍暗，杵状指，活动后咳嗽重。2012 年 1 月 19 日，免疫球蛋白 IgG：14700 μg/L。2012 年 1 月 19 日，血沉：50mm/h。舌暗淡，苔薄白，舌下络脉粗暗，脉细小数。

辨证：高龄男性，咳嗽 2 年，伴活动后气短喘息，咯痰色白量少，动后心悸，舌暗，舌下络脉粗，病属肺痿，证属痰瘀阻络，肺气亏虚。

中医诊断：肺痿（痰瘀阻络，肺气亏虚）。西医诊断：肺间质纤维化。

治法：益气活血，化痰通络。处方：三紫四黄汤加减。丹参 12g、紫菀 12g、紫苏子 10g、生黄芪 15g、黄芩 12g、黄连 6g、黄柏 12g、桃仁 10g、赤芍 12g、炒杏仁 10g、川贝 12g、玄参 12g、当归 12g、桔梗 12g、生甘草 10g、炙百部 12g，15 剂，水煎服，日一剂。

血府逐瘀口服液 4 盒，1 支 / 次，3 次 / 日，口服。

二诊（2013 年 5 月 9 日）：病情好转。药后平稳，咯痰减少，仍咳嗽呈呛咳阵作，动则喘息气短，心悸，遇凉风则喷嚏流涕，大便稀，2 次 / 日。舌暗淡，舌下脉络粗，苔薄白，脉沉细弦。

辨证：药后咯痰减少，治疗当继用益气养阴活血之品，佐以润肺止咳药。

治法：益气养阴，化瘀止咳。处方：六君子汤加减。党参 12g、白术 12g、茯苓 12g、法半夏 9g、陈皮 12g、紫菀 12g、炙百部 12g、枇杷叶 12g、生黄芪 15g、桃仁 10g、赤芍 12g、黄芩 12g、玄参 12g、麦冬 12g，14 剂，水煎服，日一剂。

血府逐瘀口服液 4 盒，1 支 / 次，3 次 / 日，口服。

三诊（2013 年 6 月 20 日）：患者病情好转。咳嗽减轻，仍动则气短，喘息，心悸，大便稀，2 次 / 日。舌暗淡，舌下络脉粗，苔薄白，脉沉细弦。

治法：益气养阴，化瘀止咳。处方：六君子汤加减。前方去紫菀、炙百部、玄参、麦冬，加当归 12g、黄精 15g、丹参 12g、生薏苡仁 15g、生甘草 6g、砂仁 10g、木香 10g，14 剂，水煎服，日一剂。

血府逐瘀口服液 4 盒，1 支 / 次，3 次 / 日，口服。

按语：肺间质纤维化多继发于其他疾病之后，以干咳、喘息、气短为特点，中医辨证分为虚热肺痿和虚寒肺痿，也有肺痹与肺痿并发者，病机总不离肺叶失于气阴之温煦濡养，如草木之枯萎，究之肺叶失于濡养之因，多为肺热所伤和肺寒血瘀，此病患者因年高久病，肺气不足，肺阴亏虚，痰热瘀血阻肺，肺络闭阻，血行不畅，治疗当扶正祛邪兼顾。一诊重在祛邪，二诊、三诊渐增加扶正之药，祛邪以清热之黄芩、黄连、黄柏合紫苏子、紫菀、炙百部、川贝、桃仁、丹参、赤芍化痰活血，扶正中益气用生黄芪、党参、白术、黄精、茯苓、生薏苡仁，养阴用麦冬、玄参、甘草等，活血化瘀再增血府逐瘀口服液则血行畅通，病渐向好。

◇病例六

王某，女，57 岁。2009 年 10 月 13 日初诊。主诉：活动后气短喘息 7 月余。现病史：患者于 2009 年 3 月 5 日因劳累后受凉出现气短乏力，喘息，低热，盗汗，肩关节痛，体温在 37.4℃ ~37.8℃，消瘦，烧心感。3 月 13 日到北大医院血液科、呼吸科就诊，查血沉 20mm/h，胸片示双下肺可见片状模糊影，给予口服药物治疗效果不佳，于 4 月 7

日住院，确诊为双肺弥漫性间质性肺病伴右肺中叶及左肺上叶下舌叶炎症，给予口服甲泼尼龙片 10 片（40mg）/ 日、普米克都保（布地奈德）吸入，每日吸 2 次、别嘌醇每日 2 片（0.2g）口服；低热、关节痛减轻，出院后激素减至 8 片 / 日，以后每月减 1 片，现在每日服 4 片，普米克都保和别嘌醇仍然维持原剂量。既往史：有慢性食道反流性胃炎史 6 年。查体：形体消瘦，精神不振，语音低弱，时有咳嗽，嗳气泛酸，双肺散在哮鸣音，心听诊（－）。舌尖微红，苔薄白，脉左细滑，右细。2009 年 10 月 11 日血氧分压：67mmHg。

辨证：病属肺脾气阴亏虚，气不行血，血行瘀滞，痰瘀阻肺，蕴积化热，肺叶失于濡养，叶焦而痿，并兼肺胃气逆证。

中医诊断：肺痿，胃痞（气阴两虚，痰瘀阻肺，气虚气逆）。西医诊断：弥漫性间质性肺病，肺部感染，慢性食管反流性胃炎。

治法：清热化痰，益气活血。处方：紫丹贝二陈汤。丹参 12g、川贝 12g、紫菀 12g、清半夏 10g、陈皮 12g、茯苓 12g、生甘草 6g、瓜蒌 15g、薤白 12g、炙百部 12g、桃仁 10g、旋覆花 10g、代赭石 20g、黄芩 12g、黄柏 10g、黄连 5g，7 剂，水煎服，日一剂。

甲泼尼龙 16mg，1 次 / 日，口服；普米克都保 2 喷 / 次，2 次 / 日，吸入；别嘌醇片 0.2g，1 次 / 日，口服。血府逐瘀口服液 3 盒，1 支 / 次，3 次 / 日，口服；牛黄蛇胆川贝液 3 盒，1 支 / 次，3 次 / 日，口服；双黄连颗粒 3 盒，1 袋 / 次，3 次 / 日，口服。

二诊（2009 年 11 月 3 日）：患者病情好转。服药 7 天后，咳嗽喘息、烧心明显减轻，但自行停药 10 天后，患感冒，发热身痛头痛，最高体温 39℃，经服用泰诺林（对乙酰氨基酚）后烧退身痛去。口唇略紫绀，咳声低沉。舌质微红，苔薄白，脉弦小。2009 年 11 月 2 日血气分析：血氧分压 80 mmHg。2009 年 11 月 2 日 X 线胸片：双肺间质性病变。

辨证：体质偏虚，痰瘀化热灼伤肺金，首诊病重而药力轻，虽已见效，但因自行中断疗程，病邪如死灰复燃，痰热挟瘀壅阻于肺，故痰黏而多，气短唇紫，脉小而弦，治当重在化痰清热，佐以活血益气。

治法：清肺化痰，活血益气。处方：苏杏石甘汤加减。紫苏子 10g、杏仁 10g、生石膏 12g、丹参 12g、桃仁 10g、黄芩 12g、黄连 5g、当归 12g、紫菀 12g、炙百部 12g、川贝 12g、生黄芪 15g、海螵蛸 30g、陈皮 12g、生甘草 6g，14 剂，水煎服，分两次温服，日一剂。

甲泼尼龙 16mg，1 次 / 日，口服；普米克都保 4 喷 / 次，1 次 / 日，吸入；别嘌醇 0.2g，0.2g/ 次，1 次 / 日，口服。血府逐瘀口服液 30 支，1 支 / 次，3 次 / 日，口服。

三诊（2009 年 11 月 17 日）：患者病情明显好转。咳嗽喘息明显减轻，基本不咳，微喘。仍有烧心，气短。面色及口唇较前红润，唇紫减轻。舌质微红，苔薄白，脉细滑。

辨证分析：药已对证，仍以祛邪为主，佐以扶正。

治法：同上，酌增清热之力。处方：前方去川贝，加炒栀子 10g，14 剂，水煎分两次温服，日一剂。

血府逐瘀口服液 4 盒，1 支 / 次，3 次 / 日，口服。

四诊（2009 年 12 月 15 日）：患者病情好转。烧心，胃反流及喘息症状减轻。基本不咳，咯痰减少，气短减轻。舌质微暗，苔薄白，脉小滑。2009 年 12 月 13 日，X 线胸片：肺纤维化较前好转。

治法：益气养阴，清肺活血。处方：紫丹贝二陈汤加味。紫菀 12g、丹参 12g、川贝 12g、法半夏 10g、陈皮 12g、茯苓 15g、桃仁 10g、降香 15g、旋覆花 10g、代赭石 20g、炙百部 12g、黄芩 12g、黄连 5g、生甘草 6g，14 剂，水煎分两次温服，日一剂。

血府逐瘀口服液 4 盒，1 支 / 次，3 次 / 日，口服。

五诊（2009 年 12 月 29 日）：患者病情好转。喘息气短减轻。烧心减轻，仍嗳气。舌质嫩微暗，苔薄白，脉弦小。

治法：益气养阴，理气活血。处方：紫丹贝二陈汤加味。紫菀 12g、丹参 12g、川贝 12g、法半夏 10g、陈皮 12g、茯苓 15g、桃仁 10g、降香 15g、赤芍 12g、党参 12g、白术 12g、旋覆花 10g、代赭石 20g、炙百部 12g、黄芩 12g、黄连 5g、生甘草 6g，14 剂，水煎分两次温服，日一剂。

血府逐瘀口服液 4 盒，1 支 / 次，3 次 / 日，口服；金水宝胶囊 4 盒，6 粒 / 次，2 次 / 日，口服。

六诊（2010 年 1 月 12 日）：患者病情好转，烧心、喘息减轻，咽部有白痰，舌淡嫩，脉小滑。

辨证：肺胃郁热已减轻，仍有烧心、咽中痰阻感。

治法：疏肝理气，和胃化痰。处方：四逆散加味。白芍 12g、甘草 6g、枳壳 12g、旋覆花 10g、代赭石 20g、海螵蛸 30g、桃仁 10g、丹参 12g、降香 15g、柴胡 12g、法半夏 10g、陈皮 12g、川贝 12g、黄芩 12g、枇杷叶 10g，14 剂，水煎分两次服，日一剂。

甲泼尼龙 12mg，1 次 / 日，口服。血府逐瘀口服液 2 盒，1 支 / 次，3 次 / 日，口服。

七诊（2010 年 1 月 26 日）：患者病情好转，烧心减轻，食管反流。舌微红，脉小滑。

治法：同前。处方：前方加鱼腥草 30g，7 剂，水煎分两次服，日一剂。

中成药上药继服。

八诊（2010 年 2 月 9 日）：患者病情好转。烧心减轻，胃食道反流，平卧后略有不适，近日偶有咳嗽。舌微红，脉细滑。

治法：疏肝理气，和胃化痰。处方：香砂六君子汤加味。木香 10g、砂仁 10g、党参 12g、白术 12g、茯苓 12g、生甘草 6g、海螵蛸 30g、旋覆花 10g、代赭石 20g、枳实 10g、郁金 12g、紫菀 12g、炙百部 12g、黄芩 12g、桃仁 10g、丹参 12g，28 剂，水煎分两次服，日一剂。

九诊（2010 年 3 月 16 日）：患者病情无变化。咳嗽轻，痰多色白，舌暗，脉滑。

治法：益气和胃化痰。处方：旋覆代赭汤加味。旋覆花 10g、代赭石 20g、白术 12g、枳实 10g、香附 10g、党参 12g、茯苓 15g、桃仁 10g、丹参 12g、海螵蛸 30g、紫菀 12g、炙百部 12g、黄芩 12g、竹茹 10g、生薏苡仁 15g、鱼腥草 30g，28 剂，水煎分两次服，日一剂。

中成药继服。

随访（2010 年 10 月 19 日）：患者近半年一直坚持香砂六君子汤和旋覆代赭汤加味方交替服用，并配合服用金水宝等中成药，病情渐好转，喘息减轻，激素量已撤减每日 1 片，每日吸 1 次普米克都保，哮喘未大发作。2013 年 5 月复诊，患者一直服用香砂六君子汤加减方（多加海螵蛸、旋覆花、代赭石、生黄芪、赤芍、砂仁、木香、丹参等）治疗，病情稳定，激素量维持在每日口服半片，吸入激素每日一次。

按语：对肺间质纤维化合并肺炎，西医常规使用激素，但激素撤减过程漫长，许多人在减到维持量后不能再减，一旦再减少，病情易复发，如何将激素维持量减少到最小维持量而不复发，是目前西医治疗的难题，老年患者自身肾上腺皮质分泌会减少，肺部感染后继发肺纤维化，长期使用激素撤减起来非常困难。本案外感之后，迁延不愈，气阴渐伤，痰瘀阻肺，酿成虚热肺痿之证，由于持续使用激素，而见内热伤及肺胃、气虚气逆之象。治疗方面，祛瘀化痰需兼顾胃气和肺阴，选二陈汤加瓜蒌、黄芩、薤白、川贝以化痰；丹参、桃仁活血祛瘀；紫菀、炙百部佐二陈汤以化痰润肺，且减二陈汤之燥热；黄连、黄柏佐黄芩、瓜蒌以清热；旋覆花、代赭石以降逆和胃，诸药共奏化痰瘀、理气血、标本兼治之效。守方加减，甲泼尼龙服用量由 1 年前的每日 4 片，撤到每日半片，且能维持数年喘咳无反弹，实为可贵，探其原因，应该与坚持服用中药有密切关系。在此期间的加减化裁，体现了张老师"有是证用是药"的"方证对应"学术思想。

◇病例七

詹某，女，75 岁。2013 年 6 月 6 日初诊。主诉：咳嗽气短半年。现病史：患者于

2012 年 12 月不明原因出现咳嗽气短，有时刷牙时咯血。曾在本院呼吸科住院诊断为"支气管哮喘"，颈动脉血栓形成，予口服波立维（硫酸氢氯吡格雷片）、阿司匹林片等，病情无好转。既往史：2011 年在朝阳医院诊断"混合性结缔组织病、干燥综合征、进行性系统性硬化症、颈动脉血栓形成"，2010 年在本院神经科住院诊断"腔隙性脑梗死、冠心病、周围前庭眩晕"。查体：神清，精神可，四肢活动如常，面色暗红。实验室检查：2011 年 3 月 23 日抗核抗体阳性。2011 年 3 月 23 日抗核糖体 P 蛋白阳性。2011 年 3 月 23 日抗 SS-A 抗体弱阳性。舌微暗，苔薄白，脉细滑。

辨证：高龄女性，长期患动脉硬化、脑血管病变、眩晕及结缔组织病，半年来咳嗽，气短，咯痰，中医诊断肺痹咳嗽，病机属阴虚肺热，痰瘀阻肺，病因为皮痹脉痹不已，内舍于肺，致肺失宣降、气滞痰阻血瘀。

中医诊断：肺痹咳嗽（阴虚肺热，痰瘀阻肺）。西医诊断：干燥综合征，肺间质病变。

治法：益气养阴，化痰活血。处方：百合知母汤合生脉饮加减。百合 15g、知母 12g、沙参 12g、麦冬 12g、五味子 12g、玄参 12g、桔梗 12g、紫菀 12g、炙百部 12g、黄芩 12g、黄连 6g、川贝 12g、穿山龙 12g、地龙 12g、桃仁 12g、丹参 12g，7 剂，水煎服，日一剂。

血府逐瘀口服液 3 盒，1 支 / 次，3 次 / 日，口服；双黄连颗粒 3 盒，1 袋 / 次，3 次 / 日，口服。

二诊（2013 年 6 月 20 日）：患者病情好转。药后咳嗽减轻，咯痰减少，大便转稀，3 次 / 日，气短乏力，神疲。舌微暗，苔薄白，脉细滑。

辨证：服滋阴化痰药大便转稀，说明脾气亏虚，脾胃运化无力，治疗需补后天。

治法：健脾益气化痰。处方：香砂六君子汤加减。党参 12g、白术 12g、茯苓 12g、生甘草 6g、砂仁 10g、木香 10g、法半夏 9g、陈皮 12g、生薏苡仁 15g、葛根 12g、苍术 12g、炒槐花 12g、地榆炭 12g、厚朴 12g、焦神曲 5g、焦山楂 5g、炒麦芽 5g、鸡内金 12g，7 剂，水煎服，日一剂。

三诊（2013 年 6 月 27 日）：患者病情好转。大便恢复正常，食欲增加，咳嗽减轻，咯痰色白，气短，口苦，太息，后背痛，偶有泛酸。舌微暗，苔白腻黏，脉弦小滑。

治法：健脾益气化痰。处方：香砂六君子汤加减。党参 12g、厚朴 12g、茯苓 15g、生甘草 6g、砂仁 10g、木香 10g、法半夏 9g、陈皮 12g、枳实 12g、生薏苡仁 15g、炒苍术 12g、炒槐花 12g、地榆炭 12g、焦神曲 5g、焦山楂 5g、炒麦芽 5g、鸡内金 12g，7 剂，水煎服，日一剂。

四诊（2013 年 7 月 4 日）：患者病情好转。咯痰多，腹不胀，余症同前。舌微暗，苔黄黏腻，脉弦小。

治法：同前。处方：前方去炒槐花、地榆炭，加前胡 12g、黄芩 12g、厚朴 12g，改茯苓 12g，7 剂，水煎服，日一剂。

五诊（2013 年 7 月 11 日）：患者病情好转。咳嗽减轻，咯痰仍多，色白，晚间偶有泛酸，眠差，偶有眩晕，气短。舌红，苔黄腻，脉弦小。

治法：化痰益气活血。处方：陈平汤加味。法半夏 9g、陈皮 12g、茯苓 12g、生甘草 6g、浙贝母 12g、紫菀 12g、炙百部 12g、生薏苡仁 15g、苍术 12g、厚朴 12g、鸡内金 12g、焦山楂 5g、焦神曲 5g、炒麦芽 5g、炒酸枣仁 15g、黄芩 12g，7 剂，水煎服，日一剂。

按语：结缔组织病后继发（或并发）的肺间质病变，以咳嗽、干咳少痰进行性加重，气短为特点，目前尚无有效治疗方法。张老师认为以肺外疾病转化而来以肺气闭塞胸闷气短，口唇紫绀，肺功能减弱为主症，则可归属于"肺痹"范畴。本患者属于肺痹咳嗽，病机根本在于肺虚痰瘀阻肺，初诊化痰清热养阴为主，因脾气不足，不耐滋阴药腻胃而出现腹泻，后几诊加重健脾益气化痰药量和药味，气短腹泻大减，咯痰增多，说明排痰有力，肺气充沛，也说明痰浊阻肺在本病发生的病机中占重要地位，为以后辨治此类疾病提供借鉴。

◇病例八

王某，男，74 岁，2003 年 7 月 6 日初诊。主诉：间断发热半月。现病史：近半月不明原因间断发烧，平均 3 ~ 5 日发热 1 次，体温达 37.4℃，在外院诊断为硬皮病，输液 5 天（左氧氟沙星注射液），症状不减。仍发热，咳嗽，痰少色白，食纳可，舌质红，苔薄，脉小滑。既往史：否认其他病史。查体：一般情况可。

中医诊断：发热（血热妄行）。西医诊断：硬皮病。

辨证：患者老年，营血虚少，血虚发热，热邪壅肺，故可出现低热，咳嗽咯痰，舌红，脉滑等。

治法：清热凉血，清肺止咳。处方：桃红四物汤加减。生黄芪 15g、女贞子 15g、桃仁 10g、红花 10g、生地黄 15g、当归 12g、赤芍 12g、川芎 10g、丹参 15g、紫菀 12g、炙百部 12g、黄芩 12g、黄连 10g、大青叶 12g、鱼腥草 30g、穿山龙 12g，7 剂，水煎服，日一剂。

二诊（2003 年 7 月 16 日）：患者服药时已不烧，停药后体温 37.2℃，咳嗽痰多，食纳不佳。舌质微红，苔腻，脉弦滑。

治法：清热益气，化痰止咳。处方：六君子汤加减。生黄芪15g、女贞子15g、党参12g、白术12g、茯苓12g、生甘草6g、法半夏10g、陈皮12g、桃仁10g、红花10g、紫菀12g、炙百部12g、黄芩12g、黄连10g、鱼腥草30g、虎杖12g、生薏苡仁30g，7剂，水煎服，日一剂。

三诊（2003年7月23日）：晚7时左右体温有时达37.2℃，约1个小时后恢复，食欲稍好。舌质微暗，苔微腻，脉弦滑数。

治法：同前，处方：前方加百合15g，改党参15g，14剂，水煎服，日一剂。

四诊（2003年9月10日）：患者偶有低烧，咳嗽，咯痰多，能活动，乏力。舌质暗，苔厚腻，脉弦滑数。

治法：清热益气，化痰止咳。处方：六君子汤合桃红四物汤加减。生黄芪15g、女贞子15g、党参15g、白术12g、茯苓12g、生甘草6g、法半夏10g、陈皮12g、桃仁10g、红花10g、当归12g、赤芍12g、川芎10g、丹参12g、黄芩12g、黄连10g、生薏苡仁30g、虎杖12g，14剂，水煎服，日一剂。

五诊（2004年6月24日）：患者停汤药半年，喘息又发，咳嗽，咳白痰多，质稀，泡沫状，时有咯血，纳差，大便不稀，排便不畅，X胸片无变化，查体双肺呼吸音低，两肺底可闻及湿罗音，下午心律不齐，有间歇，舌质暗，苔白腻，脉弦滑数。

治法：清热益气，化痰活血。处方：香砂六君子汤加减。党参10g、苍白术各12g、茯苓15g、法半夏10g、陈皮12g、砂仁10g、木香10g、生薏苡仁20g、黄芩12g、黄连10g、川贝12g、桃仁10g、丹参12g、大青叶12g、王不留行12g、生甘草6g，14剂，水煎服，日一剂。

黄杨宁4瓶，4片/次，3次/日，口服；血府逐瘀口服液6盒，1支/次，3次/日，口服；清热解毒片4盒，4片/次，3次/日，口服。

六诊（2004年10月11日）：登楼后气短，喘憋，咳嗽重，咳黄痰，有时痰带血，舌暗，左舌根有约小指甲大小肿物，苔白腻，脉滑数。

治法：清热益气，化痰祛瘀。处方：香砂六君子汤加减。党参10g、苍白术各12g、茯苓15g、生甘草6g、法半夏10g、陈皮10g、砂仁10g、木香10g、紫菀12g、炙百部12g、黄芩12g、黄连10g、黄柏10g、桃仁10g、红花10g、生薏苡仁30g、虎杖12g、王不留行12g，14剂，水煎服，日一剂。

心血宁片10盒，4片/次，3次/日，口服；血府逐瘀口服液10盒，1支/次，3次/日，口服。

按语：硬皮病或系统性硬化症（SSc）是一种全身性结缔组织病。病因与遗传、感染、免疫调节失常、结缔组织代谢及血管异常相关。临床上以局限性或弥漫性皮肤增厚和纤维化为特征，并累及心、肺、肾、消化道等内脏器官的结缔组织，常表现为雷诺现象、肺动脉高压、肺组织纤维化及肾危象等致死性内脏损害。根据其皮肤病变的程度及病变累及的部位，可分为局限性和系统性。硬皮病主要表现为皮肤硬化，局限性无内脏损害，预后良好；系统性可伴多脏器损害，发病隐袭，疾病经过缓慢，常可迁延数年乃至数十年以上，食管胃肠、肺、心、肾均能累及，预后较差。西医治疗用抗炎、抗凝、扩张血管、抗纤维化等药物，具有较大的毒副作用，不宜长期服用；中医认为 SSc 属于"痹症"中的"皮痹"、"脉痹"和"五脏痹"范畴，治疗本病多采用温阳补肾健脾、活血化瘀通络等方法，有良好疗效，还可减轻西药的毒副作用。

本例患者外感发热反复发作治疗不愈，继而出现进行性呼吸困难，气短乏力，咳嗽咯痰带血，查体双肺可闻及湿罗音。西医诊断硬皮病，中医诊断为外感发热、肺痹。其初期治疗重在清热凉血，化痰止咳，方用桃红四物汤加减。清热用黄芩、黄连、鱼腥草、虎杖等，止咳化痰用紫菀、炙百部、生薏苡仁、二陈汤等，益气健脾用生黄芪、女贞子、四君子汤等，活血化瘀用桃仁、赤芍、川芎、丹参等。后期合并肺纤维化，出现气短、喘息、神疲乏力、紫绀舌暗等脾肾气虚血瘀证，故用香砂六君子汤、血府逐瘀口服液等以益气健脾、养血活血。本病全程中注意清肺热，保肺津，用百合、川贝、炙百部、生薏苡仁、虎杖等，以防热邪灼肺成肺痿之变。

◇病例九

张某，男，72 岁，1998 年 7 月 17 日初诊。主诉：咳喘反复发作 20 余年，加重伴气短 3 年。现病史：患者 20 余年前感冒后咳嗽喘息，经治疗好转，其后每年冬季发作，在外院诊断为慢性支气管炎、肺气肿，近 3 年症状加重，伴有活动后气短，胸闷，口唇紫绀，在外院 CT 确诊肺间质纤维化，今年初住院 3 月余，用菌必治（头孢曲松钠）2g，2 次 / 日，静脉滴注，并用双氢克尿噻、氨茶碱、喘定（二羟丙茶碱）、地高辛等口服，并每日吸氧半小时，维持症状平稳，偶有心悸，下肢水肿。既往史：慢性支气管炎病史 20 余年。查体：桶状胸，双肺呼吸音低，心律齐，心率 120 次 / 分，下肢轻度可凹性水肿。舌质暗，苔薄干腻，脉浮滑数。ECG 示有心动过速，室性期前收缩，血气正常。

中医诊断：喘证、肺痹（气虚痰阻血瘀）。西医诊断：慢性支气管炎、肺气肿、肺纤维化、心功能不全（失代偿）。

治法：益气化痰，活血利水。处方一：苏杏石甘汤加减。紫苏子 10g、杏仁 10g、生石膏 30g、生甘草 6g、紫菀 12g、炙百部 12g、黄芩 12g、黄连 10g、黄柏 10g、浙贝母 10g、金银花 15g、地龙 12g、穿山龙 30g、生大黄 3g，14 剂，水煎服（8-16），日一剂。处方二：生脉散合四君子汤加减。党参 12g、麦冬 12g、五味子 10g、白术 12g、苍术 12g、茯苓 20g、生甘草 6g、泽泻 15g、车前子 15g、水红花子 15g、桃仁 10g、红花 10g、生牡蛎 30g，14 剂，水煎服（12-20），日一剂。

二诊（1998 年 7 月 23 日）：药后平稳，仍喘作心慌，浮肿，病情危重，用抗生素后肠道菌群失调，脘满腹胀呃逆。舌质暗，苔白腻，脉滑数。

治法：健脾燥湿，降逆平喘。处方：旋覆代赭汤合平胃散加减。旋覆花 10g、代赭石 30g、苍术 12g、川朴 12g、陈皮 10g、甘草 6g、茯苓 30g、白术 12g、藿香 12g、佩兰 12g、泽泻 15g、车前子 15g、猪苓 15g、焦三仙各 5g、鸡内金 12g、黄芩 12g、水红花子 15g，3 剂，水煎服，日一剂，分两次服用，早晚各一次。

氢化可的松片 150mg 口服，3 天后减量，25mg 递减。

三诊（1998 年 7 月 27 日）：服三剂中药后，喘作减轻，可停服氨茶碱和喘定，心慌减轻，口干渴不思饮，舌质微暗，苔薄黏腻，脉弦小滑。

治法：燥湿健脾，利水化痰。处方：平胃散加味。苍术 12g、川朴 12g、陈皮 10g、生甘草 6g、白术 12g、藿香 12g、佩兰 12g、茯苓 30g、泽泻 15g、车前子 15g、猪苓 15g、大青叶 20g、焦三仙各 5g、鸡内金 12g、黄芩 12g、鱼腥草 30g、水红花子 15g，3 剂，水煎服，日一剂，分两次服用，早晚各一次。

四诊（1998 年 7 月 30 日）：上药服两剂，吃饺子后腹泻 3 ~ 4 次 / 日，无腹痛，自服黄连素腹泻减轻，颜面、下肢浮肿，喘作，舌质微暗，苔薄黄腻，脉小滑，96 次 / 分。

治法：同前。处方：前方去焦三仙、鸡内金，加槟榔 10g、莱菔子 12g、改大青叶 15g，7 剂，水煎服，日一剂。

五诊（1998 年 8 月 7 日）：浮肿减轻，现每日口服地高辛 2/3 片、氨茶碱 3 片，动后喘甚，咳嗽不重，咯白痰沫，舌质微暗，苔薄腻，脉滑，心率 80 ~ 120 次 / 分。

治法：益气化痰，活血利水。处方一：苏杏石甘汤加味。紫苏子 10g、杏仁 10g、生石膏 30g、生甘草 6g、紫菀 12g、炙百部 12g、黄芩 12g、黄连 10g、橘红 10g、川贝 10g、藿香 12g、佩兰 12g、地龙 12g、穿山龙 30g，14 剂，水煎服（8-16），日二剂。处方二：四君子汤加味。党参 12g、白术 12g、茯苓 30g、生甘草 6g、焦三仙各 5g、鸡内金 12g、桃仁 10g、红花 10g、川朴 12g、猪苓 30g、生黄芪 30g、防风 10g、莱菔子 30g、槟榔 10g，14 剂，水煎服（12-20），日二剂。

六诊（1998 年 8 月 13 日）：活动稍多，喘作轻，心不慌，心率 80 ~ 90 次 / 分，舌质微暗，苔黄腻，脉滑。

治法：益气燥湿，清热化痰。处方：平胃散加味。苍术 12g、川朴 12g、陈皮 10g、生甘草 6g、白术 12g、藿香 12g、佩兰 12g、桃仁 10g、茯苓 30g、泽泻 30g、生薏苡仁 30g、金银花 15g、黄连 10g、焦三仙各 5g、鸡内金 12g、红花 10g、黄芩 12g、槟榔 12g、莱菔子 12g，14 剂，水煎服，日一剂。

七诊（1998 年 8 月 27 日）：行路约 20 分钟不劳累，咽痛，轻咳，咯痰多，一日 20 多口，心悸。舌红，苔腻，脉弦滑。

治法：益气燥湿，清热化痰。处方：平胃散合三子养亲汤加减。苍术 12g、川朴 12g、陈皮 10g、紫苏子 10g、莱菔子 12g、白芥子 12g、白术 12g、水红花子 15g、黄芩 12g、生薏苡仁 30g、茯苓 15g、泽泻 15g、金银花 15g、大青叶 12g、桃仁 10g、红花 10g、焦三仙各 5g、鸡内金 12g，20 剂，水煎服，日一剂。

八诊（1998 年 9 月 17 日）：服 20 剂后症状平稳，两天来有些感冒，微咳，痰不多，下肢略肿，间断服用利尿剂安体舒通（螺内酯）等，地高辛减为每日 1/3 片，可行走 20 分钟不喘，每日食 6 两主食，喘作但不重，面暗，呼吸音粗，心率 96 次 / 分。

治法：同前。处方：前方去薏苡仁，加赤芍 12g、珍珠 20g、生牡蛎粉 30g，改茯苓 12g，40 剂，水煎服，日一剂。

九诊（1998 年 10 月 29 日）：喘轻，能走 20 分钟，咯痰不多，吃肉后咳嗽，心悸，头晕，左肺可闻及痰鸣音，心率 84 次 / 分，已停用地高辛，舌苔黄腻，脉弦滑。

治法：益气燥湿，清热化痰。处方：平胃散合三子养亲汤加减。苍术 12g、厚朴 12g、陈皮 10g、生甘草 6g、紫苏子 10g、莱菔子 12g、白芥子 12g、白术 12g、茯苓 30g、生薏苡仁 30g、鱼腥草 30g、桑白皮 15g、黄芩 12g、栀子 10g、大青叶 12g，7 剂，水煎服，日一剂。

按语：慢阻肺合并肺纤维化、心衰及肠道菌群紊乱，西医治疗较为棘手，仅靠强心、利尿、抗感染不能改善患者生活质量，用抗生素更易导致胃肠功能紊乱、肠道菌群失调，此种复杂危重的病例，即使中医高手也很难起死回生。张老师沉着应对，按照一贯重视正气的思路，标本兼治，辨证施治。初诊辨证为肺脾肾气虚，痰阻血瘀水停，治以益气化痰、活血利水，方用苏杏石甘汤与生脉散合四君子汤加减，虽然辨证准确用药也对路，但由于痰湿内阻日久，抗生素过用导致肠道菌群紊乱，补益之品一时难以吸收；故二诊以后重在降逆燥湿，化痰利水，兼以活血化瘀，用旋覆代赭汤合平胃散加减。旋覆代赭汤为张仲景名方，治疗胃虚气逆痰气交阻心下所致的噫气不除、心下痞硬，其降逆效果很好，现代医家多用来治疗顽固性呕吐、胃炎、胃食管反流、食道癌等，张老师用此方只用其降逆作用，并未用补益的党参，一般而言对脾胃气逆有痰之证，张老师喜用旋覆花甚于半夏，尤其兼有水肿患者，认为旋覆花消痰行水、降逆止呕、和胃顺气，其力优于半夏，又兼可利水消肿。平胃散始见于《太平惠民和剂局方》由苍术、厚朴、陈皮、甘草、生姜、大枣组成，主治脾胃不和，不思饮食，心腹胁肋胀满刺痛，胸满短气，呕哕恶心，噫气吞酸，面色萎黄，机体瘦弱等。本案患者胃肠功能紊乱，心下痞满，纳呆乏力，舌苔白腻，胸膈满闷，用平胃散是对症之选，只是病情复杂，需要加化痰活血利水之品，三子养亲汤始见于《韩氏医通》由紫苏子、白芥子、莱菔子组成，集化痰降气于一方，力专效宏，张老师常以治疗慢阻肺、肺心病痰多气逆者。本案七诊后一直用平胃散合三子养亲汤加减，并配合活血利水之茯苓、猪苓、水红花子、泽泻、车前子、桃仁、赤芍、桑白皮，健脾和胃之薏苡仁、白术、鸡内金、焦三仙等，本案后期补益药不多也能取效，体现了"六腑以通为补"的治法。

◇病例十

李某，女，68岁，2015年3月12日初诊。主诉：胸闷气短2年余，加重伴憋气心悸4月。现病史：患者于2年前不明原因出现胸闷气短，活动后加重，未系统诊治，曾在当地诊断为肺纤维化，给予激素治疗，近4个月病情加重，伴有憋气，心悸，呼吸困难，于2014年12月住北京武警总医院11天，期间请协和医院专家会诊，诊断肺间质纤维化，肝血管瘤，类固醇型糖尿病，甲状腺多发囊实性结节，给予口服泼尼松11片/日，雷公藤多甙片，因症状不缓解请张老师会诊。刻下：背痛，双肩部疼痛，气短憋气，胸闷。活动后心悸气短加重，下地行走2米则憋气心慌加重，需吸氧，不咳嗽，无咯痰，纳可，眠差，大便溏，日一行。既往史：有皮肌炎病史3年。查体：神清，呼吸急促，口唇紫绀，吸氧，双肺呼吸音清，心率116次/分，舌质微暗红，苔薄白腻，脉细滑数。2014年10月31日协和医院CT示：右肺小结节，双肺间质性改变，双侧腋窝、两肺门及纵膈多发小淋巴结，部分钙化，双侧胸膜增厚，甲状腺右页增大，内见类圆形低密度影。肝左外叶多发低密度灶。

中医诊断：肺痹（气虚血瘀）。西医诊断：肺间质纤维化、皮肌炎。

治法：益气活血，化痰通络。处方：贞芪生脉饮加味。生黄芪30g、女贞子30g、党参12g、麦冬12g、五味子12g、桃仁12g、丹参12g、赤芍12g、红花10g、降香10g、紫苏子10g、白芥子12g、莱菔子12g、川贝12g、黄芩12g、黄连10g、黄柏10g、紫菀12g、炙百部12g、柏子仁12g、炒酸枣仁15g、珍珠母15g，120剂，水煎服，日一剂。

二诊（2015年7月9日）：服上药后呼吸困难、气短心悸明显减轻，激素量已撤减为每日 3 片，静止时无明显胸闷心慌，不咳嗽，白天不吸氧，走路快则喘息，活动后心悸，双肺呼吸音低，心率 90 次 / 分。舌质红，苔薄白，脉细滑。

治法：益气活血，化痰通络。处方：贞芪生脉饮加味。生黄芪 30g、女贞子 30g、党参 12g、麦冬 15g、五味子 12g、桃仁 10g、丹参 15g、赤芍 15g、红花 10g、降香 12g、川贝 12g、黄芩 12g、紫菀 12g、炙百部 12g、郁金 12g、黄连 10g、枳壳 12g、炒酸枣仁 15g，150 剂，水煎服，日一剂。

三诊（2015 年 12 月 10 日）：药后喘息减轻，白天不吸氧，每天晚上吸氧 6 小时，咽部有痰阻感，右胸痛，无发热，无腹泻。2015 年 12 月 3 日在协和医院拍 CT 片示：与 2014 年片比较基本相似，高分辨 CT 示双肺弥漫性磨玻璃样改变，肺功能提示限制性通气功能障碍伴弥散功能减低。查抗核抗体 IgG1∶80（+），抗 RO52 抗体强阳性（+++），抗 PM-SCL 抗体弱阳性（+）。双肺呼吸音低，心率 100 次 / 分，舌质红，舌下络脉稍粗，苔白，脉沉细。

治法：益气活血，化痰通络。处方：贞芪生脉饮加味。生黄芪 30g、女贞子 30g、党参 15g、麦冬 12g、五味子 12g、百合 15g、知母 12g、石斛 15g、瓜蒌 15g、薤白 12g、法半夏 10g、紫菀 12g、炙百部 12g、川贝 12g、桃仁 10g、丹参 12g、赤芍 12g、红花 10g、降香 12g、柏子仁 12g、炒酸枣仁 15g，14 剂，水煎服，日一剂。

按语：本例患者既往无慢性支气管炎史，近两年多出现喘憋气短，活动后加重伴有心悸，病情发展过程不像慢性阻塞性支气管炎引起的肺气肿，结合肺部 CT 提示肺间质纤维化，肺功能提示限制性通气功能障碍以及有皮肌炎病史，诊断皮肌炎引起的肺间质纤维化成立，中医诊断属于肺痹。张老师认为慢性肺系疾病引起的肺纤维化可归属于肺痿范畴，肺外其他系统疾病引起的肺间质纤维化可归属于肺痹范畴，肺痹治疗大法不外益气阴、化痰瘀、通肺络。益气阴常用贞芪生脉饮、四君子汤等；化痰瘀常用三子养亲汤、瓜蒌薤白半夏汤以及桃仁、丹参、红花等；通络活血常用赤芍、降香、瓜蒌、郁金等；随兼症而略有加减，如舌红、苔黄口干加黄芩、黄连、黄柏以清热；眠差加炒酸枣仁、柏子仁、珍珠母以养血宁心安神。本案效不更方，坚持服用半年左右，这也是取效的重要因素，值得借鉴。

十、肺内结节病

结节病（sarcoidosis）由英国医生 Hutchison 于 1877 年首先报道，曾一度被称为 Mortimer 病、Boeck 病、Schaumann 病、鲍氏肉芽肿病、类肉瘤病及良性淋巴肉芽肿病等，是一种病因未明的以非干酪性肉芽肿为病理特征的系统性疾病，可侵犯全身多个器官，以肺和淋巴结发病率最高，其次为皮肤、眼、神经系统、心脏等受累。常见于青壮年。此病可呈自限性，大多预后良好，病因未明，其发生可能与遗传因素、环境因素、免疫学因素有关。起病多数缓慢，偶有急性发病，早期症状较轻，约 90% 有肺部受累症状，肺部 CT 改变为双侧肺门及纵膈对称性淋巴结肿大，可伴有网状、结节状或片状阴影，分为四期，第四期为进行性肺间质纤维化，可伴有支气管扩张。该病的免疫学特征为皮肤迟缓样过敏反应受到抑制及 I 型辅助 T 细胞（Th1）免疫反应增强，同时可见循环免疫复合物及 B 细胞反应增高。病理特点为慢性、非干酪性上皮样细胞肉芽肿，发病与Ⅳ型细胞免疫反应有关。临床表现以隐匿发病，发热、盗汗、乏力、消瘦、干咳为主，可有咯痰、血痰、胸痛、气短，可有皮疹、关节疼痛、肝脾肿大、浅表淋巴结肿大及眼部病变，如结膜炎等。肺内结节病属于中医"肺痹"范畴，病机总不离气郁气滞，痰阻血瘀。《圣济总录·肺痹》："皮痹不已，复感于邪，内舍于肺，是为肺痹。"《症因脉治·肺痹》："肺痹之症，即皮痹也。烦满喘呕，逆气上冲，右胁刺痛，牵引缺盆，右臂不举，痛引腋下。"治法多益气养阴，清肺通络。张老师治疗此病主张重在疏肝理气散结，通过理气散结化瘀，达到气顺痰消的目的，多用古方化裁，常用方生脉散、百合知母汤、逍遥散、瓜蒌薤白半夏汤、玉屏风散、三子养亲汤、甘麦大枣汤、柴胡疏肝散等；也常根据病情自拟新方如自拟柴芍二陈三黄汤、柴胡散结汤、桔梗玄参汤等；疏肝理气常用柴胡、郁金、白芍、赤芍、枳壳、陈皮等；化痰散结常用海蛤壳、海藻、浙贝母、牡蛎、海浮石、法半夏、玄参等；活血化瘀通络常用丹参、赤芍、桃仁、郁金、王不留行、穿山龙、路路通等；清肺热常用黄芩、黄柏、瓜蒌、金银花、栀子、板蓝根等。止咳化痰川贝、紫菀、炙百部、桔梗、陈皮、甘草等。

◇病例一

李某，女，60 岁。2013 年 6 月 27 日初诊。主诉：咳嗽咯痰反复发作 2 年。现病史：患者于 2011 年不明原因出现咳嗽咯痰，外院查胸 CT 示胸内钙化点，右肺上叶支气管腔内结节，间断服用中西药，咳嗽咯痰不减。2013 年 5 月复查 CT 右肺上叶支气管腔内结节直径 0.9cm，类圆形边界清楚，右肺下叶可见局部支气管扩张，双肺胸膜下可见多发小结节，右肺上叶支气管腔内结节与 2011 年比较无增大。2013 年动态心电图发现房性期前收缩，2013 年 6 月 8 日经查甲状腺标志物诊断为桥本氏甲状腺炎。刻下：咳嗽阵作，咳白黏痰，胸憋闷，肝区痛，夜卧则咳嗽加重。舌淡红，苔白黄厚，脉弦细。既往史：高脂血症、肝囊肿史 3 年。

中医诊断：咳嗽（痰浊阻肺，气结痰凝）。西医诊断：支气管腔内结节、桥本氏甲状腺炎。

治法：化痰散结，理气活血。处方：柴胡散结汤。柴胡 12g、白术 12g、当归 12g、白芍 12g、生地黄 20g、熟地黄 20g、海蛤壳 20g、海浮石 20g、黄芪 15g、党参 12g、海藻 12g、王不留行 15g、葶苈子 12g、桃仁 10g、丹参 12g，7 剂，水煎服，2 次／日。

血府逐瘀口服液 2 盒，1 支／次，3 次／日，口服；小金丸 2 盒，2 瓶／次，3 次／日，口服；百令胶囊 2 盒，5 粒／次，3 次／日，口服。

二诊（2013 年 7 月 4 日）：患者病情好转。服药后两胁痛、咳嗽减轻，咯痰减少，咯白泡沫，纳食可，大便畅快，睡眠转好，自觉服药后甲状腺增大了点，一直服优甲乐（左甲状腺素钠片），晨起空腹服，小便可。舌微暗，苔薄，脉弦细。

治法：理气化痰宽胸活血。处方：瓜蒌薤白半夏汤加味。瓜蒌 15g、薤白 12g、法半夏 9g、陈皮 12g、茯苓 12g、紫菀 12g、炙百部 12g、浙贝母 12g、海蛤壳 20g、海藻 12g、王不留行 12g、桃仁 10g、丹参 12g、赤芍 12g、海浮石 20g，7 剂，水煎服，2 次／日。

血府逐瘀口服液 2 盒，1 支／次，3 次／日，口服；小金丸 7 盒，2 瓶／次，3 次／日，口服。

三诊（2013 年 8 月 8 日）：患者病情好转。劳累后感冒，咳嗽痰多，色黄，已服消炎药。舌嫩，苔薄，脉细滑。

治法：理气化痰，解表散结。处方：柴芍二陈三黄汤。柴胡 12g、赤芍 12g、当归 12g、法半夏 9g、陈皮 12g、茯苓 15g、紫菀 12g、炙百部 12g、黄芩 12g、黄连 6g、黄柏 12g、川贝 12g、辛夷（包）12g、苍耳子 12g、路路通 12g、王不留行 12g、生甘草 6g，7 剂，水煎服，2 次／日。

小金丸 14 盒，3 瓶／次，3 次／日，口服；百令胶囊 3 瓶，4 粒／次，3 次／日，口服；牛黄蛇胆川贝液 3 盒，1 支／次，3 次／日，口服。

四诊（2013 年 8 月 22 日）：患者病情好转。咳嗽好转，咯痰减轻。舌淡，苔薄白，脉细滑。

治法：益气化痰，清热利咽。处方：玉屏风散合甘桔紫贝汤。生黄芪 15g、防风 10g、丹参 15g、白术 12g、桃仁 10g、桔梗 10g、玄参 12g、生甘草 6g、紫菀 12g、炙百部 12g、川贝 10g、黄芩 12g、黄连 10g、黄柏 12g、海蛤壳 20g、海浮石 20g，14 剂，水煎服（8-20），日一剂。

百令胶囊 5 盒，4 粒／次，3 次／日，口服。

五诊（2013 年 9 月 12 日）：患者病情好转。有好转，咳嗽减轻，有少量白痰。舌嫩红，苔薄白，脉细滑。

治法：清热化痰，润肺止咳。处方：三子养亲汤加味。紫苏子 12g、白芥子 12g、莱菔子 15g、生石膏 20g、生甘草 6g、紫菀 12g、炙百部 12g、黄芩 12g、黄连 10g、黄柏 12g、板蓝根 12g、锦灯笼 12g、浙贝母 15g，14 剂，水煎服，2 次/日（8-20）。

小金丸 7 盒，2 瓶/次，3 次/日（8-12-16），口服。

六诊（2013 年 10 月 24 日）：患者病情无变化。近几日感冒，咳嗽稍有加重，咳白痰，晨起明显，咳几口痰，平素易感冒，易着凉。舌微暗，苔薄白，脉弦细。辅助检查：2013 年 10 月 11 日，胸片：右下肺斑片状模糊影，炎症，未见结节及团块影。

治法：益气固表，清肺化痰。处方：苏杏石甘汤加味。白术 12g、紫苏子 10g、杏仁 10g、生石膏 15g、生甘草 6g、紫菀 12g、炙百部 12g、浙贝母 12g、黄芩 12g、黄连 15g、黄柏 12g、穿山龙 15g、地龙 12g、丹参 15g、防风 10g、桃仁 15g，14 剂，水煎服，日一剂。

七诊（2013 年 11 月 21 日）：患者病情好转。服药后咳嗽明显减轻，现基本不咳嗽，心烦，乏力。舌嫩红，苔薄白，脉细滑。

治法：疏肝清热，化痰散结。处方：柴胡甘麦大枣汤加减。柴胡 12g、赤芍 12g、当归 12g、牡丹皮 12g、栀子 10g、海蛤壳 20g、炙百部 12g、浙贝母 12g、沙参 12g、麦冬 12g、浮小麦 30g、大枣 15g、炒酸枣仁 15g、海浮石 30g、紫菀 12g、生甘草 6g，14 剂，水煎服（8-20），日一剂。

按语：支气管腔内结节、肺内多发结节合并桥本氏甲状腺炎、肝囊肿，从中医角度分析，病因皆与气机郁滞、痰浊郁结有关，病位在肺、肝，病性属虚中夹实。本案就是典型，张老师用药重在理气，通过疏肝理气达到气顺痰消瘤散的目的，理气用柴胡散结汤、柴芍二陈三黄汤、瓜蒌薤白半夏汤化裁，重用理气药如柴胡、郁金、白芍、陈皮、半夏、赤芍、王不留行等；佐以清热化痰散结之品，如三子养亲汤、海蛤壳、昆布、海藻、浙贝母、牡蛎、海浮石、黄芩、黄连、生石膏、黄柏、瓜蒌、玄参等；活血凉血常用丹参、赤芍、桃仁、地龙、牡丹皮等，并随症加减，药味平常，起效神奇，4 个月后支气管及肺内结节皆消失，咳喘胸闷症状缓解。

◇ **病例二**

崔某，女，47 岁。2012 年 12 月 27 日初诊。主诉：呛咳伴恶心 2 月。现病史：患者于 2012 年 10 月因情志不畅以及感冒出现呛咳，无痰，恶心，无呕吐，口苦，胸憋，后背痛。曾在外院（新街口医院）做喉镜检查未见异常，胃镜示：慢性浅表性胃炎。在北大一院拍胸片示：右上肺后端磨玻璃样密度小结节，双肺尖轻度肺气肿，双下肺陈旧性病灶。予抗生素及中药治疗无效。查体：神清，精神可。2012 年 11 月 6 日 CT 示：右上肺后端磨玻璃样密度小结节，双肺尖轻度肺气肿，双下肺陈旧性病灶。舌嫩微暗红，苔薄白，脉细滑。

辨证：中年女性，年近七七，肝肾亏虚，天癸将竭，易寒易热，易于感受外邪，肝气易于郁结化火，故受此二因所扰，肝气挟冲气克乘肺金，呛咳少痰，恶心胸憋，气逆气滞，故脘闷而背痛，气滞血瘀故痛处固定，舌质微暗，脉细滑亦为气火上逆，血瘀痰阻之征。治宜疏肝理气、化痰活血，兼养阴润肺。

中医诊断：咳嗽（肝气乘肺）。西医诊断：肺结节病待查，肺炎，肺气肿，急性支气管炎。

治法：疏肝理气、化痰活血，兼养阴润肺。处方：丹栀逍遥散加减。柴胡 12g、白芍 12g、赤芍 12g、当归 12g、牡丹皮 12g、栀子 12g、枳壳 12g、郁金 12g、海蛤壳 20g、海浮石 20g、生牡蛎 20g、玄参 12g、紫菀 12g、炙百部 12g、桔梗 12g、白茅根 15g、仙鹤草 12g，7 剂，水煎服，日一剂。

小金丸 21 盒，3 瓶 / 次，3 次 / 日，口服。

二诊（2013 年 1 月 10 日）：患者病情明显好转。服药后呛咳减轻，胸中畅快，后背痛消失，遇油烟、粉尘仍胸憋。舌暗红，苔薄白，脉细滑。

治法：疏肝理气，化痰散结。处方：前方去白茅根、仙鹤草，加生黄芪 12g、桃仁 12g，14 剂，水煎服，日一剂。

小金丸 21 盒，3 瓶 / 次，3 次 / 日，口服。

三诊（2013 年 1 月 24 日）：患者病情好转。近 1 周着凉致咽痛，咳嗽又加重，有少许白痰。舌微暗，苔薄白，脉小滑。

治法：疏肝理气，化痰散结。处方：丹栀逍遥散加减。桔梗 12g、赤芍 12g、黄芩 12g、牡丹皮 12g、栀子 12g、黄连 10g、板蓝根 12g、海蛤壳 20g、锦灯笼 12g、生黄芪 15g、玄参 12g、紫菀 12g、炙百部 12g、柴胡 12g、浙贝母 12g，14 剂，水煎服，日一剂。

小金丸 21 盒，3 瓶 / 次，3 次 / 日，口服；双黄连颗粒 3 盒，1 袋 / 次，3 次 / 日，口服。

四诊（2013 年 2 月 7 日）：患者病情好转。咳嗽大减，不咯痰，唯感胸部不适。舌微暗，苔薄白，脉弦小。

治法：疏肝理气，化痰宽闷。处方：瓜蒌薤白半夏汤加减。瓜蒌 15g、薤白 12g、法半夏 9g、郁金 12g、枳壳 12g、桃仁 10g、丹参 12g、赤芍 12g、炒紫苏子 10g、炒杏仁 10g、生石膏 12g、苦参 12g、麦冬 12g、沙参 12g、五味子 12g、炒酸枣仁 15g，14 剂，水煎服，日一剂。

按语：情志化火复受外感，内外合邪，内则肝火肝气克乘肺金，外则风热之邪束于卫表，故呛咳无痰，胸闷憋气，口苦便秘，治疗以清肝疏肝为主，兼以透表宣肺，方用丹栀逍遥散加减，用赤白芍、牡丹皮、栀子、柴胡、海蛤壳、海浮石、牡蛎清肝热、软坚化痰；郁金、枳壳理气宽胸，紫菀、炙百部润肺化痰；桔梗宣肺、白茅根、玄参利咽；当归、仙鹤草养血活血；小金丸以增化痰散结之力。二诊咳减胸痛轻，酌加扶正之黄芪，活血之桃仁。三诊因郁热体质的影响，复受外感再发咳嗽咽痛，则原方加板蓝根、锦灯笼、苦参以清热利咽；双黄连颗粒等佐治解表。四诊重在宣痹通阳，用瓜蒌薤白半夏汤加化痰养阴安神之品，效如桴鼓。

◇**病例三**

安某，女，60 岁。2012 年 5 月 24 日初诊。主诉：咳嗽胸闷 2 年。现病史：患者于 2010 年 1 月不明原因出现咳嗽，有少量白痰，胸闷，咽部不适，右胁痛。曾在本院服用理气养阴化痰中药，治疗半年，效果不显，每因情志不畅则加重。既往史：糖尿病史 10 年。查体：形体略胖，面色稍暗，双颈部可扪及数个如黄豆大淋巴结。2012 年 2 月 27 日 CT 示：右肺下叶斜裂胸膜下结节，大小均为 0.5cm。舌暗红，苔薄黄，脉弦小滑。

辨证：素患消渴，渐成阴虚内热气滞痰阻体质，体内多处结节，并见咳嗽咯痰胸闷，咽喉中有异物堵塞感，舌暗红，苔黄，脉弦滑。证属痰热壅肺，气滞痰结，痹阻肺络，治当清热化痰，理气散结通痹。

中医诊断：肺痹（气虚痰热阻络）。西医诊断：肺结节病。

治法：清热化痰，散结通络。处方：柴芍生脉饮合百合知母汤加减：赤芍 12g、柴胡 12g、麦冬 12g、五味子 12g、百合 12g、知母 12g、沙参 12g、虎杖 12g、海蛤壳 20g、紫菀 12g、炙百部 12g、黄芩 12g、海浮石 20g、王不留行 20g，14 剂，水煎服，日一剂。

小金丸 28 盒，3 瓶 / 次，3 次 / 日，口服。

二诊（2012 年 6 月 12 日）：患者病情好转。咳嗽减轻，咯痰明显减少，胸部憋闷感，气短。舌微暗红，苔薄白，脉弦细。

治法：清热化痰，宽胸散结。处方：柴芍生脉饮合瓜蒌薤白半夏汤加减。柴胡 12g、赤芍 12g、沙参 12g、麦冬 12g、五味子 12g、瓜蒌 15g、薤白 12g、法半夏 9g、百合 15g、虎杖 12g、海蛤壳 20g、海浮石 20g、王不留行 12g、陈皮 12g、生薏苡仁 15g、桃仁 12g，14 剂，水煎服，日一剂。

小金丸 28 盒，3 瓶 / 次，3 次 / 日，口服。

三诊（2013 年 1 月 22 日）：患者病情好转。去年 6 月 12 日方间断服用半年，咳嗽咯痰明显减轻，咽部异物感消失，胸闷感消失。舌暗红，苔薄白，脉小滑。

治法：疏肝理气，化痰散结。处方：柴芍生脉饮加减。赤芍 12g、柴胡 12g、沙参 12g、麦冬 12g、五味子 12g、海浮石 20g、王不留行 12g、当归 12g、丹参 12g、桃仁 10g、栀子 12g、海蛤壳 20g，28 剂，水煎服，日一剂。

小金丸 21 盒，3 瓶 / 次，3 次 / 日，口服。

四诊（2013 年 3 月 5 日）：患者病情好转。上方一直服用，咳嗽基本消失，近日偶感风热，咯痰似有增多，色白或黄，咽干胸闷太息。舌暗红，苔薄白，脉细滑。

治法：理气活血，化痰利咽。处方：柴芍百合知母汤加减。柴胡 12g、赤芍 12g、百合 12g、知母 12g、当归 12g、海蛤壳 20g、海浮石 20g、王不留行 12g、丹参 12g、牡丹皮 12g、栀子 10g、浙贝母 12g、桃仁 10g、板蓝根 12g，28 剂，水煎服，日一剂。

五诊（2013 年 5 月 21 日）：患者病情明显好转。无咳嗽咯痰，胸闷太息大减。舌暗红，苔薄白，脉细滑。

治法：理气活血，化痰散结。处方：前方去板蓝根，加菊花 10g、栀子 10g，改百合 15g，14 剂，水煎服，日一剂。

按语：本案初诊咳嗽咯痰胸闷气短，咽部异物感症状，遇情志刺激则症状明显加重，结合舌暗红，苔薄黄，脉弦而小滑，辨证属痰浊化热，痰瘀阻络。肺痹多由皮痹入舍于肺而成。治法清热化痰，散结通络。选方用百合知母汤合沙参生脉饮加味，方中百合、知母、黄芩、虎杖、紫菀、炙百部、沙参、麦冬清热化痰、养阴润肺；柴胡、赤芍、海蛤壳、海浮石、王不留行散结化瘀通络；共奏益气化痰散结之效。其后数诊根据症状变化方药略有加减，胸闷憋气明显则合并瓜蒌薤白半夏汤以宽胸宣痹通阳；舌暗红，胸闷痰黄，则加桃仁、丹参、栀子、板蓝根、浙贝母以加强活血化痰之力；病情渐有好转，末诊患者已不咳、无痰，唯太息，舌暗红，继用原方加理气化痰之品巩固疗效。本案取效的另一原因是患者能坚持服药，张老师则沉着守方，日久气血畅通，痰消瘀去，自可见功。

◇病例四

曹某，女，66 岁。1997 年 12 月 22 日初诊。主诉：发热 3 天。现病史：患者 3 天前不明原因发热，伴咳嗽，咽痛，咯痰无血。既往史：有鼻咽炎史，否认药物过敏史。查体：舌质暗，苔薄白，脉小滑。肺 CT 示右中叶有 2cm×2cm 结节。

中医诊断：咳嗽，咽痛（风温发热），肺积（痰结络阻）。西医诊断：肺结节病?

辨证：阴虚之体，外感风热，导致肺系不利，肺失宣降，痰瘀阻络。

治法：养阴清热，疏风宣肺。处方：桔梗玄参汤加减。桔梗 10g、生甘草 6g、玄参 12g、金银花 15g、黄芩 12g、紫菀 12g、炙百部 12g、陈皮 10g、白花蛇舌草 30g、半枝莲 30g、黄连 10g、浙贝母 10g，7 剂，水煎服，日一剂。

二诊（1997 年 12 月 29 日）：咳嗽，痰少，咽痛减轻，胸不痛，化验血沉 76mm/h，请友谊医院影像学专家李铁一会诊，诊断为结节病，考虑用激素治疗，现服用强的松每次 2 片，3 次 / 日。

辨证：气阴亏虚，肺失宣降，痰瘀阻络。

治法：养阴清热，疏风宣肺，佐以益气散结。处方一：桔梗玄参汤加减。桔梗 10g、生甘草 6g、玄参 12g、紫菀 12g、炙百部 12g、黄芩 12g、黄连 10g、黄柏 10g、金银花 15g、浙贝母 10g、白花蛇舌草 30g、半枝莲 30g，7 剂，水煎服（8-16），日一剂。处方二：贞芪生脉饮加味。生黄芪 15g、女贞子 15g、沙参 12g、麦冬 12g、五味子 10g、当归 12g、赤芍 12g、桃仁 10g、红花 10g、丹参 15g、郁金 12g、枳实 12g、枳壳 12g、焦三仙各 5g、鸡内金 12g，7 剂，水煎服（12-20），日一剂。

三诊（1998 年 1 月 6 日）：咳嗽，少量灰痰，咽不适，双下肢皮下结节，在外院诊断结节病伴发结节性红斑，舌质微暗苔薄，脉滑。

治法：清热养阴，理气化痰通络。处方一：桔梗玄参汤加减。前诊处方一加板蓝根 12g、橘红 10g，7 剂，煎服法同前。处方二：贞芪生脉饮加减。前诊处方二去枳实、枳壳，加茯苓 20g、水红花子 15g，7 剂，煎服法同前。

四诊（1998 年 1 月 25 日）：1 月 7 日始连续 5 天发烧，其后自行退烧，现咳嗽轻，咽不适，遇冷加重。舌质微暗，苔腻，脉滑，72 次 / 分。血沉 476mm/h。

治法：清热养阴，理气化痰通络。处方一：桔梗玄参汤加减。桔梗 10g、生甘草 6g、玄参 12g、紫菀 12g、炙百部 12g、黄芩 12g、鱼腥草 30g、黄柏 10g、板蓝根 12g、大青叶 12g、穿山龙 30g、金银花 15g、白花蛇舌草 30g、半枝莲 30g，7 剂，水煎服（8-16），日一剂。处方二：贞芪生脉饮加减。生黄芪 15g、女贞子 15g、沙参 12g、麦冬 12g、五味子 10g、防风 10g、白术 12g、焦三仙各 5g、鸡内金 12g、桃仁 10g、红花 10g、茯苓 15g，7 剂，水煎服（12-20），日一剂。

小金丸 2 大盒，2 瓶 / 次，3 次 / 日。

五诊（1998 年 2 月 4 日）：1 月 27 日始连续 3 天发烧，服用红霉素，1 月 29 日出汗热减，现全身皮下结节，咳嗽，低热出汗，大便日二行，舌质微红，苔薄，脉滑。

治法：清热理气，化痰通络。处方一：桔梗玄参汤加减。桔梗 10g、生甘草 6g、玄参 12g、紫菀 12g、炙百部 12g、黄芩 12g、大青叶 12g、鱼腥草 30g、板蓝根 12g、金银花 15g、穿山龙 30g、蝉蜕 12g、海蛤壳 30g、海浮石 30g、白花蛇舌草 30g、半枝莲 30g，7 剂，水煎服（8-16），日一剂。处方二：贞芪生脉饮加减。生黄芪 15g、女贞子 15g、党参 12g、麦冬 12g、五味子 10g、防风 10g、白术 12g、柴胡 12g、赤芍 12g、白芍 12g、桃仁 10g、红花 10g、焦三仙各 5g、鸡内金 12g，7 剂，水煎服（12-20），日一剂。

小金丸 2 大盒，2 瓶 / 次，3 次 / 日。

六诊（1998 年 4 月 6 日）：咳轻痰少，纳食好，舌质微暗，苔薄白腻，脉弦小滑。

治法同前。处方一：桔梗玄参汤加减。前诊处方去海蛤壳、海浮石、蝉蜕、穿山龙，加桑白皮 15g、板蓝根 12g，煎服法同前。处方二：四君子汤加减。前诊处方二去麦冬、五味子、防风、白芍、柴胡，加茯苓 15g、王不留行 12g、甘草 6g，7 剂，煎服法同前。

小金丸 2 大盒，2 瓶 / 次，3 次 / 日。

按语：本案患者为老年女性，有典型的肺部和肺外临床症状（反复发热、咳嗽、咯痰、皮下结节），肺部 CT 示右中叶有 2cm×2cm 结节，并经影像学专家会诊确诊结节病，因此诊断明确，中医辨证属于气阴亏虚，肺热气滞，痰瘀阻络。初诊发热咳嗽重，治疗重在清热宣肺，用桔梗玄参汤加味，此方为张老师治疗慢性咽炎、扁桃体炎、淋巴结炎以及淋巴瘤、肺结节病常用方，由桔梗、甘草、玄参、浙贝母、金银花、紫菀、黄芩、板蓝根组成，具有清热解毒、利咽散结化痰作用，本案以此方加白花蛇舌草、半枝莲、黄连、陈皮以增散结清热化痰之力。后五诊以本方为主，酌加益气养阴之生脉饮、益气固表之玉屏风散等药，并对症加活血散结的赤芍、当归、桃仁、红花、郁金、海蛤壳、海浮石、穿山龙、王不留行等，治疗 4 月余病情平稳，随访 17 年仍健在。

十一、肺结核及胸水

肺结核是由结核分枝杆菌引发的肺部感染性疾病，以咳嗽、咯痰、胸痛、咯血、乏力、低热、面部潮红、盗汗、消瘦等为主要临床症状。结核菌主要通过呼吸道传染，活动性肺结核患者为传染源。世界卫生组织统计表明，每年约有 300 万人死于结核病，我国结核病年发病人数约为 130 万，位居全球第 2 位。糖尿病、矽肺（硅沉着病）、肿瘤、器官移植、长期使用免疫抑制剂、糖皮质激素者易伴发结核病，机体免疫功能低下及营养不良者是肺结核病易感人群。本病西医治疗原则为：早期、规律、全程、适量、联合。常用的药物有异烟肼、利福平、链霉素、吡嗪酰胺等。近年来耐药结核菌逐渐增多，我国肺结核病人中耐多药率为 8.32%，每年新发耐多药肺结核患者数约为 12 万人，多种化疗药联合使用足疗程也只有部分患者治愈，复发率还很高，随着耐多药肺结核及免疫力低下疾病的增多，治疗难度加大，迫切需要中医的联合参与。肺结核属于中医"肺痨"、

"虚劳"、"痨瘵"、"传尸"范畴,《内经》中记载了本病的主要临床表现,如《灵枢·玉版》云:"咳,脱形,身热,脉小以疾。"成书于汉代的《金匮要略》中首先载有"虚劳"病名和治疗方药,华佗《中藏经》记有"传尸"专篇,认识到本病有传染性,孙思邈的《千金方》已认识到"劳热生虫在肺",提出病邪为"虫",《医学正传》提出本病治法主要为"杀虫"与"补虚"。总之,中医对本病有较全面的认识和一整套系统有效的治疗方法,是祖国医学宝库中的一颗珍宝,认为本病病位在肺,病机为痨虫蚀肺、肺伤阴虚,既久则累及脾肾,由阴血虚延及气虚阳虚,证型主要有肺阴亏虚、阴虚火旺、气阴耗伤、阴阳两虚,病情因人而异,可有兼夹水饮、痰火、痰瘀、络损、泄泻、喘脱等病症。

张老师治疗肺痨,用药中西结合,西药取其杀虫之力强,中药用其扶正之功著,二者结合可减轻西药毒副作用,增强西药杀菌效果,提高机体免疫力。常用扶正中药方如沙参麦冬汤、百合固金汤、养阴清肺丸、生脉饮、参芪地黄汤、贞芪香砂四君子汤等,祛邪为主中药方如苇茎汤合胃苓汤、贞芪桑葶百部汤、桑葶冬苓汤等,常用杀痨虫药如炙百部、黄芩、鱼腥草、栀子、黄连等,活血利水药如葶苈子、茯苓、桑白皮、猪苓、水红花子、冬瓜皮、白茅根、泽泻、大腹皮等,益气养阴常用生黄芪、黄精、女贞子、党参、白术、木瓜、杜仲、熟地黄、百合、沙参、五味子、枸杞子、山萸肉、薏苡仁等。

◇**病例一**

曲某,女,26岁。1996年6月27日初诊。主诉:咳嗽半年。现病史:患者于1月31日因感冒劳累出现咳嗽,持续一个多月,到外院就诊,诊断为肺结核(肺TB),经抗结核治疗半年,症状未缓解。刻下:午后低热,失眠,恶心,咳嗽。舌淡红,苔薄白,脉细。

辨证分析:体质亏虚,感受风寒,久治不愈,肺脾气虚,痰浊内阻。

中医诊断:肺痨(肺脾亏虚,痰浊内阻)。西医诊断:肺结核。

治法:益气养阴化痰。处方:沙参麦冬汤加减。沙参12g、麦冬12g、生地黄12g、玉竹10g、黄芩12g、黄连10g、白茅根15g、生黄芪15g、防风10g、白术10g、枇杷叶10g、炒栀子10g,14剂,水煎服,日一剂。

二诊(1996年7月8日):患者病情好转。精神好,肝功正常,不恶心。舌质正常,苔薄白,脉细滑。

治法:益气养阴化痰。处方:上方7剂,水煎服,日一剂。

三诊(1996年7月15日):患者服上药,精神好,体力好。舌质微红,苔薄,脉滑。

治法:益气养阴化痰。处方:沙参麦冬汤加减。沙参12g、麦冬12g、五味子12g、玉竹 10g、黄芩 12g、黄连 10g、生黄芪 30g、炒栀子 10g、白茅根 15g、枸杞子 12g、生地黄 15g、白术 12g、焦三仙各 5g、鸡内金 12g，7 剂，水煎服，日一剂。

四诊（1996 年 7 月 22 日）：精神、体力均好。舌质微暗，苔薄，脉弦滑。

治法：益气养阴化痰。处方：上方 14 剂，水煎服，日一剂。

按语："痨瘵主乎阴虚"是其常，本案由于低热盗汗半年余，用多种抗结核药及抗生素，导致脾胃气虚，肺肾阴伤，故治宜知常达变，肺脾肾三脏兼顾，方用沙参麦冬汤、生脉饮以养肺肾之阴；用玉屏风散加五味子以补气固本润肺止咳；鸡内金，焦三仙和胃消导；本案可作为治肺结核的典型案例。

◇病例二

李某，女，27 岁。1996 年 10 月 28 日初诊。主诉：反复咳嗽咯血 3 年。现病史：患者于 3 年前不明原因出现咳嗽咯血到医院就诊，诊断为肺结核，给予正规抗结核治疗 1 年半，咯血减轻。刻下：咳嗽，早起痰多，色白量少质黏，食欲可。舌质暗，苔薄，脉滑。

辨证：自幼体虚，感受痨毒，迁延不愈，虽经过西药化疗，仍咳嗽不愈，辨证属于肺脾亏虚，痰浊阻络。

中医诊断：肺痨（肺脾亏虚，痰浊阻络）。西医诊断：肺结核。

治法：补益肺脾，化痰止咳。处方：参芪地黄汤加减。沙参 12g、生黄芪 15g、生地黄 12g、熟地黄 12g、山萸肉 12g、山药 30g、茯苓 15g、泽泻 15g、麦冬 12g、五味子 10g、枸杞子 12g、生薏苡仁 15g、黄芩 12g、炙百部 12g，7 剂，水煎服，日一剂。

二诊（1996 年 11 月 1 日）：服药后一般情况良好，咳嗽减轻，未咯血，舌嫩，苔薄白，脉滑。

治法：补益肺脾，化痰止咳。处方：上方加制首乌 12g，14 剂，水煎服，日一剂。

三诊（1996 年 11 月 20 日）：肺 CT：右上肺结核部分破溃，局部胸膜反应，左上肺结核并空洞改变。两次查痰找结核菌（-）。

治法：补益肺脾，化痰止咳。处方：沙参麦冬汤加减。麦冬 12g、五味子 10g、玉竹 12g、生地黄 12g、熟地黄 12g、枸杞子 12g、黄芩 12g、黄连 10g、生黄芪 30g、沙参 12g、金银花 12g、炙百部 12g、焦三仙各 5g、鸡内金 12g、制首乌 15g，7 剂，水煎服，日一剂。

四诊（1996 年 11 月 26 日）：病情好转，入夜时觉发热，无手心热。舌质淡嫩，苔薄白，脉细滑。

治法：补益肺脾，化痰止咳。处方：沙参麦冬汤加减。沙参 12g、麦冬 12g、五味子

10g、生地黄 15g、熟地黄 15g、枸杞子 12g、制首乌 15g、炙百部 12g、紫菀 12g、黄芩 12g、金银花 15g、焦三仙各 5g、地骨皮 12g、白茅根 30g、生薏苡仁 30g，14 剂，水煎服，日一剂。

五诊（1996 年 12 月 2 日）：病情好转。体重增加，食欲好。舌嫩，苔薄白，脉滑。

治法：补益肺脾，化痰止咳。处方：前方继服 21 剂，水煎服，日一剂。

六诊（1996 年 12 月 24 日）：病情好转。无不好的感觉。舌质淡红，苔薄白，脉沉。

治法：补益肺脾，化痰止咳。处方：沙参麦冬汤加减。沙参 12g、麦冬 12g、五味子 10g、生地黄 15g、熟地黄 15g、枸杞子 12g、制首乌 15g、炙百部 12g、黄芩 12g、焦三仙各 5g、鸡内金 12g、地骨皮 12g、大青叶 10g、山萸肉 12g、杜仲 12g，14 剂，水煎服，日一剂。

按语：肺结核属中医肺痨，病机主要为肺、脾、肾气阴亏虚，痰火伤络。肺有空洞结节，低热，痰少，食少，属气阴亏虚，虚火上炎"壮火食气"，故宜滋阴益气，清火消痰；前者以沙参、麦冬、五味子、生熟地黄、枸杞子、黄芪、玉竹、首乌、山药、山萸肉扶正治本；后者以黄芩、黄连、金银花、炙百部、地骨皮、白茅根、生薏苡仁治标清热化痰，取效较佳。

◇病例三

杜某，男，69 岁。1996 年 6 月 10 日初诊。主诉：胸腹水 5 年。现病史：患者于 5 年前因胆囊结石、胰腺肿瘤行胆囊胰头切除术，术后出现胸腹积液，下肢浮肿，食少，腹胀，乏力。曾于外院因怀疑肺结核，行化疗和抗结核药治疗半年，但用药治疗后症状反而加重。查体：面色萎黄，精神弱，消瘦，腹部胀大如鼓，下肢水肿，按之凹陷。化验血红蛋白 92g/L，舌质微红，苔白腻，脉弦细滑。

中医诊断：水肿，痰饮（脾虚湿阻水停）。西医诊断：营养不良性水肿，胸腔积液，贫血，肺结核？

治法：健脾益气，化湿利水。处方：四君子汤加味。党参 12g、茯苓 30g、白术 12g、冬瓜皮 15g、苍术 12g、大腹皮 12g、葶苈 12g、水红花子 15g、杏仁 10g、车前子 15g、生黄芪 30g、黄芩 12g、郁金 12g、枳壳 12g、厚朴 10g，7 剂，水煎服，日一剂。

二诊（1996 年 6 月 17 日）：患者病情明显好转。精神好，恶心，水肿乏力减轻，舌质微红，苔白腻，脉弦细滑。

治法：健脾益气，化湿利水。处方：四君子汤合平胃散加减。党参 12g、白术 12g、茯苓 30g、厚朴 10g、苍术 12g、葶苈 12g、冬瓜皮 15g、杏仁 10g、大腹皮 12g、水红花子

15g、车前子 15g、生黄芪 30g、黄芩 12g、郁金 12g、枳壳 12g、竹茹 10g、五味子 10g，7剂，水煎服，日一剂。

三诊（1996 年 6 月 24 日）：腹胀减轻，不憋气，活动后上腹胀，体力好转。舌质微红，苔薄黄腻，脉滑。

治法：健脾益气，化湿利水。处方：四君子汤合苈苈汤加减。党参 12g、白术 12g、茯苓 30g、苈苈 12g、炒杏仁 10g、生薏苡仁 30g、冬瓜皮 15g、大腹皮 12g、苍术 12g、水红花子 15g、车前子 15g、生黄芪 30g、黄芩 12g、郁金 12g、枳壳 12g、厚朴 10g、竹茹 10g、五味子 10g、枳实 12g、葶苈子 12g，7剂，水煎服，日一剂。

四诊（1996 年 7 月 1 日）：腹胀减轻，体力好。舌质淡红，苔薄腻，脉滑。

治法：健脾益气，化湿利水。处方：苈苈汤合胃苓汤加减。苈苈 12g、冬瓜皮 15g、杏仁 10g、生薏苡仁 30g、茯苓 30g、苍术 12g、厚朴 10g、猪苓 30g、葶苈子 12g、车前子 15g、大腹皮 12g、水红花子 15g、生黄芪 30g、枳壳 10g、枳实 10g，14剂，水煎服，日一剂。

按语：胸腹腔积液，下肢浮肿发生于胆囊胰头切除术后，化疗和抗结核药使用后症状未减，其胸腹腔积液与肝胆功能减弱以及由此导致肠胃营养吸收不良、贫血有关，中医认为是脾虚水湿内行，肝肾不和，故以大队健脾化湿之平胃散、四君子汤君为药，佐以利胆和胃化痰利水之品，如胃苓汤、枳壳、葶苈子、郁金、车前子、薏苡仁、冬瓜皮等，诸症得减，说明辨证用药符合病机，由此可见中药辨证用药对减轻西医药毒副作用有很好疗效。

◇病例四

韩某，男，68 岁，2009 年 10 月 16 日初诊。主述：咳嗽 8 个月。现病史：今年 2 月起出现咳嗽，少痰，咽部不适，无咯血，自汗盗汗，自服阿莫西林胶囊症状见好，肿瘤医院武警总院就诊后诊断：右下肺结核，高血压Ⅱ级，慢性浅表性胃炎，脂肪肝，肝囊肿，低钾血症，肝功能异常。给予口服苯磺酸氨氯地平片、吲达帕胺片、云南白药、对乙酰水杨酸、异烟肼、利福喷丁胶囊、利复星以及保肝降酶药益肝灵胶囊。查体：舌微暗，苔白腻，脉弦小滑。结核菌素试验阳性。

中医诊断：肺痨（痨虫蚀肺，肺热阴虚）。西医诊断：肺结核。

治法：清热养阴，杀虫活血。处方：百合固金汤加减。百合 15g、知母 12g、北沙参 12g、麦冬 12g、瓜蒌 15g、薤白 12g、法半夏 10g、陈皮 12g、茯苓 15g、生甘草 6g、紫菀 12g、炙百部 12g、川贝 12g、黄芩 12g、白茅根 15g、桃仁 10g，30剂，水煎服，日一剂。

草分枝杆菌 F.U.36 注射液肌肉注射，隔日一次；养阴清肺口服液 12 盒，1 支 / 次，3

次/日；血滞通胶囊5盒，2粒/次，3次/日；小金丸40盒，2瓶/次，3次/日。

二诊（2010年4月14日）：服药后炎症吸收，一般情况稳定，胸水吸收良好，仍时有咳嗽，咽部不适，舌质红，苔薄白，脉弦细。

治法：滋阴清热，润肺止咳。处方：百合固金汤加减。百合15g、知母12g、玄参12g、生地黄15g、川贝12g、麦冬12g、天花粉15g、沙参12g、紫菀12g、炙百部12g、板蓝根12g、黄芩12g、黄连6g、鱼腥草30g、桃仁10g，20剂，水煎服，日一剂。

小金丸120盒，2瓶/次，3次/日。

按语：肺痨之疾，历代医家论述甚多，内经《素问·玉机真脏论》云："大骨枯槁，大肉陷下，胸中满气，喘息不便，内痛引肩项，身热，脱肉破䐃……肩髓内消"本病发病是感染痨虫，即结核杆菌，虽然外有实邪，而正虚是发病的关键。故治疗上以扶正为要。患者久病伤阴，兼年老精损，治疗更应注重益气养阴为要，故以百合固金汤加减，使用百合、知母、沙参、麦冬为君，益气养阴，清凉解毒；配合茯苓、陈皮、法半夏、瓜蒌健脾化痰，通阳理气，改善机体内环境，抑制细菌的繁殖与发展；用桃仁、白茅根凉血活血化瘀，驱逐血中毒邪。中医在治疗结核病中以"杀虫"和"补虚"两大治疗原则为基础，在西药研发出大量抗结核药的今日，"杀虫"的责任已主要由西药承担，而中医补虚就更为重要。张老师临证用药不拘中西，时刻以患者为念，本案所用草分枝杆菌F.U.36注射液是灭活的草分枝杆菌，能显著增强特异性细胞免疫功能，促进淋巴细胞转化、增殖，促进白细胞介素2、4、肿瘤坏死因子、γ-干扰素等的产生，还可显著增强NK细胞活性，能刺激T淋巴细胞，使之释放巨噬细胞凝集因子、巨噬细胞移动抑制因子、巨噬细胞趋化因子等，对单核-巨噬细胞功能和代谢有促进作用，增强机体对多种病原体如肺炎杆菌、大肠杆菌、绿脓杆菌和白色念珠菌等感染的非特异性抵抗力。由于患者坚持服药，中西药结合，故能及时控制病情，减轻病痛，改善生活质量。

◇病例五

陶某，女，82岁，2001年7月2日初诊。主述：胸闷咳嗽3月余。现病史：今年5月开始胸闷咳嗽，在外院诊断为胸膜结核，胸腔积液，抽胸水4次，共抽出1600mL胸水。刻下：胸闷咳嗽，干咳，乏力（女儿代述）。既往史：有甲状腺功能减退、糖尿病史，双侧基底节腔隙性脑梗死史，有脑白质脱髓鞘及脑萎缩史。

中医诊断：肺痨（阴虚肺热）。西医诊断：肺结核，胸腔积液。

治法：养阴清热，抗痨利水。处方：贞芪桑葶百部汤加减。生黄芪15g、女贞子15g、桑白皮12g、炙百部12g、葶苈子10g、紫菀12g、黄芩12g、猪苓30g、冬瓜皮15g、大青叶 12g、王不留行 12g、茯苓 15g、桃仁 10g、水红花子 15g、郁金 12g、枳壳 12g，14 剂，水煎服，日一剂。

二诊（2001 年 7 月 25 日）：儿子代述，药后憋气减轻，仍咳嗽剧烈，无痰，胸水不多，乏力，腰酸无力。

治法同前。处方：贞芪桑葶百部汤加减。生黄芪 15g、女贞子 15g、桑白皮 12g、炙百部 12g、紫菀 12g、猪苓 20g、黄芩 12g、党参 10g、大青叶 12g、板蓝根 10g、鱼腥草 15g、百合 12g、穿山龙 15g、苦参 10g，14 剂，水煎服，日一剂。

三诊（2012 年 1 月 5 日）：病情好转，偶有咳嗽，恶心，呕吐，食欲差，腰痛。舌淡暗，苔薄白，脉小滑。

治法：益气养阴，健脾和胃。处方：贞芪香砂四君子汤加减。生黄芪 15g、女贞子 15g、党参 10g、白术 10g、茯苓 12g、甘草 6g、砂仁 10g、木香 10g、枳实 10g、竹茹 10g、焦三仙各 5g、鸡内金 12g、木瓜 12g、杜仲 12g、王不留行 12g，14 剂，水煎服，日一剂。

按语：高龄之人，素有糖尿病、脑梗死等多种疾病，机体气阴亏虚，易感痨毒，感邪之后，更伤阳气，水饮内停积于胸胁，饮邪痨毒犯肺，故见咳嗽胸闷气短之症，治法宜清热养阴，抗痨利水。用张老师自拟方贞芪桑葶百部汤，方以生黄芪、女贞子益气养阴为君药；桑白皮、葶苈子、猪苓利水泻肺为臣；炙百部、紫菀、黄芩抗痨杀虫止咳为佐使；共奏扶正祛邪，利水抗痨之功。病程较久，反复抽胸水之后，肺络损伤，故加桃仁、郁金王不留行以活血通络；加茯苓、冬瓜皮以加强利水之功；二诊病情减轻，咳嗽较剧烈，故加大青叶、板蓝根、百合、鱼腥草以清肺养阴利咽止咳；三诊咳嗽胸闷大减，腰痛呕吐，故改用贞芪香砂四君子汤以益气养阴、健脾和胃，方中加木瓜、杜仲以壮腰健肾、加竹茹、枳实以降气和胃止呕。

◇病例六

崔某，男，55 岁，2011 年 5 月 9 日初诊。主述：咳嗽 3 月，加重伴气短。现病史：患者今年 3 月始咳嗽，不能平卧，症状逐渐加重，出现气短，行胸腔穿刺，抽出白色胸腔积液。刻下：左后背酸痛，右手颤抖，下肢麻木，咳嗽咯痰多色白，气短。既往史：贫血史 1 年余。查体：双肺呼吸音低，右胸饱满，心律齐，心率 98 次/分。血红蛋白 80g/L，舌微暗，苔薄白，脉弦细数。

中医诊断：悬饮病（水湿泛滥，饮停胸胁）。西医诊断：胸腔积液（右侧）。

治法：利水化湿，活血通络。处方：桑葶冬苓汤加减。桑白皮 15g、冬瓜皮 15g、葶苈子 12g、茯苓 20g、猪苓 30g、桔梗 10g、玄参 12g、紫菀 12g、炙百部 12g、川贝 12g、黄芩 12g、黄连 6g、生薏苡仁 20g、当归 12g、生黄芪 20g、白芍 12g、白茅根 15g、仙鹤草 15g，7 剂，水煎服，日一剂。

养血饮 3 盒，百令胶囊 3 盒，牛黄蛇胆川贝液 3 盒，补心气口服液 3 盒。

二诊（2011 年 5 月 16 日）：复查血常规较前好转，气短减轻，晨起咳嗽，后背疼减轻。舌微暗，苔薄，脉弦细数。

治法：健脾益肾，利水活血。处方：贞芪桑葶冬苓汤加减。生黄芪 30g、女贞子 30g、桑白皮 15g、冬瓜皮 15g、葶苈子 12g、茯苓 20g、猪苓 30g、白茅根 15g、当归 12g、白芍 12g、生熟地黄各 15g、生薏苡仁 20g、黄芩 12g、黄连 6g、川贝 12g，7 剂，水煎服，日一剂。

百令胶囊 3 盒，补心气口服液 3 盒，大蒜素肠溶片 3 盒。

三诊（2015 年 5 月 23 日）：患者精神好，手心出汗，舌暗苔薄，脉小滑，大便成形。

处方：原方 14 剂，大蒜素肠溶片 3 盒。

四诊（2011 年 6 月 27 日）：大便日 5 行，晨起咳嗽，血红蛋白 89g/L。舌暗苔薄，脉小滑。

治法：健脾益肾，化湿通络。处方：贞芪八珍汤加减。生黄芪 30g、女贞子 30g、当归 12g、生熟地黄各 15g、川芎 12g、白芍 12g、党参 12g、白术 12g、茯苓 15g、生甘草 6g、生薏苡仁 20g、菟丝子 15g、黄精 20g、川贝 12g、桑白皮 15g、王不留行 12g，14 剂，水煎服，日一剂。

贞芪扶正颗粒 6 盒，葛根芩连微丸 14 盒。

按语："血不利则为水"，胸中痰浊阻滞，血脉运行不畅，留而为瘀，阻塞肺络，肺部微循环受阻，水液宣发肃降失司，水饮、血瘀互结，阻塞上焦水液运行，故水饮停积胁下，发为悬饮，此即《金匮要略》所云："饮后水流在胁下，咳唾引痛，谓之悬饮。"此患者后背疼痛，为血瘀之征，咳唾不能平卧，为水饮之祸，故临证用药，以桑白皮、葶苈子、冬瓜皮、茯苓宣肺利水为君；当归、黄芪、白芍益气养血扶正祛邪为臣；生薏苡仁燥湿健脾，玄参、白茅根养阴活血通络，黄连、黄芩清解郁热共为佐药；桔梗、紫菀、炙百部、川贝疏通肺络引药入经为使；诸药合用共奏活血通络，利水化湿之效。二诊、三诊根据邪势减退，正气尚虚的病情特点，增加黄芪、女贞子、地黄等扶正之药，培护正气以祛除余邪。四诊患者病情稳定，采用八珍汤大补正气，菟丝子、黄精健脾益肾，王不留行行气通络，恢复人体气血循环，提高人体自身免疫力，对疾病预后与防止复发有重要意义。

肿瘤内科

一、肺癌

肺癌为严重危险人类健康的恶性肿瘤，是最常见的男性恶性肿瘤，肺癌占全部恶性肿瘤的 16%，占全部癌症死亡的 28%，肺癌发病率在美国白人男性为 61.3/10 万，女性 33.8/10 万，在中国肺癌居男性恶性肿瘤的第 4 位，女性肿瘤的第 5 位，随着城市化进程的加快和大气污染的加重，肺癌在城市肿瘤的死亡顺位中已升为第 1 位。肺癌预后极差，5 年生存率不足 14%，肺癌发病与吸烟、大气污染、工业废气和职业因素、饮食因素、遗传因素、基因改变等有关，吸烟是肺癌第一致病因素，吸烟者发生肺癌的危险性平均高于不吸烟者 10 倍。

肺癌临床分鳞癌、腺癌、大细胞癌和小细胞癌 4 类，各类之间可有重叠。肺鳞癌又称肺鳞状上皮细胞癌，包括梭形细胞癌，是最常见的类型，占原发性肺癌的 40% ~ 51%。肺鳞癌多见于老年男性，与吸烟有密切关系。肺鳞癌以中央型肺癌多见，并有向管腔内生长的倾向，常引发支气管狭窄或阻塞性肺炎，肺鳞癌生长缓慢，转移晚，手术切除机会较多，5 年生存率较高。肺腺癌在原发性肺癌中所占比例为 30% ~ 42.5%，近 20 年来有一定上升趋势，较容易发生于女性及不吸烟者，起源于支气管黏膜上皮，少数起源于大支气管的黏液腺，发病率比鳞癌和未分化癌低，发病年龄较小，腺癌呈浸润性生长，淋巴结转移率较高，可达 36% ~ 47%，在切除原发灶的同时应行根治性手术。肺大细胞癌是一种没有任何形态学特征的癌，癌细胞较大，具有多形性。既无鳞癌细胞的角化、角化珠及细胞间桥，也无腺癌细胞形成的腺泡或黏液，临床较为罕见，约占全部肺癌的 1%。其恶性程度高，治疗效果差，预后不良。小细胞肺癌约占肺癌的 20%，恶性程度高，倍增时间短，转移早而广泛，对化疗、放疗敏感，初治缓解率高，但易发生继发性耐药，容易复发，治疗以全身化疗为主。

按照所在部位分类，肺癌分为中心型（中央型）和周围型。中心型肺癌常可引起阻塞性肺炎、局限性肺气肿、叶段肺不张，所引起的阻塞性肺炎容易误诊为细菌性肺炎。周围型肺癌又称肺野型，系指发生于肺段以下支气管直到细小支气管的肺癌。临床症状出现较晚，以胸痛、发热、咳嗽、咯血、体重下降为主要症状，其发热用抗生素治疗无效，用激素和消炎痛可缓解，确诊需要做病理，具有定性诊断价值的 CT 征象有：小结节征、空泡征、细支气管充气征、小叶间隔结节样增厚、分叶征、毛刺征、血管集束征、胸膜凹陷征等，病理类型以腺癌、鳞癌多见。

　　外科手术是早期肺癌治疗的首选。以手术为主包括中药在内的规范化综合治疗可使肺癌患者的 5 年生存率达到 50% 以上。本病属于中医的"息贲"、"肺岩（癌）"、"肺积"范畴，息贲之名首见于《灵枢·邪气脏腑病形》篇："肺脉……滑甚为息贲，上气"，关于息贲的症状，《难经·五十四难》描述较详："肺之积，名曰息贲，在右胁下，覆大如杯，久不已，令人洒淅寒热，喘咳，发肺壅"，相当于西医的肺癌合并右胸腔积液、肝大的表现。"癌"字最早出现于北宋 1170 年，东轩居士著《卫济宝书》："痈疽五发，一曰癌……"南宋·杨士瀛著《仁斋直指附遗方论·卷二十二·癌》中，记载了癌的症状："癌者，上高下深，岩穴之状，颗颗累垂，裂如瞽眼……"癌字从岩，岩即山岩，古代"癌""岩""嵓""喦"通用，中医学将有形坚硬、表面不平、形如岩石的肿物形象地命名为"岩"，例如乳岩（今之乳癌），肺岩（今之肺癌）。肺癌形成的机理，不外《医宗必读·积聚》所言："积之成也，正气不足而后邪气踞之。"成积的邪气有痰浊、瘀血、热毒，皆可壅塞肺气，致肺失宣降，清肃难行，祛邪无力，邪气互相抟结成积，正气不足主要指肺脾肾气阴亏虚，治疗原则不外扶正与祛邪消积两端，扶正气重在补益肺脾肾气阴，祛邪气重在化痰、消积、活血、解毒。张老师根据病人正邪对比和病情的情况，将肺癌治疗大致分为 3 种类型即：邪实多于正虚、正虚邪实相当、正虚多于邪实，前者治宜祛邪为主兼以扶正，常用方贞芪白莲三黄汤、贞芪散结汤、贞芪三子三黄汤、贞芪白莲虎马汤合用小金丸、西黄丸、血府逐瘀口服液等；第二种类型治宜扶正祛邪并举，常用方如贞芪白莲四君子汤、贞芪白莲六君汤、贞芪白莲龙虎汤、贞芪白莲参虎合生脉饮汤、贞芪白莲黄芩汤、贞芪丹贝汤合瓜蒌薤白半夏汤等，有时需要一日二方，一方以扶正为主，一方重在祛邪，二方早晚分服；第三种类型治宜扶正为主稍佐祛邪，常用方如养阴清肺汤、贞芪六君子汤、贞芪生脉饮、贞芪八珍汤合玉屏风散等，此型病情多危重。若伴有咯血多加侧柏炭、藕节炭、仙鹤草、三七、血余炭等，合并胸水者加用猪苓、茯苓、葶苈子、桑白皮、水红花子，或用贞芪白莲桑苓汤加减，咳嗽重者常合用止嗽散、甘桔紫参汤。常用具有抗癌作用的中草药如白花蛇舌草、半枝莲、虎杖、龙葵、山慈菇、山豆根、马鞭草、白英、法半夏、黄药子、王不留行、生薏苡仁、猪苓等。中成药最常用小金丸和贞芪扶正颗粒。

　　◇病例一

　　孙某，女，86 岁。2012 年 6 月 5 日初诊。主诉：咳嗽反复发作 5 年。现病史：患者于 5 年前因感冒出现咳嗽，咯痰，痰中带血丝，在外院拍 CT 片诊断肺部占位性病变，因高龄拒绝放化疗，经中药治疗好转，近 1 周因天气变化咳嗽复发，精神好，无咯血，咳少许白痰，纳食可，二便调。舌淡，苔薄白，脉细。既往史：高血压病 30 年，肺结节病 7 年。

中医诊断：肺积（气虚痰阻热壅）。西医诊断：肺癌？肺结节病。

治法：益气健脾，清热化痰。处方：贞芪白莲四君子汤加减。女贞子 15g、生黄芪 15g、党参 12g、苍术 12g、白术 12g、生甘草 6g、茯苓 15g、白花蛇舌草 30g、半枝莲 30g、生薏苡仁 20g、焦神曲 5g、鸡内金 12g、王不留行 15g、虎杖 12g、焦麦芽 5g、焦山楂 5g，21 剂，水煎服，日一剂。

小金丸 28 盒，2 瓶 / 次，3 次 / 日，口服；贞芪扶正颗粒 24 盒，1 袋 / 次，3 次 / 日，口服；牛黄蛇胆川贝液 14 盒，1 支 / 次，3 次 / 日，口服。

二诊（2012 年 10 月 16 日）：患者病情好转。咳嗽减轻，不咯血，视力差，纳食可，二便调。舌暗，有瘀斑如小指甲大，苔薄，脉细滑。

治法：益气健脾，清热化痰。处方：贞芪白莲四君子汤加减。生黄芪 15g、女贞子 15g、党参 12g、白术 12g、茯苓 15g、生甘草 6g、白花蛇舌草 20g、半枝莲 30g、法半夏 9g、陈皮 12g、虎杖 12g、王不留行 12g、焦神曲 5g、鸡内金 12g、焦山楂 5g、焦麦芽 5g，21 剂，水煎服，日一剂。

中成药：同初诊。

三诊（2012 年 11 月 6 日）：患者病情好转。咳嗽不重，闻异味咳嗽重，易饥能食，大便软，3 次 / 日，气短。舌暗红，苔薄白，脉细。

治法同前。处方：前方改白花蛇舌草 30g，21 剂，水煎服，日一剂。

中成药：同初诊。

四诊（2012 年 11 月 27 日）：患者病情好转。咳嗽，夜间闻异味则咳重，气短，纳可，大便可。舌淡暗、有瘀斑，苔薄白，脉细。

治法：益气健脾，清热化痰。处方：贞芪白莲四君子汤。女贞子 15g、生黄芪 15g、党参 12g、白术 12g、茯苓 12g、生甘草 6g、白花蛇舌草 30g、半枝莲 30g、麦冬 12g、五味子 12g、法半夏 9g、陈皮 12g、虎杖 12g、王不留行 12g、紫菀 12g、炙百部 12g，21 剂，水煎服，日一剂。

中成药：同初诊。

按语：本患者虽未右胸腔积液、肝大，但有咳喘气短，X 线胸片显示肺部肿瘤，其病积之明证也。西医诊断肺恶性肿瘤，肺结节，高血压病，治法以益气健脾，清热化痰，活血散积，方用贞芪白莲四君子汤加减，加苍术、生薏苡仁以化湿，加鸡内金、焦三仙以消食积，加王不留行以佐白花蛇舌草化瘀通脉络，白花蛇舌草味甘、性凉，功用清热解毒、消痈散结兼利水湿，《泉州本草》云其"清热散瘀、消痈解毒"治痈疽疮疡瘰疬又能清肺火。《广西中草药》载其"清热解毒、活血利尿"，可见本品具有散瘀治血消肿之效，药理研究证明本品在体外对急性淋巴细胞型，粒细胞型单核细胞型，以及慢性粒细胞型的肿瘤细胞有较强的抑制作用，其浸膏对艾氏腹水癌有抑制作用，本品还有抗菌、消炎及增强机体免疫力的作用，导师以白花蛇舌草为君药，用之以抗癌散瘀、利湿解毒，是多年临证之经验。

◇病例二

陈某，女，71岁。2011年12月20日初诊。主诉：咳嗽右胸痛，咯白痰4年。现病史：患者于4年前因咳嗽咯痰，右胸痛，在北京大学第三医院做CT查出右肺中叶病变，性质待定，建议进一步检查排除肺癌，肝脏改变请结合病史。其后不定期检查肺CT，未做手术及放化疗，间断服用百令胶囊、贞芪扶正颗粒等药。查体：双肺呼吸音低，心率84次/分，律齐。2008年4月9日及2011年10月24日，胸部CT均示：右肺中叶肿块，建议增强扫描。肝右叶团块状高密度影。舌红，苔薄白，脉细滑。

中医诊断：肺岩（气虚痰阻血瘀）。西医诊断：肺部肿瘤。

治法：益气养阴，化痰散结。处方：贞芪散结汤。生黄芪12g、女贞子12g、瓜蒌15g、白花蛇舌草30g、法半夏9g、虎杖12g、半枝莲30g、茯苓12g、王不留行12g、陈皮12g、紫菀12g、炙百部12g、薤白12g、浙贝母12g，30剂，水煎服，日一剂。

小金丸60盒，2瓶/次，3次/日，口服；百令胶囊6盒，5粒/次，3次/日，口服。

二诊（2012年3月13日）：患者病情明显好转。服以上方药2月余，咳嗽、右胸痛明显减轻，咯痰色白量少。舌嫩红，苔薄白，脉微。

治法：益气养阴，化痰散结。处方：贞芪散结汤加减。女贞子12g、生黄芪12g、白花蛇舌草30g、虎杖12g、瓜蒌12g、半枝莲30g、茯苓12g、王不留行12g、法半夏10g、党参12g、白术12g、木香10g、焦三仙各5g、麦冬12g、五味子12g、生甘草6g，30剂，水煎服，日一剂。

牛黄蛇胆川贝液6盒，1支/次，3次/日，口服；复方鲜竹沥液5盒，1支/次，2次/日，口服。

三诊（2012年5月15日）：患者病情好转。咳嗽，咯黄痰，腹胀，胸闷憋气，肠鸣。舌质暗红，苔薄白，脉弦细。

治法：益气健脾，化痰散结。处方：贞芪六君散结汤加减。女贞子 15g、生黄芪 15g、党参 12g、白术 12g、茯苓 12g、法半夏 9g、陈皮 12g、生甘草 6g、半枝莲 30g、白花蛇舌草 30g、砂仁 10g、木香 10g、瓜蒌 12g、薤白 12g、紫菀 12g、炙百部 12g、浙贝母 12g，30 剂，水煎服，日一剂。

小金丸 30 盒，2 瓶 / 次，2 次 / 日，口服；牛黄蛇胆川贝液 10 盒，1 支 / 次，3 次 / 日，口服。

按语：高龄肺部肿瘤患者，中医治疗大法不外扶正祛邪两端。老年久病，必有正虚，罹患肿瘤，瘤块瘀阻，自是邪实，治疗要权衡扶正与攻邪的比例，张师主张初中期正虚不甚，扶正与祛邪并重，后期扶正一般要大于攻消，约 6：4 的比例，而体弱者更要以扶正为主，补益药可达 70% 以上，本案初诊用贞芪散结汤，扶正祛邪并重，方中以黄芪、女贞子以及百令胶囊（冬虫夏草粉）益气养阴，肺肾双补为君药，臣以白花蛇舌草、半枝莲、法半夏解毒抗癌，化痰散结，佐以瓜蒌、虎杖、陈皮化痰热，使以王不留行通络引经，全方益气养阴，散结化痰，为增宽胸化痰之力，又加薤白以宣痹通阳，加紫菀、炙百部、浙贝母、茯苓以化痰止咳；二诊为增养阴益气之力，加生脉饮、四君子汤，为增化痰之功而加牛黄蛇胆川贝液；三诊用贞芪六君散结汤，扶正药达 70% 左右。只有如此，患者体力才可恢复，补益药虽然可能略有点上火，但不影响正气的恢复，有利于长远的抗肿瘤和生活质量的提高。

◇**病例三**

童某，女，59 岁。2013 年 5 月 2 日初诊。主诉：肺癌术后咯血半年。现病史：患者于半年前不明原因出现咯血，右胸痛，在肿瘤医院确诊"右肺恶性肿瘤"，行手术切除，术后化疗 4 次，咯血时有发生，伴咳嗽乏力，气短，腹泻。曾于去年 11 月在本院服用益气补肾化痰中药治疗 1 月，症状减轻，其后未坚持服药，症状反复。查体：精神差，面色萎黄，双肺呼吸音粗。舌尖红，苔薄白，脉弦小滑。

辨证：肺癌手术、化疗后，正气大亏，咯血以凌晨为甚，说明肺气亏虚，肝热相乘，克伐肺金，尿失禁系肾气不固，腹泻稀溏便，日行 3 次，说明脾胃气虚，运化无力，中气不足，面色萎黄，动则乏力提示宗气不足，肺脾肾均亏虚。

中医诊断：咯血（气不摄血，肺络不畅，血不归经）。西医诊断：肺癌术后。

治法：标本兼治，消补结合。处方：贞芪白莲四君子汤加味。生黄芪 15g、女贞子 15g、党参 12g、白术 12g、茯苓 15g、生甘草 6g、半枝莲 30g、木香 10g、砂仁 10g、白花蛇舌草 30g、生薏苡仁 15g、桔梗 12g、玄参 12g、紫菀 12g、炙百部 12g、白茅根 15g、黄芩

12g、仙鹤草 15g、黄连 6g，10 剂，水煎服，日一剂。

小金丸 14 盒，2 瓶 / 次，3 次 / 日，口服。

二诊（2013 年 5 月 21 日）：患者病情好转。药后腹泻减轻，凌晨咯血量少了，时间推后为 5 点左右，尿失禁减轻，乏力减轻。舌尖红，苔薄白，脉弦小滑。

治法：益气健脾，散结化湿。处方：贞芪白莲四君子汤加味。前方去桔梗、玄参、紫菀、炙百部、黄芩、黄连，加苍术 12g、猪苓 20g、黄柏 10g、滑石 15g、改生薏苡仁 20g，14 剂，水煎服，日一剂。

小金丸 14 盒，2 瓶 / 次，2 次 / 日，口服。

三诊（2013 年 7 月 16 日）：患者病情明显好转。已不咯血，腹泻见好转，头痛咽痛音哑。舌微红，苔薄白，脉弦细。

辨证：头痛咽痛音哑，咳嗽，系由外感风热所致，故治法需更改，气短自汗，显然正气仍亏，虚人外感须建中，以玉屏风散合止嗽散加减。

治法：健脾益气，宣肺固表。处方：玉屏止嗽散加减。生黄芪 15g、白术 12g、防风 10g、党参 12g、陈皮 12g、桔梗 12g、麻黄根 12g、紫菀 12g、炙百部 12g、川贝 12g、玄参 12g、柴胡 12g、升麻 12g、黄芩 12g、白芷 12g、当归 12g、生甘草 6g，14 剂，水煎服，日一剂。

小金丸 14 盒，2 瓶 / 次，3 次 / 日；贞芪扶正颗粒 2 盒，1 袋 / 次，3 次 / 日，口服。

四诊（2013 年 8 月 6 日）：患者病情好转。药后咳嗽、头痛、咽痛、自汗、气短均减轻，咯痰减少。舌红，苔薄白腻，脉弦细。

治法：益气养阴，清热散结。处方：玉屏止嗽散加减。生黄芪 15g、白术 15g、防风 10g、麻黄根 12g、桔梗 12g、紫菀 12g、炙百部 12g、川贝 12g、生薏苡仁 15g、麦冬 12g、沙参 12g、玄参 12g、板蓝根 12g、白花蛇舌草 15g、半枝莲 15g，14 剂，水煎服，日一剂。

小金丸 14 盒，2 瓶 / 次，2 次 / 日，口服。

按语：肺癌术后，又经 4 疗程化疗，出现肺脾肾亏虚的征象：凌晨咯血、气短自汗、腹泻便溏、小便失禁等，同时肿瘤余邪未尽，肺热灼络，咯咖啡色痰，咽痛。治疗须标本兼治，消补结合，补虚以益肾脾肺气为主，治标以清热消瘤为要，治本先后用玉屏风散合四君子汤、香砂六君子汤、贞芪扶正颗粒等，治标选用三黄、茅根、仙鹤草、白花蛇舌草、半枝莲、板蓝根、生薏苡仁及小金丸以清热消瘤止血，以紫菀、炙百部、川贝、桔梗、沙参、麦冬、升麻、玄参等以宣降肺气，止咳利咽，气短自汗加麻黄根、玉屏风散以固表止汗，如此攻补兼施，以顾护正气为主，患者正气恢复好，症状消失快，达到

"祛邪不伤正，扶正不恋邪"的目的。

◇病例四

赵某，男，67岁。2013年4月25日初诊。主诉：发现肺癌13个月。现病史：患者于2012年3月查体发现肺癌。在肿瘤医院术前行2次化疗，术后1次化疗，用紫杉醇，病理诊断外周中低分化腺癌，其后住本院肿瘤科，用多西他赛化疗3次，乏力咳嗽等症不好转。查体：形体消瘦，精神不振，面色晦暗。2013年4月16日全身CT示：右上肺多发小结节，右下肺小片磨玻璃影，肺气肿，左侧胸腔积液，右肾上腺转移癌，肝右叶囊肿。舌暗淡边有齿痕，苔薄白，脉细弱。

中医诊断：虚劳，肺岩（肺脾肾虚，痰湿内阻）。西医诊断：肺癌，左胸腔积液，右肾上腺转移癌，肝囊肿，肺气肿，慢性支气管炎。

治法：补益中气，化痰祛湿。处方：贞芪白莲龙虎汤。女贞子20g、生黄芪20g、党参15g、白术12g、茯苓30g、马鞭草15g、虎杖12g、龙葵15g、半枝莲30g、白花蛇舌草30g、猪苓30g、葶苈子15g、黄药子12g、白英15g、水红花子15g、王不留行12g、紫菀12g、炙百部12g、焦山楂10g、焦神曲10g，28剂，水煎服，日一剂。

小金丸30瓶，3瓶/次，2次/日，口服。

二诊（2013年5月30日）：患者病情明显好转。咳嗽及乏力减轻。精神尚可，面色略晦暗。舌暗淡边有齿痕，苔薄白，脉细稍滑。

治法：健脾益气，化痰祛湿。处方：贞芪白莲龙虎汤。前方改白术15g、焦神曲5g、焦山楂5g，加焦麦芽5g、鸡内金12g、黄芩12g，14剂，水煎服，日一剂。

三诊（2013年6月13日）：患者病情好转。咳嗽乏力减轻，纳食增加，精神好转，体重增加1kg，原脱发处有新发生出。肿瘤标记物 CA125：95.52μg/L，CA199：245.28μg/L，CA242：67.2μg/L，CA153：85.44μg/L。舌淡暗边有齿痕，苔薄白，脉细滑。

治法：健脾益气，消结化痰。处方：香砂六君子合贞芪白莲龙虎汤。党参12g、白术12g、茯苓15g、炙甘草6g、法半夏9g、陈皮12g、木香10g、砂仁10g、生黄芪15g、女贞子15g、半枝莲30g、马鞭草15g、虎杖12g、猪苓20g、白花蛇舌草30g、鸡内金12g、焦神曲5g、焦山楂5g、焦麦芽5g、王不留行12g、决明子15g，28剂，水煎服，日一剂。

小金丸42盒，3瓶/次，2次/日，口服；百令胶囊12盒，5粒/次，2次/日，口服。

四诊（2013年7月11日）：患者病情好转。左胁下痛，长一蚕豆大结节左胸不适。精神尚可，面色萎黄。2013年6月26日尿常规：白细胞（2+）。2013年6月26日尿常规：潜血（2+）。2013 年 6 月 26 日血常规：血红蛋白 105 g/L。舌质基本正常，边稍有齿痕，苔白，脉细滑。

治法：益气健脾，化痰散结。处方：香砂六君子汤合贞芪白莲汤。前方改用生甘草 6g，加延胡索 12g、乳香 10g、没药 10g，14 剂，水煎服，日一剂。

五诊（2013 年 7 月 25 日）：患者病情明显好转。乏力减轻，能行走数公里，左胁痛减轻，不咯痰。精神好。舌正常，苔薄白，脉细滑。

治法：益气健脾，化痰散结。处方：香砂六君子汤合贞芪白莲汤加减。党参 12g、白术 12g、茯苓 15g、生甘草 6g、法半夏 9g、陈皮 12g、木香 10g、砂仁 10g、生黄芪 15g、女贞子 15g、半枝莲 30g、虎杖 12g、鸡内金 12g、焦神曲 5g、王不留行 12g、焦麦芽 5g、焦山楂 5g、桃仁 10g、丹参 12g、伸筋草 12g、鸡血藤 15g、白花蛇舌草 30g，28 剂，水煎服，日一剂。

按语：本病因素禀体质薄弱，久患咳喘之疾，正气亏虚，又因劳累、感邪、情志不畅，遂致气结痰阻，结成癌瘤，经手术及化疗，正虚更甚，癌瘤难除，故治当攻补兼施，以扶正为主。张老师用方以香砂六君子汤和贞芪白莲龙虎汤为主，随证加减，方中以六君子汤补气健脾，二陈汤加猪苓、虎杖、马鞭草化痰利湿，女贞子配黄芪补益脾肾，木香、砂仁、焦三仙、鸡内金理气消食醒脾，白花蛇舌草、半枝莲、白英、龙葵、黄药子、王不留行等药共奏消结抗癌之效。至于对症加减，也有成法：初期痰多咳重，则加紫菀、炙百部、葶苈子、莱菔子以化痰止咳，后期咳去痰消，以胁痛结块为主症，则去化痰止咳药，而加乳香、没药、延胡索、桃仁、丹参等活血止痛散结之品，善后则以活血通络益气之品久服。本案体现了药证相符，对证施治的特点，而不囿于大量抗肿瘤中草药之思路，也不因正虚而用蛮补。

◇病例五

魏某，男，78 岁。2013 年 1 月 24 日初诊。主诉：肺癌放疗 4 月后咳嗽咯血痰 3 月。现病史：患者于 7 月前不明原因出现刺激性咳嗽，在空军总医院诊断左肺上叶肺癌，用伽马刀放疗 4 个月，共进行 10 疗程，治疗后出现咯血性痰，夹有黄痰，或黄痰中带血丝，每日或隔日一次，量不大，约 3 口，来求中医治疗。既往史：慢性胃炎史 10 年。对磺胺药过敏。查体：血压 130/69mmHg，两肺呼吸音低。舌暗红，苔薄白，脉弦细。

辨证：素体正虚，痰热结聚成积，放疗后热毒加重损伤肺络，导致热伤血络，而咯血。

中医诊断：肺积（痰浊瘀毒结聚于肺）。西医诊断：左上肺癌化疗后。

治法：补肺化痰，通络止血。处方：贞芪丹贝汤合瓜蒌薤白半夏汤。生黄芪 15g、女贞子 15g、浙贝母 10g、丹参 12g、瓜蒌 12g、薤白 12g、法半夏 9g、紫菀 12g、炙百部 12g、白茅根 15g、仙鹤草 12g、白及 10g、藕节炭 10g、桃仁 10g、苦参 12g，7 剂，水煎服，日一剂。

二诊（2013 年 2 月 7 日）：患者病情明显好转。咳黄痰带血减少，一周咳一次，痰色渐转为白色，眼睑浮肿，纳食少。舌暗红，苔薄白，脉弦小。

治法同前。处方：贞芪丹贝汤合瓜蒌薤白半夏汤。前方加补骨脂 12g、猪苓 15g，14 剂，水煎服，日一剂。

三诊（2013 年 2 月 28 日）：患者病情好转。近两周无咯血，痰少色黄，乏力。舌暗红，苔薄白，脉弦小。

治法：益气化痰，清肺止咳。处方：贞芪三子三黄汤。生黄芪 15g、女贞子 15g、紫苏子 12g、白芥子 12g、莱菔子 12g、黄芩 12g、黄连 6g、黄柏 12g、川贝 12g、紫菀 12g、炙百部 12g、虎杖 12g、枇杷叶 12g、王不留行 12g，14 剂，水煎服，日一剂。

按语：《杂病源流犀烛·积聚症瘕痃癖源流》云："邪积胸中，阻塞气道，气不得通，为痰、为食、为血，皆得与正相搏，邪既胜，正不得制之，遂结成形而有块。"本案患者素有胃病，脾胃失健，饮食易积，气血生化乏源，痰浊内生，加之禀赋素弱，易感外邪，阳虚肺气为外邪所束，肺寒痰凝，日久成积，经放疗 10 疗程，不仅未能尽去寒痰冷积，反致肺叶焦枯，又成肺痿咯血之证，治疗当补肺气、化痰瘀、通肺络。初诊痰黄带血，需止血消瘀，方用贞芪丹贝汤合瓜蒌薤白半夏汤加味，方中君以女贞子、黄芪益肾健脾固本，臣以浙贝母、紫菀化痰，佐以丹参、桃仁活血化瘀，瓜蒌薤白半夏汤宽胸化痰，加仙鹤草、白及、藕节炭以止血护络，使以黄芩、炙百部入肺经以清肺润肺，诸药共奏扶正祛邪之功；二诊加补骨脂以助女贞子益肾气，加猪苓以利湿抗癌；三诊更方以三子养亲汤、三黄汤加生黄芪、女贞子等，意在加强化痰清肺之力，女贞子又名冬青子，有补肝肾、强心、乌发之功，对肺积正虚者较有功效。

◇病例六

范某，女，58 岁。2001 年 3 月 28 日初诊。主诉：发现右上肺癌 7 个月。现病史：患者于 2000 年 8 月 30 日在苏州医学院做检查，发现右上肺癌。9 月 4 日手术，经病理诊断为鳞癌。术后行化疗 2 疗程，放疗 28 次。目前左侧胸水，胸闷憋气，右胸痛。查体：一般情况尚可。舌质暗，苔薄白，脉细滑。

中医诊断：内科癌病（气阴两虚，血瘀水停）。西医诊断：肺癌。

辨证：患者老年，肺癌术后耗气伤阴，肺为水之上源，肺虚则气失宣降，水湿内停，血行瘀滞，故出现胸闷憋气、胸痛、胸水、舌暗苔白等症状体征。

治法：益气养阴，利水散瘀。处方：贞芪白莲汤合生脉散加减。生黄芪 15g、女贞子 15g、沙参 12g、麦冬 12g、五味子 12g、白花蛇舌草 30g、半枝莲 30g、山慈菇 12g、王不留行 12g、紫菀 12g、炙百部 12g、黄芩 12g、茯苓 15g、猪苓 30g、水红花子 15g、郁金 12g，30 剂，水煎服，日一剂。

二诊（2001 年 5 月 11 日）：患者服药后，胸水未增加，近日因感冒而发热，体温早晨偏高，最高体温 37.6℃，下午热退。舌脉同上。

治法：泻肺化瘀，清热利水。处方：贞芪白莲汤合葶苈大枣泻肺汤加减。生黄芪 30g、女贞子 15g、半枝莲 30g、白花蛇舌草 30g、葶苈子 12g、大枣 12g、紫苏子 10g、桑白皮 15g、生薏苡仁 30g、茯苓 30g、猪苓 30g、泽兰 12g、水红花子 15g、黄芩 12g、山豆根 10g、王不留行 12g，20 剂，水煎服，日一剂。

三诊（2001 年 6 月 6 日）：患者仍发热，体温最高 37.8℃，B 超示左上肺包裹性积液，胸水未能抽出。

治法：清热泻肺利水。处方：贞芪白莲汤合三子养亲汤合麻杏石甘汤加减。生黄芪 15g、女贞子 15g、王不留行 12g、白花蛇舌草 30g、半枝莲 30g、紫苏子 10g、白芥子 12g、莱菔子 12g、生石膏 15g、杏仁 10g、紫菀 12g、炙百部 12g、黄芩 12g、黄连 10g、大青叶 12g、桑白皮 15g、生甘草 6g，20 剂，水煎服，日一剂。

四诊（2001 年 6 月 29 日）：患者胸水减少，一般情况好，低热，晨轻午后重，舌质暗，苔薄，脉滑。

治法：化瘀利水，清利湿热。处方：三子养亲汤加减。紫苏子 10g、白芥子 12g、莱菔子 12g、葶苈子 12g、桑白皮 15g、生石膏 15g、生甘草 6g、冬瓜皮 15g、茯苓皮 15g、猪苓 30g、紫菀 12g、炙百部 12g、黄芩 12g、黄连 10g、生黄芪 15g、女贞子 15g，20 剂，水煎服，日一剂。

随访（2001 年 7 月 17 日）：患者胃口良好，低热，37.5℃ 以下，胸水 40mL。继服上方。

五诊（2001 年 8 月 6 日）：胸水未增，纳食可，低烧 37.2℃ ~ 37.3℃。

治法：益气养阴，化瘀利水。处方：贞芪白莲汤合生脉散加减。生黄芪 15g、女贞子 15g、沙参 10g、麦冬 12g、五味子 12g、白花蛇舌草 15g、半枝莲 15g、紫菀 12g、炙百部 12g、黄芩 12g、知母 12g、百合 12g、猪苓 30g、水红花子 15g、山豆根 10g，20 剂，水煎服，日一剂。

六诊（2001 年 8 月 31 日）：体温基本正常，B 超示胸水约 40mL，纳食、睡眠、体力好。

治法：益气养阴，化瘀利水。处方：贞芪生脉散加减。生黄芪 15g、女贞子 15g、沙参 12g、麦冬 12g、五味子 12g、紫菀 12g、炙百部 12g、葶苈子 12g、冬瓜仁 15g、生薏苡仁 30g、猪苓 30g、水红花子 15g、山豆根 12g、山慈菇 12g、王不留行 12g、郁金 12g，30 剂，水煎服，日一剂。

七诊（2001 年 10 月 6 日）：患者体温正常。

治法：益气养阴。处方：贞芪白莲汤合四君子汤加减。生黄芪 15g、女贞子 15g、党参 12g、白术 12g、茯苓 15g、生甘草 6g、猪苓 30g、水红花子 15g、白花蛇舌草 30g、山豆根 10g、泽兰 12g、桃仁 10g、郁金 12g、紫菀 12g、炙百部 12g、黄芩 12g，30 剂，水煎服，日一剂。

八诊（2001 年 11 月 12 日）：患者干咳，体力差。

治法：益气养阴，活血散瘀。处方：贞芪生脉散合桃红四物汤加减。生黄芪 15g、女贞子 15g、沙参 12g、麦冬 12g、五味子 12g、枸杞子 12g、桃仁 10g、红花 10g、当归 12g、赤芍 12g、川芎 12g、炙百部 12g、黄芩 12g、山慈菇 12g、王不留行 12g、板蓝根 12g，30 剂，水煎服，日一剂。

九诊（2001 年 12 月 28 日）：干咳，卧则咳甚，口不干，精神好，大便日 1 行，睡眠尚可。舌质微暗中心裂口，脉弦。左肺呼吸音低，右肺正常，心率 88 次 / 分。11 月 X 线胸片示比本年 6 月好转，胸膜增厚，左上肺包裹性积液，其余均吸收。

治法同前。处方：贞芪生脉散合桃红四物汤加减。前方去枸杞子、炙百部、山慈菇、板蓝根，加生地黄 15g、知母 12g、百合 12g、桑白皮 15g，30 剂，水煎服，日一剂。

十诊（2002 年 1 月 31 日）：患者未诉特殊不适。

治法：益气养阴，散结化瘀。处方：贞芪白莲汤合生脉散加减。生黄芪 15g、女贞子 15g、沙参 12g、麦冬 12g、五味子 12g、百合 12g、知母 12g、炙百部 12g、黄芩 12g、王不留行 12g、桃仁 10g、虎杖 12g、山慈菇 12g、半枝莲 15g、白花蛇舌草 15g，30 剂，水煎服，日一剂。

十一诊（2002 年 4 月 8 日）：患者未诉特殊不适。

治法：益气养阴，活血化瘀。处方：贞芪白莲汤合生脉散加减。生黄芪 15g、女贞子 15g、沙参 12g、麦冬 12g、五味子 12g、党参 10g、炙百部 12g、黄芩 12g、茯苓 15g、猪苓 30g、桃仁 12g、郁金 12g、王不留行 12g、山慈菇 12g、水红花子 15g、龙葵 10g，30 剂，水煎服，日一剂。

十二诊（2002 年 6 月 10 日）：服药 2 月，已不咳嗽，纳食可，体力尚可。

治法：益气养阴。处方：贞芪生脉散合百合知母汤加减。生黄芪 15g、女贞子 15g、沙参 12g、麦冬 12g、五味子 12g、百合 12g、知母 12g、茯苓 15g、猪苓 30g、郁金 12g、虎杖 12g、王不留行 12g、龙葵 12g、山慈菇 12g、水红花子 15g，30 剂，水煎服，日一剂。

随访（2003 年 09 月 08 日）：上方加减，一直服用，病情平稳，稍感气短，登楼乏力，未诉其他不适。

按语：肺癌术后放化疗后，气阴亏虚，血瘀水停，出现胸腔积液、气短胸闷、胸痛、低热，张老师对此类病情棘手而复杂的病例，治法主张抓主要矛盾，标本兼治，急则治标兼以固本，常用贞芪白莲生脉散加猪苓、王不留行、水红花子、炙百部、茯苓等，胸水多加三子养亲汤、葶苈子、茯苓皮、冬瓜皮、桑白皮等以化痰利水，发热加麻杏石甘汤、黄芩、黄连、大青叶等以清热解表，血瘀胸痛加桃红四物汤以活血化瘀，抗癌常用白花蛇舌草、半枝莲、虎杖、山慈菇、山豆根等，随访治疗 3 年，病情平稳，生活质量保持良好，可见肿瘤未复发。

白花蛇舌草，微苦、微甘、微寒。归心、肝、脾经。功能与主治：清热解毒，消痈散结，利水消肿。用于咽喉肿痛，肺热喘咳，热淋涩痛，湿热黄疸，毒蛇咬伤，疮肿热痈。药理研究表明，本品有抗肿瘤作用，还有抗菌消炎，增强机体的防御能力等作用。张老师治疗癌症最常用的一味药是白花蛇舌草，认为此药性凉无毒，对机体正气无损伤，还有一定提高免疫力作用，对各种肿瘤都可用，尤适合于肺癌，一般用量 30g，体质弱者用 15~20g，常配伍半枝莲 15~30g。

山豆根味苦性寒，有毒，归肺、胃经，功善清热解毒，利咽消肿。有抗癌作用，所含苦参碱、氧化苦参碱对实验性肿瘤均呈抑制作用。有抗溃疡作用，能抑制胃酸分泌、对实验性溃疡有明显的修复作用。对金黄色葡萄球菌、痢疾杆菌、大肠杆菌、结核杆菌、霍乱弧菌、麻风杆菌、絮状表皮癣菌、白色念珠菌以及钩端螺旋体均有抑制作用。氧化苦参碱和槐果碱有较强的平喘作用。本品还有升高白细胞、抗心律失常作用、抗炎作用及保肝作用，也是张老师常用的抗癌药。张老师对肺癌、喉癌、胃癌常用此药，但用量较小，一般 10g，认为此药有小毒，不能久用。

山慈菇为兰科植物杜鹃兰、独蒜兰等的假鳞茎，前者习称"毛慈菇"，后者习称"冰球子"，味甘、微辛、性寒，有小毒，归肝、胃、脾经，体坚质重，力峻降散，具有散结化瘀消痈解毒的功效。主治痈疽发背、疔肿恶疮、瘰疬结核、癌瘤、咽喉肿痛、产后瘀滞、虫蛇咬伤等症。《滇南本草》云其："消阴分之痰，止咳嗽，治喉痹，止咽喉痛。治毒疮，攻痈疽，敷诸疮肿毒，有脓者溃，无脓者消。"药理研究表明，山慈菇有抗肿瘤作用，对急性淋巴细胞型白血病和急性粒细胞型白血病患者的血细胞脱氢酶都有抑制作用，本品还有抗痛风作用。张老师对良、恶性肿瘤都喜用山慈菇，认为其散结消肿之力颇强，虽有小毒，但毒性很小，可以当菜食用，一般用量12～15g。

虎杖味微苦，性平，功善活血通络，清热利湿，镇咳平喘，清除自由基，调血脂，降低胆固醇。主要含蒽醌类大黄素等和芪类衍生物白藜芦醇等成分。药理研究表明，虎杖有抗菌、抗病毒、抗癌和防止癌变的作用。张老师用此药抗癌，一般用量15g，对肿瘤合并肺部感染或胆系感染者尤为适合。

◇**病例七**

刘某，男，76岁。1993年12月14日初诊。主诉：咳嗽咯血半年。现病史：患者于5月因劳累出现咳嗽咯痰带血，5月14日CT结果示右上肺不张、阻塞性炎症，考虑为肿瘤所致，随后做手术切除，病理诊断右上肺癌、鳞状上皮癌。刻下：咳嗽，咯痰带血。查体：舌暗，苔薄，舌腹静脉曲张，脉弦滑。

中医诊断：肺岩，咯血（痰热伤络）。西医诊断：肺癌。

治法：清热化痰，益气养阴。处方：甘桔紫参汤加减。生黄芪15g、女贞子12g、桔梗10g、生甘草6g、玄参12g、紫菀12g、炙百部12g、黄芩12g、黄连10g、黄柏10g、白茅根30g、半枝莲30g、延胡索15g、金银花15g、白花蛇舌草30g，14剂，水煎服，日一剂。

二诊（1993年12月21日）：病情无变化。从上周四开始不明原因发烧，最高39℃，平时38℃左右，咳嗽痰中带血，疲乏无力，胸痛自汗，神疲乏力（女儿代述）。

治法：清热化痰，益气养阴。处方：玉屏风散合甘桔紫参汤加减。生黄芪15g、防风10g、白术10g、桔梗10g、生甘草6g、玄参12g、紫菀12g、炙百部12g、黄连10g、黄柏10g、黄芩12g、半枝莲30g、延胡索15g、仙鹤草15g、白茅根30g、金银花15g、白花蛇舌草30g，7剂，水煎服，日一剂。

三诊（1993年12月27日）：病情明显好转。发烧已退，胸闷憋气，咳嗽，已不咯血，舌暗淡，舌下络脉曲张，苔薄白，脉弦滑。

治法同前。处方：玉屏风散合甘桔紫参汤加减。前方去黄连、黄柏，加藕节30g，7剂，水煎服，日一剂。

按语：肺癌引起肺不张，阻塞性肺炎，略乏力，发热，胸疼、胸闷，中医属"肺岩"，咯血，证属痰热壅肺络脉受伤，治宜清热化痰兼益气养阴宣肺络，方用甘桔紫参汤加白花蛇舌草、仙鹤草、元胡、半枝莲、白茅根、藕节等以清热、散瘀结、宁肺络，复诊因气虚、乏力、自汗，故加玉屏风散以益气固表。

◇病例八

焦某，女，49岁。2012年12月18日初诊。主诉：肺部恶性肿瘤术后2年。现病史：患者于2年前不明原因出现胸闷咯血，在肿瘤医院诊断为肺癌，行肺癌切除术，术后一直服中药，胃满胀，时有泛酸，腹无痛，无腹泻，不嗳气，纳差。舌嫩，苔薄白，脉细滑。既往史：慢性胃炎史10年。

中医诊断：肺癌术后（脾肾亏虚，胃气不和）。西医诊断：肺癌术后肠功能紊乱。

治法：理气和胃，健脾益肾。处方：柴朴二陈汤加减。柴胡12g、厚朴12g、陈皮12g、生甘草6g、法半夏9g、茯苓15g、焦山楂5g、鸡内金12g、生薏苡仁15g、黑豆15g、焦麦芽5g、焦神曲5g、黑芝麻15g、虎杖12g、王不留行12g，7剂，水煎服，2次/日。

贞芪扶正颗粒3盒，1袋/次，3次/日；玉屏风颗粒3盒，2袋/次，3次/日，口服。

二诊（2013年1月22日）：患者病情好转。胃脘胀满减轻。舌淡，苔薄白，脉细。

治法处方同前，水煎服，2次/日。

贞芪扶正颗粒3盒，1袋/次，3次/日；小金丸21盒，3瓶/次，3次/日，口服。

按语：慢性胃炎、肺癌手术后，正气受损，气机不畅，气滞痰阻，肝郁气滞乘克脾胃，胃气上逆，故现胃脘胀满、时有泛酸、纳食不香等症，舌暗淡，苔薄白，脉细滑亦是气滞痰阻血行不畅之征，治疗当理气和胃，化痰散结，方用柴朴二陈汤加减。二陈汤化痰理气，柴胡疏肝理气，厚朴和胃下气；佐以虎杖、王不留行、鸡内金散结化瘀，生薏苡仁、焦三仙和胃消食；黑豆、黑芝麻、生薏苡仁健脾补肾，参合贞芪扶正颗粒以及小金丸，诸药相合，共奏益气健脾和胃、散结化瘀的功效。

◇病例九

王某，男，72岁。2013年6月6日初诊。主诉：肿瘤放化疗后吞咽不利1个月。现病史：患者于去年底患肺癌（左肺门部），1个月前在当地医院经病理诊断为腺癌，肿瘤已晚期，不能手术，只进行放疗32次，化疗8次，出现吞咽困难，发噎，因肿瘤压迫食管出现憋气，喘气困难，胸闷，咳嗽，纳食不香，乏力神疲，时头晕。既往史：肝囊肿病史6年。查体：面色黧黑，行动缓慢，语音低微，形体消瘦，心率94次/分。实验室检查：白细胞2.27×10^9/L。舌嫩红，苔薄白，脉细滑。

辨证：高龄男性患肺癌放化疗后，气阴不足，痰瘀癌毒阻塞肺门部，影响胃气和食管的顺降，故吞咽不利，进食减少，痰瘀阻肺，肺失宣降，故咳嗽喘息胸闷，脾胃气虚，气血生化乏源，故神疲乏力、头晕时作。

中医诊断：肺癌（气阴亏虚，痰瘀癌毒阻滞）。西医诊断：左肺门部腺癌。

治法：益气养阴，活血散结。处方：贞芪白莲六君子汤加减。生黄芪15g、女贞子15g、半枝莲30g、白术12g、党参12g、茯苓12g、生甘草6g、炙百部12g、浙贝母12g、虎杖12g、砂仁10g、木香10g、降香12g、清半夏9g、王不留行12g、陈皮12g、白花蛇舌草30g，15剂，水煎服，日一剂。

小金丸14盒，2瓶/次，3次/日，口服。

二诊（2013年7月11日）：病情好转。服用上药后，憋气减轻，已不咳嗽，无咯痰，体力恢复尚好，吞咽困难减轻，精神好，仍有胸闷，上楼气短心悸，神疲乏力，两胁及胸口痛。面色黧黑，舌嫩红，苔薄白，脉细滑。

治法：益气养阴，化痰散结。处方：贞芪白莲合瓜蒌薤白半夏汤。生黄芪15g、半枝莲30g、瓜蒌15g、薤白12g、白花蛇舌草30g、法半夏9g、党参12g、白术12g、茯苓12g、生甘草6g、砂仁10g、木香10g、虎杖12g、焦神曲5g、王不留行12g、女贞子15g、鸡内金12g、焦山楂5g、炒麦芽5g，15剂，水煎服，日一剂。

小金丸14盒，2瓶/次，3次/日，口服。

三诊（2013年9月26日）：患者病情好转。服药后，咳嗽去，胸闷憋气稍减，体力增加，纳食增加，心悸气短减。舌嫩红，苔薄白，脉弦细。

治法：益气养阴，化痰散结。处方：贞芪白莲合瓜蒌薤白半夏汤加减。生黄芪15g、半枝莲30g、瓜蒌15g、薤白12g、法半夏9g、郁金12g、枳壳12g、姜黄12g、紫菀12g、炙百部12g、浙贝母12g、延胡索12g、山慈菇12g、马鞭草15g、女贞子15g、白花蛇舌草30g，15剂，水煎服，日一剂。

小金丸14盒，2瓶/次，3次/日，口服。

按语：老年人肺癌，尤其中心型肺癌，不是手术适应证，只有保守放化疗和中医治疗。患者放化疗后副作用较大，如骨髓抑制、胃肠道反应、机体虚弱等，综合调理是中医的强项，辨证属于气阴亏虚，痰瘀癌毒阻滞，治法益气养阴，化痰散结，标本兼治。扶正用黄芪、女贞子、党参、白术、茯苓、甘草等；消瘤散结用白花蛇舌草、半枝莲、虎杖、山慈菇、法半夏、浙贝母、马鞭草等；止痛用延胡索、姜黄、郁金等；止咳化痰宽胸用瓜蒌、薤白、法半夏、紫菀、炙百部、浙贝母等；和胃健脾用砂仁、木香、鸡内金、焦三仙、枳壳、党参等，随证加减，可延长患者寿命，提高生活质量。

◇病例十

李某，男，88岁。2013年9月10日初诊。主诉：咳嗽、咯血1个月。现病史：患者于 8 月 15 日因劳累上火出现咳嗽、咯血，咳黄色黏痰，在 301 医院做 CT 示左肺上叶肿块影，在 304 医院行 PET-CT 诊断为左肺上叶周围型肺癌，左肺肺不张可能性大。因年龄较大，不能行手术及放化疗，外院肌注胸腺肽 2 次，每周 1 次，口服百令胶囊，建议中医治疗。刻下：咳嗽，咯血，左胸稍有疼痛，伴有耳聋，口干，乏力，食少，无发热及体重下降。既往史：支气管扩张史 5 年，鼻窦炎病史 3 年。查体：舌微暗，苔薄腻，脉弦滑。

中医诊断：肺癌（痰瘀阻肺，肺脾气虚）。西医诊断：肺癌。

治法：益肺健脾，化痰通络。处方：贞芪六君子汤加味。生黄芪 15g、女贞子 15g、党参 12g、白术 12g、茯苓 15g、生甘草 6g、法半夏 9g、陈皮 12g、砂仁 10g、木香 10g、虎杖 12g、王不留行 12g、龙葵 12g、焦神曲 5g、焦山楂 5g、鸡内金 12g、白茅根 15g、焦麦芽 5g，7 剂，水煎服，日一剂。

小金丸 7 盒，3 瓶 / 次，2 次 / 日，口服。

二诊（2013 年 9 月 17 日）：病情无变化。咳嗽、咯痰、咯血，口干思饮，纳谷不香，腹胀，大便稠。舌微暗，苔白腻，脉弦小。

治法同前。处方：贞芪六君子汤加味。前方去焦山楂，加天花粉 15g、厚朴 12g，7 剂，水煎服，日一剂。

小金丸 7 盒，3 瓶 / 次，2 次 / 日，口服。

三诊（2013 年 9 月 24 日）：患者病情好转。仍咳嗽，食欲增加，左胸微痛，胸闷，大便稠。舌质正常，苔腻，脉弦小。

治法同前。处方：贞芪六君子汤加减。前方加山慈菇 15g、延胡索 12g、焦山楂 5g，14 剂，水煎服，日一剂。

四诊（2013 年 10 月 15 日）：患者病情好转。服上药后症状减轻，精神好，纳可，咳嗽稍重。舌微暗，苔白腻，脉弦小。

治法：益肺健脾，化痰通络。处方：贞芪白莲六君子汤加减。生黄芪 15g、女贞子 15g、党参 12g、白术 12g、茯苓 12g、生甘草 6g、法半夏 10g、陈皮 12g、砂仁 10g、木香 10g、虎杖 12g、龙葵 12g、山慈菇 15g、焦神曲 5g、白花蛇舌草 30g、鸡内金 12g、半枝莲 30g、焦麦芽 5g、焦山楂 5g、王不留行 12g，14 剂，水煎服，日一剂。

小金丸 14 盒，3 瓶 / 次，2 次 / 日，口服。

五诊（2013 年 11 月 12 日）：患者病情好转。痰中带血，纳可，有力量，耳聋，听力差。舌微暗，苔腻，脉弦小。

治法：健脾益气，清热凉血。处方：贞芪白莲六君子汤加味。生黄芪 15g、女贞子

12g、党参 12g、白术 12g、茯苓 15g、生甘草 6g、法半夏 10g、陈皮 12g、砂仁 10g、木香 10g、虎杖 12g、龙葵 15g、藕节 15g、白茅根 15g、王不留行 15g、半枝莲 15g、白花蛇舌草 15g，7 剂，水煎服，日一剂。

小金丸 7 盒，3 瓶 / 次，3 次 / 日，口服。

六诊（2013 年 12 月 24 日）：患者病情明显好转。服药后耳聋大减，可以听电话了，由于近十天未服中药，3 天前又咯血一次，纳可，二便调。舌微暗，苔薄白腻，脉弦小。

治法：健脾益肾，清热凉血。处方：贞芪白莲四君子汤加减。生黄芪 15g、女贞子 15g、党参 12g、白术 12g、炙百部 12g、茯苓 15g、甘草 6g、半枝莲 30g、砂仁 10g、白花蛇舌草 30g、木香 10g、紫菀 12g、白茅根 15g、黄芩 12g、黄连 10g、生藕节 15g、仙鹤草 15g，30 剂，水煎服，日一剂。

按语：本病患者因高龄未能做病理诊断是一遗憾，但通过咳嗽、咯血、胸痛等临床症状体征结合多家医院影像学诊断基本可以确诊为周围性肺癌，西医不主张行任何治疗，只能中药治疗。张老师综合患者的病史症状，认为病机属于肺脾肾气虚，痰浊瘀血热毒互结，治疗重在扶正气，兼以化痰活血，散结解毒，用方以贞芪六君子汤为主方，消瘤散结解毒用虎杖、山慈菇、生薏苡仁、白花蛇舌草、半枝莲、龙葵、法半夏等，活血通络加用王不留行、仙鹤草、藕节等，补肾气用女贞子，健脾肺、和胃气用香砂六君子汤、黄芪、焦三仙、鸡内金等，清热止血用三黄、白茅根、藕节、仙鹤草等，随访半年症状好转、生活质量有提高、体重无减少，充分体现了张老师治疗大病重病重视后天脾胃、主张带病延年的学术思想。

◇病例十一

薛某，男，74 岁。2014 年 1 月 23 日初诊。主诉：肺癌经伽马刀治疗后咳嗽、身起疱疹 1 周。现病史：患者于 1 周前因患肺癌，在外院行伽马刀治疗 6 次，出现咳嗽，呈呛咳阵作，咯白痰，左侧腰胁部起疱疹，疼痛，大便稀溏，日 2 行，食水果则腹泻加重，阴部湿痒，眠差，纳呆。舌淡，苔薄白，脉弦细。

辨证：肺癌用伽马刀治疗，体内蕴积湿热以及癌毒，损伤脾气，湿浊下注，热壅足太阳膀胱经所属腰背部，故现疱疹痛痒。肺被热毒熏蒸故咳嗽咯痰，脾虚气弱湿阻，故纳呆便溏。

中医诊断：肺岩（湿热癌毒蕴积），缠腰龙（热毒湿热蕴结肝胆膀胱经）。西医诊断：肺癌，带状疱疹。

治法：清热化湿，解毒散结。处方：贞芪白莲六君子汤加减。生黄芪 15g、女贞子

15g、白花蛇舌草 30g、半枝莲 30g、党参 12g、苍术 12g、茯苓 12g、木香 10g、法半夏 10g、陈皮 10g、虎杖 12g、浙贝母 12g、王不留行 15g、紫菀 12g、炙百部 12g、生甘草 6g、延胡索 12g，21 剂，水煎服，日一剂。

二诊（2014 年 2 月 13 日）：患者病情好转。腰部疱疹渗出疼痛减轻，咯痰减少，仍深咳嗽，痰不多，大便稀，眠差，阴囊部有湿疹，伽马刀治疗已经 10 次，疗程结束，家属取药。

治法：清热化湿，解毒散结。处方：贞芪白莲六君子汤加减。生黄芪 15g、女贞子 15g、白花蛇舌草 30g、半枝莲 30g、党参 12g、苍术 12g、黄芩 12g、木香 10g、砂仁 10g、陈皮 12g、虎杖 12g、浙贝母 12g、王不留行 15g、紫菀 12g、炙百部 12g、生甘草 6g、延胡索 12g、生薏苡仁 12g、炒酸枣仁 15g、升麻 10g、厚朴 10g，14 剂，水煎服，日一剂。

小金丸 7 盒，3 瓶 / 次，3 次 / 日，口服。

三诊（2014 年 2 月 27 日）：咳嗽减轻，痰少，色白，深部阵咳，面色发暗，眼干涩，大便稍稀，乏力，眠差。舌淡，苔薄白，脉弦细。

治法：清热化湿，解毒散结。处方：贞芪白莲六君子汤加减。生黄芪 15g、女贞子 15g、白花蛇舌草 30g、半枝莲 30g、党参 12g、白术 12g、茯苓 12g、法半夏 10g、郁金 12g、陈皮 12g、虎杖 12g、山慈菇 15g、王不留行 15g、皂角刺 12g、黄精 15g、生甘草 6g、延胡索 12g、灵芝 6g、炒酸枣仁 15g，14 剂，水煎服，日一剂。

百令胶囊 5 盒，4 粒 / 次，3 次 / 日，口服。

按语：患者长期从事电焊工作，吸入电焊弧毒气多，日久毒邪伤肺成肺癌，用伽马刀治疗数次，湿热瘤毒积于脏腑，流入经络，肝胆膀胱经受累，故腰胁痛，起疱疹，湿热下注肠道，故便溏，湿热伤气，故乏力，瘤毒热邪伤肺，咳嗽咯痰阵作。治疗以消补兼施为法，祛邪重在清热化湿散结消瘤，益气扶正用六君子汤加女贞子、生黄芪、生薏苡仁，散结清热化湿用白花蛇舌草、半枝莲、虎杖、浙贝母、山慈菇、法半夏以及小金丸等，止痛通络用延胡索、王不留行、皂角刺、郁金，失眠加炒酸枣仁、灵芝，止咳化痰加紫菀、炙百部、浙贝母、陈皮，腹泻便溏加苍术、生薏苡仁、木香、砂仁、厚朴等，随证加减，总以药证相符为准则。

◇**病例十二**

陈某，男，76 岁。2014 年 1 月 16 日初诊。主诉：咳嗽胸痛 5 个月。现病史：患者于 5 个月前不明原因出现咳嗽，右侧胸痛，针扎样痛，咯白痰，间断发热，在武警总医院做 PET-CT 诊断右侧中心型肺癌，给予服用靶向药吉非替尼片治疗 2 个月，症状不缓解，仍间断发热，每月 1 次高热。刻下：乏力，自汗，食少，咳嗽，右胸痛，未发热，咯白黏痰，鼻塞，二便可。既往史：高血压病、房颤、鼻窦炎病史 20 年，脑梗死后遗症史 6 年。查体：形体偏胖，面色晦暗。舌暗红，苔白腻，脉弦细。

辨证：高年久病，体胖多湿，脑梗死、原发性高血压病日久，血行瘀滞，痰浊内停，闭阻脉络，肺气失宣，故咳嗽胸痛。

中医诊断：肺岩（痰浊瘀血痹阻脉络）。西医诊断：肺癌，脑梗死后遗症。

治法：益气化痰，活血散结。处方：贞芪白莲四君子汤加味。生黄芪 20g、女贞子 20g、党参 12g、白术 12g、茯苓 15g、半枝莲 30g、黄芩 12g、黄连 10g、白花蛇舌草 30g、虎杖 12g、紫菀 12g、炙百部 12g、川贝 12g、生薏苡仁 20g、王不留行 15g、桃仁 10g、丹参 15g、防风 10g、黄柏 12g，28 剂，水煎服，日一剂。

小金丸 14 盒，3 瓶 / 次，3 次 / 日，口服；百令胶囊 5 盒，4 粒 / 次，3 次 / 日，口服。

二诊（2014 年 2 月 27 日）：病情好转。服药后咳嗽减轻，近 1 个月未发热，以前每月至少发一次高热，仍右胸痛如针刺样，无咯血，有少量白黏痰，鼻塞流涕，服上药后感觉有力气，活动后汗出多，纳食可，眠可。舌暗红，苔薄白腻，脉沉细。

治法：益气化痰，活血散结。处方：贞芪白莲四君子汤加味。生黄芪 20g、女贞子 20g、党参 12g、白术 12g、白花蛇舌草 30g、茯苓 15g、半枝莲 30g、黄芩 12g、黄连 10g、黄柏 12g、虎杖 12g、紫菀 12g、炙百部 12g、川贝 12g、王不留行 15g、炒酸枣仁 15g、灵芝 10g、麻黄根 12g、防风 10g、猪苓 30g，14 剂，水煎服，日一剂。

按语：久病必虚，高年气弱，素患脑梗死、高血压、鼻窦炎以及心房颤动等病，气虚痰阻血瘀病机内存，每因外感内伤则邪气壅阻，瘤毒阻络化热，故每月有一次高热，经西药治疗效果不显，转来求中医，辨证已明，用药仍用经验方贞芪白莲四君子汤加味。病久正虚较甚，故黄芪、女贞子用量增加到 20g 为君药；臣药中补气养阴用四君子汤、黄精、生薏苡仁、灵芝等。祛邪方面：抗炎消瘤用白花蛇舌草、半枝莲、虎杖以及三黄、猪苓等；止咳化痰用紫菀、炙百部、贝母；活血化瘀用桃仁、丹参、王不留行等；自汗加麻黄根、防风、白术等，成玉屏风散之用，配合百令胶囊则补肾益气之功显，加小金丸则抗癌消瘤之用全。

◇**病例十三**

郭某，男，42 岁。1992 年 8 月 21 日初诊。主诉：肺癌术后右上肢活动不利 20 天。现病史：患者于今年 8 月初确诊肺癌，病理诊断为腺癌，伴脑转移，出现右上肢不能活动，经放疗 7 次，出现咳嗽，咯痰不畅，胸闷憋气，恶心。舌淡红，苔薄白，脉细。

辨证：肺癌晚期，脑转移，不能化疗，放疗 7 次，正气损伤，瘤毒郁结，影响脾胃功能和肺气宣肃，故咳嗽恶心，喘息气短，瘤毒经化疗后内生痰热，瘀阻脑络，故偏瘫。

中医诊断：肺癌，偏瘫（气虚血瘀痰阻）。西医诊断：肺癌脑转移。

治法：益气活血化痰。处方：四君子汤合生脉散加减。生黄芪 15g、女贞子 15g、白术 12g、党参 12g、茯苓 12g、生甘草 6g、丹参 15g、当归 12g、赤芍 15g、白花蛇舌草 30g、生地黄 12g、半枝莲 30g，14 剂，水煎服，日一剂。

小金丸 50 盒，2 瓶 / 次，3 次 / 日，口服。

二诊（1992 年 10 月 9 日）：患者病情好转。确诊肺癌脑转移部位在前额、枕部、左锁骨上等多处，咳嗽，咯痰不畅，无血，胸闷憋气，心慌，B 超提示已合并心包积液、胸腔积液。舌质微红，苔薄白，脉滑。

治法：益气养阴，清热化痰。处方一：四君子汤加减。生黄芪 15g、女贞子 15g、白术 12g、党参 12g、茯苓 12g、甘草 6g、麦冬 12g、五味子 10g、炒酸枣仁 15g、白花蛇舌草 30g、半枝莲 30g、焦三仙各 5g、鸡内金 12g，14 剂，水煎服，日一剂。处方二：甘桔紫参汤加减。桔梗 10g、甘草 6g、紫菀 12g、炙百部 12g、黄芩 12g、黄连 10g、黄柏 10g、玄参 12g、浙贝母 10g、金银花 15g、板蓝根 12g、陈皮 10g、麦冬 12g，14 剂，水煎服，日一剂。

小金丸 50 盒，2 瓶 / 次，3 次 / 日，口服。

按语：肺癌放疗 7 次，已伴脑转移，未手术治疗，出现放射性肺炎并发症，咳嗽、咯痰不畅，胸腔心包积液，舌红脉滑，证属气阴亏虚，痰热结毒，治用益气养阴，化痰散结消瘤法，用四君子汤合生脉散、女贞子、黄芪、当归、生地黄以益气阴；白花蛇舌草、半枝莲、赤芍、鸡内金、黄芩、黄连、黄柏、浙贝母、板蓝根、金银花以清化痰热、散结消瘤；佐以焦三仙、陈皮、紫菀、炙百部、桔梗、甘草以理气和胃、化痰止咳，小金丸辅助散结，共奏消补并施之效。

◇**病例十四**

商某，女，58 岁。2013 年 8 月 20 日初诊。主诉：胸背痛伴咳嗽 2 年余。现病史：患者于 2011 年 7 月因生气劳累出现胸痛背痛，咳嗽，咯血，到北京肿瘤医院就诊，诊为"右肺癌？"。于 7 月 11 日行右肺下叶部分切除术，术后经病理确诊"肺腺癌"，出院诊断"低分化腺癌，纵隔淋巴结转移，胸膜转移，姑息术后"。术后于 2012 年 4 ~ 8 月行 6 个周期的化疗，每疗程 21 天，用顺铂加紫杉醇，9 月份开始用凯美纳（盐酸埃克替尼片）进行靶向治疗，胸背痛未见缓解。既往史：冠心病，心肌梗死（心梗），植入支架后

8年，尿毒症史4年。实验室检查：2013年8月2日癌胚抗原13.56 ng/mL。2013年8月13日CT：右肺下叶部分切除术后，周围肺野多发条索影；双肺纹理局部呈颗粒状；纵膈及肺门未见肿大淋巴结；心包少许积液；双侧胸膜局限性增厚。查体：面色萎黄。舌红，苔薄白，脉细滑。

中医诊断：肺癌（气滞痰阻血瘀）。西医诊断：肺癌。

治法：益气化痰，散结通络。处方：贞芪白莲六君子汤加味。生黄芪30g、女贞子15g、党参12g、白术12g、茯苓15g、生甘草6g、法半夏9g、陈皮12g、焦神曲5g、炒麦芽5g、焦山楂5g、鸡内金12g、虎杖12g、王不留行12g、马鞭草15g、半枝莲30g、白花蛇舌草30g，14剂，水煎服，日一剂。

小金丸14盒，3瓶/次，3次/日；贞芪扶正颗粒5盒，1袋/次，3次/日，口服。

二诊（2013年9月17日）：患者病情好转，胸背痛减轻，身上热好转，咳嗽去。舌红，苔薄白，脉细滑。

治法：益气化痰，散结通络。处方：贞芪六君子汤加减。生黄芪20g、女贞子20g、党参12g、白术12g、茯苓15g、生甘草6g、黄精20g、砂仁10g、木香10g、枳壳12g、黄芩12g、辛夷（包）12g、虎杖12g、补骨脂12g、白花蛇舌草30g、威灵仙12g、王不留行12g，14剂，水煎服，日一剂。

三诊（2013年10月15日）：患者病情明显好转，服药后纳食增，胸背痛消失，咽中不适，有异物感，矢气多。舌微红，苔薄白，脉细滑。

治法同前。处方：贞芪六君子汤加减。前方加伸筋草12g、鸡内金15g，14剂，水煎服，日一剂。

小金丸14盒，3瓶/次，3次/日，口服。

四诊（2013年11月12日）：病情好转。药后关节痛消失，咽痛鼻塞去，身不发热，肛门下坠感明显好转。舌微暗红，苔薄白，脉细滑。

治法：益气化痰，散结通络。处方：贞芪白莲六君子汤加减。生黄芪20g、女贞子20g、党参12g、白术12g、茯苓15g、生甘草6g、黄精15g、砂仁10g、木香10g、麦冬12g、五味子12g、生槐花10g、虎杖12g、地榆12g、王不留行12g、半枝莲30g、白花蛇舌草30g，14剂，水煎服，日一剂。

按语：久病之躯，复患肺癌，术后放化疗后，正气大亏，气机郁滞，痰浊阻络，不通则痛，故出现周身疼痛，身热关节痛等证。治疗宜用标本兼治法，益气阴、化痰瘀、通肺络、和胃气。益气阴用黄芪、党参、五味子、白术、茯苓、女贞子、补骨脂、麦冬、黄精等；化痰瘀用虎杖、马鞭草、山慈菇、白花蛇舌草、半枝莲等；通肺络用王不留行、威灵仙等；和胃气用木香、鸡内金、焦三仙、枳壳等；因兼夹症而加佐药，鼻塞头痛加辛夷；纳呆、胃脘不适加砂仁、陈皮、法半夏；关节痛加伸筋草、威灵仙；肛门下坠加地榆、槐花，如此药证相符，方可取效快捷。

◇病例十五

张某，男，75岁。2013年11月28日初诊。主诉：肺肿瘤脑转移左上肢活动受限1个月。现病史：患者于1个月前不明原因出现致左上肢活动不利，在外院CT诊断为右肺上叶后段不规则肿物，大小4.1cm×5.1cm，双肺门多发大小不等淋巴结，肝脏多发低密度影，甲状腺多发结节，伴有头痛，咳嗽胸痛，痰中带血，口角歪斜，流口水，行走不稳，踏棉花感，左侧上肢瘫痪，腹部CT示双肾多发囊肿，11月12日在中国医学科学院肿瘤医院CT示右肺上叶后段癌，纵膈多发淋巴结转移，双侧颈部淋巴结肿大，右侧额颞区脑实质不均质强化，印象：脑转移瘤。既往有吸烟史40余年，每日约20支。查体：形体偏胖，左侧上肢活动不利，口角歪斜。舌微红，苔薄，脉弦细。

辨证：形体肥胖，素嗜吸烟，痰热内蕴，高年体弱，气阴亏虚，虚风内生，痰热夹内风上煽，壅塞经络，蒙蔽清窍，故口角歪斜，左侧上肢活动不利，头晕头痛，风痰热毒损伤肺络，故咯痰带血，胸痛。

中医诊断：中风（中经络，风痰瘀血闭阻脉络）。西医诊断：肺癌，脑转移。

治法：益气养阴，化痰熄风通络。处方：贞芪虎马汤加味。女贞子15g、生黄芪15g、虎杖12g、马鞭草15g、葶苈子15g、川芎12g、桑白皮15g、石决明20g、海蛤壳20g、海浮石20g、黄药子12g、紫菀12g、炙百部12g、牡蛎20g、藕节15g、葛根12g、王不留行15g，7剂，水煎服，日一剂。

小金丸7盒，2瓶/次，3次/日，牛黄蛇胆川贝液3盒，1支/次，3次/日，口服。

二诊（2013年12月5日）：患者病情好转。昨日行伽马刀治疗，胸不痛，仍咳嗽，食可，有气力，左侧偏瘫时有抽搐。舌微红，苔薄白，脉弦细。

治法同前。处方：贞芪白莲虎马汤加减。女贞子15g、生黄芪15g、白花蛇舌草30g、半枝莲30g、虎杖12g、马鞭草15g、浙贝母12g、皂角刺12g、王不留行15g、葛根12g、川芎12g、石决明20g、海蛤壳20g、海浮石20g、黄药子12g、紫菀12g、炙百部12g、黄芩12g、黄连10g，7剂，水煎服，日一剂。

中成药同上。

三诊（2013年12月19日）：患者病情好转。儿子代述：失眠，体力好，肢体活动好转，大便干燥，偶咳。

治法同前。处方：贞芪白莲虎马汤加减。前方加决明子 15g、火麻仁 15g、炒酸枣仁 15g，14 剂，水煎服，日一剂。

中成药同前。

四诊（2014 年 1 月 23 日）：患者病情好转。儿子代述：精神好，上下楼自如，咳减轻，痰不多。

治法：益气养阴，化痰熄风通络。处方：贞芪虎马四君子汤加减。生黄芪 15g、女贞子 15g、党参 15g、皂角刺 12g、白术 12g、茯苓 15g、生甘草 6g、海蛤壳 20g、海浮石 20g、马鞭草 15g、黄药子 12g、虎杖 12g、紫菀 12g、炙百部 12g、王不留行 15g、砂仁 10g、木香 10g、焦山楂 5g、鸡内金 12g、焦神曲 5g、焦麦芽 5g，14 剂，水煎服，日一剂。

小金丸 14 盒，2 瓶 / 次，3 次 / 日，口服；复方鲜竹沥液 6 盒，1 支 / 次，3 次 / 日，口服；百令胶囊 6 盒，5 粒 / 次，3 次 / 日，口服。

按语：患者素嗜吸烟、膏粱厚味，形体肥胖，痰热内蕴，高年气阴偏虚，虚风内生，痰热夹内风上煽，壅塞经络，蒙蔽清窍，故口角歪斜，左侧上肢活动不利，头晕头痛，风痰热毒损伤肺络，故咯痰带血，胸痛。本病虚实夹杂，治疗当标本兼治，补虚泻实并举，用方贞芪虎马汤、贞芪白莲虎马汤等加减。方中取女贞子滋养肾阴，生黄芪大补脾气，虎杖、马鞭草清热化湿、活血解毒，白花蛇舌草、半枝莲清热散结消瘤，为主药，其余药味随证加减，咳嗽痰多加紫菀、炙百部、海蛤壳、海浮石以化痰，失眠加炒酸枣仁，偏瘫肢麻加皂角刺、王不留行以通络，大便干燥加火麻仁、决明子以润肠通便，食少纳呆加焦三仙、鸡内金、木香、砂仁以醒脾消食。灵活化裁，共奏散结消瘤、扶正固本之功。

◇病例十六

潘某，男，84 岁。2013 年 6 月 18 日初诊。主诉：咳嗽气短 9 年。现病史：患者 9 年前不明原因出现咳嗽，气短，在外院诊断左肺占位，未行手术及放化疗，1 年前复查左侧占位体积增大，今年 6 月在北大医院住院，诊断左肺恶性肿瘤，多发转移癌，左肾上腺转移，高血压Ⅲ级，心律失常心房颤动，前列腺增生。刻下：咳嗽，咯痰少色白，气短，心慌，腹胀便秘，大便二日一行，双下肢肿胀，静脉曲张。既往史：有高血压病 10 年，高脂血症 10 年，房颤史 6 年。实验室检查：2013 年 6 月 5 日，CT 示左肺下叶背段降主动脉旁不规则软组织影，大小 46mm×63mm×86mm，呈多发分叶状，左肺上叶尖后端背段支气管狭窄。舌微暗，苔薄白，脉细滑。

辨证：高龄患者，肺癌已查出 9 年，进展较慢，现已转移，病属晚期，素体多病，正气亏虚，痰瘀阻滞，瘤毒阻络，宗气不足，故气短咳嗽，乏力，心悸，血瘀不畅，故下肢肿胀色暗，治当益气化痰，活血散结。

中医诊断：肺岩（气虚痰阻血瘀）。西医诊断：肺癌晚期。

治法：益气养阴，活血散结。处方：贞芪白莲参虎汤合生脉饮加减。生黄芪15g、女贞子15g、半枝莲30g、白花蛇舌草30g、党参12g、丹参12g、虎杖12g、麦冬12g、五味子12g、紫菀12g、炙百部12g、川贝12g、王不留行12g、桃仁10g、降香12g，14剂，水煎服，日一剂。

小金丸7盒，2瓶/次，3次/日，贞芪扶正颗粒3盒，1袋/次，3次/日，口服。

二诊（2013年7月16日）：患者病情好转。咳嗽减轻，腹胀好转，稍有便秘，家人取药。

治法、处方同前。28剂，水煎服，日一剂。

小金丸28盒，2瓶/次，3次/日；贞芪扶正颗粒6盒，1袋/次，3次/日，口服。

三诊（2013年8月6日）：患者病情好转。偶有咳嗽，不咯痰，便秘，憋气，气短，心慌减轻。舌暗，苔薄白，脉细。

治法：益气养阴，活血散结。处方：贞芪白莲参虎汤合生脉饮加减。生黄芪15g、女贞子15g、半枝莲30g、白花蛇舌草30g、丹参12g、虎杖12g、党参12g、麦冬12g、五味子12g、紫菀12g、炙百部12g、浙贝母12g、桃仁10g、决明子15g、桑椹12g、火麻仁15g、王不留行12g，14剂，水煎服，日一剂。

小金丸14盒，2瓶/次，3次/日，口服。

四诊（2013年8月20日）：患者病情好转。偶尔咳嗽，胸闷，大便通畅，足肿（女儿代开药）。

治法、处方同前，14剂，水煎服，日一剂。

小金丸14盒，2瓶/次，3次/日；贞芪扶正颗粒6盒，1袋/次，3次/日，口服。

五诊（2013年9月24日）：患者病情好转。咳嗽胸闷好转（女儿代开药）。

治法、处方同前，上方14剂，水煎服，日一剂。

小金丸7盒，2瓶/次，3次/日；贞芪扶正颗粒3盒，1袋/次，3次/日，口服。

按语：老年肺癌，病已数年，虽有进展，但发展较慢，因可采用的西医方法无几，不能手术、化疗、放疗，只能寄希望于中医药，张老师的一个重要的学术思想就是"大病危疾，扶正延年"，通过扶正气以调动自身的抗病能力，可起到提高脾胃消化能力，提高自身生活质量，带病延年的目的，本案就是很好的实例。贞芪白莲汤以及贞芪白莲四君子汤、贞芪白莲参虎汤合生脉饮等方就是针对老年癌症患者以扶正为主，兼以消瘤的代表方，用此方一定配合服用小金丸、贞芪扶正颗粒，加强扶正祛邪的力量。

◇**病例十七**

郑某，男，50 岁。2012 年 10 月 12 日初诊。主诉：咳嗽流涕 2 天。现病史：患者于 2 天前因劳累着凉出现流涕，咳嗽，吐白痰，自服泰诺、双黄连颗粒等效果不好。舌淡，苔薄白，脉细。既往史：慢性支气管炎病史 10 年，2 年前患肺癌，行手术切除术，化疗 6 疗程，用激素治疗 1 年多。

中医诊断：咳嗽，肺岩（气虚痰阻）。西医诊断：肺癌术后，慢性支气管炎急性发作。

治法：健脾益气，化痰散结。处方：贞芪白莲六君子汤加味。女贞子 20g、生黄芪 20g、半枝莲 30g、白花蛇舌草 30g、党参 12g、白术 12g、茯苓 12g、生甘草 6g、法半夏 9g、陈皮 12g、紫菀 12g、炙百部 12g、虎杖 12g、川贝 12g、黄芩 12g、王不留行 12g，50 剂，水煎分两次服，日一剂。

二诊（2012 年 12 月 5 日）：患者病情好转。咳嗽已愈，但近一年感冒 4 次，近 3 天感冒发热，轻咳，静脉滴注罗氏芬后热退，仍咳嗽，吐白痰，大便畅。舌暗，苔白，脉细。

治法：健脾益气，散结化痰。处方：贞芪白莲四君子汤加减。生黄芪 20g、女贞子 15g、半枝莲 30g、白花蛇舌草 30g、党参 12g、白术 12g、茯苓 12g、生甘草 6g、虎杖 12g、龙葵 12g、王不留行 12g、川贝 12g、黄精 20g、雄黑豆 20g、防风 10g，50 剂，水煎分两次服，日一剂。

小金丸 80 盒，2 瓶／次，3 次／日；金水宝胶囊 10 瓶，4 粒／次，3 次／日，口服。

三诊（2013 年 7 月 21 日）：患者病情好转。近半年基本未感冒，咳嗽偶作，体力尚好，7 月 18 日化验血常规正常，CRP 略高，肿瘤标记物均正常，肝功能正常。舌暗淡，苔薄白，脉细。

治法：健脾益气，散结化痰。处方：贞芪白莲四君子汤加减。生黄芪 15g、女贞子 15g、党参 12g、白术 12g、茯苓 12g、生甘草 6g、半枝莲 15g、白花蛇舌草 15g、法半夏 9g、川贝 12g、高良姜 6g、虎杖 12g、黑芝麻 15g、雄黑豆 15g、鸡内金 12g、焦山楂 5g、焦麦芽 5g、焦神曲 5g、炙百部 12g、厚朴 12g、王不留行 12g，50 剂，水煎服，2 次／日。

小金丸 40 盒，2 瓶／次，3 次／日；金水宝胶囊 10 瓶，4 粒／次，3 次／日，口服。

按语：人过中年日过午，阳气渐亏，阴气自半，若禀赋薄弱，后天多病，则正气更被克伐，御邪无力，易感外邪，本案患者年逾半百，既往慢支病史 10 年，2 年前患肺癌，行手术切除术，体质实属薄弱，后天克伐太过，是故每年有 4 次以上感冒，经常咳嗽，乏力。张老师治疗既用散结消瘤之品，更重视补益先后二天，用方贞芪白莲六君子汤加减，初诊祛邪化痰止咳药略多，用紫菀、炙百部、川贝、陈皮、法半夏、黄芩、半枝莲等；二诊痰少咳轻，去法半夏、紫菀、黄芩等，着力补肾益气，用冬虫夏草、雄黑豆、黄精、女贞子、黑芝麻等；末诊增和胃温胃之高良姜、厚朴、焦三仙等以治疗腹胀，全程注意扶正气、和胃气、化痰结，标本兼治，七分治本，三分治标，全方配伍得当，可以久服，故每次可开 50 剂左右。

◇**病例十八**

王某，男，55 岁。2013 年 11 月 7 日初诊。主诉：肺癌术后胸痛憋气 9 个月。现病史：患者于 9 个月前因长年吸烟及劳累出现咯血、胸痛，在北京肿瘤医院诊断为左肺癌，行肺癌切除术，术后进行了 33 次放疗，5 个疗程化疗，并进行了 1 次靶向介入治疗，仍然胸痛憋气，最近胸片提示有胸腔积液。刻下：左胸痛憋气，左后背痛，每日服用盐酸羟考酮止痛，夜难平卧。既往史：有冠心病史 6 年。查体：舌微暗，苔薄白，脉弦细小。

辨证：肺癌术后体弱，加之放化疗、靶向药物治疗更伤正气，本来素体亏虚，吸烟导致肺中气壅痰阻，西药损伤脾胃，致成正虚邪实并存，肺脾肾三脏亏损，痰浊瘀血阻络的局面，治疗当标本兼顾，标实甚急，每日胸痛难忍，需服用西药盐酸羟考酮，故暂以治标药物比重多于治本为宜。

中医诊断：肺癌（气虚血瘀痰阻）。西医诊断：肺癌术后。

治法：益气行水，泻肺通络。处方：贞芪白莲桑苓汤加减。生黄芪 20g、女贞子 20g、白花蛇舌草 30g、半枝莲 30g、桑白皮 15g、猪苓 30g、茯苓 15g、葶苈子 15g、冬瓜皮 30g、虎杖 12g、皂角刺 12g、马鞭草 14g、王不留行 15g，7 剂，水煎服，日一剂。

小金丸 7 盒，2 瓶/次，3 次/日，口服。

二诊（2013 年 11 月 14 日）：患者病情好转。胸痛背痛减轻，精神好转，纳食增加，睡眠好转，能平卧入睡。面色晦暗，鼻头色白。舌微暗，苔薄白，脉弦小。

辨证：胸痛已减，标实减轻，鼻头色白，面色晦暗，实属脾肾亏虚之兆，治当加重扶正药物比重。

治法：益气养阴，清肺润肠。处方：贞芪四君子汤加减。生黄芪 15g、女贞子 15g、党参 12g、白术 12g、茯苓 15g、生甘草 6g、砂仁 10g、木香 10g、桑白皮 15g、冬瓜皮 15g、虎杖 12g、王不留行 15g、皂角刺 12g、马鞭草 15g、黄精 15g、补骨脂 12g、白芍 15g，14 剂，水煎分二次服，日一剂。

小金丸 7 盒，2 瓶 / 次，3 次 / 日，口服。

三诊（2013 年 11 月 28 日）：患者病情好转。胸胁痛减轻，腰背痛轻，腰可直立，精神好，偶有泛酸，纳食可。舌微暗，苔薄白腻，脉弦细。

治法：益气健脾，解郁散结。处方：贞芪六君子汤加减。生黄芪 15g、女贞子 15g、党参 12g、砂仁 10g、木香 10g、茯苓 12g、生甘草 6g、白术 12g、砂仁 10g、木香 10g、法半夏 10g、陈皮 12g、焦神曲 5g、焦麦芽 5g、鸡内金 12g、焦山楂 5g、柴胡 12g、郁金 12g、白芍 15g，7 剂，水煎服，日一剂。

小金丸 7 盒，2 瓶 / 次，3 次 / 日，口服。

按语：肺癌术后，又经放化疗靶向治疗等治疗数月，体质本不强壮，又受手术等西医疗法的损耗，正气更亏，而邪气壅滞肺胸，胸背腰痛，不得眠卧，治疗非常棘手，张老师先予攻大于补的贞芪白莲桑苓汤大祛痰瘀水湿，再用平补平泻的贞芪四君子汤补泻各半，后用贞芪六君子汤补多于攻，以扶正为主，配合小金丸则始终有散结化瘀之功，使邪气不再复聚成瘤。

◇病例十九

魏某，女，65 岁。1997 年 1 月 20 日初诊。主诉：咳嗽咯血 3 个月。现病史：患者于 3 个月前不明原因出现咳嗽、咯血，心前区发热，口干，大便干，喜冷饮，形体消瘦，手心热，2 年前在 307 医院被诊断为肺癌晚期。查体：舌质微红，苔薄白，脉沉滑。

辨证：形体消瘦，肺癌晚期，反复咯血 3 个月，气阴亏虚，血热伤络，故咯血，心口发热，手心热，口干，便干。

中医诊断：咯血（气阴亏虚，热伤血络）。西医诊断：肺癌。

治法：益气养阴，清热止血。处方：养阴清肺汤加减。生地黄 15g、沙参 12g、麦冬 15g、白茅根 30g、侧柏叶 12g、仙鹤草 15g、黄芩 12g、黄连 10g、黄柏 10g、桔梗 10g、生甘草 6g、炙百部 12g、紫菀 12g、大青叶 12g、白花蛇舌草 30g，7 剂，水煎服，日一剂。

双黄连口服液 3 盒，2 支 / 次，2 次 / 日；养阴清肺膏 6 瓶，10mL/ 次，3 次 / 日，口服。

二诊（1997 年 1 月 27 日）：患者病情好转。服药后咯血减轻，烧退，咳嗽，舌质微红，苔薄黄，脉滑。

处方：银翘三黄汤加减。金银花 15g、连翘 12g、黄芩 12g、黄连 10g、黄柏 10g、炒杏仁 10g、牛蒡子 10g、紫菀 12g、炙百部 12g、白茅根 30g、侧柏叶 15g、仙鹤草 15g、浙贝母 10g、大青叶 12g、蒲公英 30g，21 剂，水煎服，日一剂。

双黄连口服液 10 盒，2 支／次，2 次／日；养阴清肺膏 10 瓶，10mL／次，2 次／日；云南白药 2 盒，3 粒／次，3 次／日，口服。

按语：肺癌晚期，咯血发热，消瘦便干，治疗实为棘手，因现一派肺热阴伤之象，故老师用治疗肺燥咯血之养阴清肺汤加减，方中三黄、大青叶、侧柏叶、白茅根、白花蛇舌草以清肺热抗癌毒，生地黄、沙参、麦冬、炙百部、生甘草以养肺阴，润肺燥，并用仙鹤草、侧柏叶、白茅根配合云南白药以凉血止血，为增清热之力，二诊改用银翘三黄汤加减，用连翘、金银花、蒲公英以增清热解毒之力，治疗 7 天咳嗽减轻，咯血减少，说明方药对症，但终因正虚邪盛，未能挽回生命。

◇病例二十

肖某，女，54 岁。1996 年 3 月 2 日初诊。主诉：刺激性咳嗽 2 个月。现病史：患者 2 个月前不明原因刺激性咳嗽，住肿瘤医院治疗，2 月 7 日行左侧开胸探查，术中诊断左下肺癌，左胸膜转移，胸膜肺切除预期效果不佳，放弃手术，取活体病理为高中低分化腺癌。刻下：咳嗽阵作，呛咳少痰，气短乏力，胸闷胸痛。既往史：1995 年于外院诊断肺癌，已行化疗治疗。查体：一般情况较差，胸部 X 光检查左下肺大结节状阴影，胸部 CT：左下叶后基底段 5cm×3cm×4cm 软组织影，主动脉淋巴结肿大。面色苍白，舌质暗淡，苔薄白，脉软无力。

中医诊断：肺岩（气虚血瘀，痰结毒聚）。西医诊断：肺癌三期，腺癌。

治法：益气补虚，解毒化瘀。处方：玉屏风散合贞芪白莲黄芩汤加减。生黄芪 15g、防风 10g、白术 12g、女贞子 15g、杜仲 12g、桔梗 10g、生甘草 6g、紫菀 12g、炙百部 12g、黄芩 12g、白花蛇舌草 30g、半枝莲 30g，14 剂，水煎服，日一剂。

小金丹 100 丸，1 丸／次，3 次／日；犀黄丸 20 支，半支／次，2 次／日，口服。

二诊（1996 年 3 月 18 日）：化疗后白细胞降低，呕吐，吃中药后无副作用，第一次反应较大，嗳气、低热。舌质微暗，苔薄白腻，脉沉细滑。

治法：健脾益气、扶正补虚。处方：玉屏风散合贞芪白莲黄芩汤加减。生黄芪 15g、防风 10g、白术 12g、女贞子 15g、杜仲 12g、桔梗 10g、生甘草 6g、紫菀 12g、炙百部 12g、黄芩 12g、白花蛇舌草 30g、半枝莲 30g、砂仁 10g、木香 10g、苍术 12g、焦三仙各 5g、鸡内金 12g，14 剂，水煎服，日一剂。

三诊（1996 年 4 月 1 日）：烧已退，汗少，面色好，纳食佳，咽干、乏力，左胸咳嗽胸闷。舌苔薄腻，脉滑。

治法：益气补虚，清热解毒。处方一：玉屏风散合四君子汤加味。生黄芪15g、防风10g、白术12g、党参12g、茯苓15g、生甘草6g、女贞子12g、杜仲12g、麦冬12g、五味子10g、桃仁10g、焦三仙各5g、鸡内金12g、郁金12g、枳壳12g，14剂，水煎服，日一剂，早8时服。处方二：桔梗甘草汤合白莲二黄汤加味。桔梗10g、生甘草6g、紫菀12g、炙百部12g、黄芩12g、黄连10g、浙贝母10g、半枝莲30g、白花蛇舌草30g、金银花15g、陈皮10g，14剂，水煎服，日一剂，下午4时服。

四诊（1996年4月19日）：嗳气、咳嗽，低烧消失，心包积液少。二次化疗后感心慌，动后气短。舌质微暗，苔薄，脉数。

治法：益气补虚，清热解毒。处方一：贞芪生脉散加味。党参12g、麦冬12g、五味子10g、生黄芪30g、女贞子15g、杜仲15g、枸杞子12g、肉苁蓉12g、焦三仙各5g、鸡内金12g、郁金12g、枳壳10g、茯苓15g，14剂，水煎服，日一剂，早8时服。处方二：桔梗甘草汤合白莲二黄汤加味。前诊处方二加龙葵15g，14剂，水煎服，日一剂，下午4时服。

按语：对于女性，肺癌是占第二、三位的常见恶性肿瘤，近年来发病率有明显上升趋势。WHO将肺癌按组织学分型分为鳞癌、腺癌、小细胞癌、大细胞癌，大约80%的肺癌患者确诊时已无手术条件，五年生存率一般在7%左右，化疗只能取得近期缓解率，不能延长生存期。本案患者因已多处转移，无法切除，故放弃手术，只行姑息化疗和中医治疗，初诊因呛咳胸痛、乏力，面色苍白，舌质暗淡，苔薄白，脉软无力，中医辨证属气虚血瘀，痰结毒聚，治宜补虚化痰，解毒化瘀，方用玉屏风散合贞芪白莲黄芩汤加减，方中主要药物生黄芪、女贞子、白花蛇舌草、半枝莲益气养阴、清热解毒，药理研究均有抗癌作用，生黄芪，女贞子还有提高机体免疫力作用，方中配合白术、杜仲、甘草以协助君药益气补肾，紫菀、炙百部、桔梗以化痰散结，黄芩助君药清热解毒，配合服用成药小金丸、西黄丸增强散结解毒作用，其后数诊不离扶正补虚、化痰解毒大法，一日两方分服旨在早晨服用补虚方以增益气助阳之力，尤其加用生脉饮、枸杞子、鸡内金、焦三仙后扶正和胃之力大增，兼可减轻化疗副作用，傍晚服用化痰解毒药旨在专攻病邪，祛邪用药因加用浙贝母、黄连、龙葵、金银花、陈皮等而力专效宏。

◇**病例二十一**

成某，女，81岁。1999年11月8日初诊。主诉：发热伴咯血1个月。现病史：1个月前劳累生气致发热，体温38℃左右，咳嗽，痰中有血丝，咯痰不多，胸闷憋气，在本院监护病房住院26天，诊断：心肌供血不足，左侧中心型肺癌（左肺下叶），肺门、纵膈淋巴结转移，阻塞性肺炎，静滴 50 支来立信（乳酸左氧氟沙星）、静滴硝酸甘油，口服生脉饮等治疗，心衰好转，现仍发热、咳嗽，咯白痰，量少，胸闷。既往史：无重要病史，吸烟史 60 年，每日吸烟 16 支。查体：体温：38.4℃，一般情况可，双下肺呼吸音低，可闻及少许湿罗音，心脏听诊（－）。舌淡暗，苔薄白，脉沉细。

中医诊断：肺癌，发热（痰热壅肺）。西医诊断：左侧中心型肺癌。

辨证：老年女性，素嗜吸烟，痰热内蕴，劳累生气致气机紊乱，气郁痰阻，酿毒而成癌瘤，热毒壅盛，故发热咳嗽，热伤血络故咯血，气滞痰阻故胸闷。

治法：清热化痰，益气养阴。处方：贞芪白莲汤加减。生黄芪 30g、女贞子 15g、半枝莲 30g、白花蛇舌草 30g、桔梗 10g、生甘草 6g、紫菀 12g、炙百部 12g、川贝 12g、陈皮 10g、黄芩 12g、黄连 10g、黄柏 10g、生牡蛎 30g、王不留行 12g，14 剂，水煎服，日一剂。

二诊（1999 年 12 月 6 日）：服药后热退，咳轻，咯血去，近日又有低热，体温 37.2℃ ~ 37.3℃，气短自汗，舌脉同前。

治法：益气养阴，清热化痰。处方：玉屏风散加味。生黄芪 12g、防风 10g、白术 12g、紫菀 12g、炙百部 12g、黄芩 12g、黄连 10g、大青叶 12g、陈皮 10g、金银花 12g、白花蛇舌草 30g、半枝莲 30g，7 剂，水煎服，日一剂。

三诊（2000 年 1 月 4 日）：咳嗽，有少许白黏痰，热退，口干，舌淡红，苔薄白，脉细。

治法：清热化痰，益气养阴。处方：贞芪白莲汤加减。生黄芪 12g、女贞子 12g、白花蛇舌草 30g、半枝莲 30g、紫菀 12g、炙百部 12g、黄芩 10g、黄连 10g、大青叶 12g、穿山龙 30g、桃仁 10g、王不留行 12g，7 剂，水煎服，日一剂。

按语：中央型肺癌所引起的肺炎用抗生素治疗多吸收不完全、易复发，常见症状有反复发热、咳嗽，呈刺激性咳嗽、痰有血丝痰或咯血，治疗较为棘手，易被误诊为普通肺炎。本案发热伴咯血 1 个月，西医治疗 25 天，用抗生素疗效不佳，仍发热咳嗽，是典型的中央型肺癌伴阻塞性肺炎的表现，张老师根据久嗜吸烟，热蕴痰阻，损气伤络的病机，治疗用清热化痰益气养阴的贞芪白莲汤加减，方中女贞子、生黄芪益气养阴以扶正，白花蛇舌草、半枝莲、黄芩、黄连、黄柏清热解毒，生牡蛎、王不留行、桔梗散结消瘤以祛邪，佐以紫菀、炙百部、川贝、陈皮以化痰止咳，使以生甘草调和诸药，全方攻补兼施，配伍严谨，故用后热清毒解，发热得退；二诊发热复作，无咯血，变为低热自汗，故去苦燥之黄柏、桔梗以及咸寒之牡蛎，加甘淡性凉之金银花、大青叶，更加白术以助健脾，加防风成玉屏风散以助固表；三诊热退咳轻，病久入络，故加穿山龙、桃仁、王不留行以通络荡瘀，仍不忘扶正养阴，故加女贞子。

◇**病例二十二**

苏某，男，48岁。1994年6月28日初诊。主诉：肺癌8个月伴头痛半月。现病史：1993年10月29日发现右肺下叶癌，右肺内转移，右胸腔积液，去年做化疗3个周期，今年行化疗1个周期，现脑转移，近半月头痛剧烈，身痛，行放疗10天，并行中医气功治疗，因行动不便（家人代述）。既往史：无重大病史，无药物过敏史。查体：一般情况可，心肺查体无异常体征。

中医诊断：头痛，肺癌（本虚标实，痰阻脑络）。西医诊断：肺癌脑转移。

治法：疏风止痛，养血化痰。处方：自拟方。葛根12g、蔓荆子10g、白芷10g、川芎10g、石菖蒲15g、当归12g、茯苓12g、黄芩12g、黄连10g、川贝10g、半枝莲30g、生黄芪30g、栀子10g、白花蛇舌草30g，7剂，水煎服，日一剂

扶正散2盒，30mL/次，3次/日；安宫牛黄丸2丸，半丸/次，2次/日，口服。

二诊（1994年9月1日）：一般情况平稳，身痛，头痛（家人代开药）。

治法：疏风止痛，养血化痰。处方：前方继服14剂，水煎服，日一剂。

扶正散2盒，30mL/次，3次/日，口服。

三诊（1995年2月22日）：偶有头痛，已无胸水，无身痛，精神好，春节子女团聚，体力很好。

治法：疏风止痛，养血化痰。处方：前方继服7剂，水煎服，日一剂。

扶正散2盒，30mL/次，3次/日，口服。

随访：存活半年多。

按语：肺癌发病率近年来持续上升，已达到21.1/10万，发病率和死亡率大城市显著高于小城市和农村，本病早期大多数无明显的症状，多因反复咳嗽、咳嗽带血，经抗感染治疗不愈才引起重视，经CT等检查确诊是肺癌时已经是中晚期。肺癌晚期的主要临床表现有呛咳、咯血、胸痛、气急、发热、胸腔积液、心包积液、淋巴结肿大、头痛、骨痛以及周身皮肤瘙痒难忍等，脑转移的主要症状是剧烈头痛。本案患者就是典型的肺癌脑转移案例，按照肺癌的TNM病期分类属于第IV期，预后极差，张老师根据中医理论结合自己的实践经验，大胆接手诊治，辨证属于正气亏虚，本虚标实，痰阻脑络，治疗用自拟方，方中用葛根、蔓荆子、白芷疏风定痛，当归、川芎活血化瘀，石菖蒲、川贝合安宫牛黄丸化痰开窍，黄芩、黄连、栀子清热解毒燥湿，半枝莲、白花蛇舌草散结消瘤，生黄芪益气扶正，合用扶正散增补气养血、解毒散结之力，诸药共奏扶正祛邪、散

结化痰、开窍定痛之效，药后病情较快好转，头痛大减，胸水身痛消失，体力增加，并神奇地存活了半年余，足见辨证准确，用药精当，疗效显著。

◇病例二十三

邢某，女，49岁。1994年12月1日初诊。主诉：肺癌术后1年5个月。现病史：1993年7月发现食后恶心呕吐，胸部CT发现右上肺肿物，手术切除，病理示：小细胞癌，术后发现周围淋巴结肿胀，又切除淋巴结，术后不久发现右锁骨上有鸡蛋黄大小肿大包块，3个月之前在307医院行化疗，化疗2个月后肿块消失。现右腋下仍有直径8cm硬块，化疗后外周血淋巴细胞数减少，现改为局部放疗。刻下：咳嗽，咯痰色淡黄，无血，胸闷发憋，后背痛（刀口），全身不适，自汗，食纳差，体力差，口不干，小便不黄，大便日一行，眠差，头晕。既往史：无重要病史，无药物过敏史。查体：一般情况可，右肺呼吸音低，右肺底可闻及少量湿罗音，心脏查体无异常体征。舌质暗，苔薄白，脉小滑。右胸腋下8cm硬块。

中医诊断：咳嗽，肺癌（气阴两虚，瘀热痰阻）。西医诊断：肺癌术后。

辨证：肺癌术后，元气已伤，脾气不升，肺气不降，故见头晕，乏力，脾失健运，故见纳食差，水谷不能化生津液滋养五脏，故见乏力自汗，肺气不降，故见咳嗽，咯痰，结合舌脉，辨证气阴两虚，瘀热痰阻。

治法：益气养阴，化痰清热。处方：止嗽散合白莲三黄汤加减。桔梗10g、生甘草6g、玄参10g、紫菀12g、炙百部12g、黄芩12g、黄连10g、黄柏10g、浙贝母10g、金银花12g、沙参12g、麦冬12g、丹参15g、半枝莲30g、白花蛇舌草30g，7剂，水煎服，日一剂。

二诊（1994年12月7日）：咳嗽咯痰较前稍好，两肋疼，关节乏力，纳尚可，胃脘不适。舌质红，苔薄白，脉小滑。

治法：益气养阴，化痰清热。处方：玉屏风散合生脉散合止嗽散加减。生黄芪12g、防风10g、白术10g、沙参10g、麦冬12g、五味子10g、桔梗10g、生甘草6g、紫菀12g、炙百部12g、黄芩12g、半枝莲30g、郁金12g、枳壳10g、白花蛇舌草30g，28剂，水煎服，日一剂。

三诊（1995年3月7日）：现不咳嗽，不咯血，食后胃脘不适，无痛感，服猴头菇片，眠差。舌质红，舌腹静脉有小血管扩张，苔薄，脉沉。右胸腋下8cm硬块，色素沉着。

治法：健脾益气，化痰清热。处方：香砂六君子汤加味。党参10g、白术10g、茯苓12g、生甘草6g、法半夏10g、陈皮10g、砂仁10g、木香10g、黄芩12g、黄连10g、炒酸枣仁 15g、珍珠母 20g、半枝莲 30g、白花蛇舌草 30g，7 剂，水煎服，日一剂。

四诊（1995 年 3 月 13 日）：两肋胀，食纳欠佳，有堵塞感。

治法：益气养阴，化痰清热。处方：玉屏风散合生脉散合白莲汤加减。生黄芪 15g、防风 10g、白术 10g、沙参 12g、麦冬 12g、五味子 10g、桔梗 10g、生甘草 6g、紫菀 12g、炙百部 12g、黄芩 12g、半枝莲 30g、郁金 12g、枳壳 10g、白花蛇舌草 15g、枳实 10g，14 剂，水煎服，日一剂。

按语：肺癌虽经放化疗及手术切除，但是癌毒深藏，不易根治，预后不良，对此中医药治疗可以解毒增效、提高患者生活质量，提高带瘤生存期。本案患者已属肺癌晚期，术后肿瘤转移，化放疗副作用较多，中医辨证属于气阴两虚、痰热瘀阻，治疗用扶正固本化瘀祛邪之止嗽散合白莲三黄汤加减，初诊合用止嗽散，意在化痰止咳，后数诊咳嗽减轻，重在补气养阴，用生脉散、玉屏风散、香砂六君子汤益气养阴，加白花蛇舌草、半枝莲、法半夏、郁金化痰消瘤散结，加紫菀、炙百部、桔梗以化痰，随症加减，失眠加珍珠母、炒酸枣仁以安神，脘满不适加砂仁、木香、陈皮以消胀理气。

◇病例二十四

吕某，男，79 岁，2015 年 4 月 21 日初诊。主诉：肺癌术后喘憋 5 个月。现病史：2014 年 11 月 26 日在肿瘤医院行右肺癌手术，术中病理确诊右肺低分化腺癌，术后未化放疗，一直有咳嗽喘憋症状，今年 3 月住老年医院 18 天经诊治症状平稳，出院诊断右肺腺癌（T2bN1M0IIb 期）、多发腔隙性梗死（多发腔梗）、反流性食管炎、高血压 II 期，前列腺增生，刻下：咳嗽，咯白痰，喘憋，夜间为甚，靠吸氧维持，乏力，生活不能自理。既往史：高脂血症史 20 年，慢性支气管炎肺气肿史 15 年。查体：神清，形体稍胖，面色晦暗，口唇发绀，轮椅推入诊室，语音低弱，胸廓呈桶状，右肺见手术瘢痕，双肺呼吸音低，散在干鸣音，心率 95 次/分，律不齐，期前收缩 2~3 次/分，腹软，下肢不肿。血气分析：PO_2：68.8mmHg，PCO_2：33.1mmHg，SO_2：94.8%。EKG：窦性心律，室性期前收缩，ST-T 改变。舌微暗，苔薄白，脉弦小。

中医诊断：肺岩术后，喘证，肺胀（气虚痰阻血瘀）。西医诊断：右肺腺癌术后（T2bN1M0IIb 期）、多发腔梗、反流性食管炎、高血压 II 期。

治法：益气化痰，散结消瘤。处方：贞芪白莲参虎汤合三子养亲汤加减。生黄芪 15g、女贞子 15g、白花蛇舌草 15g、半枝莲 15g、丹参 12g、虎杖 12g、莱菔子 12g、紫苏子 10g、白芥子 12g、杏仁 10g、紫菀 12g、炙百部 12g、浙贝母 12g、黄芩 12g、黄连 10g、黄柏 12g、王不留行 12g、山慈菇 15g、桃仁 10g，14 剂，水煎服，日一剂。

二诊（2015 年 6 月 16 日）：上方一直服用，病情好转，能下地行走，痰少，喘轻，阴雨天气压低时觉喘重。舌淡嫩，苔薄白，脉弦小。

治法：益气固表，散结消瘤。处方：贞芪白莲参虎汤合玉屏风散、生脉散加减。生黄芪 15g、女贞子 15g、白花蛇舌草 15g、半枝莲 15g、防风 10g、丹参 12g、虎杖 12g、白术 12g、党参 12g、麦冬 12g、五味子 12g、紫菀 12g、炙百部 12g、砂仁 10g、木香 10g、黄芩 12g、焦三仙各 5g、鸡内金 12g、王不留行 12g、山慈菇 15g，28 剂，水煎服，日一剂。

三诊（2015 年 9 月 22 日）：病情平稳，阴雨天喘重，咳嗽夜间为甚，咯白痰，纳可，二便调，舌微暗，苔薄白，脉弦细。胸片：右胸肺癌术后改变有胸膜增厚粘连，右肺见多数条索影，血气分析：PO_2：78.4mmHg，PCO_2：34.8mmHg，SO_2：95.4%。

治法：益气化痰，补肾散结。处方：香砂四君子汤合瓜蒌薤白半夏汤加减。党参 15g、白术 12g、茯苓 15g、生甘草 6g、木香 10g、砂仁 10g、瓜蒌 15g、薤白 12g、法半夏 10g、槟榔 12g、焦三仙各 5g、鸡内金 12g、王不留行 12g、虎杖 12g、生黄芪 20g、女贞子 20g、紫菀 12g、炙百部 12g、川贝 12g，28 剂，水煎服，日一剂。

百令胶囊 5 盒，5 粒 / 次，3 次 / 日，口服。

按语：高龄咳喘久病，更兼心悸、原发性高血压、脑梗死、食管炎等多病，肺脾肾虚，脏器功能低下，肺癌术后，更伤气血，导致气虚痰阻、血行瘀滞，癌瘤虽经手术切除，但余毒恐未尽除，治疗当需兼顾，故以益气化痰，散结消瘤为治法。方用贞芪白莲参虎汤合三子养亲汤加减，加三黄旨在清热，紫菀、炙百部、浙贝母助三子养亲汤化痰止咳，王不留行、山慈菇通络消瘤散结；二诊热轻，病情好转，唯阴雨天喘重，提示阳气偏虚，故更方用贞芪白莲参虎汤合玉屏风散、生脉散加减，加参、术、芪、砂仁、木香以温胃健脾，加焦三仙、鸡内金养胃消导；三诊病情向好，喘息减轻，血氧分压较初诊升高，提示药效较好，原方加减继服以巩固疗效。

◇病例二十五

郑某，男，48 岁。2010 年 12 月 15 日初诊。主诉：右肺癌术后乏力气短 4 月余。现病史：患者于今年 7 月在北京肿瘤医院诊断为右肺腺癌，7 月 13 日行手术切除，8 月 16 日始行化疗靶向治疗，现用利必肽加卡铂化疗，共 6 疗程，化疗后 WBC 降低，最低 3.3×10^9/L，血红蛋白也略低，乏力，气短，心慌，食欲差，身起皮疹。舌质微暗，苔薄白，脉细滑。既往史：自幼患支气管扩张，去年 6 月曾发热；有吸烟史 10 年，已戒烟 20 年；有乙肝病史 20 年，病情稳定，近 4 年检测病毒不复制。查体：一般情况可，面色萎黄，双肺呼吸音略粗，心脏听诊（－）。检验：血常规：WBC 6.44×10^9/L，RBC 3.35×10^{12}/L；肿瘤标志 CA125：99U/mL（正常值 0 ～ 35U/mL）。

中医诊断：肺岩（气血亏虚，脾虚痰阻）。西医诊断：肺癌术后。

治法：益气养血，健脾化湿。处方：贞芪白莲四君子汤加减。生黄芪 15g、女贞子 15g、党参 12g、麦冬 12g、五味子 12g、白术 12g、茯苓 12g、生甘草 6g、虎杖 12g、王不留行 12g、黄精 15g、炒酸枣仁 15g、半枝莲 30g、白花蛇舌草 30g，30 剂，水煎服，日一剂。

小金丸 60 盒，0.6g/ 次，3 次 / 日；贞芪扶正颗粒 10 盒，1 袋 / 次，3 次 / 日；金水宝胶囊 10 盒，5 粒 / 次，3 次 / 日，口服。

二诊（2011 年 1 月 13 日）：别人代述，服药后心慌气短减轻，继续化疗后精神乏力，失眠，血常规白细胞减少，WBC4.1 $\times 10^9$/L，RBC 3.80×10^{12}/L。

治法：益气健脾，化湿解毒。处方：贞芪白莲六君子汤加减。生黄芪 20g、女贞子 20g、党参 12g、白术 12g、茯苓 15g、生甘草 6g、砂仁 10g、木香 10g、半枝莲 30g、白花蛇舌草 30g、虎杖 12g、王不留行 12g、山慈菇 15g、黄精 15g、焦三仙各 5g、鸡内金 12g，60 剂，水煎服，日一剂。

小金丸 120 盒，贞芪扶正颗粒 10 盒，金水宝胶囊 10 盒，服法同前。

三诊（2011 年 3 月 14 日）：病情平稳，不乏力，不咳，偶尔有痰，纳佳。舌暗红，苔薄，脉细滑。化验：鳞状上皮细胞癌抗原 SCC2.2ng/mL ↑（正常值 <1.5）。

治法：同前。处方：贞芪六君子汤加味。生黄芪 20g、女贞子 20g、党参 12g、白术 12g、茯苓 12g、生甘草 6g、法半夏 9g、陈皮 12g、生薏苡仁 20g、虎杖 12g、山慈菇 15g、黄精 20g、制何首乌 12g、红花 30g、半枝莲 30g、王不留行 12g，60 剂，水煎服，日一剂。

小金丸 4 盒，贞芪扶正颗粒 10 盒，金水宝胶囊 10 盒，服法同上。

四诊（2011 年 5 月 11 日）：已经恢复工作，精神好。血常规正常。

处方：原方 30 剂，水煎服，日一剂。

小金丸、贞芪扶正颗粒、金水宝胶囊继服。

五诊（2011 年 6 月 15 日）：无任何症状，食纳佳。不吃肉。已上班，精神好。舌嫩苔白净。脉细滑。不咳、不喘。X 线：右肺术后改变，右侧胸腔少量积液，胸膜肥厚，慢支、支扩、肺气肿伴两肺炎症，血常规 WBC：5.5×10^9/L。

治法：同前。处方：贞芪白莲四君子汤合三子养亲汤加减。生黄芪 20g、女贞子 20g、半枝莲 30g、白花蛇舌草 30g、党参 12g、白术 12g、茯苓 15g、猪苓 10g、川贝 12g、虎杖

12g、王不留行 12g、黄精 15g、制何首乌 12g、紫苏子 10g、白芥子 12g、莱菔子 12g，90剂，水煎服，日一剂。

小金丸、贞芪扶正颗粒、金水宝胶囊继服。

六诊（2011 年 9 月 15 日）：病情稳定，轻微喘憋，一直工作，食纳佳，偶尔咳嗽有痰。舌质微红，苔薄，脉细滑。化验血常规指标正常。

治法同前。处方：贞芪白莲六君子汤加减。生黄芪 20g、女贞子 20g、党参 12g、白术 12g、茯苓 15g、生甘草 6g、法半夏 9g、陈皮 12g、紫菀 12g、炙百部 12g、川贝 12g、虎杖 12g、黄芩 12g、半枝莲 30g、王不留行 12g、白花舌蛇草 30g，60 剂，水煎服，日一剂。

小金丸、贞芪扶正颗粒、金水宝胶囊继服。

七诊（2011 年 11 月 16 日）：病情尚平稳，近日大便稀，一日 4 次，无特殊不适。家属代开药。

治法同前。处方：贞芪白莲六君子汤加减。生黄芪 20g、女贞子 20g、党参 12g、白术 12g、茯苓 12g、生甘草 6g、砂仁 10g、木香 10g、法半夏 9g、陈皮 10g、生薏苡仁 30g、黄精 15g、王不留行 12g、虎杖 12g、白花蛇舌草 30g，30 剂，水煎服，日一剂。

小金丸、贞芪扶正颗粒、金水宝胶囊继服。

八诊（2011 年 12 月 14 日）：化疗后一年病情稳定，食纳佳，大便正常。化验癌胚抗原（-）。舌质正常，苔薄白，脉细滑。

治法：同前。处方：前方继服 60 剂，水煎服，日一剂。

小金丸、贞芪扶正颗粒、金水宝胶囊继服。

九诊（2012 年 2 月 13 日）：咳嗽，咯痰不畅，舌脉同上。

治法同前。处方：上方去生薏苡仁、黄精，加川贝 12g、黄芩 12g、紫菀 12g、炙百部 12g，60 剂，水煎服，日一剂。

小金丸、贞芪扶正颗粒、金水宝胶囊继服。

随访：2012 年 10 月 12 日，病情平稳，右肺癌术后 2 年，一直服用张老师贞芪白莲六君子汤加减，期间有两次支气管炎加重，发热、咳嗽、痰多，静脉注射头孢曲松 3 天后好转，复查胸腹 CT 示：两肺支气管扩张伴感染，右肺上叶近肺门区慢性炎症已吸收，右肺多发微小结节灶；肝囊肿。2013 年 7 月 18 日血常规、肿瘤标记物、肝功能指标未见异常。自述夏天症状加重，咳嗽咯痰困难，腹胀，消化不好，处方：贞芪白莲六君子汤加高良姜、鸡内金、黑芝麻、橘红、厚朴、川贝等，随症加减，继服 1 年余。

2015 年 10 月 21 复诊：自述病情平稳，近两年发生脑转移，视力减退，右上眼睑下垂，有时吞咽不利，咳嗽，咯痰，肝区不适，用美国产临床观察药 AZD929 进行靶向治疗，化验鳞状上皮细胞癌抗原（SCC）1.8ng/mL↑（正常值 <1.5），CA125：40.3U/mL，血常规未见异常。舌暗淡，苔薄白，脉沉细。

处方：贞芪白连六君子汤加减。生黄芪 30g、女贞子 30g、党参 15g、白术 12g、茯苓 12g、生甘草 6g、砂仁 10g、木香 10g、焦三仙各 5g、鸡内金 12g、川贝 12g、虎杖 12g、王不留行 15g、红景天 20g、白花蛇舌草 15g、半枝莲 15g、马鞭草 15g、炒酸枣仁 15g，30 剂，水煎服，日一剂。

同仁牛黄清心丸 10 盒，1 丸 / 次，日二丸，口服。

按语：肺癌是全世界最常见的恶性肿瘤之一，近半个世纪以来，大约每 15 年，我国肺癌患者人数就会增加近一倍。肺癌的发病率及死亡率居各类肿瘤的榜首，治疗方面目前仍然主张采取以手术为主的多学科、规范化综合诊治，外科手术依然是早期肺癌治疗的首选。本患者有长期吸烟史和支气管扩张史，体质较差，肺癌发现较晚，术后化疗副作用较多，张老师根据其神疲乏力，面色萎黄，心悸气短，结合舌淡暗、苔白，脉细，辨证属于气血亏虚，脾虚痰湿内阻，治法用益气养血，健脾化痰为主，佐以化湿解毒，用贞芪白连四君子汤加减，解毒散结用白花蛇舌草、半枝莲、山慈菇、法半夏、王不留行以及成药小金丸等，化痰止咳加三子养亲汤、二陈汤、川贝、紫菀、炙百部等，益气补肾加何首乌、黄精、金水宝胶囊、贞芪扶正颗粒、生脉散等，化湿理气常加虎杖、鸡内金、薏苡仁、木香、砂仁等，活血用红景天、红花等，坚持治疗 5 年，病情虽有波动，总体生活质量有改善，肿瘤标记物指标好转，取得较好效果。

二、消化道恶性肿瘤

恶性肿瘤是国内病死率最高的疾病，其中消化道肿瘤占恶性肿瘤的 50% 左右。常见的消化道恶性肿瘤主要为食管癌、胃癌、大肠癌、肝癌、胰腺癌，其中胃癌、大肠癌、肝癌在我国发病率较高。这些肿瘤早期无明显症状，容易被忽视，当诊断时已近晚期，延误了最佳治疗时机。消化道肿瘤临床表现主要为：不明原因的长期发热、贫血、乏力、皮肤黄染、消瘦、食欲下降，持续性消化不良或进食时有噎塞感、腹胀、腹痛不适，疼痛的特点为定位不确切的持续性隐痛，腹泻与便秘交替，大便带血或黑便，大便性状改变。目前消化道造影（钡餐、钡灌肠）、腹部 CT、MRI、电子胃镜、肠镜检查等为常用的辅助诊断方法。血肿瘤标志物检查对不同部位的消化道肿瘤具有一定的特异性，如：甲胎蛋白（AFP）升高见于肝癌，癌胚抗原（CEA）见于直肠癌，CA199 升高见于胰腺癌、胃癌，CA724 升高见于胃癌，CA125、CA153 升高多见于肠道肿瘤。手术、化疗、放疗这三种疗法仍是当今西医普遍采用的治疗消化道肿瘤的主要手段，但有一定弊端和局限性。中医药对肿瘤术后治疗及失去手术机会的晚期肿瘤患者的体质调理具有优势。中药可以缓解各种不适症状，增强体力，提高生活质量，延长生存期。癌病在中医学中属于"积聚"范畴，与其相关的论述颇多，明·张景岳在《景岳全书》中提及："凡积聚之治⋯然欲总其要，不过四法，曰攻、曰消、曰散、曰补"，可见扶正祛邪是治疗癌病的大法。

张老师在治疗肿瘤性疾病的医案中也将扶正祛邪之法贯穿始终，收到良好效果。她指出脾胃位于中焦，在消化道中起着承上启下的作用。脾胃功能失常是消化道肿瘤形成的重要原因。胃癌、肝癌术后及肿瘤化疗后，胃气大伤，气阴两虚，有胃气则生，无胃气则死，因此调理脾胃尤为重要，同时需健脾与补肾并重，益气与养阴共用，活血与解毒同行。健脾用香砂六君子汤，补肾用左归丸、六味地黄汤，益气用玉屏风散，养阴用参芪生脉饮，解毒用白莲二黄汤及三黄汤，随证加抗癌消瘤之藤梨根、白花蛇舌草、半枝莲、龙葵、生薏苡仁，利水用五苓散加水红花子。总之，治疗消化道肿瘤需通过益气补血养阴之法调节全身机体免疫功能，用健脾养胃之法增强消化系统整体康复功能而扶正固本，用消散痰瘀法祛除癌瘤毒邪以治其标。

◇病例一

唐某，女，50岁。1991年5月15日初诊。主诉：直肠癌术后1个月发热1周。现病史：患者于今年4月体检查出直肠癌，于4月15日行手术切除，术后切口恢复愈合好，无感染，近1周不明原因出现低热，体温37.3℃～37.4℃，伴咳嗽咯痰，乏力。舌质红，苔薄白，脉沉小滑。

辨证：术后正气亏虚，气血瘀滞，体内癌毒郁热未除，上犯肺脏，故现低热乏力，咳嗽咯痰之症。

中医诊断：虚劳，肠岩（气虚湿热蕴毒，上犯于肺）。西医诊断：直肠癌术后。

治法：清热解毒，益气补虚。处方：玉屏白莲二黄汤加味。生黄芪12g、防风10g、白术10g、半枝莲30g、白花蛇舌草30g、黄芩12g、黄连10g、麦冬12g、沙参12g、五味子10g、茯苓12g、木香10g、焦山楂5g、生甘草6g、炒麦芽5g、焦神曲5g，14剂，水煎服，日一剂。

小金丹50丸，2丸，3次/日；西黄丸6支，1支，日一次，口服。

二诊（1991年5月31日）：服药后低热基本消退。舌质红，苔薄白，脉沉细。

治法同前。处方：玉屏白莲二黄汤加味。前方加生牡蛎30g、地骨皮12g，7剂，水煎服，日一剂。

三诊（1991年7月6日）：患者病情好转。一月间在西医医院行放疗，用化疗针后转氨酶升高（ALT 223U/L），发热，最高体温40℃。舌红，脉沉细。1991年7月4日血常规：WBC 3.5×10^9/L。

治法同前。处方：白莲三黄汤。半枝莲30g、黄连10g、黄芩12g、黄柏10g、茵陈15g、茯苓15g、板蓝根12g、车前草15g、木香10g、砂仁6g、鸡内金12g、焦神曲5g、炒麦芽5g、焦山楂5g、五味子10g、白花蛇舌草30g，14剂，水煎服，日一剂。

四诊（1991年7月24日）：患者病情好转。经5次化疗，一般情况尚可，有时因着凉而咳嗽，无发热。最近行放疗，每次200伦琴，持续40秒。1991年7月23日血常规：WBC 3.7×10^9/L，血红蛋白102g/L。舌质嫩红，苔薄白，脉弦小滑。

治法：健脾益气，清热解毒。处方：香砂六君子汤。党参10g、白术10g、茯苓12g、甘草6g、砂仁6g、木香10g、生黄芪12g、黄精15g、焦神曲5g、炒麦芽5g、焦山楂5g、鸡内金12g、黄芩12g、半枝莲30g、白花蛇舌草30g，14剂，水煎服，日一剂。

五诊（1991年8月9日）：患者病情好转。咳嗽减轻。舌嫩红，苔薄白，脉弦小滑。

治法：同上。处方：香砂六君子汤。前方改生黄芪30g，加制何首乌30g，20剂，水煎服，日一剂。

六诊（1991年8月29日）：病情稳定，时有着凉咳嗽，无咯痰，不腹泻，口干思饮，手心发热，大便量多。舌尖微红，苔薄白，脉小滑。8月22日化验血常规：WBC 4.0×10^9/L。

治法：益气健脾，清热化痰。处方：黄芪白莲六君子汤加减。生黄芪12g、党参12g、白术12g、茯苓15g、生甘草6g、木香10g、砂仁6g、黄精15g、制何首乌12g、黄芩12g、炙百部12g、半枝莲30g、白花蛇舌草30g，7剂，水煎服，日一剂。

七诊（1991年9月6日）：病情明显好转。偶咳嗽，乏力。舌嫩红，苔薄白，脉小滑。

治法：健脾益气，清热消瘤。处方：香砂六君子汤。党参10g、白术10g、茯苓12g、生甘草6g、砂仁6g、木香10g、生黄芪12g、黄精15g、制何首乌12g、黄芩12g、炙百部12g、半枝莲30g、白花蛇舌草30g，14剂，水煎服，日一剂。

按语：直肠癌是指从齿状线至乙状结肠交界处之间的癌，是消化道最常见的恶性肿瘤之一，在胃肠道恶性肿瘤中仅次于胃癌，男性多于女性，病因目前仍不十分清楚，其发病与社会环境、饮食习惯、遗传因素等有关。目前公认的直肠癌发生的高危因素有直肠息肉、动物脂肪和蛋白质摄入过高、植物纤维摄入不足。放射治疗在直肠癌治疗中有着重要的地位，效果尚可。一般认为人体的肛门部位对放疗敏感，Ib期以上的直肠癌均需放疗，但是放疗的副作用较大：如肠黏膜损伤、粒细胞减少、放射性纤维化引起肠粘连，疼痛等。因此放疗期间，结合中医药辅助治疗，可以达到增效减毒的效果。本例患者经放疗 5 次，配合中药治疗 3 月余，未出现明显粒细胞减少以及肠黏膜损伤症状等副作用，可认为中药的作用功不可没。中药重在补益脾气，健胃清热，佐以散结消毒，以白莲六君子汤为主方。方中六君子汤（四君子汤加木香、砂仁）健脾和胃，加生黄芪、黄精、何首乌增强补气益肾之功，白花蛇舌草、半枝莲清热解毒，根据症状热重、发热、咽干加黄芩、板蓝根、黄连、地骨皮等增清热散结利咽之力，咳嗽咯痰加沙参、麦冬、车前子、炙百部以养阴化痰，食少纳呆加焦三仙、鸡内金、砂仁以和胃消食。如此扶正祛邪兼顾，达到祛邪不伤正，扶正不恋邪的效果。复诊热重加黄柏、茵陈、板蓝根；阴虚加黄精、何首乌；咳重加炙百部、生甘草；正虚改香砂六君子汤加减，始终以祛邪不伤正为念，故患者正气恢复较快，症状很快好转，体现出中药辨证施治可在肿瘤术后辅助抗癌及提高生存质量方面发挥西药不可替代的作用。

◇病例二

姚某，女，47 岁。2012 年 10 月 17 日初诊。主诉：胃癌术后气短乏力 10 年。现病史：患者于 2002 年不明原因出现胃脘痛，在浙江省第一医院诊断为胃癌，行手术治疗，切除 3/4 胃，术后做了 6 次化疗，用丝裂霉素和奥沙利铂，化疗中出现持续 20 天发热，咳嗽，气短发绀，缺氧，诊断为间质性肺炎，后来转到 301 医院，用激素治疗，初用强的松 400mg，半年后撤减完毕，2003 年因乏力腰酸查出蛋白尿，在本院肾病科就诊，服用中药治疗 1 年余。舌淡红，苔薄白，脉沉细。

辨证：胃癌术后，化疗兼激素治疗后，肾气亏虚，脾胃损伤，故出现乏力、气短、咳嗽以及腰酸之症，治以益气养阴，兼化痰湿。

中医诊断：胃岩（气阴亏虚，痰热内阻）。西医诊断：胃癌术后。

治法：益气养阴，燥湿清热。处方：六味地黄汤加味。熟地黄 15g、生地黄 15g、山药 15g、山萸肉 12g、牡丹皮 12g、茯苓 15g、泽泻 15g、生黄芪 15g、女贞子 15g、枸杞子 12g、黑豆 15g、黑芝麻 15g、半枝莲 30g、白花蛇舌草 30g、王不留行 12g，30 剂，水煎服，日一剂。

小金丸 40 盒，3 瓶／次，3 次／日；贞芪扶正颗粒 10 盒，1 袋／次，3 次／日，口服。

二诊（2012 年 11 月 20 日）：患者病情明显好转。服药后气短咳嗽明显减轻，腰痛亦轻。舌淡，苔薄白，脉细。

治法同前。处方：六味地黄汤加味。前方去黑豆，30 剂，水煎服，日一剂。

按语：胃癌化疗后继发间质性肺炎，用激素后出现机体代谢紊乱，治疗较为棘手，导师从补益气阴着手，重在补肾养阴益气，佐以散结清热，既防止激素副作用，又化郁结防止癌症复发，为癌症化疗后体虚者的治疗开一法门。

◇**病例三**

杨某，男，71 岁。2012 年 10 月 31 日初诊。主诉：胃腺癌术后 2 年。现病史：患者于 2010 年 8 月不明原因出现胃脘痛，在当地医院诊断为胃癌，行胃癌及胃大部切除术，经病理诊断为早期胃癌（局限于黏膜层），未行放化疗，乏力，头晕，下肢无力，无嗳气反酸，大便干，易醒梦多。查体：BP 120/60 mmHg。舌暗红，苔白腻，脉细弱。

中医诊断：虚劳（气血亏虚）。西医诊断：胃癌术后。

治法：益气健脾，补肾养血。处方：补中益气汤加减。生黄芪 15g、白术 12g、陈皮 12g、升麻 10g、柴胡 12g、当归 12g、生甘草 6g、黄精 20g、补骨脂 12g、川牛膝 12g、威灵仙 12g、生地黄 20g、焦三仙各 5g、鸡内金 12g、党参 12g，14 剂，水煎分两次服，日一剂。

贞芪扶正颗粒 9 盒，2 袋/次，3 次/日，口服。

二诊（2012 年 12 月 5 日）：患者病情好转。药后便秘轻，睡眠好，不吐酸水，无嗳气。舌暗红，舌下静脉曲张，苔白厚腻，脉小滑。

治法：益气健脾，补肾养血。处方：香砂四君子汤加减。党参 12g、茯苓 12g、白术 12g、生甘草 6g、砂仁 10g、木香 10g、女贞子 15g、生黄芪 15g、龙葵 12g、高良姜 6g、焦山楂 5g、焦神曲 5g、炒麦芽 5g、马鞭草 15g、王不留行 12g、桃仁 10g、炒酸枣仁 15g、鸡内金 12g，14 剂，水煎分两次服，日一剂。

三诊（2013 年 1 月 6 日）：近两周感冒治愈后自汗，便秘，咽干，有咽炎史，乏力。头昏不清爽，足麻冷。舌暗红，舌下络脉粗，苔白厚腻，脉沉细。

治法：健脾益气，养阴活血。处方：香砂四君子汤加减。党参 12g、白术 12g、生甘草 6g、砂仁 10g、木香 10g、女贞子 15g、黄芪 15g、龙葵 12g、黄精 15g、生薏苡仁 15g、决明子 12g、补骨脂 12g、丹参 12g、桃仁 10g，14 剂，水煎分两次服，日一剂。

按语：胃癌术后，正气亏虚，其虚重在后天脾胃，所以初诊及二诊以补中益气汤、香砂四君子汤加味，三诊因患者既往有慢性咽炎病史，肺肾气阴亏虚，偶感外邪，虽基本治愈，但有自汗、咽干、头晕等症，舌暗，舌下络脉增粗，故治疗在补益中气基础上酌加养阴活血之品，如丹参、桃仁、女贞子、黄精等，散结抗癌贯穿始终，可加龙葵、生薏苡仁、山慈菇等。

◇**病例四**

姚某，女，39岁。2003年1月24日初诊。主诉：上腹不适3年，胃癌术后化疗后间断发热5月余。现病史：患者3年前不明原因感上腹不适，之后确诊为胃部肿瘤。于2002年3月29日行胃癌根治术，病理诊断胃窦小弯浸润性中低分化腺癌，未见淋巴结转移，侵犯浆膜层，行化疗（注射用奥沙利铂、5-FU、丝裂霉素、胸腺肽等）6次。2002年8月底化疗结束后患肺部感染，高热半月，使用各种抗生素无效，后用激素治疗，开始用强的松龙240mg/日，热退后逐渐减量，目前使用甲泼尼龙片12mg/日，早8mg，晚4mg。刻下：偶有低热，下肢乏力，舌质暗，苔白腻，脉沉。既往史：肝囊肿、贫血病史。查体：BP 140/90 mmHg，心率60次/分，双肺听诊（－）。化验：乙肝表面抗原（＋），核心抗体（＋）；尿常规：潜血4+，蛋白+；血生化：甘油三酯、胆固醇高。

中医诊断：胃癌（气阴两虚，湿热瘀阻）。西医诊断：胃癌，肝囊肿。

辨证：患者中年，久病则耗气伤阴，气阴两虚，过用激素化生湿热，气血瘀滞，故出现乏力、低热，舌质暗，苔白腻，脉沉等症。

治法：益气养阴，化瘀利湿。处方：香砂六君子汤加减。党参12g、白术12g、茯苓12g、生甘草6g、法半夏10g、陈皮12g、砂仁10g、木香10g、生黄芪15g、女贞子15g、山慈菇12g、山豆根10g、桃仁10g、虎杖12g、水红花子15g、猪苓30g，20剂，水煎服，日一剂。

贞芪扶正胶囊2盒，4片/次，3次/日，口服。

二诊（2003年2月19日）：精神好，去肿瘤医院做CT示肝低密度结节，腹膜后小淋巴结，盆腔CT未见转移灶。舌质微暗，苔薄，脉沉。

治法：益气养阴，化瘀利湿散结。处方：香砂六君子汤合左归丸加减。党参12g、白术12g、茯苓12g、生甘草6g、砂仁10g、木香10g、生黄芪15g、女贞子15g、枸杞子12g、菟丝子12g、熟地黄15g、山萸肉12g、山药30g、制何首乌12g、猪苓30g、龙葵12g，20剂，水煎服，日一剂。

三诊（2003年3月10日）：患者前几日激素撤减太快，曾有3天低热，遂将激素甲泼尼龙片由4mg/次改为5mg/次，2次/日，现已不热。现体力、食欲均好，余无特殊不适。舌质微暗，苔黄腻，脉沉。

治法：益气养阴，益肾利湿。处方：香砂六君子汤合左归丸加减。党参12g、白术12g、茯苓12g、生甘草6g、法半夏10g、陈皮12g、木香10g、砂仁10g、焦三仙各5g、鸡内金12g、生地黄20g、山萸肉12g、山药20g、生黄芪30g、女贞子15g、枸杞子12g，

14剂，水煎服，日一剂。

四诊（2003年3月26日）：患者面部痤疮，咳嗽音哑，脚上有米粒大小肿物，已于北大医院皮肤科切除。舌质微暗，苔薄，脉小滑。

治法：益气养阴，散结消瘀。处方：香砂六君子汤合六味地黄丸加减。党参12g、白术12g、茯苓15g、生甘草6g、砂仁10g、木香10g、生黄芪（另）60g、女贞子15g、生熟地黄各15g、山药30g、山萸肉12g、牡丹皮12g、白茅根15g、皂角刺10g、水红花子15g，20剂，水煎服，日一剂。

贞芪扶正胶囊，4粒/次，3次/日；百令胶囊，4粒/次，3次/日；施普瑞（螺旋藻）3粒/次，3次/日，口服。生黄芪另包用于煮糯米粥，每日两次服用，协助降尿蛋白。

五诊（2003年4月18日）：月经来潮（间隔半年）有血块，体力尚好。舌苔白（配偶代开药）。

治法：益气养阴，散结消瘀。处方：八珍汤加减。党参12g、白术12g、茯苓15g、生甘草6g、生熟地黄各15g、当归12g、赤芍12g、川芎10g、生黄芪60g、女贞子15g、猪苓30g、生薏苡仁30g、皂角刺12g、水红花子15g、王不留行12g，20剂，水煎服，日一剂。

六诊（2003年5月14日）：患者一般情况好，激素停4天。纳食佳，大便黏不成形，月经正常，眠安。舌微红苔薄，脉沉。化验：肿瘤标记物正常；BUN 32.5mmol/L；WBC $5.0×10^9$/L；尿常规：尿蛋白+。

治法：益气养阴。处方：四君子汤合六味地黄丸加减。党参12g、苍白术各12g、茯苓12g、生甘草6g、生熟地各15g、山药30g、山萸肉12g、牡丹皮12g、猪苓30g、生薏苡仁30g、白茅根15g、生黄芪60g、女贞子30g、丹参12g，30剂，水煎服，日一剂。

贞芪扶正胶囊，4粒/次，3次/日；百令胶囊，4粒/次，3次/日；施普瑞3粒/次，3次/日，口服。

七诊（2003年06月02日）：患者5月20日拍胸片（-）；B超显示肝脏低密度影较前无变化，腹膜后小淋巴结同前。咽痒，咳嗽无痰，舌质微红，苔薄，脉小滑。

治法：益气养阴。处方：四君子汤加减。党参10g、白术12g、茯苓12g、生甘草6g、生熟地黄各15g、山药30g、山萸肉12g、生黄芪60g、女贞子30g、百合12g、知母12g、猪苓30g、黄芩6g、板蓝根12g、山慈菇10g、锦灯笼10g，20剂，水煎服，日一剂。

贞芪扶正胶囊，4粒/次，3次/日；百令胶囊，4粒/次，3次/日，口服。

八诊（2003年06月25日）：化验尿素氮仍高，无腰痛，口腔无溃疡。舌质微暗，苔薄，脉小滑。

治法：益气养阴。处方：六味地黄丸加减。生熟地黄各15g、山药30g、山萸肉12g、猪苓 30g、牡丹皮 12g、炒栀子 10g、生黄芪 45g、女贞子 30g、百合 12g、知母 12g、黄精 12g、黄芩 6g、板蓝根 12g、锦灯笼 10g，30 剂，水煎服，日一剂。

九诊（2003 年 7 月 23 日）：入夜咽痒，咳嗽，食欲体力尚好。舌质微暗，苔薄腻，脉小滑。远红外检查（－），内分泌失调。

治法：益气养阴。处方：四君子汤合六味地黄丸加减。党参 12g、白术 12g、茯苓 12g、生甘草 6g、生熟地黄各 15g、山药 30g、山萸肉 12g、猪苓 30g、生薏苡仁 30g、生黄芪 45g、女贞子 30g、百合 15g、知母 12g、当归 12g、炒栀子 10g、王不留行 12g，30 剂，水煎服，日一剂。

贞芪扶正胶囊，4 粒 / 次，3 次 / 日；百令胶囊，4 粒 / 次，3 次 / 日；施普瑞 3 粒 / 次，3 次 / 日，口服。

十诊（2003 年 9 月 17 日）：近来感冒发热一次，未特殊治疗自愈。刻下：无发热，纳眠可。舌质微暗，苔薄微腻，脉小滑。复查 CT、B 超示肝小囊肿，肾功能正常，尿（－）。

治法：益气养阴。处方：四君子汤合六味地黄丸加减。党参 12g、白术 12g、茯苓 12g、生甘草 6g、砂仁 10g、生熟地黄各 15g、山药 15g、山萸肉 12g、猪苓 30g、生薏苡仁 30g、生黄芪 15g、女贞子 15g、百合 15g、黄芩 12g、王不留行 12g，30 剂，水煎服，日一剂。

其他口服药继服。

十一诊（2004 年 7 月 2 日）：患者未诉特殊不适。

治法：益气养阴。处方：六味地黄丸加减。生熟地黄各 20g、山药 30g、山萸肉 12g、茯苓 15g、牡丹皮 12g、生黄芪 45g、女贞子 15g、百合 15g、桃仁 10g、丹参 12g、板蓝根 10g、夏枯草 12g、山慈菇 12g、王不留行 12g、水红花子 15g，30 剂，水煎服，日一剂。

其他口服药继服。

十二诊（2004 年 9 月 15 日）：无明显疲倦，能爬山，食纳佳，眠安，二便调。舌质暗，苔薄，脉沉。B 超示腹壁增厚。

治法：益气养阴。处方：六味地黄丸加减。生熟地黄各 20g、山药 30g、山萸肉 12g、泽泻 15g、茯苓 15g、牡丹皮 12g、生黄芪 30g、女贞子 15g、百合 12g、黄精 15g、竹叶 12g、黄芩 10g、夏枯草 12g、山慈菇 12g、水红花子 15g，30 剂，水煎服，日一剂。

其他口服药继服。

十三诊（2004 年 12 月 06 日）：登华山，学开车，体力好，检查结果正常。舌质红，苔薄，脉小滑。

治法：益气养阴。处方：六味地黄丸加减。生熟地黄各 20g、山药 30g、山萸肉 12g、泽泻 15g、茯苓 15g、牡丹皮 12g、生黄芪 30g、枸杞子 12g、百合 12g、知母 12g、沙参 12g、麦冬 12g、黄芩 12g、夏枯草 12g，7 剂，水煎服，日一剂。

其他口服药继服。

十四诊（2004 年 12 月 12 日）：一般情况好，复查肝右叶小囊肿，子宫内膜增厚。舌质微暗，苔薄，脉小滑。

治法：益气养阴。处方：六味地黄丸加减。生熟地黄各 20g、山药 30g、山萸肉 12g、泽泻 15g、茯苓 15g、牡丹皮 12g、生黄芪 30g、女贞子 30g、百合 12g、知母 12g、麦冬 12g、板蓝根 12g、黄柏 10g、黄芩 12g，30 剂，水煎服，日一剂。

其他口服药继服。

随访：随访十年，仍健在。

按语：本案突出特点有三：①胃癌术后化疗后配合中药延长生存期；②中药辅助撤减激素效果好，减少激素副作用；③补益脾肾中药配合螺旋藻起到提高机体抵抗力、促进月经来潮、促进肿瘤及淋巴结缩小的作用。

首先，中药结合癌症术后化疗，可起到减毒增效作用。起效的主要药物分三大类：一类是扶正药，如生黄芪、女贞子、冬虫夏草、熟地黄、山萸肉、山药、当归、知母、百合、菟丝子、枸杞子、何首乌、黄精、茯苓、麦冬等；二类是抗肿瘤中药，如猪苓、生薏苡仁、龙葵、王不留行、山慈菇、夏枯草、虎杖、山豆根、栀子等；三类是健脾和胃活血利湿药可减轻西药毒副作用，如党参、白术、茯苓、砂仁、陈皮、焦三仙、鸡内金、水红花子、牡丹皮、泽泻、竹叶、桃仁、丹参、板蓝根、螺旋藻等。几类药共同作用有机结合，坚持服用 2 年，才起到平稳撤减激素，减轻西药副作用，延长生存期的疗效。

其次，撤减激素过程中中药的使用，也是本案的亮点，从案中可归纳为补肾与健脾并重，活血与利湿同行。补肾健脾常用的药对：生黄芪配女贞子；党参、白术配冬虫夏草；熟地黄、山萸肉配山药、茯苓；枸杞子、菟丝子配何首乌、陈皮等，该类药物起到增加自身肾上腺皮质激素分泌的作用，减少服用激素的量；活血与利湿常用的对药：水红花子、皂角刺配白茅根；牡丹皮、赤芍配猪苓；虎杖、桃仁配生薏苡仁；丹参、夏枯草配茯苓、板蓝根等，活血与利湿药同用起到减轻柯兴氏征、促进血液循环、减轻热毒血症和病毒感染的作用。

另外，张老师对减少尿蛋白总结出用生黄芪煮糯米粥的方法，在本案中也体现出疗效，生黄芪另包每日用 45～60g 煮糯米粥，长期服用，可有效降尿蛋白。补益脾肾药与中成药贞芪扶正颗粒、百令胶囊、螺旋藻同用有促进卵巢发育、子宫内膜修复、月经来潮的作用，同时有缩小肿瘤和淋巴结作用。

螺旋藻是供人类及动物食用的节螺藻属的蓝藻——极大节螺藻及钝顶节螺藻的通称，螺旋藻含大量的蛋白质，占净重 55% ~ 77%，丰富的 γ－次亚麻油酸，少量的其他脂肪酸，如次亚麻油酸、亚麻油酸，还含大量的维生素，如维生素 C、B_1、B_2、B_3、B_6、B_{12} 及维生素 E。施普瑞主要成分是螺旋藻，中医认为其味甘、微咸，有特异香气，功善益气养血，化痰降浊。用于气血亏虚，痰浊内蕴，面色萎黄，头晕头昏，四肢倦怠，食欲不振，病后体虚，贫血，营养不良属上述症候者。张老师常将其用于癌症患者，以辅助提高机体免疫力，促进康复。

◇病例五

严某，男，60 岁，1997 年 6 月 30 日初诊。主诉：呕血胃痛，手术后发热 2 月余。现病史：患者于 4 月 5 日因劳累过度导致呕血，上腹痛，在外院诊断上消化道出血、胃溃疡、胃癌？4 月 22 日手术行全胃切除术，术后病理诊断为"胃腺癌"，术后吻合口愈合不好，胸腔引流出 1500mL 血水，发热 38℃。至 6 月 2 日，口服美兰试剂示吻合口愈合好，拍胸片示胸腔积液仍有约 400 ~ 500mL，感觉胸闷。6 月 19 日拔胸引流管，普洛施（替硝唑葡萄糖注射液）冲洗。刻下：纳食差，低热，体温 37.3℃ ~ 38℃，胸闷，上腹痛、引流管处红肿，大便日 1 ~ 2 行，黄色。既往史：无重要病史，无药物过敏史。查体：舌质暗紫，苔薄，脉软滑。左侧肺部叩诊浊音，回音低，引流处红肿化脓有压痛。

中医诊断：胃岩（气阴两虚，热毒蕴脓）。西医诊断：胃腺癌术后。

治法：补脾益气，清热排脓。处方：香砂四君子汤合千金苇茎汤加减。党参 10g、白术 10g、茯苓 15g、生甘草 6g、砂仁 10g、木香 10g、生薏苡仁 30g、冬瓜皮 15g、苇茎 12g、车前子 15g、焦三仙各 5g、生黄芪 15g、黄芩 12g、黄连 10g、白花蛇舌草 15g、金银花 12g，7 剂，水煎服，日一剂。

二诊（1997 年 7 月 14 日）：已静脉滴注青霉素 8 天，精神、食欲好，低热减轻，舌质微暗，苔薄，脉弦滑。

治法：补脾益气，清热解毒。处方：香砂六君子汤加减。党参 12g、白术 12g、茯苓 15g、生甘草 6g、砂仁 10g、木香 10g、法半夏 10g、陈皮 10g、焦三仙各 5g、鸡内金 12g、生黄芪 15g、女贞子 15g、半枝莲 30g、黄芩 12g、白花蛇舌草 30g、黄连 10g，7 剂，水煎服，日一剂。

三诊（1997 年 7 月 22 日）：不发热，纳食香，进食过程中有气上顶，大便稠，日 1 ~ 2 行，睡眠好。舌质暗，苔薄白，脉小滑。

治法：益气滋阴，解毒化瘀。处方：香砂六君子汤加味。党参 12g、白术 12g、茯苓

12g、生甘草 6g、砂仁 10g、木香 10g、法半夏 10g、陈皮 10g、生黄芪 15g、女贞子 15g、白花蛇舌草 30g、半枝莲 30g、桃仁 10g、红花 10g、黄芩 12g、栀子 10g，7 剂，水煎服，日一剂。

四诊（1997 年 8 月 5 日）：体力精神均好，伤口已愈，胸膜增生，B 超（−），左上腹疼，食后胃脘撑胀，无嗳气，大便日 2～3 行。舌质暗，苔薄腻，脉小滑。

治法：益气滋阴，通脉化瘀。处方：香砂六君子汤加减。前方去白花蛇舌草、半枝莲、栀子，加杜仲 12g、枸杞子 12g，7 剂，水煎服，日一剂。

五诊（1997 年 8 月 12 日）：服中药后精神、体力好，纳食佳，大便日 3 行，腹不适不疼，肠鸣，眠安。舌质暗，苔薄黄，脉弦。

治法：益气滋阴，化瘀清热。处方：香砂六君子汤加味。党参 12g、苍术 12g、白术 12g、茯苓 12g、生甘草 6g、砂仁 10g、木香 10g、焦三仙各 5g、鸡内金 12g、生黄芪 15g、女贞子 12g、白花蛇舌草 30g、半枝莲 30g、川芎 10g、降香 12g，7 剂，水煎服，日一剂。

川黄液 2 盒，1 支/次，2 次/日，口服。

六诊（1997 年 8 月 19 日）：服药后大便稠，口服氟铁龙（去氧氟尿苷）1 周，4 粒/日，头晕，乏力，食纳差，声音发哑。舌质暗，苔薄，脉滑，口唇紫。

治法：益气滋阴，化瘀清热。处方：上方加赤芍 12g，7 剂，水煎服，日一剂。

七诊（1997 年 8 月 26 日）：中日友好医院查血 WBC 正常，食纳尚可，气往上顶，口不干，大便 2 次/日。舌质微暗，苔薄，脉弦。

治法：益气滋阴，化瘀清热。处方：香砂六君子汤加味。党参 12g、白术 12g、茯苓 12g、生甘草 6g、砂仁 10g、木香 10g、生黄芪 30g、女贞子 12g、生薏苡仁 30g、山药 30g、焦三仙各 5g、鸡内金 12g、白花蛇舌草 30g、半枝莲 30g、槟榔 12g，7 剂，水煎服，日一剂。

八诊（1997 年 9 月 2 日）：连续 2~3 日腹泻，口服氟哌酸基本缓解，空腹吃糖后心慌。舌质微暗，苔薄黄腻，脉弦缓。

治法同前。处方：香砂六君子汤加减。前方去白花蛇舌草、槟榔，加红花 30g、当归 12g、桃仁 10g，7 剂，水煎服，日一剂。

九诊（1997 年 9 月 16 日）：胃脘不适有堵塞感，嗳气不畅，大便尚可，食纳好。舌质微暗，脉弦。

治法：益气滋阴，化瘀清热。处方：香砂六君子汤加减。党参 12g、白术 12g、茯苓 12g、生甘草 6g、枳实 10g、枳壳 10g、厚朴 10g、木香 10g、砂仁 10g、白花蛇舌草 30g、半枝莲 30g、桃仁 10g、丹参 12g、生黄芪 15g、枸杞子 12g，7 剂，水煎服，日一剂。

十诊（1997年9月30日）：胃脘堵塞感减轻，矢气多，上周化验血常规WBC正常，肝功正常。舌质微暗，苔薄，脉滑。

治法同前。处方：上方加焦三仙各5g、鸡内金12g，7剂，水煎服，日一剂。

十一诊（1997年10月14日）：已能上半天班，体力尚好，微腹疼，偶有上顶感。舌质淡暗，苔薄白腻，脉弦。

治法同前。处方：香砂六君子汤加减。9月16日方加山药30g、生薏苡仁30g，30剂，水煎服，日一剂。

按语：胃腺癌行根治性手术后辅助化疗，病情已经为Ⅱ期胃腺癌，氟铁龙是对胃癌有效的化疗药，疗效指数是5-FU的10倍，在日本Ⅱ期临床试验中单药的有效率50%，不良反应很轻，主要为消化道反应、心律失常、造血系统和肝功能损伤，本案患者手术切除及时，术后出现一系列较为棘手问题，如发热、切口感染、胸腔积液以及用氟铁龙化疗副作用等，都是西医难以解决的，张老师运用中医方法辨证施治，初诊辨证为胃癌术后气阴两虚，热毒蕴脓，用益气养阴，清热解毒排脓之法，方选香砂四君子汤合千金苇茎汤加减，香砂四君子汤加生黄芪、生薏苡仁益气养阴，千金苇茎汤加金银花、白花蛇舌草、黄芩、黄连以增解毒清热排脓之力，加焦三仙以和胃消食，加车前子以助千金苇茎汤化湿清热。其后数诊随症加减，气阴虚加山药、枸杞子、女贞子、五味子、麦冬等，抗癌加半枝莲，血瘀加丹参、赤芍、桃仁、川芎以活血化瘀，脘腹胀满加厚朴、槟榔、陈皮、木香、枳实以下气消导，守方服用5月，未出现贫血、心率慢、肝功能损伤等化疗毒副作用，可见中药疗效较好，是一成功的案例。

◇**病例六**

李某，女，60岁，1992年8月18日初诊。主诉：胃癌术后3个月伴纳差1周。现病史：1992年5月20日和6月25日做两次手术，诊断为未分化腺癌。现气短，纳差，嗳气，反酸，肠鸣，消化不良，大便日1行。既往史：无重要病史，无药物过敏史。查体：一般情况可，心肺查体无异常体征。舌质微红，少苔，脉沉。

中医诊断：虚劳，胃岩（脾胃气虚，正虚受阻）。西医诊断：胃癌术后。

辨证：术后正气亏虚，脾失健运，胃失和降，故现纳差、嗳气、反酸、肠鸣、消化不良之症。

治法：益气健脾，行气化痰。处方：香砂六君子汤加减。沙参12g、党参10g、白术12g、茯苓、12g、生甘草6g、蔻仁6g、木香10g、焦三仙各5g、鸡内金12g、白花蛇舌草30g、半枝莲30g、女贞子12g、生黄芪12g，8剂，水煎服，日一剂。

复方氟尿嘧啶，一日 10 ~ 20mL，分两次餐后口服。

二诊（1992 年 8 月 27 日）：服 8 剂后，短气减，体力恢复，食欲增加，大便调。舌质红，苔薄白，脉沉。

治法同前。处方：前方继服 8 剂，水煎服，日一剂。

三诊（1992 年 9 月 5 日）：睡眠不好，疲倦，纳可，二便调。

治法：益气健脾，行气化痰，镇静安神。处方：香砂六君子汤加减。前方加炒酸枣仁 15g，14 剂，水煎服，日一剂。

四诊（1992 年 9 月 23 日）：服药后食欲增加，体力好，可行走 1 公里，睡眠尚好。

治法：健脾益肾，行气化痰。处方：香砂六君子汤加减。前方去木香，加枸杞子 12g，28 剂，水煎服，日一剂。

五诊（1993 年 4 月 21 日）：食纳差，二便调，口腔黏膜溃疡，咽干，鼻干。舌嫩苔净，脉小滑。

治法：益气养阴，健脾消食，清热燥湿。处方：生脉散加减。麦冬 12g、五味子 10g、沙参 12g、白术 12g、茯苓 12g、甘草 6g、生黄芪 15g、焦三仙各 5g、鸡内金 12g、当归 12g、黄连 10g、半枝莲 30g、白花蛇舌草 30g，14 剂，水煎服，日一剂。

六诊（1993 年 7 月 20 日）：北医三院复查吻合口，后壁萎缩伴腺样化生，6 月 11 日做化疗，20 天体重下降，食欲差。舌嫩苔薄，脉沉弱无力。

治法：益气养阴，健脾燥湿，清热解毒。处方：参芪生脉饮加减。生黄芪 30g、女贞子 15g、党参 12g、麦冬 12g、五味子 10g、白术 12g、茯苓 12g、生甘草 6g、焦三仙各 5g、鸡内金 12g、木香 10g、砂仁 10g、半枝莲 30g、黄连 10g、白花舌蛇草 30g，7 剂，水煎服，日一剂。

复合维生素 B，2 片/次，3 次/日；扶正散 1 盒，30mL/次，3 次/日，口服。

七诊（1993 年 7 月 29 日）：服药后症状减轻，舌质微红，苔薄，脉小滑。

治法：益气养阴，活血化瘀，清热解毒。处方：参芪生脉饮加减。前方去木香、砂仁、黄连，加桃仁 10g、丹参 12g，6 剂，水煎服，日一剂。

八诊（1993 年 11 月 25 日）：食欲好，头晕，恶心，出汗，开始口服化疗药 5 天，感冒症状已轻。舌质微红，苔净，脉小滑。

治法：益气养阴，清热燥湿。处方：参芪生脉饮加减。7 月 20 日方去木香、砂仁、黄连，加防风 10g、当归 12g，改党参 10g，14 剂，水煎服，日一剂。

九诊（1994 年 8 月 30 日）：最近以来劳累睡眠不好，体重下降，余无特殊，舌嫩，苔净。

治法：益气养阴，清热燥湿。处方：参芪生脉饮加减。7月20日方去砂仁、黄连，加炒酸枣仁15g，7剂，水煎服，日一剂。

十诊（1994年12月1日）：血红蛋白90g/L，WBC：4.3×10^9/L，乏力，纳少，体重保持。舌嫩苔净，脉小滑。

治法：益气养阴，清热燥湿。处方：参芪生脉饮加减。7月20日方去木香、砂仁、黄连，加炒酸枣仁15g、当归12g、合欢皮30g，7剂，水煎服，日一剂。

十一诊（1994年12月7日）：一般情况好，纳少，眠差。舌嫩红，脉小滑。

治法：益气养阴，清热燥湿，镇静安神。处方：玉屏白莲汤加减。生黄芪12g、防风10g、白术10g、沙参10g、麦冬12g、五味子10g、女贞子10g、焦三仙各5g、鸡内金12g、木香10g、半枝莲30g、炒酸枣仁15g、白花蛇舌草30g，7剂，水煎服，日一剂。

十二诊（1996年1月31日）：咳嗽4～5次/日，咯吐白痰，量不多，低热，食纳差，恶心。舌红，苔薄，脉浮滑。

治法：补脾实卫，燥湿化痰。处方：玉屏风散加减。生黄芪12g、防风10g、白术10g、桔梗10g、炙甘草6g、柴胡12g、炙百部12g、黄芩12g、黄连10g、黄柏10g、浙贝母10g、陈皮10g、金银花15g、穿山龙15g，7剂，水煎服，日一剂。

按语：中医认为癌症是由正气亏虚、感受邪毒、情志抑郁、饮食损伤、旧有宿疾等因素导致脏腑功能失调，气血津液运行异常，产生气滞、血瘀、痰凝、湿浊、热毒等病理产物，蕴结于脏腑组织，日久积聚而成的一类恶性疾病。病性属本虚标实，多因虚得病，因虚致实，全身属虚，局部属实的疾病。本患者胃癌术后气血亏虚，脾胃升降失司，故现纳差、嗳气、消化不良等症，属于虚中夹实，治以益气健脾、行气化痰之法。方以香砂六君子加减，不用化痰降气的陈皮、半夏，而加焦三仙、鸡内金，达消食助运、补而不滞的目的，一味沙参，清补胃阴，以免上述药物香燥太过而伤阴，佐以白花蛇舌草、半枝莲，清热解毒，消肿散结。二诊状况好转，守方不变。三诊眠差，加酸枣仁以养肝血而安神。四诊体力渐好，食欲增加，故去木香，改以枸杞子补益肝肾。五诊纳食差，出现咽干，鼻干，口疮等阴津亏虚症状，去蔻仁等温燥之品，加麦冬、五味子，合成生脉散，以气阴双补，另加一味黄连清热解毒。六诊开始化疗，食欲差，脉沉弱无力，显示脾失健运、气阴亏虚。故以香砂六君子补气健脾、燥湿和胃以扶正，焦三仙、鸡内金增强消食功能。生脉散、贞芪同用以扶正，气阴双补，提高免疫力。七诊症状好转，加桃仁、丹参以活血化瘀。八诊头晕汗出，用玉屏风散以固表止汗，加当归以补血活血。九、十、十一诊主诉失眠，体重下降，去防风、当归，加木香醒脾，酸枣仁、合欢皮、五味子以安神。十二诊患者感冒，咳嗽伴少量白痰，低热，纳差，恶心，治以补益肺卫，燥湿化痰，方以玉屏风散为主，加桔梗、炙甘草开宣肺气，紫菀、炙百部、浙贝母润肺化痰、降气止咳，三黄清热燥湿，金银花清热解毒、疏散风热，陈皮行气，穿山龙活血通络、清肺化痰、扶正去邪。

肿瘤患者最需帮助固护胃气，有胃气则生，无胃气则死。故香砂六君子、鸡内金、焦三仙健脾助运之品最为常用；化疗后白细胞低下，免疫功能减退，感冒会对身体造成很大伤害，玉屏风散可提高肺脾之气以固表，是常用方。手术、化疗对身体的阴津有很大伤害，常见舌红少苔，用生脉散气阴双补。除扶正外，肿瘤局部气血不通，痰瘀热毒互结，白花蛇舌草、半枝莲组成的"白莲汤"，是临床最常用的解毒消瘤药对。

◇病例七

黄某，女，68岁。2013年11月26日初诊。主诉：右胁痛，咳嗽3个月。现病史：患者于9月份因情志因素及感冒出现咳嗽，右胁痛，在外院诊断为肝癌（原位癌），行肝脏大部切除术，术后仍咳嗽，干咳少痰，右胁痛，耳鸣，胸闷憋气，便溏，大便日2行，皮肤瘙痒。既往史：肝硬化、胆囊炎、脾大病史5年。查体：面色晦暗，右胁部肿大凸起。舌微暗，苔薄白，脉细滑。

辨证：肝胆宿疾，日久不愈，每因情志刺激则气滞血瘀加重，淤积成瘤成癌，虽手术切除，但不能改变患者的情志禀赋，是以每因情志刺激胁痛加重，肝胆气郁，脾肺气虚，故咳嗽、胸闷与胁痛并见。治疗当疏肝解郁、益气理气、止咳化痰。

中医诊断：胁痛（肝郁气滞血瘀），咳嗽（肺气郁滞）。西医诊断：支气管炎，肝癌术后。

治法：疏肝理气，化痰散结。处方：贞芪白莲汤加减。生黄芪20g、女贞子20g、半枝莲30g、党参12g、白花蛇舌草30g、丹参15g、苍术12g、生薏苡仁20g、黄药子12g、马鞭草15g、鸡内金15g、延胡索12g、大腹皮15g、桃仁12g、焦三仙各5g，7剂，水煎服，日一剂。

二诊（2013年12月3日）：患者病情好转。咳嗽、胸闷减轻，咯痰不多，大便稀溏，日3行，小便夜间3~4次，耳鸣，右胁痛。舌微红，苔薄白，脉弦细。

治法同前。处方：贞芪白莲汤加减。前方加升麻12g、猪苓20g，7剂，水煎服，日一剂。

小金丸7盒，1.2g/次，2次/日，口服。

按语：肝脏癥积日久，变生肝癌，手术治疗，更损肝气，肝胆气虚气滞，复加外感风邪，肺失宣降，痰浊阻肺，故咳嗽胸闷、胁痛耳鸣，肝气乘脾，气滞血瘀，故肝区肿大成块，脾虚失运，故大便溏泻。张老师治疗首用贞芪白莲汤加党参、生薏苡仁以益气健脾，加鸡内金、焦三仙、大腹皮降气和胃消食，加桃仁、丹参、黄药子、马鞭草等化瘀消瘤；二诊夜尿多，用升麻升提肺气、猪苓利水。总之，体现了标本兼治的法则。

◇**病例八**

李某，男，62岁。2001年5月29日初诊。主诉：肝癌放化疗后身体不适2个月。现病史：2001年3月骨扫描查出肝癌，因有多个癌结节，不能行手术切除治疗，只能进行肝动脉－门静脉瘘化疗栓塞术（化疗药用5-氟尿嘧啶、丝裂霉素、表阿霉素）术后出现口干，乏力，食纳欠佳，无恶心，无胁痛，腹胀，大便软，成形。舌质红，苔薄白，脉结代。既往史：心房纤颤、心房扩大病史。查体：一般情况尚可。

中医诊断：内科癌病（气阴两虚）。西医诊断：肝癌，心房纤颤。

辨证：患者老年，气阴两虚，化疗后正气受损，加重气阴两虚，致口干乏力，纳食不佳等症。

治法：益气养阴，柔肝祛湿。处方：贞芪白莲汤加减。生黄芪15g、女贞子15g、柴胡12g、赤白芍各12g、当归12g、白术12g、茯苓15g、猪苓30g、茵陈15g、金钱草15g、泽兰12g、水红花子15g、王不留行12g、半枝莲30g、白花蛇舌草30g，40剂，水煎服，日一剂。

二诊（2001年7月13日）：患者服药后，精神好，食纳尚可，心律不齐。舌质微红，苔薄白，脉结代。

治法：益气养阴，柔肝祛湿。处方：贞芪白莲汤合四君子汤加减。生黄芪15g、女贞子15g、柴胡12g、赤白芍各12g、当归12g、党参10g、白术12g、茯苓30g、猪苓30g、茵陈15g、金钱草15g、泽兰12g、黄药子10g、水红花子15g、王不留行12g、半枝莲30g、白花蛇舌草30g，20剂，水煎服，日一剂。

黄柏宁2瓶，2片/次，3次/日；金钱草膏10瓶，20mL/次，3次/日，口服。

三诊（2001年8月03日）：患者服药后乏力减轻，经第二次介入化疗栓塞术后体温未升高，食欲差。舌质暗，苔薄白，脉结代。

治法：益气养阴，柔肝健脾。处方：贞芪白莲汤合四君子汤加减。前方去泽兰、黄药子、王不留行，加焦三仙各5g、木香10g、鸡内金12g，改党参12g，30剂，水煎服，日一剂。

四诊（2001年8月31日）：患者食欲精神好，体力转好。舌质红苔薄白，脉结代。

治法同前。处方：贞芪白莲汤加减。初诊方去白术、泽兰，加泽泻15g，20剂，水煎服，日一剂。

五诊（2001年9月21日）：患者纳食佳，精神好，体力稍差。舌质红苔薄白，脉缓。

治法同前。处方：贞芪白莲汤合四君子汤加减。生黄芪30g、女贞子15g、柴胡12g、赤白芍各12g、党参12g、白术12g、茯苓15g、生甘草6g、猪苓30g、茵陈15g、金钱草15g、王不留行12g、半枝莲15g、白花蛇舌草15g，20剂，水煎服，日一剂。

金钱草膏10瓶，20mL/次，3次/日，口服。

六诊（2001年11月14日）：患者偶有腹痛，食欲差，睡眠安，无头痛，咯痰多，腹水少量，舌质红，苔薄白，脉结代。

治法同前。处方：五苓散加减。生黄芪15g、女贞子15g、柴胡12g、赤芍12g、当归12g、白术12g、茯苓30g、猪苓30g、泽泻12g、焦三仙各5g、鸡内金12g、黄芩12g、炙百部12g、水红花子15g、王不留行12g，30剂，水煎服，日一剂。

七诊（2001年12月21日）：患者又进行一次栓塞化疗后，化验：AFP500U/mL（正常值0.0–10.0U/mL），ALT 300U/L（正常值0～40U/L）。食欲差，腹不胀，大便稀，日3～4次，舌质红，苔薄白，脉滑，

治法同前。处方：香砂六君子汤加减。党参10g、苍白术各12g、茯苓20g、生甘草6g、砂仁10g、木香10g、柴胡12g、赤芍12g、五味子12g、丹参12g、猪苓30g、茵陈15g、金钱草15g、水红花子15g、王不留行12g，30剂，水煎服，日一剂。

八诊（2002年3月01日）：患者肝功能恢复，纳食佳，腹不胀，大便日1行。舌质微红，苔薄白，脉滑结代。

治法同前。处方：四君子汤加减。党参12g、白术12g、茯苓20g、甘草6g、生黄芪15g、女贞子15g、百合12g、柴胡12g、赤芍12g、猪苓15g、茵陈15g、金钱草15g、桃仁10g、炒酸枣仁15g、水红花子15g、王不留行12g，30剂，水煎服，日一剂。

复方酸枣仁膏2瓶（本院制剂），20mL/次，3次/日，口服。

九诊（2002年4月24日）：2002年3月14日介入治疗后恶心呕吐，吐鲜血约600mL，用凝血酶止血，未输血，进食后又吐血2口。刻下：无呕血，体力尚可，大便正常，大便潜血试验（−）。舌质微红，苔薄白，脉结代。

治法同前。处方：四君子汤加减。党参12g、白术12g、茯苓20g、生甘草6g、生黄芪15g、女贞子15g、百合15g、柴胡12g、赤白芍各12g、仙鹤草12g、猪苓30g、茵陈12g、桃仁10g、白茅根15g、黄芩12g、水红花子15g，30剂，水煎服，日一剂。

金钱草膏10瓶，20mL/次，3次/日，口服。

随访：肝癌未复发，2004年死于脑溢血。

按语：患者 AFP 明显升高，骨扫描提示多处结节，诊断肝癌明确。因病属晚期，已有腹水和消化道出血，治疗困难。采用中西医结合方法，运用介入栓塞化疗术，每次术后肝功能受损，食欲差，体力不支，配合中药益气养阴，健脾柔肝散结。以四君子汤加生黄芪、砂仁、木香益气健脾和胃，以女贞子、百合、白芍、五味子、酸枣仁养阴柔肝，以柴胡、茵陈、黄芩、金钱草、猪苓、苍白术疏肝利胆、清热化湿，以赤芍、桃仁、当归、仙鹤草、水红花子、白茅根活血化瘀止血，以白花蛇舌草、半枝莲、王不留行清热散结通络抗癌，以焦三仙、鸡内金配合砂仁、白术、党参健脾和胃消食，守方久服。坚持服用两年，肿瘤未扩散，病情未加重，肝功能恢复较快，带病生存数年，实为难能可贵。

◇病例九

徐某，男，52 岁，2004 年 11 月 03 日初诊。主诉：肝癌术后 1 个月。现病史：1 个月前行肝癌切除术，术后转氨酶升高，刀口不肿，仍有疼痛。体力差，纳食少，眠少。查体：一般情况可，心肺听诊（－）。舌质微暗，苔薄，脉小滑。检验：空腹血糖偏高 10mmol/L。

中医诊断：肝岩（阴血亏虚）。西医诊断：肝癌术后。

治法：补养气血，疏肝散瘀。处方：六味地黄丸合四物汤。生熟地黄各 20g、山药 30g、山萸肉 12g、五味子 12g、柴胡 12g、赤芍 12g、当归 12g、白术 12g、牡丹皮 12g、炒栀子 10g、茵陈 12g、金钱草 15g、藤梨根 12g、龙葵 12g、半枝莲 30g、白花蛇舌草 30g，7 剂，水煎服，日一剂。

二诊（2004 年 11 月 17 日）：纳眠好，体力尚好，舌尖微红，苔薄，脉小滑。

治法：益气养阴，活血消瘤。处方：贞芪白莲汤合八珍汤加减。生黄芪 15g、女贞子 15g、桃仁 10g、红花 10g、生熟地黄各 20g、当归 12g、赤芍 12g、川芎 10g、党参 12g、白术 12g、茯苓 15g、水红花子 15g、五味子 12g、龙葵 12g、藤梨根 12g、半枝莲 30g、白花蛇舌草 30g、王不留行 12g，14 剂，水煎服，日一剂。

三诊（2004 年 12 月 29 日）：患者 ALT 91U/L，AST 62U/L，血糖 10mmoL/L。纳可，二便调。舌质微暗，苔薄，脉小滑。

治法：补养气血，化瘀消瘤。处方：八珍汤加减。生熟地黄各 15g、当归 12g、赤芍 12g、党参 12g、白术 12g、柴胡 12g、五味子 12g、制何首乌 12g、山萸肉 12g、生薏苡仁 15g、茯苓 12g、猪苓 30g、金钱草 12g、藤梨根 12g、水红花子 15g、王不留行 12g、翻白草 15g，30 剂，水煎服，日一剂。

三七粉，3g×10 袋，1.5g/ 次，2 次 / 日，口服。

四诊（2005年1月27日）：患者检查变化不大。食欲可，二便调。舌质微暗，苔薄，脉弦小。

治法同前。处方：八珍汤加减。柴胡12g、当归12g、赤芍12g、党参12g、白术12g、茯苓15g、女贞子15g、生黄芪15g、制何首乌12g、五味子12g、猪苓20g、茵陈12g、金钱草12g、藤梨根15g、龙葵15g、水红花子15g，30剂，水煎服，日一剂。

五诊（2005年3月16日）：血糖10.55mmol/L，食欲好，睡眠可。舌质微暗，苔薄，脉弦小。

治法：补养气血，化瘀消瘤。处方：八珍汤加减。柴胡12g、赤芍12g、当归12g、党参12g、白术12g、茯苓15g、生黄芪20g、女贞子20g、制何首乌12g、五味子12g、猪苓30g、茵陈15g、水红花子15g、藤梨根15g、黄芩12g、焦三仙各5g、王不留行12g，30剂，水煎服，日一剂。

随访（2005年6月08日）：患者精神好，纳食可，睡眠好，体力恢复正常，化验血糖偏高，血小板正常，身无出血点和瘀斑。治疗：上方加夏枯草15g，继服半月。

按语：肝癌手术属于腹部大手术，对人体气血阴津损耗较大，术后1个月，体力及免疫力均未康复，还面临肿瘤复发的危险，中医治疗当兼顾正气之虚和防肿瘤复发两方面。张老师根据手术切口有疼痛以及舌质暗苔薄白，脉小滑，辨证属于气阴亏虚、瘀血阻络，治以养阴益气、散结消瘤为主，方用六味地黄丸和四物汤加抗癌消瘤之藤梨根、白花蛇舌草、半枝莲、龙葵、生薏苡仁，其后数诊，治疗大法不变，扶正、抗癌、消瘤贯穿始终，随证略有加减，益气加四君子汤、生黄芪，养血加四物汤，利水加水红花子、猪苓、茯苓；利胆疏肝加柴胡、金钱草、郁金、赤芍、茵陈、川芎；补肾养阴增何首乌、熟地黄、山萸肉、五味子等。随症加减，患者病情逐渐好转，治疗半年余，体力恢复，肿瘤未复发，生活质量改善。

三、其他肿瘤

近年来，脑瘤、子宫内膜癌、卵巢癌、乳腺癌、舌癌等恶性肿瘤的发病呈逐渐上升趋势。脑瘤是颅内肿瘤的简称，以头痛、呕吐、视力下降、感觉障碍、运动障碍、人格障碍等为主要临床表现。随脑组织受损部位的不同而有相应的局部症状。小脑部肿瘤以运动失调为特征；松果体囊肿以进行性加重的头部钝痛、头晕如踩棉花感、步态不稳、恶心呕吐为主；蝶鞍肿瘤表现为视力减退、视野缺损、视神经萎缩、内分泌功能紊乱；胼胝体部肿瘤精神症状明显。乳腺癌、卵巢癌、子宫内膜癌是女性最常见的恶性肿瘤，乳腺癌以乳房区肿物、疼痛、腋窝淋巴结肿大为特征。卵巢癌临床早期无症状，往往发现时已属晚期，出现盆腔器官扩散。临床以下腹痛，下腹部肿物为特征。子宫内膜癌往往起病隐匿，以阴道不规则流血、下腹痛为特征。非霍奇金淋巴瘤是恶性淋巴瘤的一大类型，因其不同的病因、病理导致临床表现和治疗都有差异。舌癌是口腔颌面部的恶性肿瘤，以反复不愈的舌溃疡，舌质痛，出血，伴舌运动受限，进食及吞咽困难为临床特征。根据其病理分型可分为鳞癌和腺癌。

中医学认为癌症病因病机是：正气内虚、感受邪毒、情志抑郁、饮食损伤、素有旧疾等因素导致脏腑功能失调、气血津液运行失常，产生气滞、血瘀、痰凝、湿浊、热毒等病理产物，淤滞凝结而成。不同的癌症病机又各有特点：脑瘤本虚以肝肾亏虚、气血两亏为主，标实以气阻、瘀血、痰浊多见。非霍奇金淋巴瘤中医称痰核，因气血亏虚、情志失调，导致气滞痰浊瘀血阻于局部，发生淋巴结肿大。乳腺癌以肝郁血虚为本，气滞血瘀为标。卵巢癌的发病是由于脏腑阴阳气血失调，正气虚损，使痰、湿、气、血瘀滞于冲任、胞脉导致卵巢癌的发生。舌癌以阴虚火旺为本，热毒蕴结为标。总之，癌病属于正虚邪实，邪盛正衰的疾病，在治疗上应扶正祛邪，攻补兼施。

张老师认为肿瘤患者素体正气亏虚，手术、化疗后更伤元气，呈现气虚为主的低功能状态，脾胃为气血生化之源，固护胃气尤为重要，故贞芪四君子汤或香砂六君子汤常是主药。她还指出癌病放化疗患者常出现阴虚毒热、气血亏损、肝肾亏虚等症状，需滋阴清热、化瘀解毒。白莲汤是张老师治疗肿瘤的经验方，由白花蛇舌草、半枝莲等组成，加小金丹主治痰气凝结之肿瘤效果显著。可见中药辨证施治在肿瘤术后及辅助抗癌、提高生存质量方面发挥了西药不可替代的作用。

◇病例一　子宫内膜癌术后自主神经功能紊乱

邓某，女，64 岁。2012 年 10 月 11 日初诊。主诉：失眠多梦、头晕头痛、心慌 1 个月。现病史：患者于 1 个月前不明原因出现头晕失眠，心慌头痛。舌暗苔薄，脉细滑。既往史：子宫内膜癌术后化疗又放疗 35 次后 10 年，冠心病史 4 年。

中医诊断：眩晕（阴虚阳亢，血行瘀滞）。西医诊断：子宫内膜癌术后自主神经功能紊乱。

治法：滋阴潜阳，益气通络。处方：失眠汤。蔓荆子 10g、菊花 10g、葛根 10g、川芎 10g、党参 12g、麦冬 12g、五味子 12g、柏子仁 10g、炒酸枣仁 15g、生黄芪 12g、黄精 15g、桃仁 10g、赤芍 12g，7 剂，水煎分两次服。

小金丸 28 盒，1.8g/ 次，3 次 / 日；血塞通软胶囊 2 盒，5 粒 / 次，3 次 / 日；益心舒胶囊 3 盒，3 粒 / 次，3 次 / 日；玉屏风颗粒 2 盒，2 袋 / 次，3 次 / 日；百令胶囊 5 盒，6 粒 /

次，3 次 / 日，口服。

二诊（2012 年 10 月 25 日）：患者病情好转。头晕减轻，近 2 天呕吐，大便溏，有黏液，自服双黄连及整肠生，腹泻缓解，胃部不适，伴恶心、嗳气、打嗝。舌暗，苔薄白，脉细滑。

治法：利胆疏肝，益气健脾。处方：温胆汤加减。竹茹 10g、枳实 12g、法半夏 9g、陈皮 9g、茯苓 12g、生甘草 6g、砂仁 10g、木香 10g、生薏苡仁 15g、焦山楂 5g、鸡内金 12g、厚朴 12g、党参 12g、炒白术 12g、黄芩 12g、酸枣仁 15g、炒麦芽 5g、焦神曲 5g，7 剂，水煎分两次服，日一剂。

三诊（2013 年 1 月 10 日）：患者病情好转。头晕心慌减轻，胃脘不适、恶心去。舌淡，苔薄白，脉细。

治法：益气养阴，安神。处方：贞芪百合知母汤加减。生黄芪 15g、女贞子 15g、百合 12g、知母 12g、陈皮 12g、柴胡 12g、当归 12g、党参 12g、生甘草 6g、升麻 12g、炒白术 12g、酸枣仁 15g、首乌 15g、麦冬 12g、紫菀 12g、炙百部 12g，7 剂，水煎分两次服，日一剂。

按语：患者 10 年前患子宫内膜癌，手术后又经化疗、放疗，正气亏虚，气阴损伤过甚，后天培补不够，故初诊出现心悸、气短、头晕、失眠等症状，治疗以补气养血，滋阴潜阳为法，用生脉散加黄精、黄芪、葛根、菊花、蔓荆子以益气阴清头定眩，以川芎、赤芍、桃仁、当归、柏子仁养血活血，炒酸枣仁、五味子合柏子仁安神定志。二诊因饮食所伤，脾胃气弱，湿浊内生，故更方以二陈汤加味，重在益气健脾，和胃化湿。三诊眩晕头痛已去，重在调理善后，以益气养阴为主，故方以贞芪百合知母汤为方。

◇病例二　良性纤维瘤

洪某，男，45 岁。2013 年 4 月 10 日初诊。主诉：后项部长纤维瘤 4 年。现病史：患者于 4 年前不明原因项部长一肿瘤，逐渐增大，曾在台湾大医院病理诊断为纤维瘤，因肿瘤位于风府穴处，深部是延髓神经中枢，外科医生不建议手术，故来大陆求中医治疗。刻下：肿瘤如鸡蛋大，质地较硬，稍可移动，无压痛，影响穿衣和形象。查体：面色黧黑。舌尖稍红，边有齿痕，苔白，脉弦细。

辨证：从事商务活动，生活不规律，压力大，情志时有波动，加之饮酒日久，导致气滞气郁，痰热内阻，血行瘀滞，聚而成瘤。

中医诊断：肉瘤（气滞痰阻血瘀）。西医诊断：颈部纤维瘤。

治法：理气化痰，活血消瘤。处方：柴桃四物汤加减。柴胡 12g、桃仁 12g、生地黄

12g、赤芍 12g、川芎 10g、当归 12g、丹参 12g、郁金 12g、香附 10g、龙葵 12g、海蛤壳 20g、海浮石 20g，14 剂，水煎服，日一剂。

小金丸 14 盒，1.2g/ 次，3 次 / 日，口服。

二诊（2013 年 5 月 6 日）：患者病情明显好转。瘤体缩小如栗子大，质地变软，双下肢轻微凹陷性水肿。舌质淡红，苔白根黄，脉弦细。

辨证：药已见效，瘤体缩小，既往有胆囊结石史，舌苔黄，下肢肿，提示有湿热蕴于肝胆，阻碍水液运化，治需兼顾。

治法同前。处方：柴桃四物汤加减。前方加枳壳 12g、金钱草 15g、海金沙 15g、芦根 15g、猪苓 20g，14 剂，水煎服，日一剂。

小金丸 14 盒，1.2g/ 次，3 次 / 日，口服。

三诊（2013 年 5 月 20 日）：患者病情明显好转。项后纤维瘤已缩小如花生米大，变软，面色黧黑也减轻。舌淡暗，体胖，苔白腻，舌下络脉粗，脉弦细。

治法：理气化痰，活血利水。处方：柴桃四物汤加减。茵陈 12g、郁金 12g、赤芍 12g、当归 12g、金钱草 15g、海蛤壳 20g、海浮石 20g、黄芩 12g、王不留行 15g、五味子 12g、茯苓 15g、猪苓 15g、夏枯草 15g、柴胡 12g、水红花子 15g，14 剂，水煎服，日一剂。

小金丸 14 盒，1.2g/ 次，3 次 / 日，口服。

按语：纤维瘤由分化良好的皮下结缔组织构成，多发于 40~50 岁成人，瘤体生长缓慢，当肿瘤发展至一定程度后一般不再增长，属良性肿瘤，治疗一般以手术切除为主。本案因为瘤体长在后项部，深部有延髓，西医不敢手术，怕影响延髓神经，故从台湾来大陆求中医治疗。患者长期从事商务活动，工作压力大、情志不畅，肝郁气结，加之长期嗜酒、饮食不节，导致胆囊结石、肝脏炎症，皆属中医的脾虚痰湿内停，与气滞交结，血行瘀滞，聚而成瘤，治疗着眼疏肝解郁，活血散结，方用柴桃四物汤加减，方中以四物汤加柴胡、桃仁、红花、郁金、丹参、当归、香附、枳壳活血化瘀、疏肝理气，加海蛤壳、龙葵、海浮石、赤芍以散结消瘤，加金钱草、茵陈、猪苓等以利胆化湿。二诊病情渐好转，酌加王不留行、海浮石、夏枯草等加强活血散结通络之效，故取效甚捷。

◇病例三　非霍奇金淋巴瘤

胡某，男，63 岁。2013 年 11 月 28 日初诊。主诉：发现双颌下长多个包块 7 天。现病史：患者于 7 天前不明原因出现双侧颌下长多个包块，右侧大者直径 3cm，小的如黄豆大，左侧稍小如花生大。随即到朝阳区双龙医院就诊，做 B 超示双侧颌下低回声结节待查，11 月 22 日淋巴结穿刺病理诊断：多量淋巴源细胞伴变性坏死，左颌下散在一致的淋巴源细胞，考虑为非霍奇金淋巴瘤。实验室检查：2013 年 11 月 22 日单核细胞 11.2%。舌微暗，苔薄白，脉弦小滑。

中医诊断：痰核（气滞血瘀，痰核结聚）。西医诊断：非霍奇金淋巴瘤。

治法：理气活血，化痰散结。处方：柴芍参浮汤。柴胡 12g、赤芍 12g、当归 12g、牡丹皮 12g、栀子 12g、海蛤壳 20g、海浮石 20g、皂角刺 15g、王不留行 15g、生牡蛎 30g、生龙骨 30g、桃仁 10g、丹参 20g、黄芩 12g、黄连 10g，7 剂，水煎服，日一剂。

二诊（2013 年 12 月 5 日）：患者病情明显好转。药后右侧淋巴瘤缩小到栗子大小，左颌下淋巴结缩小到豌豆大，盗汗疲倦感减轻。舌淡红，苔薄白，脉弦小。

治法：理气活血，化痰散结。处方：柴芍参浮汤。前方加生黄芪 20g、女贞子 20g、防风 10g、白术 12g，7 剂，水煎服，日一剂。

小金丸 11 盒，1.2g/ 次，3 次 / 日，口服。

三诊（2013 年 12 月 12 日）：右侧淋巴瘤缩小到花生大小，左侧大者如豌豆，口臭，鼻塞，口疮，咽干，盗汗，11 月 28 日中国科学院肿瘤医院病理报告示免疫组化诊断非特异性外周 T 细胞淋巴瘤。舌暗红，苔白腻，脉弦小。

治法：健脾益气，化痰散结。处方：贞芪四君子汤加味。赤芍 12g、川芎 10g、当归 12g、海蛤壳 20g、海浮石 20g、皂角刺 15g、百合 12g、知母 12g、生龙骨 30g、生牡蛎 30g、栀子 10g、黄芩 12g、桔梗 12g、生黄芪 15g、女贞子 15g、生地黄 15g、王不留行 12g，7 剂，水煎服，日一剂。

小金丸 7 盒，1.2g/ 次，3 次 / 日，口服。

四诊（2014 年 1 月 9 日）：患者病情好转。近 10 天到西医院化疗（环磷酰胺 + 长春新碱 + 阿霉素 + 依托泊苷 + 泼尼松），未服中药，现化疗第一疗程结束，乏力，盗汗，眠差，便可。舌淡苔白，脉弦细。

治法同前。处方：贞芪四君子汤加味。赤芍 12g、川芎 10g、当归 15g、党参 10g、海浮石 20g、皂角刺 15g、茯苓 15g、白术 12g、海蛤壳 20g、生牡蛎 30g、半枝莲 15g、生黄芪 15g、女贞子 15g、生地黄 15g、王不留行 12g、白花蛇舌草 15g，7 剂，水煎服，日一剂。

五诊（2014 年 1 月 23 日）：患者病情好转。淋巴瘤继续缩小，一周前又进行第二疗程化疗，现白细胞下降，3.45×10^9/L，最低时 2.2×10^9/L，全身乏力，睡眠差，纳食尚可，舌微暗，苔薄白，脉弦小。

治法：益气养血，化痰散结。处方：贞芪八珍汤加减。生黄芪 20g、砂仁 10g、女贞子 20g、党参 12g、白术 12g、茯苓 15g、生甘草 6g、木香 10g、当归 12g、赤芍 10g、生地黄 15g、川芎 10g、皂角刺 12g、半枝莲 30g、王不留行 15g、大枣 15g、白花蛇舌草 30g，14 剂，水煎服，日一剂。

小金丸 14 盒，1.2g/ 次，3 次 / 日；百令胶囊 6 盒，5 粒 / 次，3 次 / 日；贞芪扶正颗粒 5 盒，1 袋 / 次，3 次 / 日，口服。

按语：非霍奇金淋巴瘤（non-hodgkin's lymphoma，NHL）是恶性淋巴瘤的一大类型，在我国恶性淋巴瘤中非霍奇金淋巴瘤所占的比例远高于霍奇金病（HD）。近年来，很多国家 NHL 的发病率有增高趋向。可能的原因为：①免疫功能异常，如艾滋病、器官移植、类风湿关节炎和遗传性免疫缺陷等；②病毒，如成人 T 细胞淋巴瘤病毒（HTLV）、艾滋病病毒（HIV）、EB 病毒（EBV）等；③化学物质，如农药和染发剂；④其他，如放射性暴露和 HD 治疗等。NHL 的病理类型、临床表现和治疗远比 HD 复杂。从现有的资料看来，NHL 是一组很不均一的疾病，病因、病理、临床表现和治疗都有差异。已知 EB 病毒与高发区 Burkitt 淋巴瘤和结外 T/NK 细胞淋巴瘤鼻型有关。成人 T 细胞白血病 / 淋巴瘤（ALTT）与人类亲 T 细胞病毒 I 型（HTLV-1）感染密切关联，放射线接触如核爆炸及核反应堆意外的幸存者、接受放疗和化疗的肿瘤患者非霍奇金淋巴瘤发病危险增高。自身免疫性疾病如共济失调 - 毛细血管扩张症、类风湿关节炎、系统性红斑狼疮、干燥综合征、低 γ 球蛋白血症以及长期接受免疫抑制剂治疗（如器官移植等疾病）所致免疫功能异常均为非霍奇金淋巴瘤发病的高危因素。本病预后较差，5 年生存率约为 43%~73%，60 岁以上组 5 年生存率更低，西医治疗主要靠化疗，中医认为本病属于气血亏虚，气滞痰阻血瘀，多因正气不足，加之情志失调，导致体内气血运行紊乱，气滞痰瘀阻于局部，遂发生淋巴结肿大，导师治疗本病，治以扶正祛邪，扶正为主，初期正虚不甚，偏于理气化痰，后期因为化疗损伤气血，故重在扶正，补气养血，调补肝肾脾胃，喜用贞芪扶正颗粒、小金丸、中药八珍汤、香砂六君子汤、贞芪六君子汤等，疏肝理气用柴胡、赤芍、川芎、百合等，散结消瘤加山慈菇、王不留行、皂角刺、海蛤壳、海浮石、赤芍、半枝莲等，经 2 个月治疗，肿大淋巴结明显缩小，病情好转。

◇病例四 舌癌

果某，女，83 岁。2013 年 9 月 17 日初诊。主诉：舌面溃疡 5 个月。现病史：患者于 5 个月前不明原因出现舌有溃疡，舌质痛，曾流血，右面部痛不能进食，舌根底发白，未溃破。双膝关节痛。在外院确诊舌癌。已服氨酚氢可酮 23 盒以止痛。舌底静脉瘀点，舌暗红，苔薄白，脉弦小滑。

中医诊断：舌岩（阴虚火旺，热毒蕴结）。西医诊断：舌癌。

治法：滋阴清热，解毒散结。处方：百合知母汤加味。百合 15g、知母 12g、玄参 12g、北沙参 12g、麦冬 12g、土茯苓 15g、山慈菇 15g、龙葵 15g、山萸肉 20g、紫花地丁 20g、金银花 12g、川贝 12g、皂角刺 10g、白花蛇舌草 30g、半枝莲 30g，14 剂，水煎分两次服（8-20），日一剂。

小金丸 7 盒，3 瓶 / 次，3 次 / 日，口服。

二诊（2013 年 9 月 24 日）：病情好转。症状有好转，近日感冒，自服头孢地尼，不咳嗽。舌红苔薄，脉细滑。

治法同前。处方：百合知母汤加味。前方加炒紫苏子 12g、炒白芥子 12g，14 剂，水煎分两次服，日一剂。

小金丸 14 盒，3 瓶 / 次，3 次 / 日，口服。

三诊（2013 年 10 月 8 日）：病情好转。感冒已愈，牙不痛，纳好，舌无痛感，舌上溃疡已愈。舌正苔薄，脉细滑。

治法同前。处方：百合知母汤加味。初诊方加决明子 15g、白鲜皮 15g、地肤子 15g，7 剂，水煎分两次服，日一剂。

小金丸 7 盒，1.8g/ 次，3 次 / 日，口服。

按语：舌癌是口腔颌面部常见的恶性肿瘤，男性多于女性，多数为鳞状细胞癌，特别是在舌前 2/3 部位，腺癌比较少见，早期症状似一般的口腔溃疡，在舌缘、舌尖、舌背或舌腹等处长时间不愈，溃疡生长迅速、疼痛、质硬、边界不清、压痛。后期可伴舌运动受限，进食及吞咽困难。本案早期病理诊断舌癌，辨证属阴虚阳亢，热毒蕴结，治疗用《金匮要略》百合知母汤加味。百合知母汤是治疗百合病的方剂，百合病与现代医学的失眠多梦和抑郁症有关联，后世医家根据百合知母汤清热养阴安神的作用，在原主治百合病，发汗后心烦口渴的基础上，广泛用于治疗口腔溃疡、自主神经功能紊乱、更年期综合征、哮喘等。张老师用此方重在加减，加沙参、玄参、麦冬、山萸肉、川贝等以增滋阴清热之力，加金银花、紫花地丁、土茯苓、白花蛇舌草、半枝莲、龙葵以清热散结解毒，复诊症减，守方加减取效。

◇病例五　右肾横纹肌瘤术后

杨某，女，54 岁。1995 年 3 月 2 日初诊。主诉：低热自汗 1 个月。现病史：患者于 1 个月前因不明原因出现右腰痛，在协和医院做 B 超示右肾 7.5cm×5.5cm 肿瘤，手术中发现肿瘤包膜完整，病理诊断为右肾横纹肌瘤，术后低热，自汗，乏力，纳呆。舌淡苔薄白，脉细。

中医诊断：内伤发热（阴虚内热）。西医诊断：右肾横纹肌瘤术后。

治法：滋阴清热。处方：知柏地黄汤加减。生地黄12g、熟地黄12g、山萸肉10g、山药15g、牡丹皮12g、茯苓12g、泽泻12g、生黄芪15g、半枝莲30g、白花蛇舌草30g、杜仲12g、女贞子12g、知母10g、黄柏10g、栀子10g，14剂，水煎服，日一剂。

二诊（1995年5月10日）：患者病情好转。精神好，仍阵阵发热、体温37.4℃左右，时有自汗、盗汗，手心热。舌质淡白，脉细滑。

治法：滋阴清热。处方：知柏地黄汤加减。前方去知母、黄柏，加黄精15g、黄芩12g，改半枝莲15g，21剂，水煎服，日一剂。

三诊（1995年9月21日）：患者病情好转。低热已愈，盗汗、自汗减轻，乏力，纳可，眠可。舌质微红，苔薄，脉沉细。

治法：滋阴清热。处方：知柏地黄汤加减。生地黄30g、玉竹12g、山萸肉12g、生黄芪15g、女贞子15g、杜仲15g、半枝莲15g、黄芩12g、麦冬12g、白花蛇舌草30g、香附10g，21剂，水煎服，日一剂。

四诊（1996年1月25日）：患者病情好转。自己感觉良好，易疲劳，无发热，无出汗，眠可，纳食可。舌淡，苔薄白，脉细滑。

治法：滋阴清热。处方：知柏地黄汤加减。生黄芪12g、女贞子12g、生地黄12g、山萸肉12g、山药15g、牡丹皮12g、茯苓12g、泽泻12g、杜仲12g、白花蛇舌草30g、半枝莲30g、龙葵15g、蛇莓16g、丹参12g、当归12g，21剂，水煎服，日一剂。

按语：右肾巨大肿瘤术后，元气受损，腰酸自汗，低热，舌质微红，少苔，脉沉，有虚热之象，辨证为肾阴虚。方药以知柏地黄汤滋阴清热，加栀子以清泻三焦火邪，助知柏泻郁火；加杜仲补肝肾强筋骨，助肾阳；贞芪同用以扶正气，补气阴，提高免疫力；白莲汤泻火解毒、消肿散结；以外固气阴，内补肾阴肾阳。二诊患者好转，阵阵发热出汗，纳食差，去知母、黄柏，以防苦寒攻伐太过，以黄芩替代，清泻上焦肺火，以图改善发热汗出的症状，另加黄精益气补阴，润肺益肾。三诊患者自觉乏力、脉沉细，阴津亏虚，故去茯苓、牡丹皮、泽泻，加玉竹、麦冬、香附，滋阴行气。四诊患者主诉易疲劳，仍用二诊方，以六味地黄汤加杜仲、贞芪扶正，加当归、丹参活血化瘀，蛇莓、龙葵清热通利、活血消肿，助白莲汤消肿散结。

◇病例六　松果体囊肿，腔隙性脑梗死

张某，男，41岁。2001年3月16日初诊。主诉：不寐4年。现病史：患者不寐4年，每晚口服安定2片，伴头晕，舌微暗，苔薄，脉沉。既往史：有偶发房早、房速史5

年，颈椎病史，陈旧性腔梗史 3 年，吸烟史 30 年，平均 20 支 / 天，无咳嗽。查体：一般情况尚可。今年脑 CT 示有松果体囊肿。

中医诊断：不寐（肝郁脾虚）。西医诊断：松果体囊肿，陈旧性腔梗，颈椎病，房性早搏。

辨证：患者久病，情志不遂，肝气郁结，肝克脾土，致脾虚失运，气血乏源，不养清窍，而致不寐。肝阳上亢，血虚阳浮，高巅失养故头晕。

治法：疏肝健脾，养血潜阳。处方：丹栀逍遥散合玉屏风散加减。柴胡 12g、赤白芍各 12g、当归 12g、牡丹皮 12g、炒栀子 10g、白术 12g、生黄芪 15g、防风 10g、浮小麦 30g、炒酸枣仁 15g、夜交藤 15g、合欢皮 15g、生牡蛎 30g、夏枯草 12g、黄芩 12g，7 剂，水煎服，日一剂。

安神补心胶囊 5 盒，4 粒 / 次，3 次 / 日；复方酸枣仁膏 2 瓶（本院制剂），15mL/ 次，3 次 / 日，口服。

二诊（2001 年 3 月 23 日）：患者肺功能正常，口服安定每日 1.5 片，头晕如踩棉花感，每晚睡 3 ~ 4 小时，BP 110/70 mmHg。舌微暗，苔薄，脉沉。

治法：益气健脾，养血平肝。处方：补中益气汤加减。生黄芪 12g、党参 10g、白术 12g、炙甘草 6g、柴胡 12g、升麻 12g、当归 12g、陈皮 10g、夜交藤 15g、炒酸枣仁 15g、合欢皮 15g、珍珠母 20g、黄芩 12g、炒栀子 10g，7 剂，水煎服，日一剂。

中成药继服。

三诊（2001 年 3 月 30 日）：睡眠好转，每夜能睡 4 小时以上；头晕好转，午后稍重。舌质微暗，苔薄，脉滑。

治法同前。处方：补中益气汤加减。前方去炒栀子，加焦三仙各 5g、鸡内金 12g、桃仁 10g，改生黄芪 15g，7 剂，水煎服，日一剂。

中成药继服。

按语：松果体囊肿属于良性病变，其形成原因不明，可能与原始细胞残留演变、第三脑室顶部闭合障碍、松果体实质液化以及衬于脑室的神经上皮形成囊腔有关。其临床症状主要有头痛，为进行性加重的钝痛、头晕如踩棉花感、步态不稳、恶心呕吐等，大的囊肿需要手术切除，西药没有特效药。本例因合并脑梗死、低血压、颈椎病等，除头晕外，有多年顽固性失眠，所以治疗比较棘手。张老师辨证属于肝气郁结，肝阳上亢，血虚阳浮，肝郁脾虚，气血不养心神和清窍，治疗重在益气养血，疏肝潜阳。初诊用丹栀逍遥散加合欢皮、牡蛎、黄芩以疏肝理气平肝，酸枣仁、夜交藤养血安神，加黄芪、浮小麦益气养心。二诊见效，唯头晕不除，故用补中益气汤益气升清，配合珍珠母、栀子潜阳平肝，升脾气降肝气，佐以安神之酸枣仁、合欢皮、夜交藤，故睡眠转好。三诊巩固治疗，酌加焦三仙、鸡内金以和胃安神。

◇病例七　蝶鞍肿物

徐某，男，77 岁。2003 年 4 月 4 日初诊。主诉：前额痛、右眼发胀 2 月余。现病史：2 个月前不明原因前额头痛，右眼胀，头晕，不吐。在中日友好医院做 CT 示蝶鞍部肿瘤。给予口服维生素 B_1，静脉点滴活血化瘀药（具体不详），症状无缓解，BP：130/70 mmHg。舌质红，苔薄，脉弦。查体：一般情况可。

中医诊断：内科癌病（肝肾亏虚，气滞血瘀）。西医诊断：蝶鞍肿物。

辨证：患者老年，肝肾亏虚，肝风内动，上扰清窍，气滞血瘀，故可出现目胀头晕，额痛等症。

治法：平肝熄风，理气化瘀。处方：桃红四物汤加味。生地黄 30g、当归 12g、赤芍 12g、川芎 12g、桃仁 10g、红花 10g、王不留行 12g、皂角刺 10g、生黄芪 15g、女贞子 15g、天麻 12g、菊花 10g、葛根 12g、黄芩 7g、白芷 10g，7 剂，水煎服，日一剂。

贞芪扶正胶囊 3 盒，4 粒 / 次，3 次 / 日；小金丸 14 盒，1.2g/ 次，2 次 / 日，口服。

二诊（2003 年 4 月 11 日）：症状减轻，头不昏，睡眠好，纳食佳，不吐。舌质微红，苔薄，脉弦小滑。

治法：养血活血，平肝散结。处方：桃红四物汤加味。前方去黄芩、白芷、天麻，加山慈菇 12g、山豆根 10g，改生黄芪、女贞子各 20g，14 剂，水煎服，日一剂。

中成药继服。

三诊（2003 年 10 月 17 日）：患者一般情况好，时有眩晕，头不痛，余无特殊不适。舌质红，苔黄腻，脉弦。

治法：平肝熄风，活血散结。处方：桃红四物汤加味。生地黄 20g、当归 12g、赤芍 12g、川芎 10g、桃仁 10g、红花 10g、王不留行 12g、菊花 10g、葛根 12g、生黄芪 15g、女贞子 15g、生牡蛎 30g、半枝莲 20g、丹参 12g、白花蛇舌草 20g，30 剂，水煎服，日一剂。

小金丸 30 盒，1.2g/ 次，2 次 / 日，口服。

随访：2003 年 12 月 17 日，患者上方服用 2 月，精神好，有时有痰，痰黏易咯出，头不痛，目不胀。舌质红，苔薄，脉弦滑。

按语：蝶鞍区是指颅中窝中央部的蝶鞍及其周围区域，前界为前床突外侧缘和前交叉沟的前缘，后界是后床突和鞍背，两侧为颈动脉沟。该区范围小，结构多，毗邻关系复杂。该区肿瘤的主要临床症状有：①视觉障碍：肿瘤向鞍上发展压迫视交叉引起视力减退及视野缺损或视神经萎缩，常常表现为视觉障碍，严重者可导致失明。②内分泌功能紊乱：蝶鞍区肿瘤可引起内分泌功能紊乱，男性可出现阳痿、性欲减退，女性表现为月经期延长或闭经。本例蝶鞍肿瘤体积不大，尚未影响视神经和性功能，但已经出现眼珠疼痛，前额头痛，眩晕，舌红脉滑，辨证属于气阴亏虚、肝阳上亢、痰阻血瘀，治疗以平肝潜阳、活血化瘀、通络散结为法，拟方桃红四物汤加味。方中以菊花、葛根、天麻、黄芩平肝潜阳，桃红四物汤加王不留行、皂角刺养血活血通络，加生黄芪、女贞子益气补肾，加白芷以止头痛，小金丸以散结消瘤；复诊病情好转，头痛减轻，故去白芷、黄芩、天麻，加用对药山豆根、山慈菇消瘤抗癌；三诊病情稳定，偶有眩晕，原方去山豆根、山慈菇恐伤胃气，改用牡蛎、半枝莲、白花蛇舌草、丹参以抗癌消瘤，长期服用，巩固疗效。随访疗效较好，病情好转，未出现肿瘤压迫视神经表现。

◇病例八　小脑瘤伴头痛

栗某，女，49岁。1994年12月14日初诊。主诉：头痛2个月。现病史：近2个月感头痛，舌偏，肢体活动正常，经某西医医院做相关检查诊断为：左桥小脑角肿瘤，富含软骨且广泛钙化类肿瘤，软骨肉瘤软骨型脊索瘤。曾在广安门医院服用中药丸剂（主要组成：核桃肉、山慈菇、生薏苡仁、僵蚕、丹参、天麻、全蝎、蜈蚣、生何首乌），每次1丸，症状未减。查体：一般情况可，心肺查体无异常体征。舌质微红，少苔，脉沉。

中医诊断：头痛，脑瘤（瘀毒阻络，风痰蒙窍）。西医诊断：小脑瘤。

辨证：脑瘤为瘀毒所致，痰瘀阻脑络，正气不足，则生内风，而致头痛，舌偏微红，故辨证为瘀毒阻络，风痰蒙窍。

治法：疏风止痛，活血祛毒。处方：白莲汤加减。葛根12g、川芎10g、菊花10g、天麻10g、白芷10g、蔓荆子10g、桃仁10g、红花10g、山慈菇12g、白花蛇舌草30g、半枝莲30g、生黄芪15g、当归12g，14剂，水煎服，日一剂。

小金丹100丸，1.2g/次，2次/日；安宫牛黄丸2丸，半丸/次，1次/日；犀黄丸20支，半支/次，2次/日，口服。

二诊（1996年7月4日）：病情稳定。

治法：益气温阳，清热解毒，活性化瘀。处方：玉屏风散合白莲汤、桃红四物汤加减。生黄芪30g、防风10g、白术12g、女贞子15g、杜仲15g、葛根12g、白芷12g、当归12g、川芎12g、白芍12g、生地黄15g、桃仁10g、红花10g、半枝莲30g、珍珠母20g、白花蛇舌草30g，14剂，水煎服，日一剂。

按语：脑瘤患者为痰瘀湿毒结于脑部，脑部为人体最高层，若清阳不升，循环不好，则瘀血痰毒容易结聚。治则以疏风行气，活血通络，化瘀消肿散结为主。以葛根、菊花、白芷、蔓荆子等祛风通络、上行头目；加上血中气药川芎，熄风平肝的天麻，活血化瘀的桃仁、红花，目的就是行气活血化瘀，改善头部循环。另以当归、黄芪合用以补气生血，白莲汤清热解毒、消肿散结。在行气活血的同时补气补血，兼散痰结。中医认为气血流通即为补，肿瘤的形成与局部血液循环不良有关，本方以疏风通络为主，药物方向向上，兼顾补气补血，活血散结。中成药以安宫牛黄丸、小金丹、犀黄丸为辅。安宫牛黄丸清热开窍、豁痰解毒用于痰热互结的闭症；小金丹主治痰气凝结，达成消肿散结，化瘀止痛之功；犀黄丸组成为麝香、牛黄、炙乳香、炙没药、黄米饭，主治痰瘀互结的乳岩、瘰疬、痰核、流注等。诸药配伍共同达成化痰开窍、消肿散结之功。二诊患者病情稳定，离发病已半年多。疾病后期以培补正气为主，改用玉屏风散与桃红四物汤合方。玉屏风散补气固表，桃红四物汤活血补血化瘀，白莲汤清热解毒、消肿散结，葛根、白芷引药上行，再配以杜仲、女贞子等补益肝肾，珍珠母平肝潜阳、安神定惊。于疾病后期培补正气，扶正以驱邪。

◇病例九　脑瘤

王某，女，70 岁。1992 年 11 月 25 日初诊。主诉：头晕，双下肢行动不利 16 天。现病史：1978 年在协和医院做左侧原发性三叉神经瘤并神经根切断术，内耳半规管结构异常，11 月 9 日左侧桥小脑池内三叉神经瘤术后复发，出现头晕，走路不稳，双下肢无力，自服天麻杜仲丸、牛黄清心丸、肾骨胶囊等，症状不减。刻下：头晕，眼睛不开，睡眠不好，口干，大便干，小便黄，下肢无力，腿疼，走路不稳。查体：BP 110/70 mmHg，心率（HR）72 次 / 分，一般情况可，心肺查体无异常体征。舌向左斜，苔薄黄腻，脉沉弦。

中医诊断：头晕，脑瘤（气虚痰阻，肝阳上亢）。西医诊断：脑瘤术后。

辨证：手术后，肝肾阴虚，肝阳上亢，故见头晕；本虚标实，脾气亏虚，痰蒙清窍，故见睡眠不好，眼睛不开。

治法：滋阴潜阳，清热化痰。处方：半夏白术天麻汤加减。菊花 10g、葛根 12g、天麻 12g、钩藤 15g、法半夏 10g、黄芩 12g、白术 12g、生地黄 12g、山萸肉 10g、山药 15g、丹参 15g、红花 10g、半枝莲 30g、生黄芪 15g、女贞子 15g、白花蛇舌草 30g，7 剂，水煎服，日一剂。

安宫牛黄丸 3 丸，1 丸 / 次，1 次 / 日；华佗再造丸 3 盒，1 丸 / 次，2 次 / 日；犀黄丸 20 支，1 支 / 次，2 次 / 日，口服。

二诊（1992 年 12 月 7 日）：较前无明显变化。

治法：滋阴潜阳，清热化痰。处方：上方继服 14 剂。

小金丹 100 丸，1 丸 / 次，3 次 / 日，口服。

三诊（1993 年 1 月 5 日）：口苦，口干，大便干，走路、上台阶均好。

治法：滋阴潜阳，清热化痰。处方：半夏白术天麻汤加减。菊花 10g、葛根 12g、天麻 12g、钩藤 15g、法半夏 10g、黄芩 12g、黄连 10g、生地黄 12g、山萸肉 10g、半枝莲 30g、女贞子 15g、生黄芪 15g、白花蛇舌草 30g，28 剂，水煎服，日一剂。

四诊（1993 年 2 月 8 日）：头晕，不疼。

治法：滋阴潜阳，清热化痰。处方：上方继 14 剂。

安宫牛黄丸 3 丸，1 丸 / 次，1 次 / 日；华佗再造丸 3 盒，1 丸 / 次，2 次 / 日，口服。

随访：术后经中医治疗，又生存 16 年，2008 年去世。

按语：脑瘤术后复发，三叉神经鞘瘤系颅内良性肿瘤，肿瘤全切除是可以治愈，然而由于传统的常规术野暴露不良，肿瘤切除常不完全，所以复发率较高，10 年内复发率 5% ~ 15%。本案患者术后 4 年复发，主症头晕、下肢无力，活动不灵，走路不稳，伸舌左偏，眼睑下垂导致眼睛不开，苔薄黄腻，脉沉弦。辨证属于肝阳上亢，脾湿生痰，痰阻清阳，加之肝风内动，风痰上扰清空，痰蒙清窍，治宜滋阴潜阳熄风，清热燥湿化痰，方用中成药安宫牛黄丸清热化痰开窍，犀黄丸清热散结消瘤，华佗再造丸（主要成分为川芎、吴茱萸、冰片等）活血化瘀，化痰通络，行气止痛，对脑中风、脑肿瘤所致的半身不遂、拘挛麻木、口眼歪斜、言语不清有较好疗效。汤药用半夏白术天麻汤加减，以法半夏燥湿化痰而降逆，天麻平肝熄风而止头眩，两者合用，为治风痰眩晕头痛之要药，钩藤平肝潜阳息风，三药共为君药。药理研究表明，半夏及半夏多糖具有抗肿瘤作用，白术健脾燥湿，与半夏、天麻配伍，祛湿化痰、止眩之功益佳；葛根解肌生清，菊花、黄芩平肝清肝，半枝莲、白花蛇舌草均性寒，清热解毒，散瘀消肿，利尿止血，共为臣药。丹参、红花活血化瘀，生黄芪、女贞子、生地黄、山萸肉、山药共奏滋阴涵阳、益气健脾之功。药后疗效较好，患者生存十余年。

◇病例十 乳腺癌、冠心病

张某，女，76 岁，2001 年 3 月 12 日初诊。主诉：自觉乏力 33 天。现病史：33 天前患者行右乳腺癌根治手术，术后自觉乏力，右上肢活动时疼痛，纳食尚可，睡眠尚可，二便调。既往史：既往有冠心病史 3 年，未诉其他病史及不适。查体：一般情况尚可，体偏胖。舌质暗，苔薄，脉弦细。

中医诊断：虚劳（气虚血瘀）。西医诊断：乳腺癌术后，冠心病。

辨证：患者老年，有胸痹病史，气血已衰，血行涩滞，手术易伤气耗血，血溢脉外而致血瘀，形成气虚血瘀之势，故可见右臂疼痛、乏力、舌质暗、苔薄、脉弦细等征象。

治法：益气健脾，活血化瘀。处方：贞芪白莲汤合逍遥散加减。生黄芪 12g、女贞子 15g、白花蛇舌草 30g、半枝莲 30g、王不留行 12g、柴胡 12g、赤芍 12g、当归 12g、桃仁 10g、丹参 12g、白术 12g、焦三仙各 5g、鸡内金 12g、黄芩 10g，14 剂，水煎服，日一剂。

二诊（2001 年 3 月 28 日）：患者手臂可以活动，纳可，大便干。舌质，红苔薄，脉弦滑。

治法：益气活血，化瘀通便。处方：上方改黄芩 12g、王不留行 15g，加火麻仁 15g、枳实 10g、郁李仁 12g，20 剂，水煎服，日一剂。

三诊（2001 年 4 月 18 日）：右上臂活动很好，大便干。舌尖红，苔薄，脉滑。

治法：益气活血，化瘀通便。处方：贞芪白莲汤合逍遥散加减。生黄芪 12g、女贞子 15g、白花蛇舌草 30g、半枝莲 30g、王不留行 12g、柴胡 10g、赤芍 12g、当归 12g、桃仁 10g、白术 12g、火麻仁 15g、郁李仁 10g、生大黄 3g，14 剂，水煎服，日一剂。

四诊（2001 年 4 月 30 日）：患者无特殊不适。舌微暗，苔薄，脉弦滑。

治法：益气滋阴，活血通便。处方：贞芪白莲汤和生脉散加减。生黄芪 15g、女贞子 15g、白花蛇舌草 30g、半枝莲 30g、王不留行 12g、柴胡 12g、赤芍 12g、当归 12g、沙参 12g、麦冬 12g、五味子 12g、白术 12g、生大黄 3g、火麻仁 15g、焦三仙各 5g，30 剂，水煎服，日一剂。

五诊（2001 年 6 月 04 日）：患者精神好，右臂不痛，大便干，口干。舌质微红，苔薄，脉小滑。

治法同前。处方：贞芪白莲汤合生脉散加减。前方去生大黄、焦三仙，加桃仁 10g、郁李仁 12g，30 剂，水煎服，日一剂。

随访：2001 年 7 月 9 日患者精神好，舌脉正常，体力恢复较好，绘画不停。随访至 2014 年 4 月，死于急性心肌梗死。

按语：乳腺癌手术后出血、水肿、疼痛是常见的并发症。由于上肢的淋巴及血液回流受阻，易引起上肢的水肿疼痛。对此，西药在短期内能够取得止痛效果，但副作用大。中药治疗有副作用小，止痛同时有抗癌、提高机体免疫力等优点，故逐渐被西医医师和患者认可。本例患者术后已月余，水肿已消失，但上肢仍疼痛，伴有乏力，体虚未恢复，故治疗重在益气活血，兼顾化瘀散结，方用八珍汤合验方贞芪白莲汤。方中用黄芪、女贞子、四君子汤以健脾益气，四物汤加桃仁、红花、丹参、王不留行以养血活血，化瘀止痛；白花蛇舌草、半枝莲以消瘤清热；鸡内金、焦三仙和胃消食；柴胡、赤芍疏肝理气。有便秘加大黄、郁李仁、火麻仁润肠通便；口干加沙参、麦冬、五味子以养阴。该患者为张大千先生的弟子，画笔不停，带病生存多年，直到88岁寿终。

◇病例十一　左输尿管上皮癌

刘某，男，46岁。2004年12月29日初诊。主诉：癌症术后放疗后发热、恶心3天。现病史：患者于2004年11月9日因患左输尿管上皮癌、左肾萎缩而行手术切除左肾及输尿管，术后行放疗10次，3天前始发热，体温37.4℃~37.8℃，恶心，乏力，嗳气，小腹痛，留置输尿管造瘘管引流，尿多，每日引流4000mL，大便日一行。既往史：14年前，右输尿管结石行取石术并切除部分输尿管。1997年肾盂积水行右侧输尿管造瘘。检查：化验血肌酐：193 μmol/L，血红蛋白：83g/L，血沉：130mm/h，ALT：76 U/L。舌质暗，苔薄白，脉沉。

中医诊断：内科癌病（气阴两虚，癌毒化热）。西医诊断：输尿管上皮癌术后放疗后，肾功能不全，贫血。

辨证：患者病史明确，手术伤正，致使气阴两虚，癌毒化热，正邪交争。

治法：益气养阴，祛毒清热。处方：贞芪白莲汤合黄连温胆汤加减。生黄芪30g、女贞子30g、白花蛇舌草30g、半枝莲30g、法半夏10g、陈皮12g、茯苓15g、竹茹10g、枳实10g、黄连10g、焦三仙各5g、鸡内金12g、黄芩12g、黄柏10g、猪苓30g、水红花子15g，7剂，水煎服，日一剂。

小金丸7盒，0.6g/次，3次/日，口服。

二诊（2005年01月05日）：血沉快，刀口疼，空腹血糖7~9mmol/L，仍有低热，体温37.5℃左右，恶心。舌质暗，苔薄腻，脉滑。

治法同前。处方：贞芪白莲汤合黄连温胆汤加减。上方去鸡内金，加生薏苡仁30g，14剂，水煎服，日一剂。

小金丸10盒，0.6g/次，3次/日，口服。

三诊（2005年1月19日）：发热时全身乏力，右足温度高，左腿温度低，畏寒，腰酸，不吐，恶心，下腹疼。舌质微暗，苔白腻，脉滑。

治法：养阴益气，祛毒利湿。处方：六味地黄丸加减。生黄芪60g（另煎）、女贞子30g、生地黄30g、山药30g、山萸肉12g、泽泻12g、茯苓15g、牡丹皮12g、焦三仙各5g、鸡内金12g、黄芩12g、黄连10g、黄柏10g、猪苓30g、生薏苡仁20g、延胡索12g、香附 10g、水红花子 15g，14 剂，水煎服，日一剂。

四诊（2005 年 2 月 3 日）：体温正常，稍有恶心，下肢浮肿，行走困难，大便干，日一行，舌淡暗，苔薄白腻，眠差，脉细滑。

治法：养阴益气，和胃化浊。处方：上方去泽泻、黄柏，加竹茹 10g、枳实 10g、生大黄 7g。14 剂，水煎服，日一剂。

小金丸 20 盒，0.6g/ 次，3 次 / 日，口服。

按语：输尿管上皮癌手术后，又经 10 次放疗，加之素因右肾盂积水、肾功能不全、贫血等疾病导致，机体正气亏虚。放疗更加重对脾胃的损伤，遂致血肌酐升高、贫血、胃肠功能障碍。浊毒内生、湿热蕴结，胃失和降，而见发热恶心、嗳气、神疲乏力、腹痛、尿多等症。治当补益正气，兼顾化浊解毒，方用贞芪白莲汤合降浊和胃之黄连温胆汤加减。方中以生黄芪、女贞子益气养阴，温胆汤合猪苓、黄芩、黄柏、水红花子化湿清热，半枝莲、白花蛇舌草清热解毒抗癌，焦三仙、鸡内金和胃消食、顾护中焦；二诊病情平稳酌加生薏苡仁增加化湿健脾之力；三诊因下肢无力，畏寒腰酸，舌苔白腻，肾虚之征突出，故更方以六味地黄丸加味，加生黄芪、女贞子、生薏苡仁以健脾补肾，仍加黄连、黄芩、黄柏以清热燥湿，加鸡内金、焦三仙、香附和胃理气，加延胡索以止痛活血，水红花子利水活血；四诊发热已退，正气略有恢复，大便偏干，为增强排毒降浊之力，在三诊方基础上去泽泻、黄柏，加枳实、竹茹、生大黄通腑降浊。疗程中一直加用小金丸，旨在增加散结消积、化瘀止痛之力，小金丸由麝香、木鳖子、制草乌、枫香脂、制乳香、制没药、醋炒五灵脂、酒炒当归、地龙、香墨组成，具有散结消肿、化瘀止痛作用。多用于痰气凝滞所致的瘰疬、瘿瘤、乳岩、乳癖，一般用量，每次 1.2g，一日 2 ～ 3 次，张老师只用正常用量的一半，取其化瘀消积止痛之功，而又不伤正气，对体质较差的病人张老师多采用此种峻药缓投、消补结合的方法，达到扶正祛邪的目的。

◇**病例十二**

卵巢癌术后。韩某，女性，50 岁。1999 年 12 月 6 日初诊。主诉：卵巢癌术后下腹痛 2 个月。现病史：2 个月前体检发现卵巢肿块，经手术切除，病理诊断腺癌，术后进行化疗，副作用多，肝功异常，予静滴肝泰乐 10 天无改善，寻求中医治疗。刻下：腹胀，下腹痛，纳呆，乏力。既往史：术后有不完全肠梗阻，未治疗。查体：一般情况可，腹软，下腹部压痛，ALT：70 U/L。舌质暗，苔薄白，脉沉。

中医诊断：石瘕（气血亏虚，痰瘀气滞）。西医诊断：卵巢癌术后。

辨证：中年女性，气血亏虚，术后元气大伤，痰瘀气滞互结成块，虽经手术切除，气血运行不畅，脾胃运化失常。

治法：益气健脾，理气散结。处方：贞芪白莲汤合香砂六君子汤加减。生黄芪 15g、女贞子 15g、党参 10g、白术 12g、茯苓 15g、生甘草 6g、砂仁 10g、木香 10g、黄芩 12g、五味子 12g、焦三仙各 5g、鸡内金 12g、半枝莲 30g、白花蛇舌草 30g，14 剂，水煎服，日一剂。

二诊（2000 年 1 月 3 日）：WBC 4×10^9/L，纳食佳，体力尚可。已第 6 次化疗。舌质暗，苔薄白，脉细滑。

治法：益气健脾，理气散结。处方：贞芪白莲汤合香砂六君子汤加减。生黄芪 15g、女贞子 15g、防风 10g、白术 12g、党参 12g、生甘草 6g、山药 30g、砂仁 10g、木香 10g、麦冬 12g、五味子 12g、当归 12g、半枝莲 30g、白花蛇舌草 30g，14 剂，水煎服，日一剂。

三诊（2000 年 1 月 17 日）：肾功能不好，BUN 升高，不能继续化疗，眠差。舌质嫩，苔薄，脉细滑。

治法：益气健脾，理气散结。处方：贞芪白莲汤合四君子汤加减。生黄芪 15g、女贞子 15g、党参 12g、白术 12g、茯苓 12g、生甘草 6g、生地黄 15g、山萸肉 15g、山药 30g、炒酸枣仁 15g、五味子 12g、半枝莲 30g、白花蛇舌草 30g，14 剂，水煎服，日一剂。

四诊（2000 年 1 月 31 日）：对化疗药物反应尚可。口中金属味。B 超（－）。舌质微红，苔薄，脉细滑。

治法：益气养血，健脾理气。处方：八珍汤加减。生黄芪 15g、女贞子 15g、党参 12g、白术 12g、茯苓 15g、山药 30g、当归 12g、赤芍 12g、生地黄 15g、五味子 12g、桃仁 10g、生甘草 6g，14 剂，水煎服，日一剂。

五诊（2000 年 2 月 14 日）：感冒之后微咽痛，纳尚好，不发热，舌边右侧溃疡，脉细滑。

治法：益气养血，健脾理气。处方：贞芪白莲汤合玉屏风散、四物汤加减。生黄芪 15g、防风 10g、白术 12g、女贞子 15g、黄芩 12g、板蓝根 12g、大青叶 12g、当归 12g、赤芍 12g、生地黄 12g、川芎 10g、半枝莲 30g、白花蛇舌草 30g，14 剂，水煎服，日一剂。

六诊（2000 年 3 月 6 日）：活动后乏力，纳尚可，大便调，舌苔薄，脉沉。

治法：益气养血，活血散结。处方：贞芪白莲汤合四君子汤、桃红四物汤加减。生黄芪 15g、女贞子 15g、半枝莲 30g、党参 12g、白花蛇舌草 30g、白术 12g、茯苓 12g、生甘草 6g、当归 12g、赤芍 12g、桃仁 10g、黄精 30g、王不留行 12g，21 剂，水煎服，日一剂。

七诊（2000 年 3 月 27 日）：第 7 次化疗后出院，体力稍差，纳佳，无恶心。舌质微暗，苔薄，脉弦细。

治法：益气养血，活血散结。处方：贞芪白莲汤合四君子汤、桃红四物汤加减。党参 10g、白术 12g、茯苓 12g、生甘草 6g、当归 12g、白芍 12g、生地黄 15g、川芎 10g、桃仁 10g、红花 10g、生黄芪 15g、女贞子 15g、半枝莲 30g、焦三仙各 5g、鸡内金 12g、白花蛇舌草 30g，21 剂，水煎服，日一剂。

八诊（2000 年 4 月 24 日）：查 WBC 4.6×10^9/L，血红蛋白 110g/L，ALT 59 U/L，食欲好，B 超（-）。大便成形，小便调。舌质微红，苔薄，脉细滑。

治法：益气养血，活血散结。处方：贞芪白莲汤合四物汤加减。当归 12g、白芍 12g、川芎 10g、生地黄 12g、熟地黄 12g、生黄芪 15g、女贞子 15g、党参 12g、山药 30g、桃仁 10g、香附 10g、焦三仙各 5g、鸡内金 12g、半枝莲 30g、白花蛇舌草 30g，21 剂，水煎服，日一剂。

九诊（2000 年 5 月 22 日）：胸片（-），肌酐正常，行第 8 次化疗，纳佳，二便调。舌质微暗，苔薄，脉沉。

治法：益气养血，活血散结。处方：贞芪白莲汤合八珍汤加减。生黄芪 12g、女贞子 12g、党参 10g、白术 12g、茯苓 12g、生甘草 6g、当归 12g、白芍 12g、川芎 10g、生地黄 12g、熟地黄 12g、焦三仙各 5g、鸡内金 12g、半枝莲 30g、白花蛇舌草 30g，14 剂，水煎服，日一剂。

十诊（2000 年 6 月 5 日）：化疗中，稍恶心，WBC 5.2×10^9/L，纳佳，食后稍恶心。舌质微暗，苔腻，脉沉。

治法：益气养血，活血散结。处方：贞芪白莲汤合八珍汤加减。党参 12g、白术 12g、茯苓 12g、生甘草 6g、生黄芪 15g、女贞子 12g、生薏苡仁 30g、焦三仙各 5g、鸡内金 12g、当归 12g、赤芍 12g、桃仁 10g、半枝莲 30g、白花蛇舌草 30g，14 剂，水煎服，日一剂。

十一诊（2000 年 6 月 19 日）：口苦，精神好。舌质微暗，苔薄，脉细滑。

治法同前。处方：贞芪白莲汤合八珍汤加减。前方加炒栀子 10g、夏枯草 10g，14 剂，水煎服，日一剂。

十二诊（2000 年 7 月 10 日）：最近一般情况好，BUN 稍高，WBC 8.9×10^9/L，血红蛋白 130g/L，纳佳。舌质淡，苔薄，脉细滑。

治法同前。处方：贞芪白莲汤合八珍汤加减。党参 10g、白术 12g、茯苓 12g、生甘草 6g、生黄芪 15g、女贞子 15g、当归 12g、赤芍 12g、白芍 12g、焦三仙各 5g、鸡内金

12g、黄芩 12g、半枝莲 30g、夏枯草 10g、白花蛇舌草 30g，14 剂，水煎服，日一剂。

十三诊（2000 年 7 月 24 日）：一般情况好，纳佳，二便调。舌质微暗，苔薄，脉细滑。

治法同前。处方：贞芪白莲汤合八珍汤加减。生黄芪 15g、女贞子 15g、党参 12g、白术 12g、茯苓 12g、生甘草 6g、黄芩 12g、炒酸枣仁 15g、当归 12g、赤芍 12g、川芎 10g、生地黄 15g、半枝莲 30g、白花蛇舌草 30g，14 剂，水煎服，日一剂。

十四诊（2000 年 8 月 7 日）：服药后症减。舌质淡暗，苔薄，脉细滑。

治法同前。处方：前方继服 12 剂，水煎服，日一剂。

十五诊（2000 年 8 月 21 日）：症状减轻。舌质暗，苔薄，脉细滑。

治法同前。处方：前方继服 12 剂，水煎服，日一剂。

十六诊（2000 年 9 月 11 日）：受凉导致后背疼，微咳，少痰，在北医三院拍胸片示双肺纹理增重。舌质淡，苔薄，脉细滑。

治法：益气养血，活血疏风。处方：贞芪白莲汤合四君子汤加减。生黄芪 15g、女贞子 15g、党参 10g、白术 12g、茯苓 12g、生甘草 6g、葛根 12g、羌活 10g、鸡血藤 15g、桃仁 10g、赤芍 12g、黄芩 12g、半枝莲 30g、白花蛇舌草 30g，7 剂，水煎服，日一剂。

十七诊（2000 年 9 月 18 日）：仍有咳嗽，咯少量痰，症状稍缓和。舌质微暗，苔薄白，脉细滑。

治法：益气养血，化痰散结。处方：贞芪白莲汤合玉屏风散加减。生黄芪 15g、防风 10g、白术 12g、女贞子 15g、桔梗 10g、生甘草 6g、紫菀 12g、炙百部 12g、黄芩 12g、大青叶 12g、陈皮 12g、前胡 12g、款冬花 12g、半枝莲 30g、白花蛇舌草 30g，14 剂，水煎服，日一剂。

十八诊（2000 年 10 月 9 日）：轻咳，活动多，耳鸣，舌质暗，苔薄，脉沉。

治法同前。处方：前方继服 14 剂，水煎服，日一剂。

十九诊（2000 年 10 月 23 日）：B 超：肝胆脾双肾（-），纳佳，夜间失眠。舌质微暗，苔薄，脉细滑。

治法：益气养血，活血散结。处方：贞芪白莲汤合八珍汤加减。生黄芪 15g、女贞子 15g、党参 10g、白术 12g、茯苓 12g、生甘草 6g、当归 12g、赤芍 12g、川芎 10g、生地黄 15g、炒酸枣仁 15g、夜交藤 12g、半枝莲 30g、白花蛇舌草 30g，14 剂，水煎服，日一剂。

二十诊（2000 年 11 月 13 日）：精神好，食纳佳，体力好。舌质淡红，苔薄，脉细滑。

治法同前。处方：贞芪白莲汤合八珍汤加减。生黄芪 15g、女贞子 15g、党参 10g、白术 12g、茯苓 12g、生甘草 6g、当归 12g、生地黄 15g、桃仁 10g、丹参 12g、焦三仙各 5g、鸡内金 12g、半枝莲 30g、白花蛇舌草 30g，14 剂，水煎服，日一剂。其后上方加减继服 3 个月，病情渐平稳。

按语：卵巢恶性肿瘤又称卵巢癌，是女性常见肿瘤之一，发病率仅次于子宫颈癌和子宫体癌居第三位。但卵巢癌的致死率却占各类妇科肿瘤的首位，对妇女生命造成严重威胁。卵巢癌的病因目前尚不清楚，其发病可能与年龄、生育、血型、精神及环境因素有关，可发生在任何年龄，年龄越大，发病越高。一般多见于更年期和绝经期妇女。独身者及 A 型血者卵巢癌发病率高。精神因素对卵巢癌的发生发展有一定的影响，性格急躁，长期精神刺激可导致宿主免疫监视系统受损，对肿瘤生长有促进作用。卵巢癌属中医学"癥瘕"、"积聚"、"肠覃"、"石瘕"的范畴。中医认为，外感邪毒、内伤饮食及情志抑郁为其致病因素，而脏腑阴阳气血失调，正气虚损则是致病基础，常常互为因果，最终使痰、湿、气、血瘀滞于冲任、胞脉，久之则导致卵巢癌的发生。本病的病理性质属本虚标实。卵巢癌早期多无明显症状，出现症状时往往已到晚期，大部分卵巢癌患者的主诉为下腹肿块，中医根据卵巢癌未手术者的临床症状将卵巢癌辨证分型为气滞血瘀型、痰湿凝聚型、湿热郁毒型、气血亏虚型，而术后分型根据体质和放化疗副作用轻重的不同，分型尚未统一。本案患者卵巢癌术后又间断接受 7 次化疗，肝肾功能及骨髓造血功能受损，辨证属于气血亏虚兼血瘀痰热，治疗以扶正为主，兼以活血化痰、散结解毒，共进行 25 诊，治疗 1 年零 1 月，分初期阶段和后期阶段。初期因痰瘀气滞互结成块，经手术切除，但术后元气大伤，气血运行不畅，脾胃运化失常，气血生化乏源，治疗重在补益气血，兼以散结消瘀。用香砂六君子汤和贞芪白莲汤、生脉饮、八珍汤化裁，酌加山萸肉、山药、黄精、女贞子补肾益精，加赤芍、红花、桃仁、丹参、川芎活血化瘀，加生薏苡仁、焦三仙、鸡内金健脾和胃消食，至十六诊，因有受凉致背痛、咳嗽、咯痰，胸片提示支气管炎，故加葛根、羌活解表祛风，加鸡血藤、赤芍、桃仁活血化瘀通络，病情逐渐好转，外周血白细胞数正常，肾肝功能均趋于正常，其后数诊随证用药，见痰浊阻肺加紫菀、炙百部，见失眠加夜交藤、炒酸枣仁、合欢皮、茯苓、百合以安神养心，见咽痛加板蓝根、栀子、黄连、黄芩以清热利咽。而益气养血散结消瘤治法贯穿始终，可见癌症术后化疗后中医药治疗有减毒增效、提高生活质量、减轻化疗副作用等作用，值得大力推广应用。

◇**病例十三 足恶性腱鞘瘤术后**

梁某，女，70 岁。2007 年 10 月 22 日初诊。主诉：左足恶性腱鞘瘤切除术后，足肿酸麻 2 个月。现病史：患者于今年 8 月 23 日行肿瘤切除，术后化疗 3 期，足肿酸麻，心悸，乏力。既往史：高血压病史，服药 5 年，房性期前收缩（房早）病史。查体：一般状况可，左足肿胀，局部皮肤微热。舌质嫩红，苔薄，脉结代。

中医诊断：足疽（气血亏虚，瘀毒阴络）。西医诊断：腱鞘瘤术后。

辨证：术后正气亏虚，气滞血虚，体内毒邪郁热未除，正虚邪恋。

治法：扶正祛瘀。处方：六味地黄汤合贞芪白莲汤加减。生黄芪 15g、女贞子 15g、生熟地黄各 15g、山萸肉 12g、山药 30g、牡丹皮 12g、茯苓 15g、泽泻 15g、党参 12g、麦冬 12g、五味子 12g、郁金 12g、王不留行 20g、白花蛇舌草 30g、半枝莲 30g、桃仁 10g、降香 15g、赤芍 15g，7 剂，水煎服，日一剂。

小金丸 20 盒，1.2g/ 次，3 次 / 日；贞芪扶正颗粒 5 盒，1 袋 / 次，3 次 / 日，口服。

二诊（2007 年 11 月 5 日）：服药后排气多，大便软，日 2 行，纳好，眠尚可，腿微肿，足发麻。

治法：益气养血，活血排瘀。处方：生脉饮合贞芪白莲汤加减。生黄芪 15g、女贞子 15g、党参 12g、麦冬 12g、白花蛇舌草 30g、五味子 12g、半枝莲 30g、郁金 12g、枳壳 12g、丹参 12g、赤芍 12g、生熟地黄各 12g、山萸肉 12g、淮山药 30g、降香 15g、补骨脂 12g、黄精 20g、桃仁 10g，7 剂，水煎服，日一剂。

三诊（2007 年 12 月 3 日）：病情好转，有时足酸痛，目前能骑车、走路，大便溏，日 2 行。舌质红，苔薄，脉小滑。

治法：益气养血，理气排毒。处方：生脉饮合贞芪白莲汤加减。生黄芪 15g、女贞子 15g、党参 12g、白术 12g、白花蛇舌草 15g、茯苓 15g、炙甘草 6g、淮山药 30g、补骨脂 12g、半枝莲 15g、当归 12g、赤芍 12g、王不留行 12g、砂仁 10g，7 剂，水煎服，日一剂。

四诊（2008 年 1 月 21 日）：口服近 3 月中药，伤口偶有疼痛，心脏仍有期前收缩（早搏）。舌质红，苔薄，脉弦。

治法：益气活血，理气化瘀。处方：生脉散合贞芪白莲汤加减。生黄芪 20g、女贞子 20g、党参 12g、麦冬 12g、白花蛇舌草 30g、五味子 12g、全瓜蒌 15g、薤白 12g、补骨脂 12g、半枝莲 30g、法半夏 10g、郁金 12g、枳壳 12g、桃仁 10g、龙葵 12g、王不留行 12g，14 剂，水煎服，日一剂。

中成药继服小金丸及贞芪扶正颗粒，剂量及用法同前。

五诊（2008 年 2 月 4 日）：能骑车走路，有时疼痛，足骨痛，早搏多，供血不足，舌质红，苔薄，脉弦小。

治法：补益精气，驱除余邪。处方：瓜蒌薤白半夏汤合贞芪白莲汤、生脉饮加减。

生黄芪 20g、女贞子 20g、瓜蒌 15g、薤白 12g、法半夏 10g、党参 12g、麦冬 12g、五味子 12g、白花蛇舌草 30g、柏子仁 10g、桃仁 10g、降香 10g、王不留行 12g、半枝莲 30g、郁金 10g，14 剂，水煎服，日一剂。

六诊（2008 年 2 月 25 日）：病情较前好转，春节期间未规律服药。舌质红，苔薄，脉小滑。

治法：补益脾肾，理气排瘀。处方：六味地黄汤合贞芪白莲汤加减。生黄芪 20g、女贞子 20g、生熟地黄各 15g、山萸肉 12g、淮山药 30g、牡丹皮 12g、茯苓 12g、泽泻 12g、补骨脂 12g、白术 12g、党参 12g、麦冬 12g、五味子 12g、白花蛇舌草 30g、半枝莲 30g，28 剂，水煎服，日一剂。

七诊（2008 年 4 月 21 日）：左前脚掌偶有麻木感，精神好，眠可。舌质嫩红，脉弦滑。

治法：补益肝肾，滋阴理气。处方：生脉散合六味地黄汤加减。党参 12g、麦冬 12g、五味子 12g、生熟地黄各 15g、山萸肉 12g、山药 30g、生黄芪 15g、女贞子 15g、牡丹皮 12g、茯苓 15g、泽泻 15g、黄精 20g、补骨脂 12g、桃仁 10g、降香 15g，14 剂，水煎服，日一剂。

百令胶囊 4 盒，5 粒 / 次，3 次 / 日，口服。

八诊（2008 年 5 月 26 日）：患者一般状况良好，脚麻木感减轻。舌质嫩红，苔薄，脉稍结代。

治法：理气养血，健脾养肾。处方：生脉散合六味地黄汤加减。党参 12g、麦冬 12g、五味子 12g、生黄芪 15g、女贞子 15g、白术 12g、茯苓 15g、生熟地黄各 20g、山萸肉 12g、桃仁 10g、降香 15g、炒酸枣仁 15g、珍珠母 20g、郁金 12g、枳壳 12g，14 剂，水煎服，日一剂。

九诊（2008 年 9 月 8 日）：术后 1 年，服用中药、中成药较规律，现正常行走骑车。舌质嫩红，苔薄，脉小滑。

治法：固本培元，调和正气。处方：生脉散加味。党参 12g、麦冬 12g、五味子 12g、柏子仁 10g、桃仁 10g、降香 15g、生黄芪 15g、女贞子 15g、炒酸枣仁 15g、珍珠母 20g、生熟地黄各 20g、山萸肉 15g、淮山药 30g、黄精 15g、菟丝子 15g、王不留行 12g，14 剂，水煎服，日一剂。

中成药继服小金丸、贞芪扶正颗粒、百令胶囊，服用方法同前。

十诊（2008 年 10 月 13 日）：术后 1 年未见转移占位病变，足部诸骨未发现强化灶，走路酸疼，现活动较少，心前区压痛。舌质红，苔薄，脉小滑。

治法：固本培元，调和正气。处方：生脉散合六味地黄汤加味。党参 12g、麦冬 12g、五味子 12g、生熟地黄各 15g、泽泻 15g、茯苓 15g、山药 30g、山萸肉 12g、降香 15g、生黄芪 15g、女贞子 15g、牡丹皮 12g、王不留行 12g、沙参 12g、菟丝子 12g，14 剂，水煎服，日一剂。

中成药继服。

十一诊（2008 年 11 月 17 日）：骨质疏松，心脏早搏。舌质微红，苔薄，脉小滑。

治法：固本培元，调和正气。处方：生脉散加味。党参 12g、麦冬 12g、五味子 12g、桃仁 10g、黄精 12g、降香 12g、生黄芪 15g、女贞子 15g、牡丹皮 12g、生熟地黄各 15g、山萸肉 12g、王不留行 12g、山药 30g、炒栀子 10g、菟丝子 12g，14 剂，水煎服，日一剂。

中成药继服。

十二诊（2008 年 12 月 8 日）：受寒后腹泻，发冷，体温 37.4℃，不咳，大便不软，乏力。舌质暗红，苔薄，脉小滑。

治法：固本培元，健脾理气。处方：贞芪白莲四君子汤加减。生黄芪 15g、女贞子 15g、半枝莲 30g、白花蛇舌草 30g、党参 12g、苍白术各 12g、茯苓 15g、炙甘草 6g、砂仁 10g、木香 10g、生薏苡仁 30g、焦三仙各 5g、鸡内金 10g、桃仁 10g、丹参 12g，28 剂，水煎服，日一剂。

其后 2 年余，一直间断服用上方加减，病情渐有好转。

按语：患者老年女性，气血常亏虚，肝肾不足，经云"邪之所凑，其气必虚"，毒邪发病于下部，病在下肢出现足肿痛不行。待手术切除病灶后，因患者素体正气不足，导致正虚邪恋，足肿痛症状难以缓解，治疗当以扶正为主，兼以排除余毒。本案中选方以六味地黄配合四君子调补先后天正气，以党参、茯苓、地黄、山药、女贞子、黄芪为君，固本培元，养护先后天脾肾之气，加山萸肉、五味子辅以固护精气，牡丹皮、泽泻清利湿热，枳壳、砂仁以理气活血，诸药为臣增进君药健脾益肾之功用，佐以白花蛇舌草、半枝莲解毒祛邪，瓜蒌、薤白化痰行气，使患者气血得以养护生新，余邪得以排出体外而不复发病。患者就诊时间长，一般症状良好，虽然已步入老年，身体机能逐渐下降，但在长期合理用药调护的情况下，患者生存及生活质量得到显著提高。可见中医治疗慢性病及其预后方面有得天独厚的优势。张老师在治疗此患者过程中，处方用药始终以扶正为念，随症加减，服用 3 年余，患者正气长存，偶有不适症状也能很快缓解。可见中医学"正气存内，邪不可干"的思想在治疗过程中有很重要的指导意义。

◇病例十四 乳腺癌术后

李某，女，46岁。1992年11月19日初诊。主诉：乳腺癌术后头晕乏力1个月。现病史：患者于1个月前行乳腺导管瘤切除手术，术后感头晕乏力，自汗，心悸，腰疼，服用枸橼酸三苯氧胺，20～40mg/日，抗瘤消炎。既往史：无重要病史，无药物过敏史。查体：一般情况可，心肺查体无异常体征。舌暗，苔薄白，脉小滑。

中医诊断：虚劳，乳岩（肝气郁结，气血亏虚）。西医诊断：乳腺癌术后。

治法：行气散结，益气养血。处方：逍遥散合白莲汤加减。柴胡10g、白芍10g、当归12g、白术12g、炙甘草6g、茯苓12g、生姜10g、薄荷3g、郁金10g、枳壳10g、生黄芪15g、黄芩12g、半枝莲30g、白花蛇舌草30g，7剂，水煎服，日一剂。

扶正散1盒，30mL/次，3次/日；小金丹2盒，1.2g/次，2次/日，口服。

二诊（1992年11月30日）：一般情况良好，纳差。苔白腻，脉沉。

治法同前。处方：逍遥散合白莲汤加减。上方加焦三仙各5g、鸡内金12g，14剂，水煎服，日一剂。

三诊（1992年12月17日）：一般情况好，乏力，胃脘不适，阵发性心悸。舌尖微红，苔薄润。

治法同前。处方：逍遥散合四君子汤加减。柴胡10g、党参10g、当归12g、白芍12g、茯苓15g、白术12g、炙甘草6g、生姜10g、薄荷3g、生黄芪15g、郁金12g、枳壳12g、半枝莲30g、白花蛇舌草30g，14剂，水煎服，日一剂。

四诊（1993年1月12日）：咳嗽无痰，纳差，胃脘不适。舌暗，苔薄白，脉小滑。

治法：疏风清热，健脾燥湿。处方：止嗽散加减。桔梗10g、炙甘草6g、玄参12g、紫菀12g、炙百部12g、黄芩12g、黄连10g、黄柏10g、浙贝母10g、陈皮10g、半枝莲30g、白花蛇舌草30g，20剂，水煎服，日一剂。

五诊（1993年2月15日）：遇冷咳嗽，食纳不佳，大便调。舌苔稍白，脉小滑。

治法：健脾燥湿，清热化痰。处方：香砂六君子汤合白莲汤加减。党参10g、白术10g、茯苓12g、炙甘草6g、法半夏10g、陈皮10g、焦三仙各5g、鸡内金12g、木香10g、砂仁6g、黄芩12g、半枝莲30g、白花蛇舌草30g，14剂，水煎服，日一剂。

六诊（1993年3月2日）：咳嗽减轻，背痛。舌质微暗，苔薄白，脉小滑。

治法：清热化痰，宽胸散结。处方：小陷胸汤加减。全瓜蒌15g、法半夏10g、黄连10g、郁金12g、枳壳10g、延胡索10g、赤芍12g、白芍12g、半枝莲30g、白花蛇舌草30g、焦三仙各5g、鸡内金12g、党参12g，7剂，水煎服，日一剂。

七诊（1993年6月24日）：住309医院肿瘤科3个月，行放疗和化疗后脱发，咳嗽、咯黄痰，血常规：WBC 10×10^9/L，全身乏力。舌两侧紫癜，苔白，脉沉。

治法：健脾燥湿，清热化痰。处方：六君子汤加减。党参12g、白术12g、茯苓12g、炙甘草6g、法半夏10g、陈皮10g、桔梗10g、黄芩12g、黄连10g、焦三仙各5g、半枝莲30g、竹茹10g、鸡内金12g、白花蛇舌草30g，14剂，水煎服，日一剂。

按语：乳癌患者绝大部分为女性，乳房为肝经所过，一般皆有肝郁气滞的病史。本案患者乳癌术后，伴头晕、乏力、自汗等气虚症状，气虚则血行瘀滞，脏腑失养，故腰痛、舌暗。治以行气散结，益气养血，方药以逍遥散为主，加郁金、枳壳，增疏肝解郁之力；白莲汤由白花蛇舌草、半枝莲组成，为治疗肿瘤专药，加生黄芪扶正补气，黄芩清热燥湿；辅以中成药小金丹与扶正散，扶正散的组成是黄芪、党参、灵芝、阿胶、全蝎、蜈蚣、僵蚕、白花蛇舌草等12味，补气养血，解毒散结，消肿化瘀，中成药与汤药合方，达到扶正祛邪的目的。二诊出现纳差，苔白腻等痰浊阻胃的症状，增加焦三仙、鸡内金以消食助运。三诊出现乏力，胃脘不适的症状，增加党参补气，去黄芩以防寒凉败胃。四诊患者感冒，出现咳嗽，无痰等症状。先以解表治疗呼吸系统疾患为主，方用止嗽散加白莲汤以止嗽兼消肿瘤。五诊患者外感症状减轻，食纳不佳，脉小滑，提示脾失健运，痰热互结，故以香砂六君子补气健脾、燥湿和胃以扶正，黄芩清热燥湿，白莲汤清热散结。六诊咳嗽减轻，背痛，舌质微暗，脉小滑，痰热之象明显，改以小陷胸汤为主，黄连、法半夏、瓜蒌清热化痰宽胸，赤白芍养血柔肝、加郁金、延胡索、枳壳活血散瘀止痛，以达到活血行气散结的目的。肿瘤患者需固护脾胃之气，故以党参，鸡内金补气消食。七诊，患者化疗3个月后，咳嗽，黄痰，全身乏力，显示气虚热蕴痰阻，舌两侧紫癜，为气虚血瘀征象，故选健脾益气化痰的六君子汤为主，加桔梗、竹茹、黄芩、黄连以开宣肺气、清热化痰。

肿瘤属本虚标实的疾病，患者素体正气亏虚，手术后化疗后更伤元气，此时最重要的是固护胃气，脾胃为气血生化之源，术后、化疗后的患者总呈现气虚为主的低功能状态，故四君子汤或香砂六君子汤常是主药，配焦三仙、鸡内金，消食助运，使患者消化与营养吸收的功能提高，伴随症状有痰化痰、有热清热、有瘀活血，治疗始终辅以白花蛇舌草、半枝莲，为肿瘤患者清热解毒、消肿散结的专病专方。

◇病例十五　乳腺癌术后

王某，女，51岁。2010年9月20日初诊。主述：乳腺癌术后化疗后乏力手足麻1周。现病史：乳癌手术后3个月，行化疗4次，近一周化疗后右侧手足麻，乏力纳呆，下肢水肿，指甲紫，睡眠差，自汗。查体：舌暗，苔薄白，脉细。

中医诊断：乳岩、虚劳（脾肾亏虚，气滞痰阻）。西医诊断：乳腺癌术后。

治法：健脾疏肝，理气化湿。处方：贞芪白莲四君子汤加味。生黄芪 15g、女贞子 15g、党参 12g、白术 12g、茯苓 12g、生甘草 6g、柴胡 12g、郁金 12g、枳壳 12g、生薏苡仁 20g、王不留行 12g、砂仁 10g、木香 10g、半枝莲 30g、白花舌蛇草 30g，30 剂，水煎服，日一剂。

二诊（2010 年 10 月 22 日）：药后病情好转，仍活动后心慌，夜尿 3 次，记忆力差，脱发，下肢浮肿。化验：尿常规正常。舌红，苔薄白，脉细滑。

治法：益肾健脾化湿。处方：六味地黄汤加味。生黄芪 30g、生地黄 20g、熟地黄 20g、山萸肉 12g、山药 30g、牡丹皮 12g、茯苓 15g、泽泻 15g、水红花子 15g、猪苓 30g、黄精 20g、制何首乌 12g、生薏苡仁 20g、黑豆 30g、黑芝麻 30g、白花蛇舌草 20g，30 剂，水煎服，日一剂。

三诊（2010 年 11 月 22 日）：化疗结束，体温正常，晚间咳嗽，咯痰色白量少。舌质红，脉细滑。血常规：WBC 11.0×10^9/L。

治法：益气健脾，清热化痰。处方：贞芪白莲四君子汤加减。生黄芪 15g、女贞子 15g、柴胡 12g、赤芍 12g、白芍 12g、当归 12g、党参 12g、白术 12g、茯苓 15g、生甘草 6g、生薏苡仁 20g、白花蛇舌草 30g、半枝莲 30g、紫菀 12g、炙百部 12g、川贝 12g、黄芩 12g，28 剂，水煎服，日一剂。

小金丸 20 盒，1.2g/ 次，3 次 / 日；贞芪扶正颗粒 4 盒，1 袋 / 次，3 次 / 日。

四诊（2011 年 1 月 7 日）：病情平稳，头发已长出，背痛，脚癣重，睡眠差。舌质红，苔薄白，脉细滑。右腋窝低回声，性质待定。

治法：疏肝理气，清热化湿。处方：逍遥散合甘麦大枣汤加减。柴胡 12g、赤芍 15g、白芍 15g、枳壳 12g、生甘草 6g、浮小麦 30g、大枣 15g、当归 12g、土茯苓 12g、郁金 12g、地肤子 12g、白鲜皮 12g、半枝莲 30g、炒酸枣仁 15g、白花蛇舌草 30g，14 剂，水煎服，日一剂。

贞芪扶正颗粒 5 盒，服法同前。

五诊（2011 年 3 月 21 日）：头发长出较密，身痒，眠差，有时头痛。舌质正常，苔薄白，脉细滑。

治法：疏肝理气，扶正散结。处方：四逆散加味。柴胡 12g、赤芍 12g、白芍 12g、枳壳 12g、生甘草 6g、海蛤壳 20g、海浮石 20g、山慈菇 15g、黑豆 15g、郁金 12g、菊花 10g、生黄芪 15g、女贞子 15g、川芎 10g、炒酸枣仁 15g，14 剂，水煎服，日一剂。

按语：乳腺癌术后化疗后体质亏虚，乏力气短，脱发纳呆，自汗水肿，病情复杂，虚实并见而以虚为主，可归属于中医虚劳、劳损范畴，病位不离肝胃，与脾心肾关系密切。因肝胃之经络贯胸乳，本患者病情属于肝郁气滞，脾虚湿阻，治以疏肝理气，健脾化湿为主，因化疗后脱发气短，属于肝肾亏虚，故应佐以补益肝肾，张老师用方以四逆散、逍遥散加减疏肝解郁，以六味地黄汤加黑芝麻、雄黑豆、制何首乌、黄精、女贞子、黄芪益肾补虚以促新发生长，以甘麦大枣汤养心安神，猪苓、茯苓、水红花子以利水消肿，必佐以白花蛇舌草、半枝莲、虎杖以清化癌毒。总之，乳腺癌治不离乎肝胃，药不离乎四逆、逍遥、白莲四君化裁。

消化内科

一、慢性胃炎

慢性胃炎是多种原因引起的胃黏膜慢性炎症，病因有幽门螺杆菌（HP）感染、饮食和环境因素（长期高盐饮食、缺乏新鲜水果）、自身免疫、长期酗酒、服用 NSAID 药物等多种。其病理组织学特征包括炎症、萎缩、肠化生。根据病理组织学特征、病变部位，结合可能病因，慢性胃炎分为浅表性胃炎、萎缩性胃炎、特殊类型三类。慢性浅表性胃炎指以淋巴细胞和浆细胞为主的炎症细胞浸润的慢性胃炎，通常不伴有胃黏膜萎缩改变。根据炎症分布部位可分为胃窦胃炎、胃体胃炎、全胃炎。萎缩性胃炎可分为多灶萎缩性胃炎和自身免疫性胃炎两大类。多灶萎缩性胃炎由 HP 感染引起的慢性浅表性胃炎发展而来，呈多灶分布，以胃窦为主。自身免疫性胃炎多因自身免疫病导致抗体攻击壁细胞，使壁细胞减少引起胃酸分泌减少、丧失而致胃体黏膜萎缩为主。特殊类型的胃炎包括感染性胃炎、化学性胃炎、Menetrier 病。慢性胃炎主要临床表现为上腹饱胀感、嗳气、恶心、上腹痛，部分患者可伴有贫血。因本病反复发作，时轻时重，病程漫长，西医多以对症治疗和抗菌治疗为主，包括保护胃黏膜、抑酸、促进胃动力、根除幽门螺杆菌等。本病属中医胃痛、痞满范畴。病位在胃，与肝、脾关系极为密切。基本病机为中焦气机不利，脾胃升降失职，胃失和降，不通则痛。病理性质不外虚实两端，该病早期多由寒凝、热郁、湿阻、痰湿、气滞、血瘀等实邪伤及脾胃，多为实证，后期因脾胃虚弱出现气虚、阴虚，甚至虚实夹杂的症状。张老师临证审证求因，辨证施治，属于气滞者，以疏肝理气、和胃降气之法，予旋覆代赭汤、逍遥散加味；属于痰饮中阻者，予宽胸消痞的小陷胸汤加味，以达除湿化痰，理气和中目的；属于脾胃虚弱者，选用香砂六君子汤健脾除湿，理气消胀。在辨证的基础上灵活遣方用药，使患者脾气得升，胃得润降，则湿浊除、气机通、中气旺、化源充，而痞满消、胃安和。

◇病例一

周某，女，75 岁。1996 年 10 月 15 日初诊。主诉：胃脘痛 2 年。现病史：患者于 2 年前因生气出现胃脘胀痛，时因情绪不畅或食冷则发作或加重，泛酸，胸闷，纳呆，时有胸口痛。既往史：胃食管反流病史 2 年。查体：舌质红，苔薄腻，脉滑。

辨证：胃脾素弱，难耐肝乘，生气受凉则肝气犯胃，冷食伤胃，故症状加重，伴有反酸。

中医诊断：胃脘痛（肝气犯胃）。西医诊断：慢性胃炎。

治法：降逆下气，理气和胃。处方：旋覆代赭汤加减。代赭石20g、苍术12g、白术12g、茯苓12g、生甘草6g、生黄芪15g、砂仁10g、木香10g、生薏苡仁30g、旋覆花10g、厚朴10g、焦三仙各5g、鸡内金12g、桔梗10g，14剂，水煎服，日一剂。

二诊（1996年10月29日）：患者病情好转。食欲增加，胸口不痛，体力好。舌质微红，苔薄腻，脉滑。

治法：健脾益气和胃。处方：香砂六君子汤加减。生黄芪15g、党参10g、苍术12g、白术12g、茯苓12g、生甘草6g、砂仁10g、木香10g、生薏苡仁20g、厚朴10g、陈皮10g、焦三仙各5g、鸡内金12g、莱菔子12g、扁豆12g，7剂，水煎服，日一剂。

三诊（1996年11月5日）：患者病情好转。服药10～15日诸症好转，大便稀，后背稍痛。舌质微红，苔薄，脉弦滑。

治法：降逆下气，理气和胃。处方：旋覆代赭汤加减。初诊方去桔梗，改生薏苡仁20g，14剂，水煎服，日一剂。

四诊（1996年11月26日）：患者病情好转。嗳气，腹泻，大便日3行，质稀。舌质微红，苔薄腻，脉滑。

治法：健脾燥湿，益气和胃。处方：香砂六君子汤加减。党参12g、苍术12g、白术12g、茯苓15g、生甘草6g、砂仁10g、木香10g、法半夏10g、陈皮10g、生薏苡仁30g、厚朴10g、焦神曲15g、鸡内金12g、桃仁10g、丹参12g、焦麦芽5g、焦山楂5g，7剂，水煎服，日一剂。

五诊（1996年12月3日）：患者病情好转。已不腹泻，胃脘痛去，纳食可。舌嫩，苔白腻，脉滑。

治法：同前。处方：香砂六君子汤加减。二诊方去莱菔子、扁豆，加桔梗10g、当归12g，改生薏苡仁30g，7剂，水煎服，日一剂。

按语：古有九种心痛之说，包括气痛、食痛、血瘀痛等，本案属气痛，胃气郁而上逆，故有反胃、胃脘胀痛，气滞不畅故嗳气，气滞血瘀故闷痛，治有主次先后，以降逆下气为先，后加活血益气之品，先用旋覆代赭汤加味，重在和胃下气，后用香砂六君子汤加减，加鸡内金、焦三仙意在理气和胃，化食下气，协助君药降逆养胃，脾虚腹泻加重生薏苡仁量，苍白术合用旨在健脾化湿燥湿以止泻。

◇病例二

李某，男，60岁。1993年6月29日初诊。主诉：患慢性胆囊炎、慢性胃炎，进食有阻塞感1年。现病史：患者于1年前因生气出现嗳气、进食有阻塞感，在外院诊断为慢性胆囊炎、慢性胃炎合并反酸。刻下：进食胸骨后有阻塞感，嗳气、反酸、烧心。舌微红，苔薄白，脉弦滑。

中医诊断：胃痞（肝气犯胃）。西医诊断：慢性胃炎。

治法：疏肝和胃。处方：柴胡疏肝散加减。川芎10g、郁金12g、枳壳10g、柴胡10g、金钱草30g、黄芩12g、旋覆花10g、代赭石30g、焦三仙各4g、鸡内金12g、丹参12g、赤芍12g，7剂，水煎服，日一剂。

二诊（1993年8月7日）：患者病情好转。服完6剂感觉很好，现ALT偏高。舌暗紫，苔薄白，脉小滑。

治法：疏肝解郁，养血健脾。处方：逍遥散加减。柴胡10g、赤芍10g、白芍10g、当归12g、茯苓12g、白术12g、郁金12g、枳壳12g、黄芩12g、金钱草15g、旋覆花12g、代赭石30g、桃仁10g、焦山楂10g、鸡内金12g，7剂，水煎服，日一剂。

三诊（1993年8月24日）：患者病情好转。服药后胃脘舒服，已不痞满，化验胆红素1.6μmol/L，偏高、乏力。舌暗，苔白，脉小滑。

治法：疏肝和胃，养血健脾。处方：逍遥散加减。赤芍10g、白芍10g、当归12g、茯苓12g、白术12g、黄芩12g、黄连10g、金钱草30g、郁金12g、枳壳12g、焦山楂10g、鸡内金12g、柴胡10g，7剂，水煎服，日一剂。

四诊（1993年9月2日）：患者病情好转。诸症减轻，核磁检查食道无狭窄，胆红素1.0μmol/L，已正常。舌微红，苔薄，脉小滑。

治法：疏肝和胃，降气止逆。处方：旋覆代赭汤合逍遥散加减。旋覆花10g、代赭石20g、党参10g、柴胡10g、白芍12g、当归12g、茯苓15g、白术12g、黄芩12g、金钱草30g、砂仁6g、木香10g、焦神曲10g、鸡内金12g，7剂，水煎服，日一剂。

五诊（1993年11月29日）：患者病情好转。服完上药效果良好，停药后脘满又复发，打嗝。舌暗苔薄，脉小滑。

治法：健脾和胃，降逆消食。处方：香砂六君丸30袋，1袋/次，3次/日；加味保和丸3盒，1袋/次，3次/日，口服。

按语：慢性胆囊炎、慢性胃炎，反复嗳气，舌暗红，症状以胃为主，辨证为肝胆气郁，克乘脾胃，用逍遥散合旋覆花、代赭石、赤芍、桃仁、枳壳、郁金、鸡内金以奏疏肝和胃之效，尤其是金钱草重用有利胆、降胆红素作用。

◇**病例三**

霍某，女，38 岁。1995 年 11 月 17 日初诊。主诉：胃脘痛、头晕反复发作 16 年。现病史：患者于 1979 年不明原因出现腰痛，胃脘不适，时嗳气反酸，时腹胀、自汗盗汗，头晕，口不干，纳差，大便调，眠差，前胸出汗发黏，纳可。舌质暗，苔薄白，脉沉。

中医诊断：胃脘痛（气滞肝郁）。西医诊断：慢性胃炎，自主神经功能紊乱。

治法：理气疏肝，固表止汗。处方：玉屏风散加味。生黄芪 15g、防风 10g、白术 12g、柴胡 10g、赤芍 12g、白芍 12g、当归 12g、茯苓 15g、浮小麦 30g、大枣 12g、木香 10g、香附 10g、炒栀子 10g、柏子仁 10g、炒酸枣仁 15g、五味子 10g，14 剂，水煎服，日一剂。

二诊（1995 年 11 月 23 日）：病情好转。胃脘胀满、嗳气，月经第 4 天出汗多，月经最后一天汗出减少，耳鸣，耳痒。舌质微暗，苔薄白，脉沉。

治法：益气固表，疏肝降逆。处方：玉屏风散加减。生黄芪 15g、防风 10g、白术 12g、柴胡 10g、赤芍 12g、白芍 12g、当归 12g、浮小麦 30g、五味子 10g、砂仁 10g、木香 10g、香附 10g、代赭石 20g、旋覆花 10g、丹参 12g、桃仁 10g，7 剂，水煎服，日一剂。

三诊（1995 年 11 月 30 日）：患者病情好转。出汗减轻，胃脘胀痛减轻，感冒后第 4 天，咽不适，头疼，胸口痛，餐后汗出，现有颈、腰、脚痛，纳呆。舌暗，苔薄白，脉小滑。

治法：解表利咽，益气疏肝。处方：玉屏风散加减。生黄芪 15g、防风 10g、白术 12g、柴胡 10g、赤芍 12g、白芍 12g、当归 12g、浮小麦 30g、五味子 10g、砂仁 10g、木香 10g、板蓝根 12g、金银花 12g、桃仁 10g、白芷 10g，7 剂，水煎服，日一剂。

四诊（1995 年 12 月 22 日）：患者病情好转。服上药后自己感觉已好，睡梦中有汗出，晨起颈胸部出汗，头不痛。舌质红，苔薄白，脉沉滑。

治法：益气固表止汗。处方：玉屏风散加减。防风 10g、白术 12g、柴胡 10g、赤芍 12g、白芍 12g、当归 12g、浮小麦 30g、五味子 10g、砂仁 10g、木香 10g、川芎 10g、金银花 12g、桃仁 10g、白芷 10g、生黄芪 15g，7 剂，水煎服，日一剂。

按语：眩晕、胃脘痛、自汗、腰痛并见，主次难辨，病机审察当从气上着眼，气虚卫表不实则自汗，气郁气逆则脘痛、眩晕，气虚血瘀则络阻而腰痛，故治宜重在调气和益气；其次在活血降逆，方用玉屏风散加五味子、浮小麦益气固表止汗，柴胡、香附、代赭石、旋覆花、砂仁、木香以理气降逆，桃仁、当归、赤芍、丹参以治血通络，外感则加白芷、金银花、板蓝根，符合"有是证用是药"之理。

◇**病例四**

段某，男，72岁。1996年12月24日初诊。主诉：胃脘发热烧心1年，加重4天。现病史：患者1年来胃脘时有烧心发热感，经服用中药治疗。病情时好时坏，近4天又觉胃脘发热烧心，大便干，排便不畅。既往史：有慢性萎缩性胃炎史1年，胃镜示多发糜烂，曾服中药后好转，无药物过敏史。查体：舌质嫩，苔薄，脉滑。

中医诊断：胃痛（肝气犯胃，胃阴亏虚）。西医诊断：慢性萎缩性胃炎。

治法：理气和胃。处方：麦味地黄丸加减。生地黄20g、山萸肉15g、山药15g、牡丹皮12g、茯苓15g、泽泻15g、麦冬12g、五味子10g、海螵蛸30g、生薏苡仁30g、地骨皮15g、桃仁10g、黄连10g、马齿苋12g，7剂，水煎服，日一剂。

二诊（1997年1月10日）：胃脘发热。舌质嫩红，苔薄白腻，脉弦滑。

治法：理气和胃。处方：小陷胸汤加减。柴胡10g、葛根12g、黄芩12g、全瓜蒌30g、法半夏10g、黄连10g、香附10g、郁金10g、木香10g、海螵蛸30g、生薏苡仁30g、栀子10g、火麻仁15g、当归12g，7剂，水煎服，日一剂。

三诊（1997年1月23日）：一般情况良好。舌质淡红，苔白腻，脉滑。

治法同前。处方：前方加莱菔子12g，7剂，水煎服，日一剂。

四诊（1997年1月28日）：烧心减轻。舌质淡，苔白腻，脉滑。

治法同前。处方：前方去葛根，加茯苓12g、赤芍12g、白芍12g，7剂，水煎服，日一剂。

五诊（1997年2月4日）：烧心减轻，纳尚可，咯痰较多。舌质微红，苔薄，脉沉。

治法同前。处方：小陷胸汤加减。柴胡10g、黄芩12g、全瓜蒌30g、法半夏10g、黄连10g、竹茹10g、海螵蛸30g、生薏苡仁30g、火麻仁15g、当归12g、桃仁10g、茯苓15g、赤芍12g、白芍12g、栀子10g，7剂，水煎服，日一剂。

按语：慢性萎缩性胃炎伴灶性糜烂，最痛苦的症状是胃脘发热烧心，治疗较难。张老师初诊用麦味地黄丸加味效果不明显，另改用宽胸消痞的小陷胸汤加海螵蛸、黄芩、郁金、白芍、柴胡等，症状渐有改善，说明本病宜用理气化痰之品，效法胃痛论治，清热解毒之品亦可使用，如黄芩、黄连、竹茹、栀子、赤芍等。小陷胸汤出自《伤寒论》，原文："小结胸病，正在心下，按之则痛，脉浮滑者，小陷胸汤主之。"本方主治痰热互结，气机升降失调所致的诸多症状，如脘腹痛、发热、便秘、食欲不振、脘腹痞满，以及胸胁胀满疼痛、恶心呕吐、咳嗽、痰黄黏稠、口苦、便秘，舌质红，苔黄腻，脉滑、弦、数、浮等，本案患者正符合上述病机和症状，故用之对症。为提高疗效，张老师善于化裁加减，常加海螵蛸以抑酸和胃，加柴胡、香附、白芍疏肝理气，加莱菔子、郁金、黄芩、竹茹和胃下气，清肝利胆。关于胃痛的发生机理，《灵枢·脉度篇》曰："六腑不合则留为痛。"《素问·病能》曰："诊此者当候胃脉，其脉当沉细，沉细者气逆，逆者人迎盛，甚盛则热。人迎者胃脉也，逆而盛，则热聚于胃口而不行，故胃脘为痈也。"可见《内经》中强调胃热气逆为主要病机，其后历代医家多有补充，如《圣济总录》认为："胃脘痈者，由寒气隔阳，热聚胃口，寒热不调，故血肉腐坏。"《杂病源流犀烛》补充了用薏苡仁汤、清胃散、牡丹散、千金内消散、内消沃雪汤等方药。也为胃痈的治疗用凉血活血化瘀开辟了先河。本案张老师也参考古人治法，选择性地加用生薏苡仁、牡丹皮、赤芍、桃仁、当归等凉血活血清热药，取效较好。

◇病例五

刘某，男性，73 岁。2000 年 9 月 4 日初诊。主诉：胃脘痛反复发作 3 年，再发 1 个月。现病史：胃脘痛，嗳气，隐痛，往上顶，空腹抽痛。查体：一般可，舌质暗紫，苔白腻，脉细滑。北医三院诊断为十二指肠壶腹部溃疡，萎缩性胃炎伴糜烂，慢性浅表性胃炎。

中医诊断：胃脘痛（气虚肝郁，气滞湿阻）。西医诊断：十二指肠壶腹部溃疡，萎缩性胃炎伴糜烂，慢性浅表性胃炎。

治法：益气疏肝，健脾化湿。处方：香砂六君子汤加减。党参 12g、苍白术各 12g、茯苓 15g、生甘草 6g、法半夏 10g、陈皮 12g、生薏苡仁 30g、焦三仙各 5g、鸡内金 12g、川楝子 12g、延胡索 12g、高良姜 10g、砂仁 10g、木香 10g，7 剂，水煎服，日一剂。

胃舒颗粒 2 盒，1 袋 / 次，3 次 / 日，口服。

二诊（2000 年 9 月 11 日）：夜间不痛，吃水果后胃胀，舌质红，苔薄，脉沉。

治法：益气疏肝，健脾化湿。处方：香砂六君子汤加减。党参 12g、苍术 12g、白术 12g、茯苓 15g、生甘草 6g、法半夏 10g、陈皮 12g、生薏苡仁 30g、焦三仙各 5g、鸡内金 12g、川楝子 12g、延胡索 12g、高良姜 10g、砂仁 10g、木香 10g、天花粉 15g，7 剂，水煎服，日一剂。

三诊（2000 年 9 月 18 日）：胃脘经常抽动，不疼，舌质暗，苔薄，脉细滑。

治法：益气疏肝，健脾化湿。处方：四君子汤加减。党参 12g、生黄芪 15g、苍术 12g、白术 12g、茯苓 15g、生甘草 6g、当归 12g、柴胡 12g、白芍 12g、高良姜 10g、焦三仙各 5g、鸡内金 12g、川楝子 12g、延胡索 12g、木香 10g、炒酸枣仁 15g、合欢皮 15g，7

剂，水煎服，日一剂。

气滞胃痛颗粒 2 盒，1 袋 / 次，3 次 / 日，口服。

四诊（2000 年 9 月 25 日）：胃脘胀，抽动不适，不痛，仍需吃饼干，舌质微红，苔薄，脉细滑。

治法：益气疏肝，健脾化湿。处方：香砂六君子汤加减。党参 12g、苍术 12g、白术 12g、茯苓 12g、生甘草 6g、柴胡 12g、赤芍 12g、当归 12g、川楝子 12g、延胡索 12g、高良姜 10g、砂仁 10g、木香 10g、炒山楂 12g、五味子 12g，7 剂，水煎服，日一剂。

气滞胃痛颗粒 2 盒，1 袋 / 次，3 次 / 日，口服。

五诊（2000 年 10 月 9 日）：胃脘、腹胀，不疼，食纳好。舌质微暗红，苔薄，脉细滑。

治法：益气疏肝，健脾化湿。处方：香砂六君子汤加减。党参 12g、白术 12g、茯苓 12g、生甘草 6g、砂仁 10g、川楝子 12g、木香 10g、延胡索 12g、高良姜 12g、厚朴 12g、枳壳 12g、枳实 12g、焦三仙各 5g、炒酸枣仁 15g，7 剂，水煎服，日一剂。

气滞胃痛颗粒 1 盒，1 袋 / 次，3 次 / 日，口服。

按语：萎缩性胃炎、十二指肠溃疡是消化系统常见病，均属中医学胃痛范畴。"胃脘痛"之名最早记载于《内经》，《灵枢·邪气脏腑病形》指出："胃病者，腹膜胀，胃脘当心而痛。"胃为阳土，喜润恶燥，主受纳腐熟水谷，为五脏六腑之大源，以和降为顺。当外邪犯胃、饮食伤胃、情志不畅、脾胃素虚均可导致胃气阻滞、胃失和降，不通则痛。病变部位在胃，与肝脾密切相关。早期多为实证，后期常脾胃虚弱出现虚实夹杂。本案从虚实辨证来看，因实致虚，虚多于实，虚证贯穿于全过程。治疗上宜补虚以固本，故用香砂六君子汤健脾益气。加焦三仙、鸡内金消食导滞、和胃止痛。患者胃痛甚，加川楝子、延胡索、木香、枳实增强理气止痛之功。胃痛日久，易夹湿、夹瘀，从患者脉象沉、细滑，提示体内寒湿、阳气被遏、气机阻滞，加高良姜温胃散寒、苍术燥湿。患者舌质暗，考虑瘀血阻络，加赤芍、当归活血养血。胃痛影响患者睡眠质量，加炒酸枣仁、合欢皮柔肝助眠。坚持守方，随证加减，益气健脾与活血行气止痛并举，使脾气得升、胃得润降、清升浊降、出入有序，胃则安和。

二、慢性肝炎、肝硬化

慢性乙型肝炎（HBV）是临床常见病，它是由乙型肝炎病毒感染所致、病程超过半年的肝脏炎症和组织坏死性改变，临床表现大多为非特异性症状，以疲乏、食欲减退、厌油、恶心、腹胀、肝功能异常为主症，部分患者出现黄疸。随着病情的进展可出现肝硬化，表现为肝脾肿大、腹水、肝掌和蜘蛛痣，严重者可并发食管胃底静脉曲张破裂出血及肝性脑病。HBV是当今国际公认的防治难题，大约15%～40%的慢性HBV感染者会发展为肝硬化及晚期肝病。治疗方面西医多采用核苷类似物抗病毒以及干扰素和保肝治疗，但因其难治性、复发性和长期性的特征，西医治疗仍然存在一定的局限性，针对这一难题，中医治疗可发挥一定作用。慢性肝炎、肝硬化属中医"黄疸"、"胁痛"、"臌胀""积聚"等范畴，病位在肝胆脾，久则及肾，病理因素不外乎气滞、血瘀、湿热、痰浊。本病初起邪气壅实、正气未虚，病性多属实，随着病势迁延，正气耗伤，气血衰少，体质羸弱，则转为正虚为主，虚实夹杂之证。治疗方面，《素问·藏气法时论》指出"肝病者，欲散，急食辛以散之，用辛补之"，明确提出了甘缓、辛散、酸收三大治肝法则，张老师发皇古义，不断总结创新，对脾虚肝郁湿阻胁痛者，先以逍遥散加减疏肝健脾、清利湿热，后以六味地黄汤以滋水涵木；对气滞血瘀的胁痛，采用柴胡汤疏肝理气活血；肝胆湿热的胁痛，采用逍遥散合四君子汤疏肝利胆，清热利湿；对脾虚肝郁、血瘀癥积，采用化肝汤健脾化湿、理气活血化瘀；对湿热并重的黄疸，予茵陈蒿汤、茵陈五苓散、清热利胆汤清热利湿退黄；对脾虚水停的鼓胀，予香砂六君子汤健脾益气，疏肝利水；对正虚瘀结的积聚，采用黄连解毒汤清利湿热、血府逐瘀胶囊活血化瘀，四物汤、桃红四物汤补血活血。

◇病例一

黄某，女，49岁。1995年11月27日初诊。主诉：神疲乏力，右胁痛10余年。现病史：患者于10年前因不明原因出现全身乏力，右胁痛，纳食减少，在外院检查乙肝表面抗原阳性，转氨酶高，诊断为慢性乙型肝炎，近几日因跳舞而劳累，查ALT 158U/L，GLT 99U/L。刻下：时有恶心，全身乏力，右胁痛，后背凉。舌质微暗红，苔白腻，脉滑。

中医诊断：胁痛（脾虚肝郁湿阻）。西医诊断：慢性乙型肝炎（迁延期）。

治法：疏肝健脾，清利湿热。处方：逍遥散加减。柴胡10g、苍术10g、白术10g、白芍10g、茯苓12g、甘草6g、竹茹10g、黄芩12g、黄连6g、五味子10g、茵陈15g、党参12g、焦神曲5g、鸡内金12g、焦山楂5g，7剂，水煎服，日一剂。

二诊（1995年12月5日）：患者病情好转。乏力轻，精神较好，纳增，右胁痛减轻。舌红苔薄，脉滑。

治法：疏肝解郁，清利湿热。处方：逍遥散加减。柴胡10g、苍术12g、白术12g、白芍12g、茯苓15g、生甘草6g、茵陈15g、生薏苡仁15g、竹茹10g、黄芩12g、黄连10g、党参12g、生黄芪15g、五味子10g，7剂，水煎服，日一剂。

三诊（1995年12月13日）：患者病情好转。稍恶心，腹不胀，头晕。舌质正常，苔薄白，脉滑。

治法：疏肝解郁，和胃健脾。处方：前方去苍术、茵陈，加当归10g、鸡内金12g、焦三仙各5g，7剂，水煎服，日一剂。

四诊（1996年1月9日）：患者病情好转。乏力，不恶心，眠安，梦多，腰酸。舌淡，苔薄白，脉细。

治法：补肾安神。处方：六味地黄汤加减。生地黄12g、熟地黄12g、山萸肉12g、山药15g、牡丹皮12g、泽泻12g、茯苓15g、柴胡12g、赤芍12g、白芍12g、炒酸枣仁15g、夜交藤15g、女贞子12g、杜仲12g，7剂，水煎服，日一剂。

五诊（1996年1月22日）：患者病情好转。腰痛，面色好转，体力好转，睡眠转好。舌质微红，苔薄，脉滑细。

治法：益肾安神清心。处方：前方加栀子10g，14剂，水煎服，日一剂。

六诊（1996年2月2日）：患者病情好转。一般情况良好，纳食可，睡眠好，二便调，无胁痛。舌质淡，苔薄，脉细滑。

治法：益肾安神清心。处方：前方去炒酸枣仁、女贞子、栀子，加珍珠母20g、焦神曲5g、焦山楂5g、炒麦芽5g，14剂，水煎服，日一剂。

按语：乏力，劳累后加重，时恶心，乙肝表面抗原（＋），转氨酶高，诊断为慢性乙型肝炎（迁延期），治疗重在疏肝健脾，佐以补肾阴，清湿热，历经二、三诊，以疏肝健脾化湿热治之，五、六诊以益肾柔肝为主，降脂常用柴胡、白芍、白术、五味子、茵陈，治乏力、恶心常加党参、黄芪、焦三仙、鸡内金，腰痛加杜仲、熟地黄、山萸肉等六味地黄剂，梦多加酸枣仁、郁金、女贞子，但疏肝养肝贯彻始终，常用药如柴胡、赤芍、白芍、茯苓、甘草、茵陈、五味子等。

◇病例二

李某，男，47岁。1995年11月14日初诊。主诉：纳呆便溏乏力3年。现病史：患者于3年前因体检查出乙型肝炎，有纳呆、乏力、便溏等症，今年B超提示肝硬化、胆结石、肾结石，但肝功能基本正常，尿黄、大便溏，每日5次，眠差，夜间胃脘痛。查体：肝大，肋下3cm，质稍硬。舌微暗，苔薄白，脉弦小滑。

中医诊断：癥积（脾虚肝郁血瘀）。西医诊断：肝硬化，乙型肝炎。

治法：健脾化湿，理气活血化瘀。处方：化肝汤加减。柴胡10g、赤芍10g、白芍10g、当归12g、金钱草30g、石韦12g、海金沙12g、茯苓15g、泽泻15g、车前子15g、黄芩 12g、五味子 12g、白术 12g、炒酸枣仁 15g、生甘草 6g，7 剂，水煎服，日一剂。

二诊（1995 年 11 月 22 日）：患者病情好转。眠好，纳食增，大便日 2 行，轻咳。舌微暗，苔薄白，脉弦小滑。

治法同前。处方：上方继服 12 剂，水煎服，日一剂。

三诊（1995 年 11 月 27 日）：患者病情好转。一般情况较好，鼻塞、劳累减轻，精神好，腹软，咳嗽，咳白痰，量少。舌微暗，苔薄白，脉弦小滑。

治法：宣肺化痰止咳。处方：止嗽散加减。桔梗 10g、生甘草 6g、玄参 12g、紫菀 12g、炙百部 12g、黄芩 12g、黄连 10g、金银花 15g、浙贝母 10g、麦冬 12g、陈皮 10g、牛蒡子 10g，7 剂，水煎服，日一剂。

四诊（1996 年 4 月 19 日）：患者病情好转。病情稳定，纳食增，乏力去，化验肝功能：ALT 37U/L，AST 27U/L，胆固醇 191mg/dL（正常值 2001mg/dL），三酰甘油 200 mg/dL。舌微暗，苔薄白，脉弦细。

治法：清热疏肝养肝。处方：化肝汤加减。柴胡 10g、赤芍 12g、白芍 12g、当归 12g、金钱草 30g、石韦 12g、海金沙 12g、茯苓 15g、泽泻 15g、车前子 15g、黄芩 12g、杜仲 12g、枸杞子 12g、炒酸枣仁 15g、五味子 10g、生薏苡仁 15g，14 剂，水煎服，日一剂。

五诊（1996 年 5 月 10 日）：患者病情好转。服上药症状好转，无胁痛，纳食可，睡眠好，体力增加，肝功能指标均正常。舌微暗，苔薄白，脉弦。

治法同前。处方：上方去炒酸枣仁、生薏苡仁，加熟地黄 12g，21 剂，水煎服，日一剂。

按语：慢性乙肝、肝硬化中医病名均属癥积、腹泻、右胁痛、乏力范畴。辨证总属脾虚为本，气滞血瘀痰阻为标，治疗重在健脾化湿，疏肝理气兼以活血化瘀。初诊湿热重，故重在清热利湿，疏利肝胆，方以导师验方化肝汤（柴胡、赤白芍、当归、金钱草、石韦、海金沙、茯苓、泽泻、车前子、白术、五味子、木香），以后数诊均以此方加减，气虚加黄芪、甘草，热重加黄芩、金银花，咳重加浙贝母、紫菀、炙百部或加甘桔紫参汤化痰止咳，胁痛甚加川芎、延胡索、枳壳、郁金，培元固本则加枸杞子、熟地黄、杜仲、黄精。随症加减，总以药证相符为目标。

◇病例三

刘某，男，59 岁。1992 年 1 月 27 日初诊。主诉：腹胀，黄疸，胁痛 2 个月。现病史：患者于 1991 年 11 月因饮食不洁出现胃脘胀痛、胁痛，12 月中旬出现黄疸。多次检查未发现肿瘤，21 日排两次柏油样便。查体：面黄如橘子色。1992 年 1 月 2 日胆红素

30μmol/L，1992 年 1 月 2 日黄疸指数 300。舌暗红，苔白腻，脉弦滑。

辨证：饮食所伤，湿热内蕴，熏蒸肝胆，致成黄疸，治疗以清热利湿为主。

中医诊断：黄疸、便血（湿热内蕴，损伤肠胃）。西医诊断：肝硬化、上消化道出血。

治法：清热利湿，止血退黄。处方：茵陈蒿汤加减。茵陈 30g、黄芩 12g、黄连 10g、黄柏 10g、茯苓 30g、泽泻 15g、白术 10g、车前子 15g、木香 10g、焦山楂 10g、鸡内金 12g、砂仁 6g、白茅根 15g、侧柏炭 12g、小蓟炭 24g、金钱草 30g，7 剂，水煎服，日一剂。

二诊（1992 年 2 月 12 日）：患者病情好转。服药后四肢黄疸明显消退，巩膜仍有黄染，一周前去复兴医院会诊，查血红蛋白 90g/L，给予输血 400mL，输血后低热，肝大，剑突下 3cm，脾大，胁下 1cm。舌质微红，苔黄腻，脉小滑。

辨证：湿热蕴积，兼夹食积胁下，肝失疏泄。

治法：清热利湿，退黄消积。处方：茵陈蒿汤加减。茵陈 30g、黄芩 12g、黄连 10g、黄柏 10g、茯苓 30g、泽泻 15g、白术 10g、车前子 15g、木香 10g、焦山楂 10g、鸡内金 12g、砂仁 6g、白茅根 15g、金钱草 20g，7 剂，水煎服，日一剂。

三诊（1992 年 2 月 27 日）：患者病情明显好转。黄疸明显消退，精神好，可在走廊行走。1992 年 2 月 16 日肝功能：ALT 41U/L，1992 年 2 月 16 日黄疸指数 25。舌暗微红，苔白微腻，脉弦小。

治法：清热利湿，退黄消积。处方：茵陈五苓散加减。茵陈 30g、茯苓 30g、白术 12g、苍术 12g、泽泻 15g、车前子 15g、黄芩 12g、黄连 10g、黄柏 12g、木香 10g、金钱草 30g、柴胡 10g、白芍 12g、五味子 10g、焦山楂 5g、焦神曲 5g、炒麦芽 5g，12 剂，水煎服，日一剂。

四诊（1992 年 3 月 12 日）：患者病情好转。病情平稳。1992 年 3 月 9 日黄疸指数 8。舌暗微红，苔白微腻，脉弦小，右大于左。

治法：清热退黄，利湿和胃。处方：茵陈五苓散加减。前方去木香，加砂仁 6g、鸡内金 12g、延胡索 10g，28 剂，水煎服，日一剂。

五诊（1992 年 4 月 29 日）：患者病情加重。10 天前病情有反复，黄疸加重，胆红素又上升，肝功能正常。舌质暗，苔薄白，脉弦滑。

治法：清热利湿退黄。处方：清热利胆汤加减。金钱草 30g、石韦 15g、海金沙 15g、茯苓 30g、泽泻 15g、鸡内金 12g、黄芩 12g、黄连 10g、黄柏 12g、车前子 15g、红花 10g、桃仁 10g、焦山楂 5g、焦神曲 5g、炒麦芽 5g，14 剂，水煎服，日一剂。

六诊（1992 年 5 月 20 日）：患者病情好转。体力增加，一般外出活动没问题，纳食可，二便调。舌质微暗，苔薄白腻，脉小滑。

治法：清热利湿退黄。处方：清热利湿汤加减。金钱草 30g、石韦 15g、海金沙 15g、茯苓 30g、泽泻 15g、鸡内金 15g、黄芩 12g、黄连 10g、郁金 12g、白术 12g、党参 10g、枳壳 10g、甘草 6g、焦山楂 5g、焦神曲 5g、炒麦芽 5g、金银花 15g，30 剂，水煎服，日一剂。

按语：此案为肝硬化脾大、黄疸水肿患者，辨证为肝胆湿热，属黄疸、癥积病，治疗沿用张仲景的茵陈蒿汤、茵陈五苓散加减，辨证准确，用药随兼症而加减，方证相符，疗效满意，其中重用茵陈、金钱草、茯苓各 30g 利湿退黄是本案的亮点。

◇病例四

赵某，女，40 岁。1993 年 2 月 2 日初诊。主诉：右胁痛上腹胀 2 周。现病史：患者于 2 周前因情志刺激及劳累出现肝区痛、上腹胀，嗳气，不反酸，大便干，1 ~ 2 日一行，小便黄。既往史：乙肝病毒携带史 3 年。查体：舌质暗淡，苔薄白，脉沉。

辨证：素有乙肝病毒携带者，体内蕴有病毒余毒，加之近来情志刺激和劳累而致胁痛，上腹胀，嗳气，辨证属于肝气郁滞，脾气不足，治当健脾疏肝。

中医诊断：胁痛（气滞血瘀）。西医诊断：慢性乙型肝炎。

治法：疏肝理气活血。处方：柴胡汤。柴胡 10g、白芍 12g、当归 12g、白术 12g、生甘草 6g、薄荷 3g、木香 10g、香附 10g、焦神曲 5g、鸡内金 12g、丹参 15g、焦山楂 5g、焦麦芽 5g，7 剂，水煎分两次服，日一剂。

二诊（1993 年 2 月 6 日）：患者病情好转。服 4 剂症减，舌脉同前，大便干，2 日一行，腹胀。舌质暗红，苔薄，脉弦滑。

治法：疏肝解郁，理气活血。处方：柴胡汤加味。前方去焦麦芽，加枳实 10g、厚朴 10g，7 剂，水煎分两次服，日一剂。

三诊（1993 年 2 月 15 日）：患者病情好转。服药后食纳增加，腹胁胀痛轻，眠差。舌质暗红，苔薄，脉小滑。

治法：疏肝解郁，理气和胃。处方：柴胡汤加减。初诊方去丹参，加黄芩 12g、黄连 10g、五味子 10g，7 剂，水煎服（8-20），日一剂。

四诊（1993 年 3 月 13 日）：患者病情好转。食纳好转，睡眠差，劳累后两胁胀，偶尔食后即想大便。舌淡红，苔薄，脉滑。

治法：疏肝理气，健脾和胃。处方：柴胡汤加味。初诊方加五味子 10g、黄连 10g，

7 剂，水煎服（8-20），日一剂。

按语：胁痛一证总不离乎肝，本案胁痛并上腹胀、嗳气、劳累加重，脉沉，舌淡，显示肝郁脾虚所致，故用逍遥散加减而效，因无水肿，大便偏干，湿象不显，故去茯苓，加疏肝之木香、香附及活血之丹参；复诊症减，说明药已对证，加用枳实、厚朴以下气；三诊有化热之象，舌尖微红，故去丹参加黄芩、黄连以清热，五味子以养肝；四诊因眠差、舌红，系心火较大所致，故加五味子以安神，黄连以清心，用药加减紧随证变，故能取效。

◇病例五

巩某，男，74 岁。1993 年 6 月 15 日初诊。主诉：腹部膨胀、下肢浮肿 2 周。现病史：患者于 2 周前因生气劳累出现腹部膨胀，下肢浮肿，乏力，不思饮食，在 301 医院、佑安医院就诊，诊断为肝硬化腹水、胆囊炎、胆结石。给予口服武都力、红霉素以及鳖甲软肝片、肝安糖浆等，症状无缓解，刻下：腹胀，腹壁静脉曲张，不思饮食，口干口黏，身倦乏力，下肢略有水肿，尿少色黄，大便发黏。既往史：慢性乙型肝炎 30 年。查体：舌微红，苔薄白，脉沉无力，舌下静脉增粗扩张。

辨证：腹胀如鼓、腹壁静脉曲张，下肢水肿，身倦乏力，口干口黏，不思饮食，舌微红，苔白，舌下静脉扩张，脉沉细，辨证属于脾虚气滞，水湿内停，血行瘀阻。

中医诊断：鼓胀（脾虚气滞，水湿内停）。西医诊断：肝硬化腹水。

治法：健脾理气，化湿利水。处方：香砂六君子汤加减。党参 12g、白术 10g、茯苓 15g、木香 10g、砂仁 10g、泽泻 15g、车前子 15g、金钱草 15g、焦神曲 10g、鸡内金 12g、赤芍 10g、茵陈 15g、柴胡 10g、焦山楂 5g、炒麦芽 5g、水红花子 15g，10 剂，水煎服，日一剂。

二诊（1993 年 6 月 26 日）：患者病情明显好转。食纳转好，下肢水肿消失，腹胀减轻，大小便畅通，口仍干，不思饮水。舌淡红，苔薄白，脉小弦。

治法：健脾益气，疏肝利水。处方：前方加黄芩 10g、栀子 10g，14 剂，水煎服，日一剂。

三诊（1993 年 8 月 3 日）：患者病情无变化。服上方后病情平稳，近日因食肉致大便稀溏，食后不久即如厕，头晕眠差，下肢轻度浮肿。舌微红，苔薄白，脉沉滑。

治法：健脾益气，疏肝活血利水。处方：初诊方加生黄芪 30g、厚朴 10g、炒酸枣仁 15g，去茵陈、柴胡，改赤芍 12g，6 剂，水煎服，日一剂。

四诊（2014 年 10 月 7 日）：患者病情好转。服上药 10 天，症状好转，近来停药 1 个月，一般情况好，体力增加，纳食、二便正常。舌淡红、苔薄白，脉沉弦。

治法：健脾益气，和胃消食。处方：香砂六君子汤加减。党参 10g、白术 10g、茯苓 15g、木香 10g、水红花子 15g、砂仁 6g、泽泻 15g、车前子 15g、生黄芪 30g、焦神曲 10g、鸡内金 12g、焦山楂 5g、炒麦芽 5g，6 剂，水煎服，日一剂。

按语：肝硬化腹水属中医鼓胀、水肿范畴，虽用西药利尿药，仍有腹水、下肢浮肿、腹壁静脉曲张，中医辨证虚在脾虚，实在气滞湿阻水停，治法重在健脾理气，化湿利水，用香砂六君子汤加减，方用四君子汤加黄芪健脾，加木香、砂仁、厚朴理气化湿，加水红花子、车前子、泽泻行水利湿、加柴胡、茵陈、金钱草以利胆疏肝，加鸡内金、焦三仙消食和胃，随证加入赤芍以活血、加黄芩以清热，药证相符，故效如桴鼓。

◇病例六

吴某，男，56 岁。2015 年 1 月 13 日初诊。主诉：下肢水肿、腹胀乏力 3 月余，咳嗽 15 天。现病史：患者于 3 月前不明原因出现下肢水肿、乏力、腹胀，偶尔有两胁或左腹痛，大便稀，日 2 行，心悸，眼睑略浮肿，近半月咳嗽咯黄痰带血丝，流涕，未治疗，纳可，活动后气短胸闷。既往史：有甲状腺结节史半年，未治疗；有吸烟史 30 年，日吸 20 ~ 30 支，近一年减为每日 6 支。从事出租司机行业，近 1 年来因女儿患先心病而情怀不畅。有乙肝大三阳病史 1 年余。查体：面色晦暗，神志清，双肺呼吸音清，心律齐，心率 80 次 / 分，腹软，腹水征（－），无蜘蛛痣及肝掌，肝肋下可疑，脾肋下可触及，下肢浮肿（＋＋），舌暗红，苔薄白，脉弦滑。辅助检查：2015 年 1 月 4 日：肝功：ALT 84.3U/L↑，AST 83 U/L↑，总胆红素（TBIL）83.7μmol/L↑，直接胆红素（DBIL）55.4μmol/L↑，碱性磷酸酶（ALP）181 U/L↑，总蛋白 31.8 g/L↓，白蛋白 29.8g/L↓，白 / 球 0.8↓，血清钙、磷↓，胸片：左肺纹理增多模糊，支气管炎？心电图：正常。

中医诊断：水肿（气虚湿热内蕴肝胆），咳嗽（痰热壅肺）。西医诊断：慢性肝炎，肝硬化腹水？急性支气管炎。

治法：疏肝利胆，益气化湿。处方：黄芪五苓散合五皮饮加减。生黄芪 20g、茯苓 20g、猪苓 20g、泽泻 15g、白芍 15g、陈皮 12g、大腹皮 15g、桑白皮 15g、当归 12g、夏枯草 15g、水红花子 15g、五味子 12g、炒栀子 10g、柴胡 12g、桔梗 12g、玄参 12g、紫菀 12g、炙百部 12g、黄芩 12g、黄连 10g、黄柏 12g、川贝 12g、白及 10g、白茅根 15g，7 剂，水煎服，日一剂。

查腹部 B 超，乙肝六项。

二诊（2015 年 1 月 20 日）：服药后，下肢浮肿轻，咳嗽咯痰量多，不发热，体温

36.7℃，纳佳。舌质正常，苔薄，脉弦小。B超示少量腹水，乙肝大三阳。

诊断：慢性乙型肝炎，腹水。

治法：疏肝利胆，益气化湿。处方：前方继服7剂，水煎服日一剂。

三诊（2015年1月27日）：面色好转，下肢肿轻，腹不胀。舌质微红，苔薄白，脉弦小。消化道造影：未见器质性病变。

治法：疏肝利胆，利湿消肿。处方：原方去桔梗、玄参、紫菀、炙百部，改大腹皮12g，加车前子10g、海螵蛸30g，14剂，水煎服，日一剂。

百令胶囊3盒，6粒/次，3次/日，口服。

四诊（2015年2月17日）：水肿轻，腹不胀，面色好转，已不吸烟，体力尚好，眼不干。舌质微暗，苔薄，脉弦小。

治法：疏肝利胆，活血利水。处方：1月13日方加丹参12g、桃仁10g，7剂，水煎服，日一剂。

百令胶囊3盒，5粒/次。3次/日，口服。

五诊（2015年3月10日）：小便多，食欲可，体力精神好。舌质微红，苔薄白，脉弦小。

治法：疏肝健脾，化湿利水。处方：自拟方。柴胡12g、当归12g、白芍12g、生黄芪15g、赤芍12g、猪苓30g、泽泻15g、大腹皮12g、水红花子15g、车前子15g、茯苓30g、焦三仙各5g、鸡内金12g、紫菀12g、炙百部12g、黄芩12g、黄连10g、丹参15g，7剂，水煎服，日一剂。

六诊（2015年3月24日）：咽干音哑，失眠，舌质微红，苔薄，脉弦小。

处方：上方加炒酸枣仁20g、黄精15g。14剂，水煎服，日一剂。

七诊（2015年4月21日）：下肢不肿，腹不胀，体力尚可，下肢不肿，眠安，舌质微暗，苔薄白，脉弦细。

治法：疏肝健脾，化湿利水。处方：自拟方。柴胡12g、当归12g、白芍12g、生黄芪30g、党参12g、山药20g、炒栀子10g、茯苓30g、猪苓30g、泽泻15g、陈皮12g、大腹皮12g、水红花子15g、焦三仙各5g、鸡内金12g、桃仁10g、丹参15g、黄精15g，7剂，水煎服，日一剂。

八诊（2015年5月5日）：上周着急并服芥末上火，发热一天，鼻流血，未服药热退，易生气。舌质红，苔白，脉弦小。2015年4月24日B超：肝脏弥漫性病变，肝囊肿，胆囊壁增厚，脾大，腹腔未见积液。

治法：疏肝泻火，健脾化湿。处方：自拟方。藿香12g、柴胡12g、当归12g、白芍

12g、炒栀子 12g、茯苓 30g、猪苓 30g、陈皮 12g、大腹皮 12g、水红花子 15g、生黄芪 30g、党参 12g、黄精 15g、白茅根 15g、生侧柏叶 12g，7 剂，水煎服，日一剂。

按语：慢性乙型肝炎是临床常见病，是由乙型肝炎病毒感染所致、病程超过半年的肝脏炎症和组织坏死性改变，临床表现缺乏特异性，以恶心、腹胀及乏力疲劳为主症，或伴有黄疸，查体可见面色发黄或晦暗，巩膜黄染、肝脏增大、脾大、腹水征阳性等。病情发展可发生肝纤维化，其病理机制主要是宿主对乙肝病毒的免疫应答和反应所致。治疗方面西药多采用核苷类似物抗病毒以及干扰素和保肝治疗，完全治愈可能性不大，但可抑制病毒复制，使病情进展缓慢，带病延年。本病属于中医黄疸、水肿或鼓胀范畴，根据湿热郁结、气滞血瘀的病机轻重分为湿热型、寒湿型以及气滞血瘀等不同证型，也有根据黄疸的鲜明与否分为阳黄、阴黄。总以肝胆、脾胃为病变部位，以气虚、湿热、气滞为病机关键。

本患者既往有乙肝大三阳史，近 1 年心情不畅，辛苦操劳，致病程迁延近半年，面色晦暗、脾大，化验血清 ALT 增高，血清胆红素增高，有白蛋白减低，球蛋白升高，白、球蛋白比例异常，B 超示腹水，诊断慢性乙型肝炎伴腹水成立，中医诊断为水肿，属于阴水，病机气虚气滞，水湿下注，湿热内蕴肝胆，兼有咳嗽，其病机为痰热壅肺，治疗以疏肝利胆，益气化湿清热，用自拟方，方中柴胡、白芍、生黄芪为君以疏肝理气、益气健脾，臣以黄连解毒汤、夏枯草以清热解毒，茯苓、猪苓、泽泻、水红花子、桑白皮、大腹皮、陈皮、白茅根以化湿利水，佐以当归、五味子、玄参滋养阴血以养肝，桔梗、紫菀、炙百部、川贝以化痰止咳，白及、陈皮以散结和胃，诸药合用共奏疏肝理气、益气化湿、清热止咳之效。其后数诊，随症加减，化瘀加桃仁、丹参、赤芍，抑酸和胃加海螵蛸，健脾加党参、山药、黄精，消食加焦三仙、鸡内金，热伤血络鼻出血加生侧柏、白茅根。病情逐渐好转，复查腹部 B 超，腹水消失，提示病情明显好转。

◇病例七

李某，男，48 岁。1997 年 3 月 25 日初诊。主诉：腹胀，右胁痛 2 个月。现病史：患者有肝硬化病史半年，近 2 个月腹胀，右胁痛，纳呆，乏力。既往史：既往有胆结石病史 6 年，无药物过敏史。查体：一般情况可，面色黧黑，腹部叩鼓，移动性浊音（－），下肢无浮肿，化验肝功：γ–GT 20U/L，ALT 32U/L，血糖（GLU）175mg/dL[①]，胆固醇 175 mg/dL 。舌淡苔白腻，脉弦滑。

---

① 现血糖多用 mmol/L 为单位计算，换算关系为 1 mmol/L ≈ 18mg/dL（仅适用于血糖）。

中医诊断：胁痛（肝气不舒，肝胆湿热）。西医诊断：肝硬化，胆结石。

治法：疏肝理气，化湿清热。处方：逍遥散加减。柴胡 10g、赤芍 12g、白芍 12g、当归 12g、茯苓 30g、泽泻 15g、车前子 15g、金钱草 15g、木香 10g、枳实 10g、枳壳 10g、厚朴 10g、生黄芪 15g、枸杞子 12g、黄芩 10g，14 剂，水煎服，隔日一剂。

二诊（1997 年 6 月 16 日）：药后胁痛、腹胀减轻，纳食增加，血糖 178 mg/dL，ALT 37U/L，AST 20U/L，胆固醇 186 mg/dL，舌脉同前。

治法：疏肝理气，化湿清热。处方：逍遥散加减。柴胡 10g、赤芍 12g、白芍 12g、当归 12g、茯苓 30g、泽泻 15g、车前子 15g、金钱草 15g、五味子 10g、黄芩 12g、龙胆草 10g、木香 10g、枳实 10g、枳壳 10g，14 剂，水煎服，隔日一剂。

三诊（1997 年 9 月 9 日）：病情平稳，饮食增加，胁痛减轻，化验血糖升高，空腹血糖 248mg/dL，AST 23U/L，ALT 48U/L。

治法：疏肝理气，清热利胆。处方：逍遥散加减。柴胡 10g、赤芍 12g、白芍 12g、白术 12g、当归 12g、茯苓 15g、泽泻 15g、金钱草 30g、五味子 10g、黄芩 12g、知母 10g、生地黄 15g、熟地黄 15g、郁金 12g、黄柏 10g、龙胆草 12g、厚朴 10g，14 剂，水煎服，隔日一剂，嘱控制饮食。

四诊（1997 年 12 月 16 日）：病情平稳，化验血糖 236mg/dL，AST 24U/L，ALT 47U/L，胆固醇 175 mg/dL，三酰甘油 221 mg/dL。

治法：疏肝健脾，清热利胆。处方：逍遥散加减。柴胡 12g、赤芍 12g、白芍 12g、金钱草 30g、党参 12g、生黄芪 15g、当归 12g、茯苓 15g、黄精 15g、生地黄 15g、熟地黄 15g、枸杞子 15g、黄柏 10g、知母 10g、黄芩 12g、五味子 10g、砂仁 10g、木香 10g，14 剂，水煎服，隔日一剂。

五诊（1998 年 3 月 26 日）：血糖 233mg/dL，AST 26 U/L，ALT 46U/L，胆固醇 171 mg/dL，三酰甘油 156 mg/dL。

治法：疏肝利胆，滋阴清热。处方：逍遥散加减。生地黄 15g、熟地黄 15g、山萸肉 15g、山药 30g、黄精 15g、当归 12g、桃仁 10g、赤芍 12g、白芍 12g、柴胡 12g、延胡索 12g、黄芩 12g、五味子 10g、木香 10g、砂仁 10g、香附 10g，14 剂，水煎服，隔日一剂。

按语：肝硬化合并胆结石，中医诊断属于胁痛，主症腹胀胁痛，辨证属于肝气不舒，肝胆湿热，治疗以疏肝利胆，清热利湿为法，用方以逍遥散加减，方中主药柴胡、赤白芍具有疏肝散结功能，药理研究表明，此三药具有保肝抗肝硬化作用；赤芍注射液对体外培养肝细胞的 DNA 合成有明显促进作用，对肝细胞再生和肝功能恢复有良好影响，对 D- 半乳糖胺所致大鼠肝损伤有明显保护作用，使动物存活率增加，肝脏萎缩与丙氨酸转氨酶明显低于对照组，保肝机制可能是提高大鼠血浆纤维联结蛋白（PFN）的水平，从而增强网状内皮系统的吞噬功能和加强调理素活性，以保护肝细胞，防止肝脏免疫损伤和促进肝细胞再生。五味子、郁金、枸杞子、山萸肉、当归具有柔肝养肝、降转氨酶作用，金钱草、黄芩、黄柏、龙胆草具有清理肝胆湿热作用，延胡索、木香、白芍、香附、枳壳具有疏肝理气止痛作用。中药降三酰甘油是比较困难的，12 月 16 日方服用 2 个月后，三酰甘油降低明显，由此推测除中药改善肝胆郁热及脾虚外，还与对症中药金钱草、五味子、郁金、赤芍、泽泻、黄芩、当归的降血脂功能有关，值得研究观察。

◇病例八

于某，男，64 岁。1997 年 2 月 12 日初诊。主诉：身黄目黄，大便色白 1 天。现病史：患者自昨日起不明原因巩膜黄染，皮肤发黄如橘子色，大便色白，伴有低热，体温37.7℃，口干口苦，双下肢无力。既往史：有胃脘痛病史 3 年，胆囊结石史 1 年，平素有饮酒嗜好，无药物过敏史。查体：舌质微红，苔薄白，脉弦。

中医诊断：黄疸（阳黄，证属湿热蕴阻，肝胆不利）。西医诊断：阻塞性黄疸。

治法：清热化湿，疏肝利胆。处方：柴茵三黄汤加减。柴胡 12g、茵陈 30g、黄芩12g、黄连 10g、黄柏 10g、金钱草 30g、郁金 12g、海金沙 15g、五味子 10g、砂仁 10g、木香 10g、茯苓 15g，7 剂，水煎服，日一剂。

二诊（1997 年 2 月 14 日）：面目黄疸减轻，热退，大便转黄色。

治法同前。处方：上方继服 7 剂，水煎服，日一剂。

三诊（1997 年 2 月 24 日）：黄疸基本消失，食纳佳，口干思饮，乏力减轻，眠安。舌质微暗，苔腻，脉弦。化验：ALT 145U/L，TBIL、DBIL、AST 正常，γ–GT 515U/L，GLU 6.5mmol/L，BUN 12mg/dL，胆固醇值正常，尿胆原正常，血常规正常。

治法：清热化湿，疏肝利胆。处方：柴茵三黄汤加减。柴胡 12g、金钱草 30g、茵陈30g、黄芩 12g、黄连 10g、黄柏 10g、五味子 10g、茯苓 30g、苍术 12g、木香 10g、泽泻15g、海金沙 15g、车前子 15g、焦三仙各 5g、鸡内金 12g，7 剂，水煎服，日一剂。

六诊（1997 年 3 月 5 日）：一般状况良好，食纳可，脘满，舌质微红，苔白微腻，脉弦滑。

治法同前。处方：前方去木香、泽泻、车前子，加生薏苡仁 30g、芦根 12g，7 剂，水煎服，日一剂。

按语：黄疸阳黄证，病因主要是嗜食酒酪炙煿，化生湿热，阻滞胆道，故常见面目黄疸，大便色白，口干舌红脉弦，治宜清热化湿、疏肝利胆退黄。张老师组方巧妙，变通茵陈蒿汤，以茵陈、柴胡、黄芩、黄连、黄柏为君药清热利胆，以金钱草、海金沙、郁金为臣药协助利胆化湿，佐以木香、砂仁、茯苓、五味子柔肝和胃，共奏清热利胆、化湿退黄、疏肝和胃之效，病程中因症加减，更具匠心，如纳呆加焦三仙、鸡内金消食和胃，苔腻脘满加泽泻、生薏苡仁、车前子、苍术、芦根以助化湿燥湿，虽未用茵陈蒿汤之栀子、大黄也同样取效，且无破气伤津之弊。

◇**病例九**

黄某，女性，52岁。1999年11月12日初诊。主诉：右胁痛，纳呆、腹胀半月。现病史：近半月因生气和食肉食多致右胁痛，脘腹胀满，纳呆，嗳气，乏力。既往史：阿托品过敏，有乙型肝炎史2年。查体：一般情况可，心肺（－），上腹部叩诊鼓音，莫菲氏征（＋），化验：ALT 105 U/L，AST 203U/L，B超：胆囊壁厚。舌质淡，苔薄白，脉细滑。

中医诊断：胁痛（肝胆湿热）。西医诊断：慢性乙型肝炎，胆囊炎。

辨证：素患乙肝，肝胆湿热内蕴，复加生气、过食肉类食品，导致食积化热，肝胆疏泄不及，湿热内蕴，肝胃不和，故右胁痛、脘满、嗳气、乏力。

治法：清热利湿，疏肝和胃。处方：肝可康颗粒5盒，2袋/次，2次/日，口服。

二诊（1999年11月19日）：胁痛减轻，仍乏力，气短，胃脘胀。舌质红，苔薄，脉小滑。

治法：清热利湿，疏肝和胃。处方：逍遥散加减。柴胡12g、赤芍12g、白芍12g、当归12g、白术12g、金钱草15g、石韦12g、海金沙15g、茯苓15g、泽泻15g、车前子15g、水红花子15g、五味子12g、黄芩12g、黄连10g，7剂，水煎服，日一剂。

三诊（1999年11月26日）：善太息，心悸，食纳可，肩背疼，舌质淡，苔薄白，脉弦小。

治法：清热利湿，疏肝健脾。处方：四君子汤合逍遥散加减。柴胡12g、赤芍12g、白芍12g、当归12g、党参10g、白术12g、金钱草15g、夏枯草12g、生薏苡仁15g、茯苓12g、泽泻15g、黄芩12g、黄连10g、车前子15g、五味子12g、生甘草6g，12剂，水煎服，日一剂。

肝可康颗粒5盒，2袋/次，2次/日，口服。

四诊（1999年12月10日）：午后乏力，时有恶心，紧张，口苦。食纳佳，舌质微红，苔薄白，脉弦小。

治法同前。处方：四君子汤合逍遥散加减。党参12g、白术12g、茯苓15g、柴胡

12g、赤芍 12g、白芍 12g、当归 12g、夏枯草 12g、龙胆草 6g、泽泻 15g、猪苓 15g、黄芩 12g、黄连 10g、五味子 12g、炒酸枣仁 15g，10 剂，水煎服，日一剂。

五诊（1999 年 12 月 22 日）：乏力减轻，时有出汗。食纳佳。身上有舒适感。舌质微暗，苔薄，脉弦小。

治法同前。处方：上方去泽泻，加砂仁 10g、生黄芪 15g，14 剂，水煎服，日一剂。

肝可康颗粒 5 盒，2 袋/次，2 次/日，口服。

六诊（2000 年 1 月 14 日）：出汗，背发疹，乏力轻。舌质微红，脉沉。化验：肝功能正常。

治法：清热利湿，疏肝健脾。处方：逍遥散加减。柴胡 12g、赤芍 12g、白芍 12g、当归 12g、白术 12g、黄芩 12g、夏枯草 12g、龙胆草 6g、金钱草 15g、片姜黄 12g、郁金 12g、茯苓 15g、泽兰 12g、五味子 12g、生黄芪 12g，14 剂，水煎服，日一剂。

按语：慢性乙型肝炎难以治愈的主要原因是病毒难以清除，为解决这一医学难题，我院已故老中医岳美中教授根据中医理论在"五味消毒饮"和"小陷胸加枳实汤"两个古方基础上结合多年的临床实践经验精心组方，运用虎杖、金银花、瓜蒌、枳实、半夏、丹参、白花蛇舌草、黄连、蒲公英等 12 味药研制出具有强效清除抑制乙肝病毒的肝可康颗粒。经过十几家全国权威的传染病研究机构研究表明：肝可康颗粒的疗效优于西药，且治愈后不易复发，中远期疗效稳定，没有副作用，已成为国家级新药，药理研究表明肝可康颗粒能在体内迅速形成吞细胞群，快速吞噬、诱杀乙肝病毒，对于乙肝 HbeAg、HBV-DNA 等病毒指标物具有良好的转阴效果，还有良好的安神、催眠、调节神经作用。肝可康颗粒有清热解毒、燥湿化痰、理气活血的作用，用于湿热内蕴所致的胃脘痞闷，口干不欲饮，恶心厌油，食少纳差，胁肋隐痛，腹部胀满，大便黏滞不爽，舌苔厚腻或黄腻者，以及慢性乙型肝炎有上述证候者。本案患者素有慢性乙肝病史，复因生气、过食肉食导致胆囊炎发作、乙肝复发，转氨酶升高，出现胁痛、脘满、纳呆、乏力等证，辨证属于肝胆湿热、肝胃不和，治疗重在清热利湿、疏肝和胃。首诊服用肝可康颗粒，服用后胁痛减轻；二诊有气短乏力，加重疏肝化湿健脾药味，用逍遥散加车前子、泽泻、五味子、黄芩、黄连等味，其后数诊以逍遥散为主方加味，利胆加金钱草、海金沙、郁金、石韦，降转氨酶加夏枯草、五味子、黄芩、赤芍、柴胡等，健脾益气加生薏苡仁、白术、生黄芪、党参、甘草，利湿加水红花子、猪苓、茯苓、泽兰等，和胃醒脾加砂仁，安神养心加炒酸枣仁、五味子，清肝胆热加黄芩、黄连、龙胆草。一直服用肝可康颗粒，病情较快好转。

◇**病例十**

姜某，男性，37 岁。2000 年 2 月 28 日初诊。主诉：间断右胁痛，腹胀 11 年。现病史：患者于 11 年前患乙肝，偶感右胁痛，腹胀。刻下：右胁痛、腹胀，伴腰痛，轻咳，食纳佳，二便调。查体：一般可，舌质微暗，脉弦细滑。CT 检查示食管静脉曲张，脾大，肋下 4cm，肝大，剑突下 4cm。

中医诊断：积聚。西医诊断：肝硬化，脾大。

辨证：正气亏虚，脾虚气滞，血瘀痰凝，久之成积成聚，故胁痛腹胀。

治法：理气疏肝，健脾消积。处方：逍遥散加减。柴胡 12g、赤芍 12g、白芍 12g、当归 12g、茯苓 12g、生甘草 6g、黄芩 12g、茵陈 12g、夏枯草 12g、郁金 12g、枳壳 12g、焦三仙各 5g、鸡内金 12g、生黄芪 15g、生薏苡仁 30g，7 剂，水煎服，日一剂。

血府逐瘀胶囊 3 粒/次，2 次/日；肝可康颗粒 2 袋/次，2 次/日，口服。

二诊（2000 年 3 月 1 日）：皮肤痒，有时疼，食纳佳。舌质淡红，苔薄，脉沉。

治法：滋阴养血，疏肝利湿。处方：四物汤合茵陈蒿汤加减。柴胡 12g、赤芍 12g、白芍 12g、当归 12g、桃仁 10g、白术 12g、黄芩 12g、茵陈 15g、夏枯草 12g、牡丹皮 12g、郁金 12g、枳壳 12g、焦三仙各 5g、鸡内金 12g、生黄芪 15g、炒栀子 12g、地肤子 12g，14 剂，水煎服，日一剂。

中成药继服。

三诊（2000 年 3 月 31 日）：咳嗽，咯痰不多，腹胀，肠鸣。舌质微红，苔薄，脉细滑。

治法：滋阴养血，疏肝利湿。处方：四物汤合黄连解毒汤加减。柴胡 12g、赤芍 12g、白芍 12g、当归 12g、白术 12g、黄芩 12g、黄连 10g、黄柏 10g、川贝 12g、陈皮 10g、紫菀 12g、炙百部 12g、炒栀子 12g、连翘 12g、地肤子 12g、焦三仙各 5g、生甘草 6g，14 剂，水煎服，日一剂。

中成药继服。

四诊：（2000 年 4 月 26 日）：咳嗽减轻，腹不胀，肠鸣轻，乏力轻。舌边有瘀点，脉弦小。

治法：滋阴养血，疏肝利湿。处方：逍遥散加减。柴胡 12g、赤芍 12g、白芍 12g、当归 12g、白术 12g、黄芩 12g、夏枯草 12g、金钱草 15g、茵陈 12g、川贝 12g、陈皮 12g、紫菀 12g、炙百部 12g、五味子 12g、生甘草 6g，14 剂，水煎服，日一剂。

五诊（2000 年 5 月 29 日）：不咳嗽，偶有肝区痛，腹不胀，大便一周一次，每日 2~3 餐，不饮酒。舌质微暗，苔薄，脉弦细滑。

治法：活血化瘀，清热利湿。处方：逍遥散合茵陈蒿汤加减。柴胡12g、赤芍12g、白芍12g、当归12g、白术12g、茯苓12g、金钱草20g、泽兰12g、车前子15g、水红花子15g、茵陈12g、炒栀子10g、王不留行12g、桃仁10g、红花10g，14剂，水煎服，日一剂。

六诊（2000年6月12日）：不咳嗽，咽肿痛，腹不胀，大便调，食纳佳。舌质微红，苔薄，脉弦小。

治法同前。处方：前方去王不留行，加丹参15g、猪苓30g、黄芩12g，7剂，水煎服，日一剂。

七诊（2000年6月19日）：不咳嗽，腹微胀，食纳佳。舌质微暗，苔白腻，脉细滑。

治法同前。处方：前方加牡丹皮12g、地肤子12g，12剂，水煎服，日一剂。

八诊（2000年9月11日）：腹胀，大便少。舌淡，苔薄，脉弦。

治法同前。处方：香砂六君子汤加减。柴胡12g、赤芍12g、白芍12g、当归12g、白术12g、牡丹皮12g、木香10g、砂仁10g、郁金12g、枳壳12g、槟榔12g、焦三仙各5g、火麻仁15g、炒山楂12g，7剂，水煎服，日一剂。

按语：肝脾肿大属中医"积聚"范畴，《素问·举痛论》言"寒气客于小肠膜原之间，络血之中，血注不得注于大经，血气稽留不得行，故宿昔而成积矣。"积聚的病因有寒邪、湿热、痰浊、食滞、虫积等，其间又往往交错夹杂，相互并见，最终导致气滞血瘀结成积聚。故积聚的根本病机是气机阻滞、瘀血内结，贯穿疾病的始终。病位主要在肝脾，若肝气不畅、脾运失职、肝脾失调、气血涩滞、壅塞不通则导致积聚的发生。因此本病的治疗正如《景岳全书·积聚》所言"总其要不过四法，曰攻、曰消、曰散、曰补，四者而已"，但活血化瘀是其根本治疗大法。在本案中采用血府逐瘀胶囊、丹栀逍遥散、桃红四物汤贯穿始终，旨在活血化瘀、消积化癥。积证的治疗，宜分初、中、末三个阶段：积证初期属邪实，应予消散；中期邪实正虚，予消补兼施；后期以正虚为主，应养正除积。但在临床中各阶段往往兼有郁热、湿热、痰浊等病理表现，其中湿热尤为多见，因此在活血消癥的基础上往往要兼用清热利湿之品。本案中二诊、三诊、五诊、六诊、七诊均辅以茵陈蒿汤、黄连解毒汤清热利湿解毒，皆是此意。积聚治疗上始终要注意固护正气、攻伐药物不可过用，正如张景岳所说"壮人无积，虚人则有之"。《素问·六元正纪大论》也有言："大积大聚，其可犯也，衰其大半而止。"积聚之证，反复发作，脾气易损，本案中用香砂六君子加减以培脾运中，固护正气。诸药随证加减，药随证变，疗效较好。

三、胆道疾病

胆道系统疾病最常见的有胆囊炎、胆系结石症，临床表现有反复胆绞痛发作史，腹痛位于右上腹，呈绞痛，向右肩部放射，发作时伴有黄疸，右上腹有压痛，反跳痛，偶有肌紧张，Murphy 氏征阳性，血尿淀粉酶可轻度升高，B 超及 CT 检查示胆囊炎和胆石症征象。胆道系统疾病是引起急性胰腺炎的高危因素。西医治疗胆囊炎、胆结石以抗感染、消炎利胆为主要手段，必要时行外科手术。胆道系统疾病在中医归属"胁痛""黄疸"范畴，胁痛与黄疸往往病症并见，彼此应互参。两者病位均在肝胆脾胃，胁痛基本病机为肝络失和，实证为气滞、血瘀、湿热导致邪阻肝络，不通则痛；虚证为肝阴不足，肝脉失养，不荣则痛。黄疸的病机关键是湿邪，由于湿邪困遏脾胃，壅塞肝胆，疏泄失常，胆汁泛溢而发生黄疸。张老师认为胁痛当根据"通则不痛"的理论，以疏肝活络止痛为基本原则，采用疏肝理气、清利湿热、活血之法，常用柴胡疏肝散和逍遥散疏肝解郁、理气止痛，化肝汤清利湿热活血。根据疾病传变"见肝之病，知肝传脾，当先实脾"的原理，佐以健脾益气法，采用香砂四君子汤和胃健脾，并配升麻、党参以升提中气。在黄疸的治疗方面，张老认为"化湿邪，利小便"仍为黄疸的治疗大法。黄疸中以湿热证多见，以茵陈蒿汤加减以清热利湿，多以金钱草、柴胡、郁金、三黄、海金沙清热利胆，虽未用茵陈蒿汤之栀子、大黄也同样取效，且无破气伤津之弊。中医学称急性胰腺炎为"脾心痛"，《灵枢·厥病》记载："心痛甚者，脾心痛也。"根据证治分类，脾心痛可分为肝郁气滞、脾胃实热、肝脾湿热和蛔扰胆胰四型，张老师辨证论治，在胰腺炎术后合并胆囊炎案例中，用自拟方治疗肝脾湿热型脾心痛，疗效显著。

◇**病例一　胆囊炎**

么某，女，37 岁。1995 年 3 月 23 日初诊。主诉：右胁痛半月。现病史：患者于半月前不明原因致右胁疼痛不适，伴恶心，食欲不振，乏力，小便黄，胃脘不适，口苦。舌质嫩，苔薄，脉沉。既往史：慢性胆囊炎史 2 年。

中医诊断：胁痛（肝郁湿热）。西医诊断：胆囊炎。

治法：疏肝利胆清热。处方：柴胡疏肝散加减。柴胡 10g、赤芍 10g、白芍 10g、当归 12g、姜黄 10g、川芎 10g、枳壳 10g、法半夏 10g、竹茹 10g、黄芩 12g、栀子 10g、焦三仙各 5g、鸡内金 12g、玄胡 10g、川楝子 10g，14 剂，水煎服，日一剂。

二诊（1995 年 6 月 14 日）：患者病情好转。化验 ALT 79.9U/L，胆红素 23.34μmol/L，均高于正常值，口苦，食欲差，大便稀溏。舌质红，苔薄，脉沉。

治法：疏肝利胆清热。处方：柴胡疏肝散加减。柴胡 10g、赤白芍各 10g、栀子 10g、焦三仙各 5g、当归 12g、川芎 10g、郁金 12g、枳壳 10g、金钱草 20g、五味子 10g、黄芩 10g、黄连 10g，7 剂，水煎服，3 次 / 日。

三诊（1995 年 6 月 21 日）：患者病情好转。服药后食欲增加，右胁痛、口苦减轻，仍大便溏，恶心。舌质微红，苔薄，脉沉。

治法：疏肝利胆清热。处方：柴胡疏肝散加减。柴胡 10g、赤白芍各 10g、当归 12g、川芎 10g、郁金 12g、枳壳 10g、金钱草 20g、五味子 10g、黄芩 10g、栀子 10g、焦三仙各 5g、竹茹 10g、法半夏 10g，14 剂，水煎服，日一剂。

四诊（1995 年 7 月 4 日）：患者病情好转。药后胁痛轻，纳食增，仍乏力、心慌、头疼，眠差，心烦，口气重。舌质微红，苔薄，脉沉。

治法：疏肝利胆，清热宁心。处方：柴胡疏肝散加减。柴胡 10g、赤白芍各 10g、当归 12g、川芎 10g、郁金 12g、枳壳 10g、生黄芪 15g、党参 12g、珍珠母 20g、炒酸枣仁 15g、焦三仙各 5g、鸡内金 12g、黄芩 12g、栀子 10g，14 剂，水煎服，日一剂。

生脉饮 2 盒，1 支 / 次，3 次 / 日；酸枣仁安神液 2 盒，1 支 / 次，3 次 / 日，口服。

五诊（1996 年 9 月 10 日）：患者病情好转。胁痛去，纳食如常，乏力、失眠，月经期恶心。舌淡，苔薄白，脉弦细。

治法：疏肝平肝，利胆安神。处方：柴胡疏肝散加减。柴胡 10g、当归 12g、赤白芍各 12g、茯苓 12g、白术 12g、生甘草 6g、生地黄 12g、川芎 10g、郁金 12g、枳壳 10g、生黄芪 15g、珍珠母 20g、炒酸枣仁 15g、黄芩 12g，14 剂，水煎分两次服，日一剂。

按语：胁痛一病，虽有气滞、血瘀、痰阻之别，总离不开肝，本案胁痛与肝郁、湿热蕴阻密切相关，故症见口苦、尿黄、恶心、乏力、便溏。用方以柴胡疏肝散加减，清热利湿加黄芩、栀子、金钱草、姜黄、郁金、黄连，止痛用金铃子散加白芍、赤芍、川芎，安神加酸枣仁、珍珠母、五味子，乏力神疲加黄芪、茯苓、白术等，对症加减，恶心加竹茹、法半夏，失眠加酸枣仁安神液、生脉饮口服液，旨在使肝气得舒，心神得养，胃气得和，而诸症渐愈。

◇病例二　乙型肝炎合并胆囊炎

赵某，男，29 岁。1996 年 4 月 9 日初诊。主诉：乙肝合并胆囊炎 4 年。现病史：患者于 4 年前因饮酒生气出现右胁痛，口苦，厌油腻，在外院诊断为乙型肝炎，胆囊炎，HBeAg（+），刻下：右胁痛，右胸痛，胸痛喜按，吃饱后饥饿痛，口干，舌干。舌红，苔薄，脉弦滑。

中医诊断：胁痛（肝气郁滞）。西医诊断：乙型肝炎，胆囊炎。

治法：疏肝利胆，清热利湿。处方：化肝汤加减。白芍 12g、金钱草 30g、当归 12g、茯苓 15g、泽泻 15g、车前子 15g、黄芩 12g、黄连 10g、黄柏 10g、五味子 10g、木香 10g、柴胡 10g、延胡索 10g、桃仁 10g、赤芍 12g，21 剂，水煎服，日一剂。

二诊（1996 年 6 月 4 日）：服药后症减，大便稠。舌质红，苔薄，脉滑。

治法：疏肝利胆，清热利湿。处方：化肝汤加减。红花 10g、香附 10g、郁金 12g、桃仁 10g、柴胡 10g、赤芍 12g、白芍 12g、金钱草 30g、当归 12g、茯苓 15g、泽泻 15g、黄芩 12g、黄连 10g、黄柏 10g、五味子 10g，21 剂，水煎服，日一剂。

按语：乙肝合并胆囊炎，胸胁痛日久，中医辨证属气滞血瘀，湿热内阻，治以疏肝利胆、清利湿热并兼活血，方用验方化肝汤，君以柴胡、赤白芍、金钱草疏肝柔肝兼活血利胆，臣以黄芩、黄连、黄柏、泽泻清热利湿，佐以当归、桃仁养血活血，五味子养肝柔肝，延胡索、木香理气止痛，车前子以利湿。二诊随证加减，肝区胀、脘满加郁金、香附、木香、砂仁等，疗效较好。

◇病例三　胆结石

于某，男，62 岁。1997 年 2 月 14 日初诊。主诉：面目身黄 1 周。现病史：患者于 1 周前因饮酒生气出现面目发黄，巩膜黄染，身体皮肤发黄，伴口干咽干，心烦气躁，口苦，大便色白，小便色黄。既往史：胆结石病史 3 年。查体：舌质微暗，苔白腻，脉弦滑。

中医诊断：黄疸（湿热阳黄）。西医诊断：胆结石。

治法：清热利胆退黄。处方：茵陈蒿汤加减。柴胡 12g、金钱草 30g、茵陈 30g、黄芩 12g、黄连 10g、黄柏 10g、五味子 10g、砂仁 10g、木香 10g、郁金 12g、海金沙 15g、茯苓 15g，14 剂，水煎服，日一剂。

二诊（1997 年 2 月 28 日）：患者病情好转。身黄目黄减轻，口干口苦减轻，大便色白，化验 ALT 145U/L，直接胆红素和间接胆红素均正常，AST 正常，γ-GT 515U/L。舌质微暗，苔白腻，脉弦。

治法：清热利湿，健脾和胃。处方：茵陈蒿汤加减。金钱草 30g、茵陈 30g、黄芩 12g、黄连 10g、黄柏 10g、五味子 10g、茯苓 30g、苍术 12g、木香 10g、泽泻 15g、海金沙 15g、车前子 15g、焦三仙各 5g、鸡内金 12g、柴胡 12g，7 剂，水煎服，日一剂。

三诊（1997 年 3 月 5 日）：患者病情明显好转。目黄面黄消失，口不苦，纳食、体力均好。舌质微红，苔白微腻，脉弦滑。

治法：清热利湿退黄。处方：茵陈蒿汤加减。柴胡 10g、金钱草 30g、茵陈 15g、黄芩 12g、黄连 10g、黄柏 10g、五味子 10g、生薏苡仁 30g、苍术 12g、茯苓 30g、海金沙

15g、萆薢 12g、焦神曲 5g、鸡内金 12g，7 剂，水煎服，日一剂。

四诊（1997 年 3 月 14 日）：患者病情好转。身目皆不黄，纳食可，二便正常，一般情况良好。舌淡红，苔薄白，脉弦。

中成药：金钱草膏 2 瓶，10mL/次，3 次/日，口服。

按语：黄疸阳黄，病因主要是嗜食酒酪炙煿，化生湿热阻滞胆道，故见面目俱黄，大便色白，口干口苦，舌红苔腻脉弦，治宜清热化湿、利胆退黄。张老师拟方巧妙，以金钱草、茵陈、柴胡、郁金、三黄、海金沙清热利胆，砂仁、木香、焦三仙、鸡内金消食和胃，茯苓、五味子安神，虽未用茵陈蒿汤之栀子、大黄也同样取效，且无破气伤津之弊。

◇病例四　胆结石合并胃下垂

邢某，女，64 岁。2013 年 9 月 18 日初诊。主诉：心情抑郁致胃脘痛，一年体重下降 10kg。现病史：患者于 1 年前因儿媳去世，心情抑郁出现体重下降，去年在东方医院做肠镜未见异常，食少，食后胃脘不适疼痛，大便日 1 行，昨日服舒肝平胃丸大便 3 次，痰多，流涕，头顶有绷紧感。平素爱生闷气，血压低，现血压 120/70 mmHg，胁胀痛。既往史：胆结石 3 年，胃下垂病史 5 年。舌暗淡，苔白腻，脉小滑。

中医诊断：胃脘痛（肝气乘脾），头痛（肝郁气滞）。西医诊断：胃下垂，神经性头痛。

治法：疏肝解郁，和胃健脾。处方：逍遥散加减。当归 12g、白芍 12g、柴胡 12g、茯苓 12g、白术 12g、党参 12g、生甘草 6g、砂仁 10g、木香 10g、厚朴 12g、焦神曲 5g、鸡内金 12g、高良姜 6g、生黄芪 15g、浙贝母 12g、生薏苡仁 20g、焦山楂 5g、炒麦芽 5g，7 剂，水煎分两次服，日一剂。

逍遥丸 2 盒，20 粒/次，3 次/日，口服；百令胶囊 3 盒，6 粒，3 次/日，口服。

二诊（2013 年 10 月 9 日）：患者病情好转。下肢水肿未减，头痛，记忆力下降，小腹凉，大便日行 2~4 次，两侧头痛，气短偶咳。舌淡暗，苔白腻，脉沉。

治法：益气健脾和胃。处方：香砂四君子汤加减。党参 12g、苍术 12g、茯苓 15g、生甘草 6g、砂仁 10g、木香 10g、山药 20g、生薏苡仁 15g、焦神曲 5g、鸡内金 15g、菊花 10g、川芎 10g、炒酸枣仁 15g、炒麦芽 5g、焦山楂 5g，7 剂，水煎服（8-20），日一剂。

三诊（2013 年 10 月 16 日）：患者病情明显好转。药后头痛减轻，右耳似有鸡叫，头不痛，气短偶咳视物模糊，左侧重，大便日行 1~2 次，肛门下坠感，咯痰减少，咽中有痰阻，血压 105/70 mmHg，纳食增，尿常规（－）。舌淡苔白，脉左关弦，右关弱，尺沉细。

治法：益气健脾，升提中气。处方：香砂四君子汤加减。前方加高良姜 10g、补骨脂 12g、升麻 10g，7 剂，水煎服（8-20），日一剂。

按语：胃气素虚，中气下陷，复因情志怫郁，肝失调达，致胁痛走串，头痛阵作；肝气乘胃，胃气不降故胃胀痛；脾气不升，湿浊停积，化生痰浊，上贮于肺，肺气失于宣降，故咳嗽咯痰；脾湿下注故腹泻。首诊重在疏肝解郁，故用逍遥散加健脾和胃化湿之品；二诊肝郁已缓解，更方以香砂四君子汤加减；三诊加用升麻配合党参以升提中气，配补骨脂以纳气与升气并用互补，配高良姜以温胃。

◇**病例五 胆囊炎**

黄某，女，50 岁。1997 年 3 月 20 日初诊。主诉：右胁痛 2 个月。现病史：患者近 2 个月右胁痛，心烦，抑郁爱哭，自汗，2 个月未来月经。既往史：有胆囊炎病史 2 年。B 超确诊胆囊炎，有乙肝抗原阳性史 1 年余，无药物过敏史。查体：心肺听诊（－），BP：96/70 mmHg，肝区叩击痛。

中医诊断：胁痛（肝气不舒，湿热蕴胆）。西医诊断：胆囊炎，慢性乙型肝炎?

治法：疏肝理气，清热利胆。处方：逍遥散加减。生黄芪 15g、防风 10g、白术 12g、浮小麦 30g、柴胡 10g、赤芍 12g、白芍 12g、当归 12g、金钱草 15g、郁金 12g、枳壳 12g、枳实 12g、延胡索 12g、合欢皮 15g，7 剂，水煎服，日一剂。

二诊（1997 年 3 月 27 日）：B 超提示胆囊壁增厚，出汗少，胁痛减轻。舌质微红，苔薄黄，脉滑。

治法：同前。处方：前方继服 7 剂，水煎服，日一剂。

三诊（1997 年 4 月 4 日）：化验 ALT 200U/L，AST 400U/L，胁痛减轻，自汗去，舌脉同上。

补充诊断：慢性乙型肝炎。

治法同前。处方：逍遥散加减。柴胡 12g、白芍 12g、当归 12g、茯苓 15g、黄芩 12g、黄连 10g、黄柏 10g、五味子 10g、夏枯草 12g、郁金 12g、木香 10g、茵陈 12g、焦三仙各 5g，7 剂，水煎服，日一剂。

四诊（1997 年 4 月 14 日）：服药后症状缓解。舌质微红，苔薄腻，脉滑。

治法同前。处方：前方去郁金、木香，加赤芍 12g、桃仁 12g，7 剂，水煎服，日一剂。

五诊（1997 年 4 月 21 日）：全身乏力，易感冒。舌质红，苔薄，脉滑。

治法同前。处方：前方加生黄芪 15g、延胡索 12g，7 剂，水煎服，日一剂。

六诊（1997 年 5 月 5 日）：有时出汗，夜间偶尔亦出，腰酸，发凉酸痛。舌嫩红，苔薄，脉滑。

治法同前。处方：逍遥散合玉屏风散加减。柴胡 12g、赤芍 12g、白芍 12g、当归 12g、茯苓 15g、黄芩 12g、黄连 10g、黄柏 10g、五味子 10g、桃仁 10g、白术 12g、焦三仙各 5g、木香 10g、生黄芪 30g、防风 10g、鸡内金 12g，7 剂，水煎服，日一剂。

七诊（1997 年 5 月 12 日）：稍恶心，乏力，出汗少，早起矢气多。舌质微红，脉滑。

治法：同前。处方：上方加竹茹 10g，7 剂，水煎服，日一剂。

八诊（1997 年 5 月 27 日）：服药感觉很好，不出汗，不恶心。舌质微红，苔薄，脉滑。

治法：疏肝理气，平肝清肝。处方：逍遥散合玉屏风散加减。生黄芪 30g、防风 10g、白术 12g、当归 12g、赤芍 12g、白芍 12g、柴胡 12g、黄芩 12g、黄连 10g、五味子 10g、藿梗 10g、茯苓 15g、生薏苡仁 30g，7 剂，水煎服，日一剂。

按语：胆囊炎在成人多因情志刺激所致，本案因情志所致，平素爱哭、心烦，右胁痛，转氨酶升高，化验乙肝抗原阳性，B 超可确诊胆囊炎，慢性乙型肝炎，已影响消化功能及内分泌和月经。治疗以疏肝理气，平肝清肝，佐以健脾益气为法，方选逍遥散以茵陈代薄荷，以五味子代甘草，加三黄利三焦湿热，郁金、夏枯草配五味子降转氨酶，木香理气，焦三仙消食顺气，自汗加玉屏风散，恶心加竹茹、藿梗等，症状减轻明显，验证用药对症。

◇病例五　胆囊炎、急性胰腺炎术后胸腔积液

厉某，男，77 岁。2010 年 1 月 27 日初诊。主诉：胰腺炎术后咳嗽胸闷 1 个月。现病史：1 个月前患急性胰腺炎，行手术切除，术后出现咳嗽，胸闷憋气，口干口黏，恶心腹胀，眠差自汗，全身痛，卧床不能翻身。既往史：高血压病史 10 年。查体：一般可，双下肺叩诊浊音。舌红，苔薄白，脉细。B 超示两侧少量胸腔积液，胆囊壁增厚，肝脏囊肿。

中医诊断：脾心痛（肝脾湿热）。西医诊断：胰腺炎术后合并胸腔积液，胆囊炎，肝囊肿。

辨证：急性胰腺炎多属于肝脾湿热为患，虽然手术切除，但湿热未除，湿浊停留胸胁，饮邪犯肺，肺失宣降，故咳喘胸闷。湿饮停滞，气化失常，故腹胀口黏，恶心纳呆。

治法：清热化湿，健脾理气。处方：自拟方。柴胡 12g、赤芍 12g、白芍 12g、当归 12g、金钱草 15g、葶苈子 15g、桑白皮 15g、紫菀 12g、茯苓 20g、猪苓 30g、黄芩 12g、黄连 10g、生黄芪 20g、水红花子 15g、川贝 12g、黄柏 10g，5 剂，水煎服，日一剂。

二诊（2010 年 2 月 1 日）：口干口黏，咳嗽胸憋减轻。舌苔，薄白，脉细。

治法同前。处方：自拟方。柴胡 12g、赤芍 12g、白芍 12g、当归 12g、金钱草 30g、葶苈子 15g、桑白皮 15g、茯苓 15g、猪苓 30g、水红花子 15g、黄芩 12g、黄连 10g、黄柏 10g、川贝 12g、炙百部 12g、炒酸枣仁 15g、生黄芪 15g，21 剂，水煎服，日一剂。

复方酸枣仁膏 2 瓶（本院制剂），15mL/次，3 次/日；大补阴丸 2 瓶，20g/次，3 次/日，口服。

三诊（2010 年 2 月 24 日）：能下地活动，写字，仍口黏、口干思饮、大便可，睡眠差。夜尿 2~3 次。

治法同前。处方：自拟方。柴胡 12g、赤芍 12g、白芍 12g、当归 12g、金钱草 20g、茵陈 15g、葶苈子 15g、桑白皮 15g、茯苓 20g、猪苓 12g、泽泻 15g、生薏苡仁 30g、黄芩 12g、黄连 10g、水红花子 15g、黄柏 10g、生黄芪 15g、炒酸枣仁 15g、天花粉 15g，7 剂，水煎服，日一剂。

四诊（2010 年 3 月 3 日）：口干轻，出汗消失，舌溃疡，眠差，食纳可，大便日 2 行。苔薄白。

治法：疏肝理气，清热利湿。处方：逍遥散合百苓散加减。柴胡 12g、赤芍 12g、白芍 12g、当归 12g、金钱草 20g、石韦 15g、海金沙 15g、葶苈子 15g、桑白皮 15g、茯苓 15g、泽泻 15g、猪苓 30g、水红花子 15g、黄芩 12g、黄连 10g、炒酸枣仁 15g、天花粉 15g，7 剂，水煎服，日一剂。

复方酸枣仁膏 2 瓶，15mL/次，3 次/日；金水宝胶囊 4 瓶，5 粒/次，3 次/日，口服。

五诊（2010 年 3 月 10 日）：服满 4 周不泻，食后腹胀，体力差。

治法：疏肝理气，健脾止泻。处方：逍遥散加减。柴胡 12g、赤芍 15g、当归 12g、金钱草 15g、茵陈 12g、石韦 12g、海金沙 15g、葶苈子 12g、桑白皮 15g、茯苓 15g、猪苓 15g、天花粉 15g、黄芩 12g、焦三仙各 5g、鸡内金 12g、水红花子 15g，6 剂，水煎服，日一剂。

六诊（2010 年 3 月 17 日）：腹不胀，精神好。

治法：疏肝理气，和胃消胀。处方：前方去桑白皮、水红花子，加生薏苡仁 15g，14 剂，水煎服，日一剂。

七诊（2010 年 3 月 31 日）：患者不想吃药，食多腹胀，偶尔咳嗽。

治法：疏肝理气，和胃化痰。处方：前方去焦三仙、鸡内金，加紫菀 12g、炙百部 12g，14 剂，水煎服，日一剂。

八诊（2010 年 4 月 14 日）：口干，大便干，乏力，食纳好，四肢乏力。

治法：疏肝和胃，清热利湿。处方：逍遥散加减。柴胡12g、赤芍12g、白芍12g、当归12g、金钱草15g、石韦12g、海金沙15g、天花粉20g、火麻仁15g、葶苈子12g、茯苓15g、猪苓15g、黄芩12g、焦三仙各5g、鸡内金12g、水红花子15g，21剂，水煎服，日一剂。

金水宝胶囊5盒，5粒/次，3次/日；生脉Ⅱ号口服液2盒，1支/次，3次/日，口服。

九诊（2010年5月12日）：复查B超：胸腔积液（-），胰腺囊肿，眠好，腹不胀。

治法：疏肝理气，平肝清肝。处方：逍遥散加减。柴胡12g、赤芍12g、白芍12g、当归12g、金钱草15g、石韦12g、海金沙15g、海蛤壳20g、海浮石20g、黑芝麻15g、雄黑豆15g、生牡蛎30g、黄芩12g、焦三仙各5g、鸡内金12g，4剂，水煎服，日一剂。

补心气口服液6盒，1支/次，3次/日；金水宝5盒，5粒/次，3次/日，口服。

按语：胰腺炎是因胰腺消化酶对胰腺自身的消化而造成的急性化学性炎症，发病与胆道感染、胆道蛔虫、酗酒、暴饮暴食等诱因有关，临床上出现腹痛、腹胀、恶心、呕吐、发热等症状。正常情况下，胰管内压力高于胆管内压力，胆汁不会反流入胰管内，当胆总管结石或肿瘤阻塞等原因导致奥狄氏括约肌痉挛或胆管内压力升高，胆汁反流入胰管及胰腺组织，胆汁中的磷脂酰胆碱被分解为溶血磷脂酰胆碱，对胰腺产生毒害作用。胆道感染时细菌释放出的激酶将胰酶激活成能溶解胰腺组织的活性物质，后者将胰酶原转化成胰蛋白酶，引起自身消化，导致胰腺炎。急性胰腺炎一般可采取内科保守治疗，但重型胰腺炎伴严重休克、腹膜炎、肠麻痹、胰周脓肿、消化道大出血、胆源性胰腺炎合并败血症以及十二指肠乳头狭窄或胰管狭窄及结石者，需紧急手术治疗。急性胰腺炎合并胸腹腔积液是判断重症急性胰腺炎的指标之一，文献报道胸腔积液与胰腺囊肿的形成有密切关系，本案患者术后合并胸腔积液、胰腺囊肿，病情属于重症急性胰腺炎合并胆囊炎，经手术治疗。出现胸腔积液、腹胀、恶心、纳呆、咳嗽、胸憋等症状，在西医对症治疗基础上寻求中医治疗。急性胰腺炎中医称之为"脾心痛"，《灵枢·厥病》云："心痛甚者，脾心痛也。"《三因极一病证方论》卷九："脾心痛者，如针刺其心腹，蕴蕴然气满。"脾心者，即《难经》所谓之散膏也，《难经·四十二难》曰："脾重二斤三两，扁广三寸，长五寸，有散膏半斤。"《难经汇注》云："散膏者，为胰。"中医辨证分型现尚无统一的方案，按其临床证候特点，一般可分为肝郁气滞、脾胃实热、肝脾湿热和蛔扰胆胰四型，张老师综合四诊，辨证属于肝脾湿热，治疗以清热化湿，健脾理气为法，用自拟方，方中柴胡、赤白芍、金钱草、黄芩、黄连、黄柏清肝疏肝、利湿解毒，茯苓、猪苓、水红花子、葶苈子、桑白皮泻肺利水消肿，紫菀、川贝止咳化痰，生黄芪、当归益气健脾养血，全方扶正祛邪兼顾，清利而不伤阴，解毒而不伤气，其后数诊，以基本方加减，健脾扶正化湿加薏苡仁、金水宝、补心气口服液；清热利湿加茵陈、石韦、海金沙、泽泻等，化痰止咳加炙百部、海浮石、海蛤壳、天花粉，和胃消食加焦三仙、鸡内金，失眠加牡蛎、黑芝麻、复方酸枣仁膏等，病情逐渐好转，其后生活质量有所提高，至今仍健在，说明药证相符，疗效卓著。

四、结肠切除术后

溃疡性结肠炎（UC）是炎症性肠病的一种，是直肠和结肠慢性非特异性炎症性疾病，结肠炎症在反复发作的慢性过程中，黏膜不断被破坏，充血、水肿、糜烂，甚至出现溃疡，广泛的小溃疡可逐渐融合成大片溃疡。显微镜下可见隐窝结构紊乱，腺体变形，排列紊乱，数目减少等萎缩改变，同时伴杯状细胞减少和潘氏细胞的化生。临床表现为反复发作慢性病程，包括腹泻和黏液脓血便，轻度至中度腹痛，多为左下腹或下腹的阵痛，有"疼痛－便意－便后缓解"的规律，部分患者出现腹胀、食欲不振、恶心、呕吐。UC的临床类型可分为初发型、慢性复发型、慢性持续型、急性爆发型。急性爆发型UC往往起病急，病情严重，全身毒血症状明显，预后不良。溃疡性结肠炎属中医学"腹痛"、"泄泻"范畴。病位在腹，与大小肠、肝、脾、肾密切相关。以脏腑气机不利，脏腑失养，经脉气血阻滞，不通则痛为基本病机。治疗上以"通"字立法，根据寒热虚实、在气在血之不同确立相应治法。实证者重在祛邪疏导；虚证者应温中补虚、益气养血；久病入络，绵绵不愈之腹痛，采取辛润活血通络之法。

张老师对溃疡性结肠炎，尤其结肠术后的患者治疗颇有心得，认为结肠术后，脾胃虚弱，气血生成不足，气血不能温养出现腹痛者居多。根据中医理论"虚者，助之使通"的原理并结合多年的临床经验精心组方，擅用四君子汤合二陈汤加减以健脾益气，行气导滞，坚持守方，常收到良好效果。

◇病例一

于某，女，46岁。1993年5月4日初诊。主诉：结肠切除术后腹痛1年半。现病史：患者于1991年11月因患溃疡性结肠炎出现腹泻，腹痛，在北医三院行结肠切除术，现腹痛，以左下腹为重，后背、下肢痛，全身疼痛，大便不畅。舌淡红，苔薄，脉小沉滑。

中医诊断：腹痛（气虚气滞）。西医诊断：结肠切除术后。

治法：健脾行气导滞。处方：四君子汤合二陈汤加味。党参10g、白术12g、茯苓15g、炙甘草6g、生薏苡仁15g、山药15g、法半夏10g、陈皮10g、麦冬12g、五味子10g、黄连10g、紫菀12g、焦神曲5g、鸡内金12g、焦山楂5g、炒麦芽5g，7剂，水煎服，日一剂。

二诊（1993 年 5 月 11 日）：患者病情好转。服 6 剂，身痛减轻，大便转多，有不消化食物，腹微胀。舌微红，苔白腻，脉沉滑。

治法：健脾行气导滞。处方：四君子汤合二陈汤加味。党参 10g、白术 12g、茯苓 15g、炙甘草 12g、法半夏 10g、陈皮 10g、桔梗 10g、砂仁 6g、焦神曲 5g、鸡内金 12g、五味子 10g、黄芩 12g、焦山楂 5g、炒麦芽 5g，7 剂，水煎服，日一剂。

按语：结肠炎切除结肠后腹胀痛、身痛、后背痛、下肢痛，证属正气大亏，气不行血，后天失养，故治疗以六君子汤加生脉散、山药、生薏苡仁补气养阴健脾，佐以紫菀助山药、白术、麦冬润肠通腑，鸡内金、焦三仙和胃消食，二诊更加木香、砂仁和胃醒脾，消食除胀。

心脑血管内科

一、冠心病、心力衰竭

冠状动脉粥样硬化性心脏病（简称冠心病）是严重危害人类健康的常见病。它指冠状动脉粥样硬化使血管腔狭窄、阻塞，或因冠状动脉痉挛导致心肌缺血、缺氧或坏死而引起的心脏病，以胸部闷痛，甚则胸痛彻背，喘息不得卧为主症。常伴有心悸、气短、自汗，症状常反复发作或持续不解，严重者可见疼痛剧烈、汗出肢冷、面色苍白、唇甲青紫、心律失常等危候，易发生猝死。冠状动脉粥样硬化斑块形成是冠心病的主要病理基础。斑块破溃伴有血小板聚集和血栓形成是冠心病急性症状发生、发展的基本机制。根据不同的临床表型，目前将本病分为急性冠脉综合征和慢性冠脉病。前者包括不稳定型心绞痛、非 ST 段抬高性心肌梗死、ST 段抬高性心肌梗死；后者包括稳定型心绞痛，冠脉正常的心绞痛、无症状性心肌缺血、缺血性心力衰竭。目前冠状动脉造影（SCA）为诊断冠心病的金标准。冠心病的西医治疗包括药物治疗、介入治疗、外科手术治疗。药物治疗仍是冠心病防治的主要手段。常采用阿司匹林、氯吡格雷等抗血小板聚集；β - 受体阻滞剂降低心率和心肌收缩力、心肌耗氧量；硝酸酯类扩张动静脉抗心肌缺血；低分子肝素抗凝血。合并心力衰竭的予以强心、扩血管、利尿、防治感染等。虽然西医有以上措施，但对冠心病的防治效果仍欠佳，冠脉再狭窄发生率居高不下。

冠心病在中医属"胸痹""心痛"范畴，其病位在心，与肺、肝、脾、肾相关，病机为本虚标实，本虚为阴阳气血亏虚，标实为瘀血、寒凝、痰浊、气滞交互为患。治疗上采用泻实补虚之法。针对气滞、血瘀、寒凝、痰浊等标实当泻，分别采取疏理气机、活血化瘀、辛温通阳、泄浊豁痰等治法。对胸痹日久，兼见气血阴阳不足，脏气亏虚者当补，用益气通脉、滋阴益肾、益气温阳等法。张老师寻求古训，结合临证，对于胸痹治疗有独到见解。她指出胸痹临证所见，多表现为气虚血瘀、气滞血瘀、寒凝血瘀、阴虚血瘀等虚实夹杂证候，故临床治疗应注意以通为补，通补结合，交替应用。其"通"法包括宣痹通阳法，善用瓜蒌薤白半夏汤及经验方宣痹生脉汤（由瓜蒌薤白半夏汤和生脉散化裁而成）宣通心阳、益气生脉。"活血化瘀"法，选用赤芍、川芎、丹参、桃仁、延胡索、郁金、降香之品祛瘀通脉。"补"法包括补益气血（选补中益气汤、四物汤）、益气通脉（选生脉散、贞芪生脉散）、滋阴益肾（选麦味地黄汤）、健脾益气（选用香砂六君子汤）。张老在本病治疗中按虚实主次，标本缓急，灵活辨证论治，并配合有效的中成药，取得了很好的效果。

◇**病例一**

冠心病心肌梗死。牛某，女，63 岁。1996 年 3 月 11 日初诊。主诉：心前区疼痛，诊断下壁心梗 1 月。现病史：1 月前出现心前区痛，在外院诊断下壁心梗，胆囊结石，心肌炎，心肌酶高，憋气，失眠，心情烦躁，出气粗，两肋胀。舌暗红，苔薄白，脉弦细。

中医诊断：胸痹（气虚血瘀）。西医诊断：冠心病心肌梗死。

治法：益气活血。处方：生脉饮加减。党参 10g、沙参 12g、麦冬 12g、五味子 10g、柴胡 10g、赤芍 12g、白芍 12g、川芎 10g、珍珠母 20g、炒酸枣仁 15g、郁金 12g、延胡索 12g、姜黄 10g、金钱草 15g、黄芩 12g，7 剂，水煎服，日一剂。

二诊（1996 年 4 月 19 日）：侧位憋气，平躺时轻，肩背不适，咽下异物感。舌脉同上。

治法：益气活血，疏肝理气。处方：生脉散加减。党参 10g、麦冬 12g、五味子 10g、郁金 10g、枳壳 10g、枳实 10g、柴胡 10g、赤芍 12g、白芍 12g、金钱草 15g、当归 12g、桃仁 10g、红花 10g、川芎 10g、黄芩 12g、海金沙 15g、葛根 12g、海螵蛸 30g，6 剂，水煎服，日一剂。

三诊（1996 年 4 月 24 日）：症状减轻，侧位憋气，低头眼胀，纳食差。

治法：益气活血，疏肝理气。处方：生脉散加减。党参 10g、麦冬 12g、五味子 10g、郁金 12g、枳壳 12g、枳实 12g、柴胡 12g、赤芍 12g、白芍 12g、金钱草 30g、菊花 10g、葛根 12g、桃仁 10g、红花 10g、黄芩 12g、白芷 12g、炒酸枣仁 15g，7 剂，水煎服，日一剂。

四诊（1996 年 5 月 10 日）：活动多，下肢发凉无力，头胀轻。

治法：益气活血，宽胸行气。处方：生脉散加减。党参 10g、麦冬 12g、五味子 10g、柴胡 10g、赤芍 12g、白芍 12g、当归 12g、金钱草 30g、郁金 12g、枳实 12g、枳壳 12g、黄芩 12g、海金沙 15g、茯苓 15g、桃仁 10g、川芎 10g，14 剂，水煎服，日一剂。

五诊（1996 年 5 月 24 日）：患者病情好转。咽不适，起床头晕，憋气已消失。

治法：益气活血，平肝潜阳。处方：生脉散加减。党参 10g、麦冬 12g、五味子 10g、柴胡 12g、葛根 12g、赤芍 12g、白芍 12g、栀子 10g、金钱草 15g、黄芩 12g、海金沙 15g、茯苓 15g、菊花 15g、钩藤 15g、生龙骨 30g、生牡蛎 30g，7 剂，水煎服，日一剂。

按语：胸痹症合并胆囊结石，症见胁胀、短气、失眠、胸憋气、背痛、头疼，辨证属气阴虚，心肺火旺，血行瘀阻，方用生脉散加沙参以养气阴，柴胡、当归、川芎、延胡索、郁金疏肝，金钱草、黄芩、赤芍以清肺，姜黄、赤芍、川芎活血，珍珠母、酸枣仁养血平肝。二诊肩背不适，咽部异物感，故加用葛根、枳实、枳壳宽胸柔颈，加红花、桃仁、当归活血养血，海金沙利胆。其后数诊头胀痛加白芷、菊花或加龙牡、钩藤，以对症为要，故症状均见改善。

◇病例二 冠心病，心绞痛

王某，男，44 岁。1994 年 1 月 29 日初诊。主诉：胸闷胸痛 10 天。现病史：患者于 10 天前因劳累出现胸闷憋气，心前区阵发性痛，时有心慌，口干，思饮，下肢麻木，在外院诊断为冠心病，心绞痛。查体：血压 190/100 mmHg。舌质红，苔薄，脉小滑。

辨证：中年男性，劳累致心前区痛，胸闷，证属胸痹真心痛，病机气滞血瘀。

中医诊断：胸痹（气滞血瘀）。西医诊断：冠心病，心绞痛。

治法：理气活血。处方：生脉散加减。麦冬 12g、五味子 10g、沙参 12g、当归 12g、郁金 12g、枳壳 10g、丹参 15g、赤芍 12g、降香 12g、川芎 10g、延胡索 10g、桃仁 10g、黄芩 12g、炒酸枣仁 15g、珍珠母 20g、党参 10g，6 剂，水煎服，日一剂。

二诊（1994 年 2 月 4 日）：患者病情好转，胸闷减轻，劳累之后胸前憋气，睡眠好，二便调。舌质红，苔薄白，脉滑。

治法：理气活血，滋阴潜阳。处方：生脉饮加减。麦冬 12g、五味子 10g、沙参 12g、当归 12g、赤芍 12g、川芎 10g、郁金 12g、炒酸枣仁 15g、延胡索 12g、珍珠母 20g、生黄芪 15g、丹参 15g、生龙骨 30g、生牡蛎 30g、党参 10g，7 剂，水煎服，日一剂。

按语：胸痹、心痛，证多属气虚血瘀，或痰浊、寒凝痹阻胸阳，本案中年男性，血压高，舌红，下肢麻，口干，脉滑，证属气滞血瘀，因常年心悸、憋气之症亦属气虚，故血行无力，故治以生脉散加大量活血理气药（赤芍、川芎、丹参、桃仁、延胡索、郁金、降香）之品取效。

◇病例三 劳力性心绞痛

乔某，女，26 岁。1997 年 1 月 6 日初诊。主诉：胸闷伴心前区痛 1 个月。现病史：患者于 1 个月前可能与劳累有关，出现胸闷，心前区疼，时有咳嗽，白痰，憋气，失眠。查体：心肺听诊（－）。舌质微暗，舌尖红，苔薄，脉沉。

中医诊断：胸痹（气阴虚血热血瘀）。西医诊断：劳力性心绞痛，急性支气管炎。

辨证：平素痛经，近来劳累，出现胸闷胸痛，憋气咳嗽，有少许白痰，舌暗红，苔薄白，舌尖红，失眠，辨证属于气阴虚血热血瘀。

治法：益气养阴，清心安神。处方：生脉散加减。沙参 12g、党参 10g、麦冬 12g、五味子 10g、当归 12g、赤芍 12g、川芎 10g、板蓝根 12g、金银花 15g、柏子仁 10g、炒酸枣仁 15g、珍珠母 20g、苦参 12g、郁金 12g，7 剂，水煎服，日一剂。

二诊（1997 年 1 月 13 日）：好转。心前区疼痛发作 2 次，与呼吸无关，左肩胛骨下方痛。舌微暗，苔薄白，脉沉。

治法：益气养阴，清心安神。处方：生脉散加减。沙参 12g、麦冬 12g、五味子 10g、苦参 12g、板蓝根 12g、当归 12g、金银花 15g、生黄芪 15g、炒酸枣仁 15g、珍珠母 20g、枸杞子 12g、郁金 12g、枳壳 12g、菊花 10g，14 剂，水煎服，日一剂。

三诊（1997 年 1 月 27 日）：好转，两周内心前区痛 1 次，咳嗽去，无痰，胸闷轻。舌质暗红，苔薄白，脉滑。

治法：益气养阴，清心活血。处方：生脉散加减。沙参 12g、党参 10g、麦冬 12g、五味子 10g、当归 12g、赤芍 12g、川芎 10g、板蓝根 12g、金银花 15g、柏子仁 10g、炒酸枣仁 15g、珍珠母 20g、苦参 12g、郁金 12g、杜仲 12g，21 剂，水煎服，日一剂。

四诊（1997 年 2 月 17 日）：好转。月经量较多，月经提前 3 天，有血块，大便可，纳食可，白带多。舌质微红，苔薄白，脉小滑。

治法同前。处方：生脉散加减。沙参 12g、麦冬 12g、五味子 10g、苦参 12g、板蓝根 12g、当归 12g、白芍 12g、生黄芪 15g、金银花 15g、炒酸枣仁 15g、珍珠母 20g、枸杞子 12g、杜仲 15g、制何首乌 12g、黄芩 10g，21 剂，水煎服，日一剂。

五诊（1997 年 3 月 3 日）：好转。一般情况良好，心不慌，纳食佳，白带少。舌质微红，苔薄白，脉滑。

治法同前。处方：生脉饮加减。前方去枸杞子、杜仲，14 剂，水煎服，日一剂。

按语：胸痹一般为气虚血瘀、寒浊、痰阻所致，而此案病机为阴虚血热、血行瘀滞，阴虚表现在舌尖红，失眠，脉小滑沉，虚热见证为月经有块，提前 3 天，血瘀表现为痛经、头疼、心痛，舌质暗，故治疗用沙参生脉散加潜阳清热活血之品而获安。

◇病例四　风湿性心脏病合并心衰

周某，男，55 岁。1993 年 10 月 26 日初诊。主诉：心悸 30 余年。现病史：患者于 1962 年因劳累过度兼感外邪出现心悸，胸闷，劳累后心悸胸闷加重，逐渐出现气短、腹胀、下肢水肿，曾在阜外医院住院，确诊为风湿性心脏病二尖瓣狭窄伴关闭不全，主动脉瓣关闭不全，服用地高辛以及双氢克尿噻、消心痛（硝酸异山梨酯）等药。近半年心悸较重，伴有喘息、失眠，一直服用地高辛（单日 0.25mg，双日 0.125mg），双氢克尿噻 50mg/ 次，日三次，氯化钾片每日 3 片，间断服用心律平及中药生脉散、酸枣仁安神液等。查体：二尖瓣面容，声音低弱，期前收缩（早搏）每分钟 1~2 次。舌质暗，苔薄白，脉沉。

辨证：风湿性心脏病（风心病）瓣膜病变，日久正气亏虚，气虚血瘀，心神失养，故心悸胸闷、气短，舌质及面色发暗。

中医诊断：心悸（气虚血瘀）。西医诊断：风湿性心脏病，二尖瓣狭窄并关闭不全，心功能不全。

治法：益气活血养心。处方：生脉饮加味。党参 10g、麦冬 12g、五味子 10g、延胡索 12g、柏子仁 12g、珍珠母 20g、炒酸枣仁 15g、丹参 12g、赤芍 10g、川芎 10g、香附 10g、郁金 12g，7 剂，水煎分两次温服，日一剂。

地高辛单日 0.25mg，双日 0.125mg，口服；双氢克尿噻 50mg/ 次，日三次，口服。

二诊（1993 年 11 月 1 日）：患者病情明显好转。心悸气短明显减轻，偶有早搏，服心律平。舌质正常，脉小滑。效不更法。

治法：益气活血，安神定悸。处方：生脉饮加味。麦冬 12g、五味子 12g、柏子仁 12g、炒酸枣仁 15g、珍珠母 20g、生牡蛎 30g、延胡索 12g、黄芩 12g、党参 10g、板蓝根 12g、赤芍 12g、降香 12g、郁金 12g、枳壳 12g，7 剂，水煎分两次温服，日一剂。

三诊（1993 年 11 月 9 日）：患者病情好转。时有早搏，每 1 ~ 2 小时一次，稍感心慌气短。舌微红，苔薄白，脉小滑。

辨证：服用上方后症状有所好转，但气短心慌好转不明显，舌质暗红转为微红，说明血瘀减轻，应着力于补气安神。

治法：健脾益气安神。处方：香砂六君子汤加味。党参 10g、白术 10g、茯苓 12g、法半夏 10g、陈皮 10g、生甘草 6g、木香 10g、砂仁 6g、炒酸枣仁 15g、生牡蛎 30g、珍珠母 20g，9 剂，水煎服，日一剂。

地高辛 0.125mg，1 次 / 日，口服；双氢克尿噻片 50mg，2 次 / 日，口服。

四诊（1993 年 11 月 18 日）：患者病情明显好转。早搏基本消失。心悸基本消失，地高辛以及利尿药基本停用。舌嫩红，脉小滑。

治法：健脾和胃，益气安神。处方：香砂六君子汤加味。前方加五味子 10g、焦三仙各 5g、火麻仁 15g，10 剂，水煎温服，日一剂。

五诊（1993 年 11 月 29 日）：患者病情明显好转。早搏已停，体力好，睡眠好，打嗝已停。舌质正常，苔薄白，脉弦小。

治法：滋肾养肺，安神定悸。处方：麦味地黄汤加减。麦冬 12g、五味子 10g、生地黄 12g、熟地黄 12g、山药 15g、山萸肉 10g、牡丹皮 10g、茯苓 12g、泽泻 12g、党参 10g、炒酸枣仁 15g、珍珠母 20g、浮小麦 30g、柏子仁 10g、焦山楂 5g、焦麦芽 5g、焦神曲 5g，10 剂，水煎温服，日一剂。

六诊（1993 年 12 月 16 日）：患者病情好转。洋地黄停用之后一般情况好，时有肝区痛，皮肤瘙痒。舌微红，苔薄白，脉滑。

辨证：皮肤瘙痒，肝区痛提示有肝胆湿热，应酌加清肝胆热之品。

治法同前。处方：麦味地黄汤加减。前方去浮小麦、柏子仁，加黄芩 12g、炒栀子 10g，7 剂，水煎温服，日一剂。

按语：风心病合并瓣膜病、心功能不全，心悸气短，经辨证属气虚血瘀、肾气不足，初治重在理气活血，兼清热养阴，后期治疗在补肾为主，佐以益气，以麦味地黄汤加味，安神定悸选用柏子仁、炒酸枣仁、生牡蛎、珍珠母等；宽胸顺气则加郁金、枳壳、木香、砂仁等；和胃用焦三仙、陈皮，止汗加浮小麦、五味子。治疗过程中始终注意固护正气，用方平淡，取效称奇，能达到停用洋地黄、仅靠中药改善心功能的效果。

◇病例五　冠心病

张某，男，47 岁。2012 年 10 月 9 日初诊。主诉：胸痛伴左脚痛 4 个月。现病史：患者于 4 个月前因劳累扭伤出现胸闷，胸痛，左脚痛，头晕，劳累后加重，住航天部医院诊断为冠心病，颈动脉狭窄，血栓形成，左侧颈动脉植入支架。既往史：有高血压、高脂血症、高尿酸血症多年。查体：舌暗红，苔黄，脉细滑。

中医诊断：胸痹，眩晕。西医诊断：冠心病，高血压。

治法：化痰益气，潜阳活血。处方：宣痹生脉汤加味。瓜蒌 15g、薤白 12g、法半夏 9g、党参 15g、丹参 12g、麦冬 12g、五味子 12g、桃仁 10g、川芎 10g、枳壳 12g、郁金 12g、合欢花 15g、菊花 10g、天麻 12g、决明子 20g、生黄芪 30g，14 剂，水煎服，日一剂。

二诊（2012 年 11 月 6 日）：服药后无短气，憋气减轻，但活动后加重，头不晕，足痛减轻。舌暗红，苔白，脉细滑。

治法：化痰宣痹，活血通阳。处方：瓜蒌薤白半夏汤加味。党参 12g、麦冬 12g、五味子 12g、白术 12g、茯苓 15g、生甘草 6g、瓜蒌 15g、薤白 12g、郁金 12g、枳壳 12g、炒山楂 20g、浮小麦 30g、大枣 15g、生黄芪 15g、桃仁 10g、丹参 12g，28 剂，水煎服，日一剂。

三诊（2012 年 12 月 10 日）：患者病情好转。左脚、肩痛转轻，走路急时胸闷憋气。舌微红，苔厚，脉滑细。

治法：益气潜阳，宣痹通脉。处方：宣痹生脉汤加味。党参 12g、麦冬 12g、五味子 12g、桃仁 10g、丹参 12g、赤芍 12g、瓜蒌 15g、薤白 12g、法半夏 9g、郁金 12g、枳壳 12g、炒山楂 15g、川牛膝 12g、威灵仙 15g、生黄芪 15g，14 剂，水煎服，日一剂。

按语：脉痹不已，复感于邪，发为心痹，"心痹者，脉不通，烦则心下鼓"，发展至真心痛则胸痛彻背，背痛彻心。此患者左脚痛，迁延 4 月余，发为颈动脉血栓、眩晕头痛，又进一步发为心痹、胸痹，符合痹症传变规律，与患者素嗜吸烟、高脂血症、高尿酸血症以及遗传体质有关，舌暗红、苔黄、舌下络脉粗、脉细滑符合痰瘀阻络、肝阳上亢的病机，治宜化痰益气、活血潜阳，方用宣痹生脉汤加味。

宣痹生脉汤是张老师经验方，由瓜蒌、薤白、党参、丹参、法半夏、麦冬、五味子、降香、赤芍、桃仁组成，功用：宣痹化痰、益气生脉。本方由瓜蒌薤白半夏汤和生脉散化裁而成，具有宣痹化痰、益气生脉作用。瓜蒌薤白半夏汤出自《金匮要略》，功用行气解郁，通阳散结，祛痰宽胸，主治痰盛瘀阻胸痹证。生脉散出自《医学启源》，又称生脉饮，功用益气生津，敛阴止汗。方中瓜蒌、薤白宽胸化痰，宣痹通阳为君药；党参、五味子益气生脉，定悸安神，丹参、赤芍活血化瘀，共为臣药；麦冬养阴润肺，助党参、五味子益气养阴生脉，降香、桃仁温通心阳以化瘀，共为佐使。本案以宣痹生脉汤去降香、赤芍，加川芎、郁金以活血通脉，加菊花、天麻、决明子、合欢花以平肝疏肝潜阳，加生黄芪以助党参益气养阴，诸药合用共奏活血化瘀、潜阳益气之功。二诊、三诊病情好转，守方加减足肿痛则加川牛膝、威灵仙、赤芍、山楂以活血止痛，动则胸闷汗出为心气不足则加浮小麦、大枣、白术以益气养心。

◇病例六　冠状动脉粥样硬化性心脏病（冠心病）

梁某，女，76 岁。2012 年 10 月 22 日初诊。主诉：心悸后背痛半年。现病史：患者于半年前不明原因出现天冷后心慌、心律不齐、后背紧痛、头晕，在外院诊断为冠心病，心房纤颤，高血压。口服酒石酸美托洛尔缓释片、缬沙坦、阿司匹林等，症状不减。既往史：神经鞘膜瘤手术后 5 年，高血压病史 6 年，冠心病史 4 年。查体：舌红苔薄，脉细滑。

辨证：神经鞘膜瘤术后，曾肌注胸腺肽，长期口服降压药、扩张冠脉血管药以及中药散结药小金丸等，本值古稀之年，正气已虚，再加西药手术等对人体正气的克伐，使正气更虚，气虚则血行迟缓，心失所养，心脉瘀阻，神明无主，故后背畏寒发紧疼痛、心悸，血行瘀阻故胸闷，治需扶正祛邪并举，以补益为主兼以化瘀宣痹，方用生脉散合瓜蒌薤白半夏汤为佳。

中医诊断：心悸（胸阳闭阻，气虚血瘀）。西医诊断：冠状动脉粥样硬化性心脏病。

治法：益气活血，宣痹通阳。处方：生脉饮合瓜蒌薤白半夏汤加减。麦冬12g、党参12g、五味子12g、瓜蒌15g、薤白12g、法半夏9g、桃仁10g、丹参12g、郁金12g、枳壳12g、当归12g、生黄芪15g、炒酸枣仁15g、柏子仁10g，14剂，水煎服，日一剂。

复方丹参滴丸2盒，10粒/次，3次/日；丹七片2盒，4片/次，2次/日，口服。

二诊（2012年11月19日）：病情好转。心悸减轻，足活动已不痛，能走路，无特殊不适。舌暗红，苔薄白，脉细。

治法同前。处方：生脉饮合瓜蒌薤白半夏汤加减。前方去郁金、枳壳、当归，加女贞子15g、赤芍12g，14剂，水煎服，日一剂。

复方丹参滴丸3瓶，10粒/次，3次/日，口服。

三诊（2013年1月7日）：病情好转。心悸、头晕减轻。舌淡暗，苔薄白，脉细代。

治法：益气养阴，活血散结。处方：贞芪生脉饮加味。柏子仁12g、生黄芪15g、女贞子15g、党参12g、麦冬12g、五味子12g、黄精15g、郁金12g、枳壳12g、桃仁10g、丹参12g、赤芍12g、浙贝母12g、龙葵12g、炒杏仁15g，14剂，水煎服，日一剂。

四诊（2013年3月4日）：患者病情好转。头晕心悸减轻，一般情况较好。舌暗淡，苔薄白，脉细代。

治法：益气养阴，活血散结。处方：贞芪生脉饮加减。女贞子15g、生黄芪15g、党参12g、白术12g、生甘草6g、生薏苡仁15g、丹参12g、赤芍12g、降香15g、浙贝母15g、龙葵15g、王不留行12g、炒酸枣仁15g，14剂，水煎服，日一剂。

丹七片2盒，5片/次，3次/日，口服。

按语：古稀之年，阴阳气血亏虚，加之手术、大病之后，再患高血压、冠心病等病，药物克伐与手术损伤并行，使者正气更亏，血行瘀滞，胸阳不振，络脉闭阻，心失所养，故现心悸、胸闷、眩晕、气短之证。治疗标本兼治，一则宣痹化瘀以祛邪，再则益气养阴以扶正，后数诊因兼顾甲状腺结节和神经鞘膜瘤术后防止病邪复结成块，所以加用浙贝母、王不留行、龙葵等药，心神失养故用炒酸枣仁、柏子仁、茯苓以安神。

◇病例七　心肌炎，心绞痛

王某，女，11岁。1997年1月6日初诊。主诉：劳累后心前区疼痛心慌1个月。现病史：患者于1个月前劳累感冒后出现心慌、心前区痛，在北医三院诊断为"心肌炎"，经住院治疗 26 天，症状稍好转，仍劳累后心慌，时有心前区痛，食欲好，眠差，二便调。既往史：有柯萨奇病毒阳性史，无药物过敏史。查体：一般情况可，肺听诊（－），心率 96 次 / 分，心律齐，舌质红，苔薄白，脉滑。化验：CPK-MB 15 U/L（肌酸激酶同工酶 0 ~ 16），心电图示 ST-T 改变。

中医诊断：胸痹（阴虚血瘀）。西医诊断：心肌炎，心绞痛。

治法：益阴行气，化瘀活血。处方：生脉散加减。沙参 10g、麦冬 12g、五味子 10g、党参 10g、当归 10g、板蓝根 10g、珍珠母 15g、栀子 10g、金银花 12g、苦参 12g、郁金 10g、炒酸枣仁 12g，14 剂，水煎服，日一剂。

二诊（1997 年 1 月 20 日）：食欲增加，无心悸，心前区痛。舌尖红，苔薄，脉滑。

治法同前。处方：生脉散加减。前方去栀子，加白芍 10g、大青叶 10g、黄芩 6g，7 剂，水煎服，日一剂。

三诊（1997 年 2 月 3 日）：无心悸，无痛感，食纳佳。舌质微红，苔薄，脉滑。

治法处方同前，7 剂，水煎服，日一剂。

四诊（1997 年 2 月 18 日）：无特殊不适，月经提前 5 日。舌质微红，苔薄，脉滑。

治法：益阴行气，化瘀活血。处方：生脉散加减。沙参 10g、麦冬 12g、五味子 10g、当归 10g、苦参 12g、黄芩 10g、金银花 12g、板蓝根 10g、大青叶 10g、茯苓 10g、枳壳 10g、珍珠母 15g，7 剂，水煎服，日一剂。

五诊（1997 年 2 月 28 日）：症状均好转，化验心肌酶谱均正常。

治法处方同前，7 剂，水煎服，日一剂。

六诊（1997 年 3 月 14 日）：服前方 60 剂，症状好转。舌质微红，苔腻，脉滑。

治法处方同前，7 剂，水煎服，日一剂。

按语：胸痹心痛一般是由气虚血瘀、寒凝痰阻所致。而此案病机为阴虚化热、血行瘀滞，阴虚表现在舌尖红、失眠、脉滑弦，治法以益气养阴，养心清热为主，用方以生脉散加味，清热加金银花、大青叶、板蓝根、黄芩、苦参，宁心安神加炒酸枣仁、柏子仁、珍珠母、郁金。月经有血块，头疼，经期提前为血瘀见证，故加当归而获安，方中苦参、五味子、郁金对心肌损伤、心律失常有治疗作用。

◇ **病例八 支气管炎，冠心病**

田某，女，45 岁。1998 年 8 月 26 日初诊。主诉：胸闷、发热近 1 年。现病史：近 1 年不明原因致胸闷、发热，胸前不适、咳嗽，体温 37.4℃左右，曾在北京协和医院就诊，用必可酮（丙酸倍氯米松气雾剂）、喘乐宁，症状轻，仍有胸闷脘痞、咳嗽。既往史：无重要病史，平素易生气。查体：双肺听诊（－），呼吸音粗，心率 76 次 / 分。舌质微暗，苔薄白腻，脉小滑，三院 X 线胸片：肺纹理增重。

中医诊断：胸痹（气滞痰阻）。西医诊断：急性支气管炎，冠心病？

辨证：外邪束肺，内邪干肺，皆可致肺为邪侵，金破不鸣，胸阳痹阻，故咳嗽胸闷，气逆痰阻故脘痞。

治法：通阳散结，宽胸顺气。处方：瓜蒌薤白半夏汤加减。全瓜蒌 15g、薤白 12g、法半夏 10g、苦参 12g、紫菀 12g、炙百部 12g、黄芩 12g、鱼腥草 30g、金银花 15g、板蓝根 12g、生甘草 6g、延胡索 12g、郁金 12g、枳实 12g、枳壳 12g，14 剂，水煎服，日一剂。

二诊（1998 年 10 月 20 日）：仍有胸闷憋气，咳嗽不重。舌质微暗，苔薄白腻，脉小滑。

治法：通阳散结，益气祛痰。处方：生脉散合瓜蒌薤白半夏汤加减。党参 10g、麦冬 12g、五味子 10g、全瓜蒌 15g、薤白 12g、苦参 12g、炙百部 12g、紫菀 12g、黄芩 12g、当归 12g、板蓝根 12g、金银花 15g、郁金 12g、枳实 12g、枳壳 12g，14 剂，水煎服，日一剂。

三诊（1998 年 11 月 6 日）：胃脘发闷减轻，晨起较重。舌质微暗，苔薄白，脉弦小。

治法：通阳散结，祛痰活血。处方：瓜蒌薤白半夏汤合四物汤加减。全瓜蒌 15g、薤白 12g、法半夏 10g、郁金 12g、枳壳 12g、当归 12g、川芎 12g、赤芍 12g、丹参 12g、莱菔子 12g、黄芩 12g、苦参 12g，7 剂，水煎服，日一剂。

双黄连颗粒 1 盒，10g/ 次，3 次 / 日；养阴清肺丸 1 盒，1 丸 / 次，2 次 / 日，口服。

四诊（1998 年 11 月 17 日）：4～5 天前因生气致胸闷、胃脘痛加重。舌质微暗，苔薄白，脉小滑。

治法：通阳化痰，疏肝理气。处方：逍遥散合瓜蒌薤白半夏汤加减。柴胡 10g、赤芍 12g、白芍 12g、当归 12g、白术 12g、茯苓 12g、生甘草 6g、全瓜蒌 12g、薤白 12g、郁金 12g、枳实 12g、枳壳 12g、黄芩 12g、龙胆草 10g，7 剂，水煎服，日一剂。

五诊（1998 年 11 月 27 日）：胸闷憋气减轻，稍有恶心，胃脘已无不适，食纳可，二便调。舌质微暗，苔薄白，脉小滑。

治法：通阳化痰，疏肝理气。处方：逍遥散合瓜蒌薤白半夏汤加减。柴胡 10g、赤芍 12g、白芍 12g、当归 12g、白术 12g、全瓜蒌 12g、薤白 12g、郁金 12g、枳实 12g、枳壳 12g、桃仁 10g、焦三仙各 5g、鸡内金 12g、龙胆草 10g、栀子 10g，7 剂，水煎服，日一剂。

按语：胸痹之症，以喘息咳唾胸背痛，关上脉小紧数为主症，与真心痛之胸痛彻背背痛彻心有别，本病患者为中年女性，平素易生气，生气后症状加重，以胸闷咳嗽脘痞或痛，脉小滑，苔白腻为主症，故可诊为胸痹，证属胸阳不畅，气滞痰阻血瘀，治以通阳散结，宽胸顺气活血，方用瓜蒌薤白半夏汤加减，初诊加金银花、板蓝根、黄芩、鱼腥草、紫菀、炙百部以清肺解表，化痰利咽，加郁金、枳壳、枳实、延胡索以宽胸理气止痛，后数诊主方不变，依症加四物汤、生脉饮、逍遥散等，总不离疏肝理气，化痰通阳之法。

◇病例九　心包积液合并肺炎支原体、衣原体感染

吴某，女，28岁。2014年10月9初诊。主诉：胸闷憋气伴反复发热50天。现病史：患者于50天前不明原因胸闷、憋气、活动后气短、心悸、乏力、发热，尿频，体温最高39.0℃，于2014年8月25日至今住本院心血管内科，住院期间诊断：先天性心脏病，房间隔缺损修补术后，心包积液，胸腔积液，心功能不全（Ⅱ级），发热待查，泌尿系感染，上呼吸道感染，给予静脉滴注头孢他啶、莫西沙星、阿奇霉素、痰热清、喜炎平、呋塞米注射液，口服阿奇霉素，目前仍在口服阿奇霉素片。刻下：低热，每日体温波动在37.3℃～38.6℃，下午及夜间体温高于上午，胸闷，腹胀，口干，大便稀溏，3～4次/日，心慌，上楼气短，不咳嗽，食纳可，小便调。既往史：7岁时发现先天性心脏病（房间隔缺损），去年四月在阜外医院住院手术，诊断：先天性心脏病房间隔缺损，先天性左上腔静脉左房，三尖瓣中度关闭不全，动脉导管未闭，肺动脉高压。查体：一般情况可，体温38℃，双肺呼吸音清，左中下肺腋后线呼吸音稍低，心律齐，66次/分。舌质淡、苔薄白，脉细滑。化验：肝肾功能、糖化血红蛋白、甲状腺功能七项均正常，8月27日心脏彩超：先天性心脏病术后，心包积液（中量～大量，左侧心包液体30mm，右侧心包液体28mm。左侧心底部液体13mm），LVEF64%，二尖瓣关闭不全、三尖瓣反流、主动脉瓣反流；9月16日胸部CT示：开胸术后改变，右肺中叶斑点影，左肺舌叶、双肺下叶条索，双侧胸腔积液、心包积液，左肺上叶局限性肺气肿，心脏稍大。感染性疾病筛查五项均阴性。超敏C-反应蛋白52.20mg/L。血培养：无致病菌生长。

中医诊断：发热（气虚发热）、心悸（脾虚水饮凌心）。西医诊断：先天性心脏病术后，心包积液、胸腔积液，肺部感染，心功能不全（Ⅱ级）。

治法：益气健脾，化湿利水。处方：补中益气汤加减。生黄芪15g、党参12g、白术12g、升麻10g、柴胡10g、当归12g、茯苓15g、麦冬12g、五味子12g、忍冬藤15g、生薏苡仁20g、砂仁10g、木香10g、猪苓15g、黄芩12g、黄连10g，7剂，水煎服，日一剂。

二诊（2014 年 10 月 14 日）：昨日运动后发烧 38.6℃，未服退热药及消炎药，今晨体温降至 37℃，恶风怕冷，不咳嗽，无痰，气短，已出院 4 天，停服阿奇霉素。10 月 9 日查肺炎支原体抗体（定量：30.99bu/mL）、肺炎衣原体均阳性（定量：2.10s/co），嗜肺军团菌抗体阴性，查体双肺呼吸音清，心率 100 次 / 分，律齐。舌质红，苔薄，脉滑数。

治法：益阴行气固表。处方：生脉散合玉屏风散加减。党参 12g、麦冬 12g、五味子 12g、生黄芪 20g、防风 10g、白术 12g、黄芩 12g、黄连 10g、黄柏 12g、金银花 15g、连翘 12g、茯苓 20g、猪苓 20g、水红花子 15g、柏子仁 12g，7 剂，水煎服，日一剂。

双黄连颗粒 2 盒，2 袋 / 次，3 次 / 日，口服。

三诊（2014 年 10 月 21 日）：只服用中药，仍间断低热，体温 37.6℃ ~ 38.1℃，月经期前体温最高到 38.5℃，心率 110 次 / 分，近几日持续 90 ~ 100 次 / 分，全身乏力，月经来潮，痛经，白带不多。舌质微暗，苔薄，脉滑数。

治法：益气固表，滋阴清热。处方：生脉散合玉屏风散加减。生黄芪 20g、党参 15g、麦冬 12g、五味子 12g、白术 12g、茯苓 15g、当归 15g、白芍 15g、川芎 12g、香附 10g、全瓜蒌 15g、郁金 12g、黄芩 12g、黄连 10g、黄柏 12g、金银花 15g、连翘 12g、猪苓 20g、炒酸枣仁 15g、珍珠母 15g，7 剂，水煎服，日一剂。

四诊（2014 年 10 月 28 日）：近 5 日未发热，心率 60 ~ 80 次 / 分，大便一日 1 ~ 2 次，腹胀，食纳佳，体力尚可，月经有血块，舌质正常，舌尖微红，脉弦数，左乳下见术后手术瘢痕，表皮略发暗。10 月 24 日在北医三院查肺炎支原体抗体阳性（定量 1：160）。

处方：原方加水红花子 15g，泽兰 12g。7 剂，水煎服。双黄连颗粒继服。

五诊（2014 年 11 月 4 日）：近 11 日未发热，体力较前好，上楼一次可登 6 层，已停服抗生素 26 天，食纳好，腹胀，腹鸣，大便稀便，一日 4 次，眠可。舌质微红，苔薄，脉细滑。11 月 2 日北医三院检查心脏彩超：二尖瓣前叶脱垂伴轻度反流，心包腔未见异常，LVEF 66%。

治法：益阴行气，化湿利水。处方：生脉散合玉屏风散加减。党参 12g、麦冬 12g、五味子 12g、生黄芪 30g、防风 10g、白术 12g、黄芩 12g、黄连 10g、黄柏 12g、金银花 15g、连翘 12g、猪苓 30g、茯苓 20g、水红花子 15g、生薏苡仁 15g、砂仁 10g，7 剂，水煎服，日一剂。

双黄连颗粒 3 盒，2 袋 / 次，3 次 / 日，生脉 II 号口服液 2 盒，1 支 / 次，3 次 / 日，口服。

六诊（2014 年 12 月 24 日）：体温正常，日常生活及上 6 层不觉憋气心悸，已结婚，准备怀孕。阜外医院CT：①在右下肺基底段胸膜下小斑片影，考虑少许慢性炎症。左上肺叶后段局限性肺气肿，两肺少许感染。②右房室大，心包轻度增厚，考虑为术后改变。

　　按语：先天性心脏病、房间隔缺损、动脉导管未闭行手术修补后，并发心包积液、胸腔积液、肺部感染、心功能不全（心衰），以及肺炎支原体、衣原体感染，属于危重病、疑难病，心包积液多见于肺部感染、心衰、心脏手术后、心肌炎、尿毒症等，以感染所致为多，感染性包括结核、病毒、细菌（金黄色葡萄球菌、肺炎球菌、革兰阴性杆菌等）、肺炎支原体、肺炎衣原体等；非感染者包括肿瘤（尤其肺癌、乳腺癌等）、类风湿关节炎、系统性红斑狼疮、先天性心脏病、心脏损伤或心脏手术后、内分泌代谢性疾病（如甲减、尿毒症、痛风等）、放射损伤、心肌梗死等。心包积液发生在先天性心脏病术后心衰合并肺炎支原体感染、肺炎衣原体感染者治疗较为棘手，单纯西药抗感染治疗往往不能很好取效。本案患者在本院心血管内科住院月余，应用中西医各种治疗手段仍不能治愈发热、心衰及心包积液，患者慕名求张老师医治，张老师根据先天性心脏病术后，久病胸闷发热、气短心悸，伴腹胀、便稀、乏力、午后及夜间体温高，脉细舌淡，辨证心脾两虚、饮停凌心犯肺，拟益气健脾、化湿利水为大法，用补中益气汤中党参、黄芪、白术为君以益气补中；生脉散、当归益气养血复脉为臣；生薏苡仁、砂仁、木香、陈皮燥湿化湿，猪苓利湿，芩连、忍冬藤清热燥湿为佐；升麻、柴胡升提中气、引药归经为使，诸药合用共奏健脾益气、化湿利水清热之效。其后复诊数次，不离益气健脾、化湿和胃大法，随症加减，终治愈顽疾，12月肺CT未见胸腔积液，已自行上6楼不憋气，B超未见心包积液，心脏射血分数正常，说明病情已趋痊愈。

二、心律失常

　　心律失常是由于窦房结激动异常或激动产生于窦房结以外，激动的传导缓慢、阻滞或经异常通道传导，即心脏活动的起源和（或）传导障碍导致心脏搏动的频率和（或）节律异常。心律失常可单独发病亦可与心血管病伴发。可突然发作而致猝死，亦可持续累及心脏而致其衰竭。心律失常可见于各种器质性心脏病，其中以冠状动脉粥样硬化性心脏病、心肌病、心肌炎和风湿性心脏病为多见，心律失常的临床表现有心悸，胸闷，头晕，低血压，出汗，严重者可出现晕厥、阿-斯综合征，甚至猝死。中医认为"心主身之血脉""其充在血脉"。心脏病变与人身之血脉密切相关，但总归为各种内外致病因素，如邪毒、痰饮、瘀血阻滞心脉，或素体阴阳失衡，气阴亏虚、心阳不足，导致心脉运行不畅，出现心律失常。张老师认为心律失常当分阴阳辨证，阳者过速，阴者过缓，虽阴阳分治，但心主为病，不可过用攻伐，应详细诊查，若无其他病理因素，首当以温通为先。心主血脉，脉当律动为宜。凡脉失律者，必脉道不通。故首当益气温通，以黄芪桂枝五物汤为主方，配合党参、麦冬、五味子益气养阴，佐以丹参、桃仁、牡丹皮等活血药疏通血脉，益以苦参调整心率，瓜蒌、薤白宣痹宽胸，再结合患者病情虚实，活用燥湿、益气、养血、安神各类治法，对症用药，疗效较单纯控制心率更佳。

◇病例一

盛某，女，71 岁。2013 年 6 月 27 日初诊。主诉：心悸头晕 2 月。现病史：患者于 2 月前因劳累出现心悸，乏力，头晕，时有自汗，失眠，大便稀溏。在本院做心电图示窦性心律，心动过缓 50 次 / 分左右，ST–T 改变。既往史：干燥综合征病史 10 年，左肾切除术后 5 年。对五味子过敏。查体：血压 110/70 mmHg，心率 80 次 / 分。舌淡，苔薄白，脉细。

辨证分析：高年久病，肾切除术后，心肾阳气不足，水火不能既济，心神失于濡养，清阳不升，故时有心悸头晕，失眠自汗等症。

中医诊断：心悸（心肾阳气亏虚，心失所养）。西医诊断：心律失常，心动过缓。

治法：益气养心，温阳安神。处方：炙甘草汤加减。党参 12g、桂枝 6g、干姜 6g、麦冬 12g、当归 12g、生地黄 10g、炒酸枣仁 12g、柏子仁 12g、川芎 10g、延胡索 12g、葛根 12g、菊花 10g、荜茇 6g、天花粉 12g、炙甘草 10g，14 剂，水煎服，日一剂。

黄杨宁片 100 片，4 片 / 次，3 次 / 日，口服。

二诊（2013 年 8 月 8 日）：病情好转。心悸减轻，仍时有头晕，血压偏低，纳少，近几日舌边起疮疼痛，大便可，睡眠尚可。血压 100/56 mmHg。舌暗红，苔薄白，脉细滑。

治法：升阳益气，兼清虚热。处方：补中益气汤加减。党参 12g、生黄芪 15g、白术 12g、茯苓 12g、陈皮 12g、升麻 10g、葛根 12g、砂仁 10g、木香 10g、菊花 10g、天花粉 15g、生薏苡仁 15g、鸡内金 12g、焦三仙各 5g、炙甘草 6g，21 剂，水煎服，日一剂。

杞菊地黄丸 2 盒，10 丸 / 次，3 次 / 日，口服。

三诊（2013 年 10 月 10 日）：病情好转。心悸头晕减，时有头汗，足凉，下肢抽筋，腿痛，腰痛口干，大便调。舌暗淡，苔薄白，脉弦细。

治法：益气温阳宣痹。处方：黄芪桂枝五物汤加减。生黄芪 15g、桂枝 12g、白芍 15g、白术 12g、防风 10g、炙甘草 10g、补骨脂 12g、巴戟天 10g、威灵仙 15g、伸筋草 12g、杜仲 15g、续断 15g、天花粉 15g，14 剂，水煎服，日一剂。

按语：患者有干燥综合征史以及左肾切除术史，体质偏虚，高年肾亏，心失温煦，神不守舍，心失所养，清阳不升，故心悸气短，乏力头晕，失眠自汗，素体阳虚，脾胃运化失常，故便溏腹泻，食少，舌淡，苔白厚，脉细亦为心脾两虚之征，治宜补气温阳，健脾养心。方用炙甘草汤加味，加川芎、当归、炒酸枣仁、柏子仁助生地黄、麦冬养血补心安神，加菊花、葛根以升清阳清头目，加荜拨助干姜、党参温养脾胃，加天花粉助生地黄滋阴，张老师常用荜茇配干姜、苦参、桂枝治疗心动过缓多有良效；二诊心悸轻，但因舌红起疮，血压低，头晕重，故改用补中益气汤加减；三诊因下肢疼痛，足凉腰痛，病似痛痹，更方用黄芪桂枝五物汤加续断、杜仲、巴戟天、补骨脂以奏温阳养血、宣痹止痛之功。

◇病例二

高某，女，41 岁。1997 年 2 月 12 日初诊。主诉：心悸乏力 14 年。现病史：患者于 1983 年因用甲氰米胍出现心动过缓、失眠，心律齐，心率 45 ~ 50 次 / 分，乏力，半身麻木，在本院诊断为窦性心动过缓。舌淡，苔薄白，脉细缓。

中医诊断：心悸（心阳不振，气虚血瘀）。西医诊断：窦性心动过缓。

治法：益气温阳活血。处方：黄芪桂枝五物汤加减。赤芍 12g、荜茇 10g、高良姜 10g、当归 12g、白芍 12g、桂枝 10g、延胡索 12g、生黄芪 15g、郁金 12g、枳壳 12g、苦参 12g、炒酸枣仁 15g、珍珠母 20g、柴胡 12g、党参 12g、麦冬 12g、五味子 10g，7 剂，水煎服，日一剂。

二诊（1997 年 2 月 20 日）：患者病情明显好转。心律增加到 70 次 / 分左右，眠差，左半身仍麻木。舌淡，苔薄白，脉细缓。

治法：益气温阳活血。处方：黄芪桂枝五物汤加减。生黄芪 15g、桂枝 10g、赤芍 12g、白芍 12g、炙甘草 6g、高良姜 12g、当归 12g、丹参 15g、苦参 15g、珍珠母 20g、合欢皮 20g、炒酸枣仁 15g、浮小麦 30g、五味子 10g、党参 10g、麦冬 12g、鸡血藤 15g，14 剂，水煎服，日一剂。

三诊（1997 年 3 月 6 日）：患者病情继续好转。左半身麻木减轻。舌质红，苔薄，脉滑。

处方：黄芪桂枝五物汤加减。炙甘草 6g、高良姜 12g、当归 12g、桃仁 10g、红花 10g、鸡血藤 15g、络石藤 15g、五味子 10g、炒酸枣仁 15g、生黄芪 15g、浮小麦 30g、桑枝 15g、桂枝 10g、赤芍 12g、白芍 12g，14 剂，水煎服，日一剂。

按语：心动过缓是较常见疑难病，病因不清，除与遗传有关，可能与情志刺激有关，治疗较难，本案因有失眠、半身麻木，故用黄芪桂枝五物汤合生脉饮加味，因病因与情志相关，故方中加疏肝平肝安神之品，缓脉属阴脉，故需温通，加高良姜、荜茇、桂枝温阳通脉，心脉缓则易于悸动不安，需安神养心，此即用五味子、炒酸枣仁、珍珠母、合欢皮、丹参之故，苦参为治心动过缓良药，常与高良姜为伍，一温一凉搭配，动静结合；半身麻木属气虚血瘀，故三诊加鸡血藤、络石藤、桃仁、红花、桑枝等活血逐瘀通络之品。

◇病例三

蔡某，女，47 岁。2013 年 4 月 25 日初诊。主诉：心悸胸闷 1 月。现病史：患者于 1 月前因月经量多以及劳累出现心悸，胸闷，在阜外医院就诊，诊断为窦性心动过缓，平素心率在 52 次 / 分左右，伴腰酸，头晕，胃胀，乏力，眠差。舌淡嫩，苔薄白，脉细弦。

辨证：月经量多，淋漓不断，加之劳累过度，导致气血亏虚，故心悸，乏力，腰酸，头晕，眠差。

中医诊断：心悸（气血亏虚）。西医诊断：窦性心动过缓。

治法：益气养血，补肾和胃。处方：参芪生脉饮加减。生黄芪 15g、党参 12g、麦冬 12g、五味子 12g、郁金 12g、枳壳 12g、当归 12g、白芍 15g、旋覆花 12g、菊花 10g、黄精 15g、杜仲 12g、续断 12g、枸杞子 12g、玫瑰花 12g、佛手 10g，7 剂，水煎服，2 次 / 日。

二诊（2013 年 5 月 9 日）：病情好转。服药后月经正常，心率 60 次 / 分，已不心慌，食后仍胃胀，头不晕，腰稍痛。舌嫩，苔白润，脉弦小。

治法：益气养血，补肾和胃。处方：参芪生脉饮加减。生黄芪 12g、党参 12g、麦冬 12g、五味子 12g、白术 12g、茯苓 12g、当归 12g、白芍 15g、香附 10g、金毛狗脊 12g、威灵仙 12g、杜仲 12g、续断 12g、木香 10g，7 剂，水煎服，2 次 / 日。

三诊（2013 年 6 月 6 日）：病情好转。月经如常，心悸去，有时胃胀，生气后胸疼，近几日外阴瘙痒。舌嫩，苔薄白，脉小滑。

治法：补气养血，化湿。处方：八珍汤加减。当归 12g、赤芍 12g、川芎 10g、生地黄 15g、党参 12g、白术 12g、茯苓 12g、炙甘草 6g、旱莲草 15g、香附 12g、萆薢 12g、黄柏 12g、滑石 20g，14 剂，水煎服，2 次 / 日。

按语：因平素月经量多，加之劳累过度，导致心悸，乏力，胸闷，头晕，眠差，腰酸，胃脘胀满，中医诊断心悸，辨证属于气血两虚，脾虚气滞，治疗重在补气养血，兼以益肾和胃，以增气血生化之源，张老师主张治疗气血两虚时重点在益气，因气以生血、气以生精，气生则血化有源，气旺血生则心悸头晕等症可去，张老师喜用参芪生脉饮加味，以参、芪、五味子、黄精益气，麦冬、枸杞子、白芍、当归、滋养阴血，加续断、杜仲补肾，旋覆花、佛手和胃，玫瑰花养血活血，菊花明目清头；二诊心慌、胃胀减轻，进食后仍不适，说明脾胃气虚气滞，故加木香、砂仁理气和胃，白术、茯苓配党参、甘草成四君子汤健脾益气，腰酸痛加金毛狗脊、威灵仙补肾通络；三诊症状继减，唯外阴瘙痒，属于脾虚湿阻下注所致，故加萹蓄、萆薢、黄柏、滑石以利湿燥湿，加旱莲草、四物汤以养血，如此随证加减，获效始著。

◇**病例四**

孟某，女，62岁。2013年11月4日初诊。主诉：心悸胸闷10天。现病史：患者于10天前因劳累出现心悸，胸闷，憋气，神疲乏力，在外院做24小时动态心电图示窦性心律不齐，最慢49次/分，最快122次/分，室性期前收缩306次/24小时，室上性11次/24小时。既往史：心肌炎史34年，已基本治愈。查体：口唇紫暗，舌淡暗，苔薄白，脉细滑。

辨证：1979年患心肌炎，虽经中西药治疗基本治愈，但仍会遗留心脏损伤，影响心脏供血和窦房结功能，10天前劳累致久病复发，心悸憋气，胸闷气短，神疲，唇紫舌暗，一派气虚血瘀，心神不安之征，治当益气安神，养血活血为法。

中医诊断：心悸（气虚血瘀）。西医诊断：心律失常，多发室性期前收缩。

治法：益气养心，活血宽胸。处方：生脉散合瓜蒌薤白半夏汤加减。党参12g、麦冬12g、五味子12g、瓜蒌15g、薤白12g、法半夏10g、郁金12g、枳壳12g、生黄芪15g、柏子仁12g、炒酸枣仁15g、丹参15g、桃仁12g、苦参12g，7剂，水煎服，日一剂。

复方丹参滴丸2瓶，10粒/次，3次/日，口服。

二诊（2013年11月11日）：患者病情明显好转。服药后心悸明显好转，次数减少，仍有时心悸，乏力减轻。舌微暗，苔薄白，脉细滑。

治法：益气养心，活血宽胸。处方：生脉散合瓜蒌薤白半夏汤加减。前方加荜芨10g、生牡蛎30g，14剂，水煎服，日一剂。

补心气口服液2盒，1支/次，3次/日，口服。

三诊（2013年11月25日）：患者病情好转。心悸每在傍晚发生，有时心前区不适。舌暗淡，苔白略厚，脉细滑。

治法：益气养阴，温通血脉。处方：参麦饮加味。党参12g、麦冬12g、五味子12g、生黄芪15g、补骨脂12g、当归15g、枳壳12g、柏子仁12g、丹参15g、赤芍15g、桃仁12g、炒酸枣仁15g、郁金12g、黄精15g，7剂，水煎服，日一剂。

补心气口服液3盒，1支/次，3次/日，口服。

按语：患心肌炎后，正气损伤，遇劳累正气复伤，气虚血行瘀滞，胸中宗气亏损，心失所养故心悸、胸闷、神疲乏力，舌淡暗唇紫皆为气虚血瘀之征，胸阳闭阻，故胸憋闷不适，有成真心痛之势，治疗当益气活血，宣痹通阳，张老师用生脉饮合瓜蒌薤白半夏汤以养气阴，宣痹化痰，加丹参、桃仁、郁金活血化瘀，生黄芪助党参益气，枳壳助瓜蒌宽胸，柏子仁、炒酸枣仁助生脉饮养心安神，用苦参者，因其有减慢心率的作用，符合中医苦味归心养心的药性理论；二诊加用荜茇以温心阳治疗心动过缓，加生牡蛎以镇心安神；三诊时出现入晚心悸明显，辨证属阳虚血瘀突出，故去宽胸化痰之瓜蒌薤白半夏汤，加大量温补心阳活血之品。

◇病例四

孙某，男，51岁。2015年3月17日初诊。主诉：心悸胸闷1月。现病史：近1个月心悸、胸闷，体检EKG提示房室传导阻滞，心律失常，心动过缓，纳可，二便调。既往史：湿疹史2年，手指时常作痒。查体：心率52次/分，血压120/80 mmHg，舌质微红，苔薄白，脉弦细。

中医诊断：心悸（气阴两虚，心失所养）。西医诊断：心律失常，湿疹。

治法：滋阴补气，养心安神，燥湿止痒。处方：生脉散加味。生黄芪20g、红景天12g、党参12g、麦冬12g、五味子12g、蚕蛹2袋、荜茇12g、高良姜12g、桂枝10g、赤芍15g、桃仁10g、丹参12g、炒酸枣仁15g、黄芩12g、珍珠母15g、牡蛎20g、白鲜皮12g、地肤子12g，7剂，水煎服，日一剂。

心神宁片2瓶，4片/次，3次/日；生脉2号口服液2盒，1支/次，2次/日，口服。

二诊（2015年3月24日）：近日来感觉心悸，手痒减轻，眠可。

治法同前。处方：上方继服7剂，水煎服，日一剂。

中成药上药继服。

三诊（2015年3月14日）：已不觉心悸，2015年4月1日动态心电图示：最慢心率58次/分，房室传导阻滞，偶有室性期前收缩（室早），大便稀不成形，胃脘不痛，鼻干，夜间口干渴，上肢手指瘙痒。

治法：滋阴补气，养心安神，清热燥湿。处方：生脉散加味。荜茇12g、高良姜12g、桂枝12g、赤芍15g、蚕蛹2袋、党参12g、麦冬12g、五味子12g、生黄芪15g、白术12g、茯苓15g、炙甘草6g、生薏苡仁15g、柏子仁10g、桃仁10g、丹参12g、地肤子12g、黄芩12g，7剂，水煎服，日一剂。

四诊（2015年4月21日）：不觉心悸，一般心率72次/分，精神好，手指不痒，无不适，眠安。舌红苔薄，脉弦细。

治法：滋阴益气，养心安神。处方：生脉散加味。前方去地肤子、黄芩，7 剂，水煎服，日一剂。

中成药同上。

五诊（2015 年 5 月 5 日）：一般可，手痒。舌质红，苔薄，脉弦小。

治法：滋阴益气，活血化瘀。处方：生脉散加味。白鲜皮 12g、蝉蜕 10g、僵蚕 12g、地肤子 12g、荜茇 12g、高良姜 12g、桂枝 12g、赤芍 15g、蚕蛹 2 袋、党参 12g、五味子 12g、麦冬 12g、郁金 12g、香附 10g、桃仁 10g、红花 10g、黄芩 12g，7 剂，水煎服，日一剂。

补心气口服液 3 盒，服法同前。

六诊（2015 年 5 月 19 日）：近 2 月双手痒，脾气急，心率日间 80 次/分，夜间 50～60 次/分，眠可。舌微红，苔薄，脉弦小。

治法：益气健脾，养血安神。处方：归脾汤加减。党参 12g、麦冬 12g、五味子 12g、生黄芪 15g、沙参 15g、百合 15g、荜茇 12g、高良姜 10g、桃仁 10g、丹参 12g、赤芍 15g、降香 15g、郁金 12g、炒酸枣仁 15g、柏子仁 15g、栀子 12g，7 剂，水煎服，日一剂。

补心气口服液 3 盒，1 支/次，3 次/日，口服。

七诊（2015 年 6 月 2 日）：眠不好，血压 95/61 mmHg，6 点半时 80/62 mmHg，心率 72 次/分。舌嫩，苔薄白，脉细。

治法：益气健脾，养血安神。处方：归脾汤加减。党参 12g、白术 12g、生黄芪 15g、当归 12g、炙甘草 6g、茯神 12g、远志 10g、炒酸枣仁 15g、木香 10g、大枣 15g、荜茇 10g、高良姜 10g、桃仁 10g、赤芍 12g，7 剂，水煎服，日一剂。

补心气口服液 3 盒，服法同上。

八诊（2015 年 6 月 16 日）：血压 120/70 mmHg，心率 80 次/分，无早搏。舌红苔薄，脉弦滑。

治法同前。处方：归脾汤加减。前方加柴胡 12g、郁金 12g、生牡蛎 30g，7 剂，水煎服，日一剂。

养心生脉颗粒 3 盒，1 袋/次，3 次/日，口服。

九诊（2015 年 6 月 30 日）：血压正常，心率 92 次/分，眠好。舌质红，苔薄，脉弦小。

治法：益气健脾，养血安神。处方：归脾汤加减。党参 12g、五味子 12g、生黄芪 15g、当归 12g、桃仁 10g、沙参 12g、赤芍 15g、酸枣仁 15g、合欢花 12g、生薏苡仁 15g、郁金 12g、枳壳 12g、麦冬 12g，7 剂，水煎服，日一剂。

养心生脉颗粒 3 盒，服法同上。

按语：成人每分钟心跳频率在 60 次以下者称心动过缓。但是，经过长期体育锻炼或重体力劳动者，虽然每分钟心率只有 50～60 次，但精力充沛，无任何不适者则不属于病态。如果平时心率每分钟 70～80 次，降到 40 次以下时，患者自觉心悸、气短、头晕和乏力，严重时伴有呼吸不畅、胸闷，有时心前区有冲击感，甚或突然昏倒，需及时治疗，西医对严重心动过缓主张装起搏器。本案患者在西医院被要求住院装起搏器，患者拒绝，找中医治疗。中医认为该病是人的气血阴阳失调造成的，气有温煦、推动、固摄、化源的作用，如心的气血阴阳失调，心阳不足，推动血行无力，使血行缓慢，甚则形成心血瘀阻，造成心律不齐，心动过缓。脾气虚化源不足，气血双虚，不能养心，致心动过慢，治疗以调理心脾阴阳，兼补气血，阳气盛则推动有力，气血平和、阴阳平衡，则心悸胸闷等症自然消失，用方以归脾汤、生脉散加减。心脾阳虚加荜茇、高良姜、桂枝，以鼓动心气，心悸失眠加炒酸枣仁、合欢花、郁金、远志、茯神、牡蛎以养心清心安神，胸闷则加枳壳、香附、降香以宽胸顺气，活血化瘀加丹参、赤芍、桃仁，湿疹作痒加地肤子、白鲜皮，病情逐渐好转，心率升至 70 次/分左右，胸闷乏力等症消失。

三、高血压病

临床上高血压可分为两类：①原发性高血压：是一种以血压升高为主要临床表现而病因尚未明确的独立疾病；②继发性高血压：又称为症状性高血压，在这类疾病中病因明确，高血压仅是该种疾病的临床表现之一，血压可暂时性或持久性升高。临床上高血压的症状因人而异。早期可能无症状或症状不明显，仅仅会在劳累、精神紧张、情绪波动后发生血压升高，并在休息后恢复正常。随着病程延长，血压明显持续升高，逐渐会出现各种症状。有的患者症状与血压升高的水平并无一致的关系，使得血压维持与调整更具有个体化差异。中医学无"高血压"的概念及病名，根据高血压临床表现及脉象，归属于"眩晕"、"头痛"等病证范畴。归纳病因病机，不外乎从风、痰、火、虚等方面论治。

张老师认为，血压升高与肝密切相关，肝阳上亢、肝阴不足是其基本病机，治疗以自拟定眩汤为底方，采用菊花、天麻、钩藤等入肝经、平肝潜阳之药为君，配以麦冬、沙参、百合、五味子为臣，滋阴降逆、清凉酸收，以辅君药平肝潜阳之力，同时加桃仁、丹参、牡丹皮凉血活血，川芎、郁金、枳壳、葛根行气活血，共为佐药，起到引血归经，疏通经络的功效，大大恢复机体自身调节能力。同时酌情加入地黄、山药、杜仲等填精益肾，肝木虚则补其母，固本培元使肾中精气充足能使肝气封藏而不上亢。在此基础上，临床时仔细鉴别，当补则补，当泻则泻，根据患者查体、脉象、检验检查结果，结合其自身感受，综合考虑选方组药，不拘泥于一方一法，在治疗中方能起到药到病减的功效。

◇病例一

刘某，女，63 岁。2013 年 5 月 7 日初诊。主诉：头晕 7 天。现病史：患者于 7 天前因劳累着急出现头晕，恶心，耳鸣，咽痛，音哑。既往有高血压史，自服降压药硝苯地平缓释片症状不缓解。查体：面色紫红，血压 156/85 mmHg。舌暗红，苔薄黄，脉弦滑。

辨证：素秉阳亢体质，劳累着急，肝火上扰，肾水不足，无力潜阳，阳热上攻于脑，故头晕，肝热刑金，热邪循肺系入颅颡，故咽痛音哑，舌暗，苔黄为热盛血热之象，脉弦滑亦为内热阳亢之象。

中医诊断：眩晕（肝阳上亢，木火刑金）。西医诊断：高血压病。

治法：平肝潜阳润肺。处方：自拟定眩汤加减。天麻 12g、石决明 20g、菊花 10g、黄芩 12g、葛根 12g、炒栀子 12g、沙参 12g、麦冬 12g、五味子 12g、百合 15g、桃仁 10g、丹参 12g、板蓝根 12g、川芎 10g，7 剂，水煎服，日一剂。

二诊（2013 年 5 月 21 日）：病情明显好转。头晕明显减轻，咽干不痛，头不痛，无恶心，无音哑。舌暗红，苔薄白，脉弦滑。

治法同前。处方：前方去川芎，改炒栀子 10g、百合 12g，加钩藤 15g、知母 12g、赤芍 12g，7 剂，水煎服，日一剂。

三诊（2013 年 6 月 4 日）：病情好转。偶有头晕，后背痛。查体：血压 110/65 mmHg。舌暗红，苔薄白，脉弦小。

辨证：头晕已减轻，突出症状后背痛，证属血瘀胸痹，治当以宽胸活血宣痹为法。

治法：宽胸宣痹，滋阴补肾。处方：瓜蒌薤白半夏汤合六味地黄汤加味。瓜蒌 15g、薤白 12g、法半夏 9g、牡丹皮 12g、川芎 12g、生地黄 15g、菊花 10g、葛根 12g、山萸肉 12g、山药 15g、茯苓 15g、泽泻 15g、黄芩 12g、白芍 15g，7 剂，水煎服，日一剂。

按语：肝肾阴虚肝阳上亢所致头晕头痛，咽干咽痛音哑，治疗无疑须平肝潜阳，张老师根据其上焦症状明显，采用清宣上焦，滋润肺肾的方法，是金水相生，有助于肝火自平，方选自拟定眩汤。方中天麻、菊花、石决明、黄芩、栀子、板蓝根、葛根清上焦阳热，沙参、麦冬、百合、五味子滋润肺肾之阴，川芎、丹参、桃仁活血，共奏平肝清热定眩之功。复诊酌加钩藤、知母、赤芍增清热平肝之效。三诊以后背痛为主症，病似胸痹，治当宽胸宣痹，用瓜蒌薤白半夏汤合六味地黄汤加减，自是正治。

◇病例二

柴某，女，64岁。1996年9月4日初诊。主诉：头晕乏力5年。现病史：患者于5年前不明原因出现头晕、乏力、口干，在外院查血糖高、血压高，诊断为糖尿病、原发性高血压病，一直服用糖适平（格列喹酮）、心痛定（硝苯地平）、降压灵（苯乙双胍）等降压降糖药，近一周症状加重，测血糖9.94 mmol/L，餐后2小时血糖10.9 mmol/L，胆固醇、三酰甘油也高，血压160/80 mmHg，有饥饿感，头晕出汗，气压低一点感到全身不适，胸闷，睡眠时好时坏，心烦，口干思饮，小便不多。舌质红，苔薄，脉弦小滑。

辨证：肝阳上亢，阴不潜阳，虚火上炎。故见心烦头晕出汗，舌红，脉弦滑等证。

中医诊断：眩晕（阴虚阳亢）。西医诊断：高血压病，糖尿病。

治法：滋阴补肾，平肝潜阳。处方：杞菊地黄汤加减。生地黄12g、熟地黄12g、山萸肉12g、山药20g、牡丹皮12g、泽泻15g、茯苓15g、黄精15g、枸杞子10g、菊花10g、葛根12g、桃仁10g、黄芩12g、火麻仁15g，21剂，水煎服，日一剂。

糖适平，30mg/次，3次/日；心痛定1盒，1片/次，3次/日；复方丹参片2盒，4片/次，3次/日，口服。

二诊（1996年9月26日）：患者病情好转。血糖减低，空腹血糖7.6 mmol/L，心慌，头痛，乏力，下肢痛，口干思饮。舌微红，苔薄，脉弦。

治法同前。处方：杞菊地黄汤加减。前方加珍珠母20g、生牡蛎30g，14剂，水煎服，日一剂。

三诊（1997年1月13日）：患者病情明显好转。乏力头晕减轻，时有头痛，心慌，胃不适，儿子代开药。

治法：滋阴益肾，养血清窍。处方：平肝清窍汤。沙参12g、麦冬12g、五味子10g、菊花10g、葛根12g、天麻12g、钩藤12g、石菖蒲12g、茯苓15g、杜仲12g、川牛膝12g、珍珠母30g、炒酸枣仁15g、磁石20g，7剂，水煎服，日一剂。

复方丹参滴丸3盒，8粒/次，3次/日，口服。

按语：高血压合并糖尿病、高脂血症是常见病，治疗需长期服西药，许多患者由于长期服药或不规律服药导致胃肠功能紊乱，营养不均衡、低钙，血糖波动大及合并脑梗死。此案用滋阴补肾药杞菊地黄汤加味，方中天麻、钩藤、菊花、石菖蒲、磁石、珍珠母、茯苓平肝潜阳、安神宁心，配合葛根、黄芩、珍珠母、牡蛎平肝镇肝，活血加桃红、牡丹皮，头疼头晕加葛根、川牛膝，胸闷心悸加复方丹参片，用后症减，血糖下降，末诊改用自拟治头痛验方平肝清窍汤加沙参、麦冬、杜仲以滋阴益肾，加炒酸枣仁、磁石配合口服丹参片以治血养心。

◇**病例三**

梁某，男，51 岁。2012 年 6 月 26 日初诊。主诉：头晕、头痛、牙疼 1 个月。现病史：患者于 1 个月前上火出现头晕、头痛、牙疼，口苦、口干，便干。既往史：高血压病 20 年，颈椎病史 15 年，冠心病史 10 年。查体：舌红，苔薄白，脉小滑。

辨证：患者素体肝阳偏盛，头痛眩晕多年，每因生气劳累加重，证属气滞痰阻，肝阳上亢。

中医诊断：头痛（肝阳上亢，气滞血瘀）。西医诊断：高血压病，颈椎病。

治法：清肝泄热，化痰活血。处方：半夏泻心汤加味。黄芩 12g、黄连 6g、炒栀子 10g、瓜蒌 15g、薤白 12g、法半夏 9g、菊花 10g、葛根 12g、天麻 12g、羌活 10g、钩藤 15g、党参 12g、麦冬 12g、五味子 12g、桃仁 10g、丹参 12g、赤芍 15g、延胡索 12g、山楂 15g，30 剂，水煎服，日一剂。

二诊（2012 年 10 月 16 日）：头痛、牙疼减轻，胸闷，乏力，自汗。舌微红，苔薄，脉细滑。

治法：理气化痰，活血养心。处方：瓜蒌薤白半夏汤合甘麦大枣汤加减。生甘草 6g、大枣 15g、山楂 30g、菊花 10g、葛根 12g、川芎 10g、天麻 12g、全瓜蒌 12g、薤白 12g、法半夏 9g、茯苓 20g、猪苓 20g、柏子仁 12g、丹参 12g、浮小麦 30g，21 剂，水煎服，日一剂。

三诊（2012 年 11 月 6 日）：患者病情好转。头痛轻，肩关节疼、麻木，体重增加，咯痰色白黏。舌微暗，苔薄，脉弦细滑。

治法：理气化痰，活血止痛。处方：瓜蒌薤白半夏汤加味。菊花 10g、葛根 12g、川芎 10g、天麻 12g、瓜蒌 15g、薤白 12g、法半夏 9g、陈皮 12g、茯苓 15g、紫菀 12g、炙百部 12g、党参 12g、桃仁 10g、丹参 12g、炒山楂 20g，7 剂，水煎服，日一剂。

按语：患者素有眩晕病史（高血压病史 20 年，颈椎病史 15 年），劳累及生气致头痛发作并加重，伴牙疼，口干苦，舌红，苔薄白，脉小滑均为肝胃气郁化火，气滞痰瘀之证，治宜清肝泄热，化痰活血，方用半夏泻心汤加减，取黄芩、黄连、栀子、麦冬泄心胃之火，天麻、钩藤、赤芍、菊花清泄肝热，瓜蒌、薤白、法半夏宽胸化痰，生脉络以养心安神，丹参、赤芍、山楂、桃仁、延胡索活血化瘀止痛，加葛根、羌活以散风、舒筋，引经入巅顶项背。二诊牙疼、头痛均减，唯乏力、自汗、胸闷明显，故以瓜蒌薤白半夏汤合甘麦大枣汤加味。三诊因头痛复发故加川芎以增活血之力，因痰多而加紫菀、炙百部、陈皮、全瓜蒌以化痰。

◇**病例四**

孙某，男，69岁。2000年1月17日初诊。主诉：眩晕胸闷2个月。现病史：近2个月不明原因头晕，胸闷，喘憋心慌，便秘。既往史：高血压病史7年，血压时高时低，间断服用降压药。查体：BP140/70 mmHg。舌质红，苔薄黄，脉弦滑。

中医诊断：眩晕。西医诊断：高血压病。

辨证：素患高血压，属于阴虚阳亢体质，入冬寒邪束表，血脉收紧，风阳上扰，清窍失聪，心失所养故心神不宁而心悸。

治法：滋阴潜阳，平肝通腑。处方：自拟方。菊花10g、葛根12g、川芎12g、黄芩12g、紫菀12g、炙百部12g、麦冬12g、生石决明30g、煅磁石20g、火麻仁15g、郁李仁15g、桃仁10g，7剂，水煎服，日一剂。

二诊（2000年1月24日）：一般情况好，血压时高时低，喘憋减轻。舌质微红，苔薄，脉弦滑。

治法同前。处方：自拟方。前方加板蓝根12g，7剂，水煎服，日一剂。

三诊（2000年4月24日）：BP 140/75mmHg，心前区不适，胸闷，背疼，微咳。舌质微暗，苔薄，脉弦小滑。

治法：益气养血，行气散瘀。处方：生脉散合桃红四物汤加减。沙参12g、麦冬12g、五味子12g、当归12g、赤芍12g、川芎12g、菊花10g、葛根12g、桃仁10g、红花10g、丹参12g、生牡蛎30g、郁金12g、枳壳12g、枳实12g，14剂，水煎服，日一剂。

四诊（2000年5月8日）：服上药好，背胸不适夜间重。舌质微暗，苔薄，脉弦小。

治法：益气养血，行气散瘀。处方：生脉散合桃红四物汤加减。沙参12g、麦冬12g、五味子12g、当归12g、赤芍12g、川芎12g、菊花10g、葛根12g、桃仁10g、红花10g、丹参12g、生牡蛎30g、郁金12g、枳壳12g、枳实12g、生黄芪12g，7剂，水煎服，日一剂。

太极通天口服液3盒，第一日服法：分即刻、服药1小时后、2小时后、4小时后，各服10mL，以后每6小时服10mL。第二日、三日服法：一次10mL，3次/日。3日为一疗程。六味地黄丸3盒，1丸/次，2次/日，口服。

五诊（2000年5月15日）：服上药精神好，背胸不适，身上疼痛。舌质微暗，苔薄，脉细滑。

治法处方同前，7剂，水煎服，日一剂。

六诊（2000年5月24日）：自觉舒适，BP 135/70 mmHg，大便干，口苦。舌质微暗，苔薄，脉细滑。

治法同前。处方：生脉散合桃红四物汤加减。前方加炒栀子 10g，7 剂，水煎服，日一剂。

七诊（2000 年 5 月 31 日）：胸闷憋气轻，头晕，失眠。BP 120/80 mmHg。舌质暗，苔薄，脉弦。

治法同前。处方：生脉散合桃红四物汤加减。前方去生黄芪、炒栀子，加王不留行 12g、炒酸枣仁 15g，7 剂，水煎服，日一剂。

八诊（2000 年 6 月 12 日）：头晕轻，胸闷憋气轻，登楼略有憋闷，精神恍惚，BP 120/80 mmHg。舌质暗，苔薄，脉弦。

治法同前。处方：生脉散合桃红四物汤加减。沙参 12g、麦冬 12g、五味子 12g、当归 12g、赤芍 12g、川芎 10g、菊花 10g、葛根 12g、桃仁 10g、红花 10g、丹参 12g、生牡蛎 30g、生黄芪 12g、黄芩 12g，7 剂，水煎服，日一剂。

复方酸枣仁膏 1 瓶（西苑医院制剂），15mL/ 次，3 次 / 日，口服。

按语：高血压病是内科常见慢性病，属中医学"眩晕"范畴，《内经》对本病的病因病机做了较多的论述。认为眩晕属肝所主，与髓海不足、血虚、邪中等多种因素有关。到汉代，张仲景认为痰饮是眩晕致病的重要因素之一。到明代朱丹溪在其《丹溪心法·头眩》中强调"无痰不作眩"，发展至明清张景岳又指出"无虚不作眩"。可见眩晕病机不外虚实两端，病性以虚者居多，虚者为髓海不足，气血亏虚，清窍失养；实者为风、火、痰扰乱清空。本案发作就诊时表现为头晕、胸闷、喘憋、心前区不适、便秘、舌红、苔薄黄、脉弦滑，辨证当属气阴亏虚，阳亢瘀热。治疗重在益气阴、平肝阳、通腑气，标本兼顾。初诊用自拟方旨在借决明、磁石之重坠沉潜之力，纳浮阳于肝肾，菊花、黄芩、葛根平肝清头目，郁李仁、火麻仁、桃仁润肠通幽门，川芎、桃仁祛血瘀，紫菀、炙百部、麦冬治痰嗽，全方凉润清热而不燥肾，通降亢阳而不破气，实为平肝潜阳又一变法，可与天麻钩藤饮相媲美。三诊后因胸闷痛较重，更方以生脉散合桃红四物汤加减，加丹参、王不留行、生牡蛎活血散瘀，枳实、枳壳破气行气，加炒栀子、黄芩、郁金、菊花、葛根清热泻火，炒酸枣仁柔肝助眠。诸药和用，共奏补气行气，消火散瘀之功。

四、脑卒中

脑卒中是由于脑部血管突然破裂或因血管阻塞造成血液循环障碍而引起脑组织损伤的一组疾病，分为缺血性和出血性两类，缺血性脑卒中是指局部脑组织包括神经细胞、腔质细胞和血管由于血液供应缺乏而发生的坏死。引起缺血性脑卒中的原因是，供应脑部血液的颅外或颅内动脉发生闭塞性病变而未能获得及时、充分的侧支循环，使周围脑组织缺血缺氧、水肿坏死。脑出血是指非外伤性脑实质内血管破裂引起的出血，占全部脑卒中的 20% ~ 30%，发生的原因主要与脑血管的病变有关，即与高血脂、糖尿病、高血压、血管的老化、吸烟等密切相关。脑出血的患者往往由于情绪激动、费劲用力时突然发病，出现偏瘫失语、吞咽障碍、意识障碍甚至呼吸循环中枢受累而危及生命，早期死亡率很高，幸存者中多数留有不同程度的运动障碍、认知障碍、言语吞咽障碍等后遗症。

本病属于中医"中风"范畴，中医认为中风是由于脏腑功能失调，正气虚弱，在情志过极，劳倦内伤，饮食不节，用力过度，气候骤变的诱发下，致瘀血阻滞，痰热内生，心火亢盛，肝阳暴亢，风火相扇，气血逆乱，上冲犯脑而成。病机归纳起来多为风、火、痰、气、虚、瘀六端，此六端常互相影响，互相作用，合而为病。其病性为本虚标实，上盛下虚，而阴阳失调，气血逆乱，上犯于脑为其基本病机。张老师认为，卒中为病，当以调气血为主。气为血之帅，血为气之母，气逆犯上，则血随气行而上攻脑府，无论出血缺血，都因气血运行失常所致，导致经络瘀阻，髓海失聪、百骸失养而为病。故治疗当以活血通络降气为基本大法，选用镇肝熄风汤和天麻钩藤饮为底方加减，以菊花、天麻、钩藤、葛根调理上焦气机，桃仁、丹参、当归、川芎恢复血脉畅通，同时以降香、郁金、酸枣仁、龙牡等收降之药，引导血气下行，配合半夏白术天麻汤等以降气化痰，使气顺痰消血行，待病情相对缓解之后，采用桃红四物汤或补阳还五汤进一步养血柔肝益气，改善脉络功能情况，促进患者自身血络顺利运行。

◇病例一

王某，女，64 岁。1997 年 3 月 18 日初诊。主诉：头晕头痛，右上肢活动不利 4 月。现病史：患者于 1996 年 9 月不明原因出现头晕头痛，右侧上肢活动不利，在美国做核磁诊断"左侧基底神经节区有两个出血灶，横断面不超过 1cm"、高血压病，给予尼群地平等药。其后转来国内，在 301 医院予"活脑灵"（己酮可可碱）效果不显，仍头晕头痛，右上肢活动不利。既往史：糖尿病 6 年，高血压病史 10 年。查体：面色红暗，血压 185/95 mmHg。舌微红，苔薄白，脉弦滑。

中医诊断：眩晕，头痛（肝阳上亢，脉络瘀阻）。西医诊断：脑出血，高血压病 III 期。

治法：平肝熄风，凉血活血。处方：平肝熄风汤。珍珠母 20g、菊花 10g、葛根 12g、钩藤 15g、生地黄 12g、生龙骨 30g、生牡蛎 30g、黄芩 12g、川芎 10g、桃仁 10g、当归 12g、天冬 12g、麦冬 12g、杜仲 12g、火麻仁 15g、炒酸枣仁 15g，14 剂，水煎服，日一剂。

二诊（1997 年 4 月 18 日）：患者病情明显好转。服药后头晕头痛减轻，大便不干，近几日感冒后头痛略加重。舌红，苔薄白，脉弦小滑。

治法前方。处方：平肝熄风汤。前方加金银花 15g、王不留行 15g、磁石 20g，14 剂，水煎服，日一剂。

按语：高血压病 III 期，头晕头痛，继发脑出血，在中医诊断为中风、眩晕、头痛，辨证属肝阳上亢脉络瘀阻证，其特征性症候是大便干、头晕、头痛、口干口渴，右上肢活动不利，舌红脉弦滑，治宜平肝熄风，活血通络，张老师用验方平肝熄风汤加减，方中珍珠母为君药，平肝潜阳，镇心安神，臣以菊花、生龙骨、生牡蛎、钩藤、黄芩清肝平肝而熄风，佐以川芎、桃仁、当归活血化瘀通络，生地黄、天冬、麦冬杜仲滋肝肾之阴而涵肝木，炒酸枣仁、龙骨牡蛎安神、火麻仁配生地黄滋阴润肠通便，诸药共奏滋阴平肝潜阳活血之效；二诊兼有外感，故加金银花解表清热，加磁石助君臣药平肝镇心，加王不留行佐助药活血通络。张老师用本方常加天麻以加平肝之力，此方源于镇肝熄风汤和天麻钩藤饮，是由二方化裁而成，兼具二方之长，可广泛用于高血压病、眩晕、头痛、中风属于肝阳上亢脉络瘀阻证型者。

◇病例二

王某，男，71 岁。1998 年 3 月 9 日初诊。主诉：右侧肢体偏瘫 7 个月。现病史：去年 8 月始突发右侧肢体偏瘫，于北京天坛医院诊断为脑出血，曾静脉滴注（用药不详），并服药：威氏克（维生素 E 烟酸酯）、活血通脉胶囊、复方丹参滴丸、乐喜林、络活喜（苯磺酸氨氯地平）、降糖灵、优降糖（格列本脲）等，症状略好转，刻下：右手握拳不能，能抬起，右下肢无力，行走需人扶持，口干思饮，大便干，时有心慌、头晕。既往史：有糖尿病、高血压病史 10 年，无药物过敏史。查体：舌质红，苔薄白，脉沉滑。

中医诊断：中风（中经络，证属肝阳上亢，瘀血阻络）。西医诊断：脑出血。

治法：平肝潜阳，活血祛瘀。处方：桃红四物汤合天麻钩藤饮加减。菊花 10g、葛根 12g、天麻 12g、钩藤 15g、桃仁 10g、红花 10g、生黄芪 12g、当归 12g、赤芍 12g、川芎 12g、生地黄 15g、黄芩 12g、郁金 12g、降香 15g、络石藤 15g，7 剂，水煎服，日一剂。

大活络丹 2 盒，1 丸 / 次，2 次 / 日；华佗再造丸 2 盒，1 丸 / 次，2 次 / 日，口服。

二诊（1998 年 3 月 16 日）：身上发热，右侧肢体活动尚可，头晕心慌减轻。

治法同前。处方：桃红四物汤合天麻钩藤饮加减。前方加地骨皮 12g，7 剂，水煎服，日一剂。

三诊（1998 年 3 月 23 日）：身上发热，活动尚可，仍便秘。

治法同前。处方：桃红四物汤合天麻钩藤饮加减。前方去地骨皮，加栀子 10g、茯苓

15g、火麻仁 15g，28 剂，水煎服，日一剂。

四诊（1998 年 4 月 24 日）：不拄拐棍能行走，疲乏，已不发热，不心慌。

治法同前。处方：桃红四物汤合天麻钩藤饮加减。一诊方，7 剂，水煎服，日一剂。

五诊（1998 年 5 月 4 日）：服药后情况良好，右侧偏瘫基本恢复正常，饮食二便可，无头晕。

治法同前。处方：上方加鸡血藤 15g，7 剂，水煎服，日一剂。

按语：急性脑出血属于中医中风范畴，中风病是由于气血逆乱，风火痰瘀闭阻脑脉，引起的以突然昏仆、半身不遂、口舌歪斜、言语謇涩或不语为主症的疾病，一般按病情轻重分为中脏腑和中经络两类，出现偏瘫、口舌歪斜，或不语，无神志昏蒙为中经络，有神志障碍为中脏腑，中经络常见证型是肝阳上亢，风痰瘀血阻络，发病多因消渴、眩晕等宿疾致风火痰瘀内蕴，一遇情志不畅，风阳暴亢，引动瘀血痰热，闭阻脉络，脑脉不畅，如《医学衷中参西录》所云："盖肝为将军之官，不治则易怒，因怒生热，煎耗肝血，遂致肝中所寄之相火，掀然暴发，挟气血而上冲脑部，以致昏厥。"本案即属于此种病机，治疗重在平肝潜阳、活血通脉，用桃红四物汤以活血通络，用生地黄代熟地黄并加黄芩、菊花、葛根、郁金、赤芍等以增清热平肝凉血之功，用天麻钩藤饮之君药天麻、钩藤、菊花以平肝潜阳，内热较重加栀子、地骨皮以清虚热，便秘加火麻仁润肠通便，疲倦乏力加生黄芪以补气，行走不利加络石藤、川芎以宣通脉络，诸药配伍，随证加减，共奏良效。

◇病例三

李某，男，68 岁。1993 年 6 月 1 日初诊。主诉：脑出血后意识障碍 15 天。现病史：患者于 1993 年 5 月 17 日不明原因出现意识不清，被别人发现，送往急救中心，诊断脑出血（左基底部位出血），用脱水药等治疗，入院 6 天后腹泻、应激性溃疡。刻下：神志已清，言语不清，嗜睡，右侧偏瘫，肌力较左侧减弱，便血。查体：舌嫩红，苔白黏腻，脉弦滑，重按无力。

辨证：中风偏瘫，气虚血瘀阻闭清窍，发为中脏，言语不利、意识不清，抢救后大便稀溏，一侧偏瘫，属于气虚痰阻气滞。

中医诊断：中风（中脏腑，证属气虚痰阻血瘀）。西医诊断：脑出血。

治法：健脾益气，和胃止血。处方：香砂六君子汤加减。党参 10g、白术 10g、茯苓 12g、生甘草 6g、白扁豆 12g、生薏苡仁 15g、黄连 10g、白及 10g、仙鹤草 15g、砂仁 6g、木香 10g、焦神曲 5g、焦山楂 5g、炒麦芽 5g，7 剂，水煎服，日一剂。

二诊（1993 年 6 月 7 日）：患者病情好转。肢体活动好转，有霉菌感染服中药舌苔白已退，坐起后咳嗽、吐痰透明。舌淡红，苔薄白，脉细。

治法：健脾益气，和胃止血。处方：香砂六君子汤加减。党参 10g、白术 10g、茯苓 12g、生甘草 6g、法半夏 10g、陈皮 10g、砂仁 6g、木香 10g、白及 10g、仙鹤草 15g、大蓟 12g、小蓟 12g、侧柏叶 10g、黄芩 12g，7 剂，水煎服，日一剂。

三诊（1993 年 6 月 14 日）：患者病情好转。诸症好转，纳食增，大便如常，咳嗽减轻（家人代述）。

治法：补脾益气，和胃止血。处方：六君子汤加减。党参 10g、白术 12g、茯苓 12g、生甘草 6g、法半夏 10g、陈皮 10g、鸡内金 12g、白及 10g、大蓟 12g、小蓟 12g、仙鹤草 15g、黄芩 12g、黄连 6g，7 剂，水煎服，日一剂。

四诊（1993 年 7 月 1 日）：急救中心单大夫说患者病情平稳，要转宣武医院，然后吃宣武医院中药。

五诊（1993 年 7 月 11 日）：患者病情好转。食欲增加，大便 2 ~ 3 日一行，不畅，睡眠不好，肢体活动好转。舌嫩，苔薄，脉弦滑。

治法：补脾益气，和胃止血。处方：香砂六君子汤加减。党参 10g、白术 12g、茯苓 12g、生甘草 6g、法半夏 10g、陈皮 10g、砂仁 6g、木香 10g、生薏苡仁 15g、当归 12g、生地黄 12g、五味子 10g、生黄芪 12g、黄芩 12g、火麻仁 10g，7 剂，水煎服，日一剂。

按语：中风（中脏腑）经救治后神清、嗜睡、便血、右侧肢体活动不利，舌苔白黏，脉弦滑重按无力，辨证属脾虚气滞，方用香砂六君子汤减法半夏、陈皮以燥湿化痰，加白及、仙鹤草、黄连、扁豆以止血和胃化湿，后对症加减，药虽平淡，却可有奇效。

◇**病例四**

陈某，女，80 岁。1993 年 11 月 2 日初诊。主诉：脑溢血 6 月。现病史：患者于 1993 年 5 月因摔伤骨折出现脑溢血，右侧肢体偏瘫，BP 150/100 mmHg，目前仍右侧瘫痪、咳嗽、喉中痰鸣，吐白色痰，咯痰不畅，腹胀。既往史：高血压病 20 年。查体：神志清楚，双肺呼吸音清，双下肺可闻及湿罗音，心率 90 次 / 分，腹软，肠鸣音亢进，右侧上下肢肢体肌力 2 级。舌红如镜，苔净，脉弦滑。

辨证：患者平素有高血压史，外伤后猝受惊痛，肝阳暴张，气血逆乱，直冲犯脑，故发偏瘫，气逆痰阻，故咳嗽，喉中痰鸣。

中医诊断：中风（中经络，证属风痰阻络）。西医诊断：急性脑出血，肺部感染。

治法：平肝熄风，化痰通络。处方：半夏白术天麻汤加减。白术 12g、法半夏 10g、天麻 12g、陈皮 10g、钩藤 15g、栀子 10g、黄芩 12g、石菖蒲 12g、生黄芪 12g、麦冬

12g、丹参 15g、郁金 12g、炙百部 12g、紫菀 12g，6 剂，水煎服，日一剂。

二诊（1993 年 11 月 8 日）：患者病情明显好转。服 6 剂，痰易咯出，腹不胀，大便稠，胸部不适，胸闷，舌质镜面稍好，中心苔薄，脉弦小滑。

治法同前。处方：半夏白术天麻汤加减。前方去丹参加葛根 12g、川芎 10g，6 剂，水煎服，日一剂。

三诊（1993 年 11 月 17 日）：痰咯不出，食纳好，右侧肢体活动较前灵便。右侧肢体肌力 3 级。舌淡红，苔薄白，脉弦小滑。

治法：平肝熄风，益气化痰。处方：半夏白术天麻汤合玉屏风散加减。生黄芪 15g、防风 10g、白术 12g、法半夏 10g、天麻 12g、石菖蒲 12g、黄芩 12g、紫菀 10g、炙百部 12g、浙贝母 10g、桔梗 10g、生甘草 6g、玄参 12g、麦冬 12g，7 剂，水煎服，日一剂。

按语：中风后遗偏瘫，咳嗽咯痰不畅，舌红如镜，脉弦，虽有痰阻肝阳之标，总属虚中之实，故方以半夏白术天麻汤加生黄芪、麦冬益气阴，紫菀、炙百部、陈皮、石菖蒲化痰浊，丹参、郁金活血，栀子、钩藤平肝，末诊加桔梗、浙贝母、玄参以增清化痰浊之功，药证相符，效如桴鼓。

◇病例五

李某，男，50 岁。2013 年 7 月 11 日初诊。主诉：脑鸣耳鸣 5 月。现病史：患者于 2012 年 2 月因饮酒生气出现脑鸣，耳鸣，脑 CT 示脑梗死，肺纤维化，伴咳嗽，咯白痰黄痰，心悸心烦，口臭口苦，咽中紧，小便异味大，大便干，血压高，心率快，服富马酸比索洛尔片心率可维持在 80 次 / 分，吸烟。血压 110/60 mmHg。舌暗红，苔薄黄，脉弦滑。既往史：高血压病史 10 年、慢性支气管炎病史 12 年，窦性心动过速病史 6 年。

辨证：素嗜饮酒吸烟，湿热内蕴，蒸灼生痰，上贮于肺，复加性情急躁，遗传肝阳体质，肝火易于内生，遂致火旺生风，挟痰瘀上蒙清窍，故见脑鸣耳鸣，咳嗽咯痰。

中医诊断：脑鸣（肝阳上亢，痰瘀蒙窍）。西医诊断：脑梗死。

治法：平肝潜阳，化痰活血。处方：菊花葛根汤。菊花 10g、蔓荆子 10g、川芎 12g、葛根 20g、石决明 15g、决明子 15g、桃仁 10g、知母 12g、丹参 12g、百合 15g、黄芩 12g、栀子 12g、黄柏 12g、滑石 20g、紫菀 12g、炙百部 12g，7 剂，水煎服（8-20），日一剂。

血府逐瘀口服液 2 盒，1 支 / 次，日服 2 ~ 3 次，口服。

二诊（2013 年 8 月 8 日）：患者病情好转。脑鸣耳鸣减轻，无胸闷，大便畅，咳嗽咯痰减轻，仍口苦有异味。舌微红，苔薄白，脉弦小。

治法处方同前，14 剂，煎服法同前。

血府逐瘀汤 2 盒，1 支 / 次，3 次 / 日，口服；愈风宁心片 2 盒，5 片 / 次，3 次 / 日。

三诊（2013 年 9 月 26 日）：患者病情好转。脑鸣耳鸣减轻，头不晕，口臭、咳嗽轻，大便通。舌红，苔薄，脉弦小滑。

治法：平肝潜阳。处方：天麻钩藤汤。天麻 12g、钩藤 15g、黄芩 12g、葛根 12g、川芎 15g、菊花 10g、石决明 30g、生牡蛎 30g、生龙骨 30g、桃仁 15g、丹参 15g、当归 12g、赤芍 15g、紫菀 12g、炙百部 12g、酸枣仁 15g，14 剂，煎服法同前。

四诊（2013 年 11 月 21 日）：患者病情明显好转。服上药脑鸣减轻，已有 14 天不鸣响，咳嗽轻微，仍有口臭。舌微红，苔薄白，脉弦细。

治法：平肝阳，化痰瘀。处方：天麻钩藤汤加减。前方加栀子 10g、夏枯草 15g，14 剂，煎服法同前。

血府逐瘀口服液 3 盒，1 支 / 次，3 次 / 日，口服。

五诊（2013 年 12 月 19 日）：患者病情好转。服上药 28 剂，脑鸣和耳鸣大减，耳鸣基本消失，咯痰减少，色白质黏，腹胀，轻微口臭，大便可，面色暗红。舌暗红，苔薄白，脉弦小。

治法：平肝热，化痰瘀。处方：天麻钩藤汤加味。前方去栀子、夏枯草，加生薏苡仁 15g、龙胆草 6g，14 剂，煎服法同前。

按语：头眩脑鸣，耳鸣口臭，见于嗜酒好怒之人，实为中风之兆，或中风之并发症，本案即是明证，病机属于肝阳上亢，内风时起，挟痰瘀上蒙清窍，治法不外平肝潜阳，化痰熄风，活血通络。初用菊花葛根汤，后用天麻钩藤汤，症状渐轻，后随症加减，病渐痊愈，本案平肝潜阳而重用镇心安神之龙骨、牡蛎、石决明、酸枣仁，可谓清肝平肝必先伏其所主，从心主着手，为母子同治之法，可为后学师法。

五、神经官能症

神经官能症又称神经症或精神神经症，是一组精神障碍的总称，包括神经衰弱、强迫症、焦虑症、恐怖症、躯体功能障碍等，患者深感痛苦且妨碍心理功能，但没有任何可证实的器质性病理基础，病程大多持续迁延或呈发作性进展。中医认为，情志活动以五脏功能活动为基础，而五脏的功能活动有赖于气机的调畅。因为肝属木，主疏泄，调节气机。情志活动与肝的调节功能有关。由于该病多因情志因素致脏腑气血阴阳失调所致，所以在治疗上重视心理疗法，主张心身并治，在此基础上发展出七情致病的治疗原则。张老师认为，情志致病是本病发生的根本原因，且心理致病可影响生理变化，故治疗时当详细辨证，明确患者目前脏腑气机失衡之处，治法不离益气养血，健脾化湿，用八珍汤、香砂六君子汤、四君子汤、补中益气汤等补气养血之方加减，同时多用桃仁、郁金、枳壳、厚朴、枳实等破气活血之药，功能性疾病以气病为主，理气行气是祛除病因的关键。此外临症用药，善用反佐之法是张老师治病的特色，根据病情特点，适当采用黄柏、萹蓄、泽兰、滑石等燥湿清热之药，防止因补药太过而引起热盛湿盛的病情变化。张老师常说治病须考虑长远，不可图一时之速效而伤伐正气。

◇病例六

李蔷明，女，39岁，1999年10月27日初诊。主述：头晕耳鸣失眠1个月。现病史：近1个月不明原因头晕，翻身后头晕加重，耳鸣，失眠，胸闷，全身乏力，月经量少，3～4天净，月经周期24天，食纳可，胃脘不适，食煮鸡蛋则呕吐，大便调。既往史：低血压病史10年，血压一般在100/80 mmHg左右，有泌尿系感染史2年。查体：形体消瘦，心肺听诊（－）。舌质微暗，苔白腻，脉沉。

中医诊断：眩晕（气血亏虚）。西医诊断：神经官能症。

辨证：素体亏虚，气血不足，髓海失养，心脾两虚，气血生化乏源，脾虚湿阻，清阳不升。

治法：益气养血，健脾化湿。处方：八珍汤加减。熟地黄12g、当归12g、赤芍12g、川芎12g、生地黄12g、党参10g、苍术12g、白术12g、茯苓12g、生甘草6g、生黄芪15g、泽泻15g、焦三仙各5g、鸡内金12g，14剂，水煎服，日一剂。

复方酸枣仁膏2瓶（本院制剂），15mL/次，3次/日，口服。

二诊（1999年11月15日）：服上药后症状减轻，吃煮鸡蛋后胃脘仍不适，进食少.舌质微暗，苔白腻，脉沉。

治法：益气养血，健脾化湿。处方：八珍汤加减。党参12g、苍术12g、白术12g、茯苓12g、生甘草6g、当归12g、赤芍12g、川芎10g、生薏苡仁30g、焦三仙各5g、鸡内金12g、厚朴12g、枳实10g，7剂，水煎服，日一剂。

三诊（1999年11月24日）：症状轻，食纳欠佳，胸闷，睡眠转好，耳鸣，梦不多。舌质暗，苔薄白，脉沉。

治法：益气养血健脾。处方：香砂六君子汤加减。党参12g、苍术12g、白术12g、茯苓15g、生甘草6g、砂仁10g、木香10g、当归12g、赤芍12g、桃仁10g、郁金12g、枳壳12g、焦三仙各5g、鸡内金12g，7剂，水煎服，日一剂。

四诊（1999年12月3日）：症状明显减轻，右耳鸣，食纳佳。舌苔薄，脉沉。

治法：益气养血，健脾化湿。处方：上方加生黄芪15g、生薏苡仁20g，7剂，水煎服，日一剂。

五诊（1999 年 12 月 10 日）：症状缓解，食欲增加，右耳鸣。舌苔薄，脉细滑。

治法：补中益气升清。处方：补中益气汤加减。生黄芪 15g、党参 12g、苍术 12g、白术 12g、升麻 10g、柴胡 12g、陈皮 10g、生地黄 20g、当归 12g、生甘草 6g、生薏苡仁 30g、焦三仙各 5g、鸡内金 12g、郁金 12g、枳壳 12g，7 剂，水煎服，日一剂。

安神补心胶囊 2 盒，4 粒／次，3 次／日，口服。

六诊（1999 年 12 月 17 日）：症状缓解，翻身后头晕，舌脉同上。

治法：补肾益脑。处方：上方加桃仁 10g、黄芩 12g，7 剂，水煎服，日一剂。

七诊（2000 年 3 月 17 日）：近一段未服汤药，乏力，头晕又有所加重，大便通畅，食纳佳。舌质红，苔薄腻，脉沉。

治法：健脾益气化湿。处方：香砂六君子汤加减。党参 12g、苍术 12g、白术 12g、茯苓 15g、生甘草 6g、砂仁 10g、木香 10g、生薏苡仁 30g、焦三仙各 5g、鸡内金 12g、桃仁 10g、当归 12g、郁金 12g，7 剂，水煎服，日一剂。

八诊（2000 年 3 月 24 日）：症状明显减轻，食纳佳。舌质红，苔薄腻，脉沉。

治法：健脾益气化湿。处方：香砂六君子汤加减。党参 12g、苍术 12g、白术 12g、茯苓 15g、生甘草 6g、砂仁 10g、木香 10g、生薏苡仁 30g、焦三仙各 5g、鸡内金 12g、桃仁 10g、当归 12g、郁金 12g、黄芩 12g、炒栀子 10g，7 剂，水煎服，日一剂。

九诊（2000 年 3 月 31 日）：乏力减轻。舌质暗，苔薄腻，脉沉。

治法：健脾益气化湿。处方：香砂六君子汤加减。党参 12g、苍术 12g、白术 12g、茯苓 12g、生甘草 6g、砂仁 10g、木香 10g、生薏苡仁 30g、焦三仙各 5g、鸡内金 12g、桃仁 10g、赤芍 12g、当归 12g，7 剂，水煎服，日一剂。

十诊（2000 年 4 月 7 日）：乏力，记忆力差，食纳尚可。舌淡润，舌苔微腻，脉沉。

治法同前。处方：香砂六君子汤加减。前方改焦三仙各 10g，加厚朴 12g、柴胡 12g、山药 30g，7 剂，水煎服，日一剂。

太极通天液 2 盒，第一日服法：分即刻、服药 1 小时后、2 小时后、4 小时后，各服 10mL，以后每 6 小时服 10mL。第二日、三日服法：一次 10mL，3 次／日。3 日为一疗程。

十一诊（2000 年 4 月 14 日）：精神尚好。舌苔薄，脉沉。

治法：健脾益气化湿。处方：香砂六君子汤加减。生黄芪 12g、党参 12g、苍术 12g、白术 12g、茯苓 12g、生甘草 6g、砂仁 10g、木香 10g、焦三仙各 5g、鸡内金 12g、赤芍 12g、当归 12g、枸杞子 12g、生薏苡仁 30g，7 剂，水煎服，日一剂。

十二诊（2000 年 4 月 21 日）：精神尚好，食纳尚可。舌质微暗，脉沉细。尿频尿痛。

治法：健脾益气，清热利湿。处方：香砂六君子汤加减。前方去当归、枸杞子，加萹蓄 12g、瞿麦 12g、水红花子 12g，7 剂，水煎服，日一剂。

十三诊（2000 年 4 月 28 日）：精神好，体重增加 10kg，食纳佳。舌质淡，苔薄腻，脉沉。

治法：健脾益气化湿。处方：四君子汤加减。党参 10g、苍术 12g、白术 12g、茯苓 12g、甘草 6g、生薏苡仁 30g、山药 30g、焦三仙各 5g、鸡内金 12g、生黄芪 12g、当归 12g、泽兰 12g、桃仁 10g，7 剂，水煎服，日一剂。

太极通天液 5 盒，服法同上。

十四诊（2000 年 5 月 8 日）：一般情况好，略有气短。舌质微红，苔薄。

治法：健脾益气化湿。处方：香砂六君子汤加减。党参 10g、白术 12g、茯苓 12g、甘草 6g、生薏苡仁 15g、砂仁 10g、木香 10g、焦三仙各 5g、鸡内金 12g、生黄芪 12g、当归 12g、丹参 12g、桃仁 10g，7 剂，水煎服。日一剂。

十五诊（2000 年 5 月 17 日）：有时劳累，偶尔小便不适，服尿感宁颗粒稍好。舌质微红，苔略黄。

治法：健脾益气，清热利湿。处方：香砂六君子汤加减。前方去当归、桃仁，加黄柏 10g、滑石 15g，7 剂，水煎服，日一剂。

十六诊（2000 年 5 月 24 日）：略有疲劳，尿频尿痛去。舌苔薄，脉小滑。

治法：健脾益气，清热利湿。处方：香砂六君子汤加减。前方加黄精 12g，7 剂，水煎服，日一剂。

按语：中年女性，素体亏虚，罹患泌尿系感染、低血压、失眠、眩晕等多种疾病，身体羸弱消瘦，病机根源在于后天之本不固，脾胃亏虚，运化无力，水湿内停中焦则为泛恶脘满，水湿挟热下注则为尿频尿痛，中气不足，清阳不升，髓海失养则为脑转耳鸣，眩冒懈怠，神疲乏力，正如《灵枢·海论》所云："髓海不足，则脑转耳鸣，胫酸眩冒，目无所见，懈怠安卧。"此病与西医的自主神经功能紊乱、神经官能症相符，又似中医的百合病，但与之又有所不同，本病重在中焦脾胃，百合病重在心阴心气不足，余热内扰，本病治法不离益气养血，健脾化湿，初用八珍汤，偏重益气养血安神，三诊以后睡眠见好，治偏脾胃，用香砂六君子汤、四君子汤、补中益气汤等加减，旨在通过健运脾胃、是气血生化充足，则清阳得升、髓海得养、湿浊得化，诸症自消，对症遣方，加减用药也有深思，如化湿利湿加黄柏、滑石、萹蓄、瞿麦、薏苡仁，升清定眩用川芎、丹参、生黄芪、柴胡以及太极通天液，活血宽胸用桃仁、红花、丹参、枳壳、郁金等，皆体现张老师用药稳准灵活的特点。

肾脏及内分泌内科

一、泌尿系感染

泌尿系统感染又称尿路感染，是尿路上皮对细菌侵入导致的炎症反应，通常伴随有菌尿和脓尿。尿路感染 95% 以上是由单一细菌引起的。其中 90% 的门诊患者和 50% 左右的住院患者，病原菌是大肠埃希杆菌，病毒、支原体感染虽少见，近年来有逐渐增多趋向。多种细菌感染见于留置导尿管、神经源性膀胱、结石、先天性畸形和阴道、肠道、尿道瘘等。临床上以膀胱刺激征多见，包括尿频、尿急、尿痛、排尿困难、血尿等，或伴有腰背部疼痛、脊肋角压痛，耻骨上区疼痛和发热。辅助检查可见血象升高，尿中细菌及白细胞阳性等结果。中医认为，本病与膀胱和肾关系密切，病机多为肾虚、湿热下注引起的膀胱气化失司、水道不利而为病。中医治疗以分辨虚实为准则，实则泻之，虚则补之，以清利湿热、凉血止血、理气疏导、健脾益气、补虚益肾、气阴双补为法，张老师认为，泌尿系统为病，当以本虚为证，兼以标实。不虚则邪气不足以犯下焦，不实则无以急、痛、热、血。感染性疾病，当以祛邪为要，又不可过度清利以伤伐正气，故治疗当细察患者情况，选方用药当以八正散利湿退热，六味地黄汤、补中益气汤分治肾脾亏虚，结合病情特点，用药务求中病即止，不可过度清泻伤伐正气。

◇病例一

杨某，女，53 岁。2001 年 3 月 23 日初诊。主诉：间断尿血伴尿疼 2 年余。现病史：1999 年患者出现尿血伴剧烈尿道及小腹疼痛。曾前往朝阳医院就诊，诊断泌尿道感染、阴道炎，予康妇特栓（复方莪术油栓）外用、斯皮仁诺（伊曲康唑胶囊）口服治疗，病情缓解。其后尿频尿痛尿血反复发作，每次需用消炎药治疗才好转。近 3 天因劳累又出现尿频、尿急、尿血、尿痛，腰痛，自用克霉唑栓 10 粒治疗阴道炎，纳眠一般，大便日 2 行。既往史：左肾结石病史、泌尿系感染病史。做过 2 次人工流产，产 2 育 2。查体：一般情况尚可。左肾区叩击痛，舌红苔黄，脉细滑。

中医诊断：血淋（下焦湿热证）。西医诊断：泌尿系感染，左肾结石。

辨证：患者产育过多，血尿日久，损伤肾气，下焦气化不利，水湿内停，郁而化热，热伤血络，迫血妄行，血溢脉外，经脉受阻而致尿血、尿频、尿痛等症。腰为肾府，肾虚湿热下注故腰痛。

治法：清利湿热补肾。处方：八正散合六味地黄丸加减。车前子 15g、萹蓄 12g、炒栀子 10g、滑石 15g、瞿麦 12g、萆薢 12g、水红花子 15g、黄芩 12g、猪苓 15g、生地黄 15g、熟地黄 15g、山药 15g、山萸肉 12g、泽泻 15g、茯苓 15g、牡丹皮 12g，14 剂，水煎服，日一剂。

氟哌酸，0.1g×1 瓶，0.2g/ 次，2 次 / 日；尿感宁颗粒，1 袋 / 次，2 次 / 日，口服。

二诊（2001 年 4 月 05 日）：药后诸症大减，无尿痛、尿血症状，腰痛减轻，感觉很好，服药后无反应。舌质淡暗，苔薄，脉滑。

治法：清利湿热补肾。处方：六味地黄丸加减。熟地黄 15g、山药 30g、山萸肉 12g、牡丹皮 12g、泽泻 15g、茯苓 15g、猪苓 15g、萹蓄 12g、瞿麦 12g、萆薢 12g、水红花子 15g、黄柏 10g、生地黄 15g、枸杞子 12g、香附 10g，14 剂，水煎服，日一剂。

尿感宁颗粒，1 袋 / 次，2 次 / 日，口服。

三诊（2001 年 4 月 20 日）：无尿频尿痛，月经来潮 11 天，量不多，食纳佳。舌质暗，苔薄，脉小滑。

治法：养血调经，清利湿热。处方：八珍汤加减。生地黄 12g、当归 12g、白芍 12g、川芎 10g、白术 12g、茯苓 12g、柴胡 12g、香附 10g、益母草 12g、泽兰 10g、枸杞子 12g、黄芩 12g、生薏苡仁 15g，14 剂，水煎服，日一剂。

尿感宁颗粒 4 盒，1 袋 / 次，2 次 / 日；乌鸡白凤丸 2 盒，1 丸 / 次，2 次 / 日，口服。

四诊（2001 年 6 月 20 日）：未发尿频尿急，食纳佳，二便调。舌质微红暗，苔薄，脉小滑。

治法：养血调经，清利湿热。处方：八珍汤加减。生地黄 12g、当归 12g、白芍 12g、川芎 10g、白术 12g、茯苓 12g、柴胡 12g、香附 10g、益母草 12g、泽兰 10g、郁金 12g、枳壳 10g、桃仁 10g、丹参 12g，14 剂，水煎服，日一剂。

按语：尿频、尿急、尿痛、尿血、小腹痛并见，诊断淋证血淋无疑。淋证古有气、血、膏、石、劳、寒、热七淋之分，近代多分为气、血、膏、石、劳、热六淋。究其病机，无外乎"肾虚而膀胱热故也"。初起多实，久病多虚，实则清利，虚则补益是一定之法。本病劳累复发腰痛、小腹拘急疼痛，尿频、尿急、尿中带血，舌红，苔黄，脉细滑，血淋湿热下注之征显矣。故治疗用清利湿热兼以补肾，方用八正散合六味地黄汤加味。八正散加黄芩、萆薢、水红花子以清利湿热通淋，加六味地黄汤以益肾滋阴兼以利湿，其后数诊病情见好，守法加减继服。药后冲脉气血充盛，月经来潮，经量稍少，故加四物汤、乌鸡白凤丸以养血补肾。舌质暗红，仿血府逐瘀汤意加丹参、桃仁、泽兰、益母草、郁金以活血化瘀，使瘀去新生，湿热无所附。

◇**病例二**

顾某，女，68岁。2013年2月25日初诊。主诉：尿频尿急40天。现病史：患者于今年1月初因劳累出现尿频尿急，遗尿，腰痛，小腹胀痛，在外院诊断尿路感染，给静脉滴注及口服头孢类抗生素治疗半月，症状略减，后服用清热解毒利湿中药，症状稍轻，近2日服燕麦片多导致上火，便秘便干燥，尿频尿急加重，憋尿困难，时有遗尿，无尿痛，腰不痛。查体：形体偏胖。舌淡红，苔白厚腻，脉小滑。

辨证：胖人多气虚痰湿，近两月尿频尿急，遗尿，证属脾肾气虚，固摄小便之力不足，而湿热壅滞大肠导致便秘。

中医诊断：淋证（脾肾气虚，湿热下注）。西医诊断：尿路感染。

治法：益气健脾，化湿导滞。处方：补中益气汤加减。白术12g、陈皮12g、柴胡12g、升麻10g、当归15g、生甘草6g、党参12g、猪苓20g、知母12g、黄柏12g、泽兰12g、决明子15g、滑石20g、沙参12g、萆薢12g、生黄芪15g，14剂，水煎服，日一剂。

二诊（2013年3月11日）：患者病情明显好转。药后大便干、尿频、尿急、尿失禁均减轻，夜尿减少，纳眠可，大便日一行。2013年3月4日尿常规：白细胞（＋）。舌淡，苔薄白根部稍厚，脉细滑。

治法同前。处方：补中益气汤加减。前方加火麻仁25g，14剂，水煎服，日一剂。

按语：淋证有热、血、膏、石、劳五淋之别，本案淋而遗尿，尿频尿急，舌红，便秘，小腹胀痛，病程较长，高龄女性，无高热尿痛等症，可诊断虚热淋证，病机肾气亏虚，湿热下注，治法补肾益气，化湿清热，方用补中益气汤加味，加知母、黄柏、猪苓、泽兰、滑石以清热化湿，加益智仁、沙参助黄芪、党参健脾益肾，加火麻仁、决明子以通便，随诊加减，以收佳效。

◇**病例三**

杨某，男，50岁。1994年5月20日初诊。主诉：眼睑浮肿4年。现病史：患者于4年前不明原因出现眼睑浮肿，伴有腰酸痛，少腹坠胀，遗精，左下肢发凉麻木，阳痿、早泄，夜尿频，口干，进食后胃脘不适疼痛，嗳气，1周前化验尿常规：蛋白（＋），白细胞（±）。既往史：泌尿系感染史3年，肾结石史4年，早泄病史10年。查体：眼睑浮肿，双下肢不肿，血压：134/80 mmHg。舌淡红，苔薄白，脉弦细。

辨证：眼睑浮肿，下肢不肿，伴腰酸痛下肢凉麻，食后胃脘不适，遗精阳痿早泄，属水肿之阴水。

中医诊断：水肿（阴水，证属脾肾阳虚，水湿泛滥），遗精（肾气亏虚）。西医诊断：泌尿系感染，肾盂肾炎。

治法：温阳化气，健脾行水。处方：金匮肾气丸加减。山萸肉 10g、山药 15g、牡丹皮 12g、茯苓 15g、泽泻 15g、肉桂 6g、巴戟天 12g、补骨脂 12g、木香 10g、枸杞子 12g、川芎 10g、生黄芪 15g、熟地黄 12g，28 剂，水煎服，日一剂。

二诊（1994 年 7 月 16 日）：患者病情好转。服药后眼睑浮肿减轻，下肢麻凉感减轻，仍有遗精、早泄，夜尿频数，自幼有遗尿症，尿频，每小时小便一次，阳痿，腰酸痛。舌微红，苔薄白，脉小滑。

治法同前。处方：金匮肾气丸加减。前方加萆薢 12g、黄柏 10g、滑石 20g、车前子 15g、水红花子 12g、白芷 10g，28 剂，水煎服，日一剂。

三诊（1996 年 10 月 8 日）：病情无变化。上药间断服用，近一年未服，腰已不酸，小便仍频，遗精减轻，早泄，有时面部肿胀。舌微红苔，薄白腻，脉弦小滑。

辨证：有前列腺增生史，小便频，早泄，面部发胀，证属肾气亏虚；脉弦滑属于有下焦湿热。

治法：补肾益气，清化湿热。处方：知柏地黄汤加味。山萸肉 12g、山药 30g、牡丹皮 12g、茯苓 15g、泽泻 15g、知母 10g、巴戟天 12g、肉苁蓉 12g、木香 10g、枸杞子 12g、生地黄 15g、熟地黄 15g、杜仲 12g、黄柏 10g、炒槐花 10g，20 剂，水煎服，日一剂。

按语：水肿一证，若眼睑浮肿，但下肢不肿，多兼表证，属于阳水，而本案虽只有眼睑浮肿，但是有腰酸痛，遗精、阳痿、早泄，下肢麻木发凉等一派阳气亏虚之征，治疗应按阴水施治，用金匮肾气丸去附片加巴戟天、补骨脂、枸杞子、木香、生黄芪以温补肾阳化气利水，加川芎活血；二诊因湿邪下注，阻滞肾气的气化功能，故酌加萆薢、滑石、车前子、水红花子等化湿利尿之品；三诊浮肿已去，遗留肾虚早泄、尿频之证，治疗仍以补肾为主，兼以清化下焦湿热。

二、肾炎

肾炎是由免疫介导的、炎症介质参与下引起肾固有组织发生炎性改变，引起不同程度肾功能减退的一组肾脏疾病，可由多种病因引起。根据其疾病特点，可分为急、慢性肾小球肾炎，急、慢性间质性肾炎，特发性肾小管间质性肾炎等。临床表现主要为：乏力、腰部疼痛、纳差、肉眼血尿、水肿、高血压、肾功能异常、尿量减少、充血性心力衰竭等。西医治疗原则为：去除诱因、一般治疗、针对病因和发病机制的治疗、合并症及并发症的治疗和肾脏替代治疗。中医学对于此病主要从风、湿、瘀血、脾肾虚损四个方面进行论述,内缘于脾肾虚损,外因感受风湿、湿热、瘀血痼结于肾府而致。治疗以祛风胜湿、清热祛湿、清热解毒、活血化瘀、益气养阴为法,作用显著。

张老师认为,肾为藏精之府,肾中精气不足,则外邪感虚而扰,正气无力拒邪于外,发为肾病。症见腰疼虚软,膀胱失司。因此治疗以扶正为原则,六味地黄汤、四君子汤为主方,针对患者具体情况,采取分消补泻的方法,针对疾病病程长、慢性损害、急性加重的特点,采取标本兼治的治疗原则,大量运用生黄芪以扶正祛邪,在利水、消肿、培养正气方面具有良好疗效,同时配伍川芎、桃仁、丹参活血通络,玉屏风散、知母、黄精、熟地黄、菟丝子、山药等益气养精之药,培养人身精气,先后天同补,可大大改善病情。肾炎作为一组免疫性疾病,若不调理人体自身情况只注重水液代谢及免疫调整,过用激素或利尿剂急于速效,则难以达到痊愈的疗效,且为患者今后病情的迁延与复发埋下隐患。

◇病例一

李某,女,50岁。2013年3月18日初诊。主诉:下肢水肿,腰痛2周。现病史:患者于2周前因劳累出现双下肢水肿,腰痛。诊疗经过:在天津某三甲医院就诊,诊为肾性高血压,做肾穿刺病理诊断为"系膜增生性肾病",未予治疗,遂来本院就诊。查体:精神显疲惫,面色萎黄,双下肢凹陷性水肿。2013年3月9日病理:系膜增生性肾病,2013年3月7日化验尿常规:尿蛋白(+)、潜血(+++)、红细胞30个/高倍镜,并见管型。舌质略淡红,苔白厚,脉细滑。

辨证:教师工作久立伤肾,操劳过度损伤气阴,导致脾肾亏虚,气阴不足,脾虚则气不摄血而尿中见红细胞;肾气亏虚则精微下注,尿中有蛋白及管型;脾虚水湿内停故下肢水肿、舌苔白厚;肾阴不足,津液气化失常,故口干;肾阴亏虚,髓海失养,阴虚阳亢,故头晕、口腔溃疡。

中医诊断:水肿(脾肾亏虚,虚阳上扰)。西医诊断:系膜增生性肾炎。

治法:健脾益肾,清热利湿。处方:知柏地黄汤加减。生地黄15g、山药30g、山萸肉12g、茯苓15g、泽泻15g、牡丹皮12g、生黄芪60g、枸杞子12g、知母12g、黄柏12g、白茅根15g、仙鹤草15g、藕节15g、桃仁10g、当归10g,14剂,水煎服,日一剂。

二诊(2013年4月15日):患者病情明显好转。服药14剂后病情明显好转,又原方服用7剂,水肿明显消退,腰痛减轻。2013年4月12日尿常规:蛋白(±)、潜血(+)、管型(-)。精神可,面色较前红润。舌淡红,苔薄白,脉细滑。

治法：健脾益肾，清热利湿。处方：知柏地黄汤加减。黄柏 12g、生地黄 15g、熟地黄 15g、山药 30g、茯苓 15g、泽泻 15g、牡丹皮 12g、知母 12g、生黄芪 50g、仙鹤草 15g、白茅根 15g、当归 12g、藕节 12g，14 剂，水煎服，日一剂。

三诊（2013 年 5 月 20 日）：患者病情明显好转。下肢水肿已消失，腰不酸，乏力减轻，头不晕。面色略微黄，精神如常。2013 年 5 月 17 日尿常规：蛋白（－）、潜血（＋）。舌质稍暗，苔薄白，脉细滑。

辨证：经治疗，脾肾亏虚已大有改善，眠差、口干仍提示阴津亏虚，舌质略暗提示血行不畅，继续巩固治疗。

治法：健脾益肾，清热利湿。处方：知柏地黄汤加减。前方去当归，加山萸肉 12g、黄精 15g、制首乌 12g，改藕节 15g，14 剂，水煎服，日一剂。

四诊（2013 年 7 月 8 日）：患者病情好转。下肢水肿消失，偶有心前区痛，左侧腰痛，夜间加重。面色微黄白，眼眶发暗。舌淡暗，苔白，脉沉细。

治法：补肾益气活血。处方：知柏地黄汤加减。生地黄 15g、熟地黄 15g、山药 30g、山萸肉 12g、牡丹皮 12g、茯苓 15g、泽泻 15g、知母 12g、黄柏 12g、生黄芪 60g、仙鹤草 15g、黄精 15g、制首乌 12g、血余炭 10g、桃仁 10g、丹参 12g、柏子仁 12g，20 剂，水煎服，日一剂。

按语：系膜增生性肾炎包括 IgA 肾病和非 IgA 肾病，一部分患者有急性肾炎综合征表现，以呼吸道或消化道感染后血尿、腰痛、高血压为主要表现，西医治疗无特效药，主要以激素和细胞毒药物为主，疗程长，副作用多，停用激素后病情多反复。中医治疗可扶正祛邪，改善症状和生活质量，逐渐达到治愈。本案辨证始终以肾气亏虚为着眼点，补肾不忘健脾，扶正佐以祛邪，随着正气的恢复，水肿、蛋白尿、血尿均得以改善，疗效显著，突出特点是健脾不用党参、白术，只用生黄芪和山药，活血止血不用红花、三七，只用桃仁、仙鹤草、血余炭、藕节。导师经验：重用生黄芪，配合山药可降尿蛋白，在用汤药同时可兼用生黄芪同糯米一起煮粥，降尿蛋白更快，仙鹤草、血余炭、藕节对消尿潜血有较好疗效。

◇病例二

郝某，女，56 岁。2003 年 11 月 3 日初诊。主诉：腰酸乏力半年。现病史：患者于半年前因劳累出现腰酸腰痛、乏力，体力不好，胃脘疼，尿黄尿频，化验尿蛋白（＋＋），尿潜血（＋＋＋）。既往史：慢性肾炎 4 年，高尿酸血症史 3 年。体检：舌质红，苔薄，脉滑。

中医诊断：肾炎（肾阴亏虚，虚火损络）。西医诊断：肾功不全。

治法：益肾滋阴。处方：知柏地黄汤加减。防风 10g、白术 15g、沙参 15g、麦冬 15g、五味子 12g、百合 15g、知母 12g、生地黄 20g、熟地黄 20g、山萸肉 12g、山药 30g、牡丹皮 12g、茯苓 15g、猪苓 30g、白茅根 15g、大蓟 12g、小蓟 12g、黄芩 12g、生黄芪 60g，7 剂，水煎服，日一剂。

二诊（2003 年 11 月 10 日）：患者病情好转。尿蛋白（+），尿潜血（+++），腰酸、腰痛、乏力减轻。舌尖红，苔薄，脉滑。

治法：益肾滋阴。处方：知柏地黄汤加减。生黄芪 60g、生地黄 30g、熟地黄 30g、山萸肉 12g、山药 30g、牡丹皮 12g、茯苓 15g、泽泻 15g、水红花子 15g、仙鹤草 12g、大蓟 12g、小蓟 12g、桃仁 10g、赤芍 12g、白茅根 15g、炒栀子 10g，7 剂，水煎服，日一剂。

三诊（2003 年 11 月 17 日）：患者病情好转。腰酸、腰痛继续减轻，尿蛋白（−），尿红细胞 3 ~ 5 个 / 高倍镜，尿潜血（+++），一般情况良好，尿频减轻。舌质红，苔薄，脉滑。

治法：益肾滋阴。处方：知柏地黄汤加减。前方加侧柏叶 12g，14 剂，水煎服，日一剂。

按语：慢性肾炎合并高尿酸血症，因病程较长，可出现蛋白尿，尿潜血阳性，治疗较为棘手，西药多用激素，长期使用副作用较多，患者往往不愿接受激素治疗，而求助于中医，中医认为本病多因过劳感寒所致，日久脾肾亏虚，精微下注，脾不统摄所致，治疗重在益气摄精补肾，对减轻蛋白尿确有较好疗效。本案患者肾功能不全、高尿酸血症、尿血、胃脘痛数病并见，治较棘手，张老师以尿频、腰酸、乏力、舌红、脉滑为辨证要点，辨得病机属肾阴亏虚、虚火损络，治宜益肾滋阴、凉血活血，方拟知柏地黄汤加减，去黄柏、泽泻之苦燥，加黄芩、白茅根、大小蓟、生地黄、麦冬、沙参滋阴凉血清热，加生黄芪、白术、防风、五味子、百合以养阴益气，顾中焦脾胃。二诊症减，舌仍红，故去白术加赤芍、栀子、仙鹤草以清热凉血。三诊加侧柏叶助凉血止血。总之，全疗程以滋补肾阴为主，重用生黄芪以补中升提阳气，防蛋白漏出。

◇病例三

刘某，女，47 岁。2010 年 3 月 17 日初诊。主诉：小便减少不畅，面部及下肢浮肿 15 日。现病史：15 日前因春节回家劳累导致小便短少不畅，面部及下肢浮肿，乏力、腹胀纳呆。既往史：无重要病史。平素易感冒，对中药山药过敏。查体：一般情况可，颜面浮肿，心肺（－），下肢凹陷性浮肿。舌微暗，苔薄，脉小滑。生化：尿素氮、血肌酐升高，尿蛋白（＋）。

中医诊断：水肿（阳水，脾肾亏虚）。西医诊断：急性肾炎。

辨证：中年女性，素体亏虚，脏腑娇嫩，平素易感冒，加之劳累过度，正虚邪侵，脾失健运，肾失蒸化，水湿泛溢，故为水肿、腹胀、纳呆病症。

治法：补肾健脾，理气燥湿。处方：六味地黄汤加减。生熟地黄各20g、山萸肉12g、茯苓30g、泽泻12g、猪苓30g、生黄芪60g、水红花子15g、党参12g、白术12g、砂仁10g、木香10g、焦三仙各5g、鸡内金12g、生薏苡仁30g、炒酸枣仁15g，14剂，水煎服，日一剂。

补心气口服液3盒，1支/次，3次/日，口服。

二诊（2010年4月7日）：病情较前好转，小便多，浮肿减轻，胃脘不适，恶心欲吐，心烦心慌。舌微暗，苔薄，脉小滑。

治法：理气燥湿，清热通淋。处方：六味地黄汤加减。生黄芪60g、柴胡12g、赤白芍各12g、金钱草12g、炒栀子10g、竹茹10g、枳实10g、生熟地黄各20g、山萸肉12g、鸡内金12g、茯苓15g、水红花子15g、党参12g、白术12g、焦三仙各5g，28剂，水煎服，日一剂。

三诊（2010年5月5日）：病情较前好转，小便多，大便可，胃脘不适。舌微暗，苔薄，脉小滑。

治法：健脾燥湿，清热通淋。处方：自拟方。生黄芪60g、柴胡12g、金钱草15g、赤白芍各15g、石韦12g、海金沙12g、砂仁10g、木香10g、枳实10g、生熟地黄各20g、山萸肉12g、茯苓20g、水红花子15g、猪苓15g、党参12g、焦三仙各5g、炒山楂15g，30剂，水煎服，日一剂。

酸枣仁膏2瓶，15mL/次，3次/日，口服。

四诊（2010年6月9日）：近日出汗多，小便少，精神可，易乏力。舌微暗，苔薄，脉小滑。

治法：健脾燥湿，化湿通淋。处方：玉屏风散加减。红景天12g、生黄芪60g、防风10g、白术12g、浮小麦30g、金钱草20g、茯苓20g、生甘草6g、大枣15g、柴胡12g、赤白芍各12g、石韦12g、海金沙15g、大腹皮12g、猪苓20g，14剂，水煎服，日一剂。

五诊（2010年6月23日）：一般状况良好，消化差，小便不畅，下肢浮肿。舌暗，苔薄，脉小滑。

治法：理气健脾，燥湿通淋。处方：香砂四君子汤加味。党参12g、白术12g、茯苓

15g、生甘草 6g、砂仁 10g、木香 10g、石韦 12g、海金沙 12g、焦三仙各 5g、鸡内金 15g、海螵蛸 30g、薤白 12g、桃仁 10g、丹参 12g、生黄芪 15g，28 剂，水煎服，日一剂。

六诊（2010 年 8 月 26 日）：面肿胀，浮肿，乏力，双肺未闻及湿罗音，眠可，纳可。舌暗苔薄，脉沉。

治法：理气健脾，燥湿通淋。处方：香砂四君子汤加味。党参 12g、白术 12g、茯苓 15g、生甘草 6g、生黄芪 15g、砂仁 10g、木香 10g、猪苓 15g、海金沙 12g、焦三仙各 5g、鸡内金 12g、水红花子 15g、金钱草 15g、桃仁 10g、丹参 12g，28 剂，水煎服，日一剂。

七诊（2010 年 11 月 12 日）：乏力，时有头晕，面浮肿，化验尿素氮 10.6mmol/L ↑、肌酐 148μmol/L，（正常值 <123μmol/L），尿酸↑，三酰甘油↑，血沉↑，Hb：97g/L↓。舌微暗，苔薄，脉小滑。

治法：益气养血，燥湿通淋。处方：六味地黄汤加减。生熟地黄各 20g、山萸肉 12g、牡丹皮 12g、茯苓 20g、泽泻 15g、生黄芪 60g、当归 12g、白芍 12g、川芎 10g、党参 12g、白术 12g、柴胡 12g、金钱草 15g、海金沙 15g、水红花子 15g，14 剂，水煎服，日一剂。

八诊（2011 年 1 月 12 日）：较前好转，精神可，自汗多。舌质红，苔薄，脉小滑。

治法：健脾益气，燥湿化痰。处方：六味地黄汤加味。生熟地黄各 20g、山萸肉 12g、淮山药 30g、牡丹皮 12g、茯苓 15g、泽泻 15g、生黄芪 60g、党参 12g、白术 12g、法半夏 9g、陈皮 12g、防风 10g、浮小麦 30g、大枣 15g、生甘草 6g，14 剂，水煎服，日一剂。

随访：上方加减一直服用一年余，2012 年 11 月 26 日复查血肌酐 148μmol/L ↑，尿蛋白阴性。病情稳定，贫血好转。

按语：患者围绝经期前后，天癸将竭，肾中精气衰微，调摄稍有不慎即易感染邪气发为肾病。患者先天之精不足，又兼劳累更耗肾气，发病为腰背酸痛，水湿泛滥而浮肿。又因素体阴虚，阴液长期不足，木失水养而为病，肝失疏泄，肾气失司，膀胱排泄失调故尿少，水湿下注。患者虽为肾炎，但血象、体温皆不高，而症状缠绵难止，当考虑为正虚邪恋之证。治疗以补益正气为大法，重用黄芪、地黄类养精益气药，弥补先天精气不足，佐以泽泻、茯苓类化湿药，牡丹皮、郁金、桃仁类活血药，枳壳、砂仁、木香类行气药，瓜蒌、薤白类化痰药，防止补益太过而发生壅滞之患，又可促进气血循环恢复，改善肝肾功能。张老师在治疗过程中除了固护正气之外，海金沙、金钱草、石韦一类经典的利尿通淋药并非每次必用，唯在症状与体征明确之时对症用药，可见在疾病治疗的过程中，顾护正气是贯穿始终的要点，祛邪是在机体不能自主排出病邪而出现症状时的必要手段。可见中医治病的整体观念在疾病治疗与预后方面有着特色优势。

◇**病例四**

田某，男，56 岁。2008 年 3 月 13 日初诊。主诉：急性肾小球肾炎 1 月余。现病史：患者于 47 日前不明原因出现腰痛，尿少，于北医三院就诊，以"急性肾炎"收住院，住院期间服用：安洛地平、恩替卡韦、叶酸、头孢呋辛酸钠、甲泼尼龙、呋塞米对症治疗，现为寻求中医治疗前来就诊。刻下症见：手抖，腰痛，口干，腹胀，食纳可，小便少，眠可。既往史：高血压病史，贫血病史，慢性乙型病毒性肝炎，II 型糖尿病，无食物药物过敏史。查体：双下肢浮肿，舌质红，苔薄白，脉弦小滑。

中医诊断：水肿（脾肾气虚，湿浊内停）。西医诊断：急性肾小球肾炎。

辨证：患者脾肾气虚，无力气化水湿，导致水滞下焦，出现浮肿腰痛。

治法：大补元气，补肾健脾。处方：黄芪四君子汤。生黄芪 60g、党参 12g、白术 12g、茯苓 30g、生甘草 6g、麦冬 12g、五味子 12g、猪苓 30g、水红花子 15g、菊花 10g、葛根 12g、川芎 10g、桃仁 10g、丹参 15g、黄精 15g，7 剂，水煎服，日一剂。

百令胶囊 2 盒，5 粒 / 次，3 次 / 日，口服。

二诊（2008 年 4 月 2 日）：双下肢浮肿消退，未服其他利尿药，食纳可，眠可，体重减轻 5kg，咳嗽痰白黏。舌质红，苔薄，脉弦小。

治法：益气填精，利湿清热。处方：上方加减。生黄芪 60g、党参 12g、白术 12g、茯苓 30g、猪苓 30g、生熟地黄各 30g、水红花子 15g、菊花 10g、泽泻 30g、川芎 12g、山药 30g、山萸肉 12g、生牡蛎 30g、桃仁 10g、丹参 15g，28 剂，水煎服，日一剂。

百令胶囊 4 盒，5 粒 / 次，3 次 / 日；牛黄蛇胆川贝液 3 盒，1 支 / 次，3 次 / 日，口服。

三诊（2008 年 6 月 25 日）：病情较前好转，服药较规律。舌质红，苔薄，脉弦小。

治法：益气填精，利湿清热。处方：上方加焦三仙各 5g、黄芩 12g，28 剂，水煎服，日一剂。

中成药继服。

四诊（2008 年 8 月 20 日）：病情较前好转，尿蛋白（++），下肢浮肿不明显，食纳好，眠可。舌质红，苔薄，脉滑小。

治法：益气填精，健脾益肾。处方：六味地黄汤合四君子汤加减。生熟地黄各 20g、山药 30g、山萸肉 20g、茯苓 20g、泽泻 20g、牡丹皮 12g、党参 15g、白术 15g、生黄芪 90g、黄精 30g、仙鹤草 12g、猪苓 20g、水红花子 20g、菟丝子 15g、丹参 12g，14 剂，水煎服，日一剂。

中成药继服。

五诊（2008年10月8日）：病情较前好转，小便较多，浮肿减轻。舌质红，苔薄，脉弦小。

治法：益气填精，补脾益肾。处方：六味地黄汤合四君子汤加减。生熟地黄各20g、山萸肉15g、泽泻20g、牡丹皮12g、山药30g、党参12g、白术12g、茯苓20g、生黄芪120g、女贞子15g、猪苓20g、水红花子15g、黄精20g、白芍12g、当归12g，14剂，水煎服，日一剂。

按语：患者素患多种慢性疾病，正气亏虚，病情积久，突感外邪而迅发，腰痛尿少，病来势急，直攻下焦，因《内经》云："邪之所凑，其气必虚"，因肾中元气不足，无力抵挡外邪，症见水湿不化，尿少腹胀，中医五行理论，肝为肾之子，母病及子，肾病则肝亦病，症见风动而手抖，选方以黄芪四君子汤为基础，意在补养人身正气，重用黄芪大补元气，山药补养脾肾，辅以四君激发后天之气以补养先天，猪苓利水燥湿，同时健脾以燥湿化水，佐以葛根、川芎、桃仁、丹参行气活血，助正气化水湿，诸药合用意在扶正固元，正气胜则邪气自退。本案中患者发病急，症状明显，饮食睡眠尚可，属于典型急性起病特征。张老师在治疗中抓住患者本虚的本质，重用黄芪达120g，同时兼用黄精、山药、生熟地黄，取诸药大补正气之效，待患者正气稍复，才使用泽泻、水红花子、茵陈之类利湿祛邪药，可见治病中虽要祛邪，但扶正更为重要。病势急者，用药需斟酌，当补就必须补，截住病势发展，对于之后的治疗以及预后，都有重大指导意义。

三、甲状腺病

甲状腺病主要包括甲状腺功能亢进（甲亢）、甲状腺功能低下（甲减）、甲状腺瘤、甲状腺炎、甲状腺囊肿、甲状腺功能亢进并发症等。以甲亢、甲减为多见。甲亢是由于甲状腺合成释放过多的甲状腺激素，造成机体代谢亢进和交感神经兴奋，引起心悸、出汗、进食和排便增多及体重减少的病症。甲减是由于甲状腺激素合成及分泌减少，或其生理不足所致机体代谢降低的一种疾病。临床常见面色苍白、眼睑和颊部虚肿、记忆力减退、嗜睡、心动过缓、乏力、厌食等症状。中医学认为，甲状腺疾病与体质因素、情志失调、饮食偏嗜等有关，其中以情志内伤所致者尤多。且肝主疏泄，调畅情志，肝气郁结，气机不畅是导致甲状腺病的重要病因。其病机特点是本虚标实、虚实夹杂，发病涉及肝、脾、心、肾诸多脏器，治疗原则多为疏肝理气，清热化痰，活血通络、益气养阴之法。张老师认为甲状腺疾病病机在肝肾阴虚，下焦不足，导致上焦失养而为病，故其上实而下虚，当以滋养下焦为先，配合清解上焦郁热，以生脉饮为主方加减，麦冬、五味子、沙参滋养肝肾，佐以黄芩、菊花清解上焦郁热，桃仁、丹参、川芎、当归入血分，活血通络，生牡蛎、芍药柔肝养血，诸药合用达到恢复气血运行的功效，使肝疏泄、肾封藏的功能恢复正常。

◇病例一

齐某，女，37岁。1993年5月4日初诊。主诉：心悸20年。现病史：患者于20年前因劳累出现心悸，脉数，心率116次／分左右，动则心慌加重，心烦。查体：舌淡红，苔白，脉细数。

中医诊断：心悸（气阴两虚，心肝火旺）。西医诊断：甲状腺功能亢进。

治法：益气养阴，潜阳安神。处方：生脉散加味。麦冬12g、党参10g、沙参12g、五味子10g、柏子仁10g、当归12g、黄芩12g、板蓝根12g、炒酸枣仁15g、生牡蛎30g、珍珠母20g、红花10g，7剂，水煎服，日一剂。

二诊（1993年5月21日）：病情好转。心慌减轻，时有阵发性心悸，心率90次／分。舌质红，苔薄白，脉滑。

治法：益气养阴，潜阳安神。处方：生脉散加味。前方去板蓝根，加金银花12g、苦参12g、茯苓15g，7剂，水煎服，日一剂。

按语：甲亢导致心悸20年，伴有舌红、脉滑、心烦，辨证属气阴虚而肝火旺，故用生脉散加沙参、柏子仁、当归、炒酸枣仁，养阴血，加板蓝根、牡蛎、珍珠母以平肝潜阳，红花活血。二诊心率已降至90次／分，已见成效，故去板蓝根加苦参、茯苓化湿，导师经验：苦参、五味子有降心率作用。

◇病例二

陆某，女，50岁。2004年2月19日初诊。主诉：头晕疲劳1年余。现病史：患者于1年前不明原因出现头晕乏力，脚肿，乳房胀痛，月经不调，一月两次，耳鸣，全身不适，足跟痛，在友谊医院诊断为"甲状腺功能减退"，乳腺增生。舌尖微红，苔薄白，脉小滑。

辨证：更年期女性，内分泌紊乱，天癸将竭，冲任脉衰少，肝肾阴血亏虚，故月经紊乱，一月数次，髓海不足，清窍失养，故耳鸣头晕，脾肾阳气不足，水湿失于健运而下注，故下肢水肿，治宜补益肝肾，健运水湿。

中医诊断：眩晕（气阴亏虚）。西医诊断：甲状腺功能减退。

治法：益气养阴，补肾健脾。处方：生脉散加减。党参12g、麦冬12g、五味子12g、沙参12g、生黄芪15g、柴胡12g、赤芍12g、女贞子15g、黄精15g、菊花10g、葛根

12g、川芎 10g、当归 12g、丹参 12g、炒酸枣仁 15g、桃仁 10g，14 剂，水煎服，日一剂。

二诊（2004 年 4 月 26 日）：患者病情好转。头晕、足跟痛减轻，下肢仍肿，月经来潮，量较多。舌微红，苔薄白，脉小滑。

治法同前。处方：生脉散加减。麦冬 12g、五味子 12g、沙参 12g、生黄芪 15g、柴胡 12g、赤芍 12g、女贞子 15g、枳壳 12g、生地黄 15g、熟地黄 15g、川芎 10g、当归 12g、丹参 12g、郁金 12g、党参 12g、桃仁 10g、牡丹皮 12g，7 剂，水煎服，日一剂。

三诊（2004 年 3 月 3 日）：患者病情好转。脚肿、乏力、头晕减轻，睡眠稍差，心悸。舌微红，苔薄白，脉小滑。

治法：疏肝解郁，养血利水。处方：丹栀逍遥散加减。柴胡 12g、赤芍 12g、当归 12g、茯苓 15g、白术 12g、牡丹皮 12g、栀子 12g、党参 10g、麦冬 12g、五味子 12g、猪苓 15g、桃仁 10g、生地黄 15g、炒酸枣仁 15g、水红花子 15g，7 剂，水煎服，日一剂。

四诊（2004 年 3 月 11 日）：患者病情好转。乏力、头晕、心悸减轻，月经干净，睡眠稍差，下肢水肿减轻。舌微红，苔薄白，脉弦小。

治法：养血柔肝，健脾养心。处方：丹栀逍遥散加减。前方去牡丹皮、桃仁、生地黄，加川芎 10g、柏子仁 10g、夜交藤 10g、珍珠母 20g，14 剂，水煎服，日一剂。

按语：更年期女性，肝肾亏虚，阴血不足，冲任不调，月经不以时下，髓海时有空虚，是故头晕耳鸣、月经一月数次，足跟痛，下肢肿，治疗总以养血滋阴为主，佐以疏肝理气、健脾利水。初诊肝肾阴血亏虚，肝阳上亢之征较显，故方选生脉散加味，加菊花、牡丹皮、葛根、赤芍、川芎、炒酸枣仁等养血益阴、清肝定眩之品，其后数诊，以养血疏肝为大法，总以加味逍遥散为主方加减，症状渐轻，病情逐步缓解。

四、糖尿病

糖尿病是一组以高血糖为特征的代谢性疾病。高血糖是由于胰岛素分泌缺陷或其生物作用受损，或两者兼有引起。糖尿病高血糖可导致各种组织，特别是眼、肾、心脏、血管、神经的慢性损害及功能障碍。轻症患者一般无明显症状，严重高血糖时可出现典型"三多一少"症状，即多饮、多尿、多食和消瘦。多见于 I 型糖尿病，发生酮症或酮症酸中毒时更为明显。部分患者发病前常有肥胖，发病之后体重会逐渐下降。其发病与遗传因素、病毒感染、自身免疫、饮食因素、不良情绪等多种因素相关。糖尿病属于中医学"消渴"、"三消"、"脾瘅"范畴，消渴病多由先天禀赋不足，素体阴虚，复因饮食失节、情志不遂或劳欲过度所致。病初以燥热伤阴为主，渐致阴精不足，病久则气阴两虚及阴阳两虚。其病位主要在肺、脾、胃、肾。

张老师认为，糖尿病以气血亏虚为基本病因，多由年老精气衰竭，肾中精气不足，无力封藏，脾胃无力运化精微，水饮无力上承，谷精无权封藏，而发为热为渴，人体精元消散而无所养，日久则外邪侵袭，发为重病。故治疗上当以大补元气为法，以香砂贞芪六君汤、玉屏风散、六味地黄汤为基本方，益气养精，滋阴活血，甄选贞、芪、参、苓、术、地黄为要药，配伍桃仁、丹参、牡丹皮活血养阴，山萸肉、酸枣仁、五味子、芍药收敛精气，延缓患者正气衰竭，固护元气而能抵挡外邪，防止糖尿病并发症的出现。

◇病例一

杨某，男，87 岁。2013 年 11 月 28 日初诊。主诉：乏力、便溏、腰痛半月。现病史：患者于半月前因劳累出现乏力、便溏，每因食荤腥则便溏加重，伴有腰痛，夜间心前区不适，纳呆，下肢水肿。查体：舌淡苔薄白，脉弦细。

辨证：高年久病脾肾亏虚，运化无权，肾阳不足无以温煦腰际，故便溏、腰痛、乏力。

中医诊断：消渴（脾肾亏虚）。西医诊断：糖尿病，前列腺癌。

治法：益气健脾补肾。处方：香砂贞芪六君汤加味。党参 12g、白术 12g、茯苓 15g、砂仁 10g、木香 10g、甘草 6g、生黄芪 15g、女贞子 15g、生薏苡仁 15g、黄精 20g、马鞭草 15g、麦冬 12g、五味子 12g、焦三仙各 5g、鸡内金 12g，20 剂，水煎服，日一剂。

金水宝胶囊 4 盒，4 粒 / 次，3 次 / 日，口服。

二诊（2014 年 2 月 13 日）：病情好转。上方服用 2 月余，便溏明显好转，现在大便头干后稀溏，倦怠嗜睡，乏力。舌淡苔薄白，脉细。

治法同前。处方：香砂贞芪六君汤加味。前方去麦冬，加决明子 15g、猪苓 15g，20 剂，水煎服，日一剂。

按语：老年久病，脏气虚衰，加之体内素有癌毒、痰湿等内生之邪，日益耗损正气，遂成虚劳之患，肺脾肾三脏均虚，水湿运化不利，致水停饮聚，下走肠间则为腹泻便溏，下注于足则为水肿，故治疗重在健脾温阳利水，方用香砂贞芪六君汤，仿六君子汤之意，不用法半夏、陈皮之燥，而换成贞芪则增健运脾肾气机之力，加生薏苡仁、猪苓则健脾利水之功增强，加焦三仙、鸡内金则和胃消食之功强，马鞭草之用旨在抗癌、利水兼顾，加黄精则补肾而不恋邪，加决明子意在降脂通便。

◇病例二

许某，男，56 岁，2014 年 11 月 27 日初诊。主诉：易疲劳 20 余年。现病史：易疲劳，多饮多尿，口干，纳呆，咳嗽，干燥时燥热，易心烦，睡眠少，休息后精力恢复慢，易感冒咳嗽，抗病力差。既往史：2005年右侧肾上腺切除，曾患2次支气管炎，3年前查性激素水平低；30年吸烟史，20支/日；前列腺肿大史6年，过敏性体质，易起皮疹。查体：口唇紫暗，双乳腺发育明显，舌暗红，苔薄，脉沉。空腹血糖6.6mmol/L，胸片示双下肺纹理增粗，肺功能示：FEV12018L，占预计值的63%，提示阻塞性通气功能障碍。胸CT示：右肺下叶胸膜下少量条索影，纵膈多发小淋巴结。B超示：甲状腺多发结节。

中医诊断：消渴，咳嗽（肺肾气虚，痰阻血瘀）。西医诊断：糖尿病，慢性支气管炎并右下肺感染。

治法：滋阴固肾，益气化痰。处方：玉屏风散合六味地黄丸加减。生黄芪20g、防风10g、白术12g、生地黄15g、山萸肉12g、山药20g、茯苓15g、泽泻15g、栀子15g、菊花10g、补骨脂12g、肉苁蓉12g、百合15g、知母12g、桃仁12g、丹参12g、黄芩12g、焦三仙各5g、鸡内金12g，7剂，水煎服，日一剂。

二诊（2014年12月4日）：药后疲劳乏力减轻，腹胀，胃脘胀，咳嗽，心烦，口干，便稀，畏寒怕冷，小便略频。舌质红，苔黑薄，脉弦细。

治法：滋阴固肾，益气化痰。处方：香砂六君子汤合玉屏风散加减。生黄芪20g、防风10g、白术12g、党参12g、法半夏10g、陈皮12g、茯苓15g、生甘草6g、砂仁10g、木香10g、厚朴12g、川贝12g、黄芩12g、熟地黄15g、补骨脂12g、黄连10g、百合15g、肉苁蓉15g、焦三仙各5g、鸡内金12g，28剂，水煎服，日一剂。

三诊（2015年1月22日）：乏力尿频减轻，因最近雾霾天气导致咳嗽有所加重，咯少许白痰，胸闷腰酸，空腹血糖6.0mmol/L。舌尖红，苔薄白，脉弦细。

治法：益气化痰，补肾活血。处方：香砂六君子汤加味。党参12g、白术12g、茯苓15g、法半夏10g、陈皮12g、生甘草6g、砂仁10g、木香10g、桃仁10g、丹参12g、降香15g、川贝12g、生黄芪15g、当归12g、赤芍12g、川芎10g、王不留行15g、山慈菇15g、生牡蛎20g，14剂，水煎服，日一剂。

按语：疲劳乏力，口渴饮水多，多尿，中医名为消渴、三消，《太平圣惠方·卷五十三》谓三消为"痟渴"、"痟中"、"痟肾"，"以饮水多而小便少者为痟渴；吃食多而饮水少，小便少而黄赤者为痟中；饮水随饮便下，小便味甘而白浊，腰腿消瘦者为痟肾"。其病机总为气阴虚，燥热内生，病位在肺脾肾。《素问·奇病论篇》云："夫五味入口，藏于胃，脾为之行其精气，津液在脾，故令人口甘也。此肥美之所发也，此人必数食甘美而多肥也，肥者令人内热，甘者令人中满，故其气上溢，转为消渴。"其发病之初为脾瘅，病情发展，转为消渴，本病患者病情复杂，素病较多，如肾上腺肿物切除术后、甲状腺结节、慢性支气管炎、性激素水平降低等，导致肺脾肾气阴亏虚，燥热内生，肺卫不固，易感外邪，痰浊易阻，治疗当以补益肺肾，化痰止咳为法，初用玉屏风散合六味地黄丸加减偏重补益，服后疲劳乏力减轻；二诊尿频、畏寒、便溏、脘满，提示脾虚较显，故更方用香砂六君子汤合玉屏风散加减，仍加熟地黄、补骨脂、肉苁蓉以固肾；三诊乏力继续减轻，因外邪所致咳嗽加重，咯痰、胸闷、腰酸，故以香砂六君子汤加二陈汤、川贝、生牡蛎以化痰，加丹参、桃仁、降香、赤芍、川芎、当归以养血活血宽胸，佐以王不留行、山慈菇以通络散结，空腹血糖较前降低，乏力、尿频等症状减轻，说明药证相符。

◇病例三

郑某，女，65岁。2015年6月24日初诊。主诉：尿频、遗尿、多尿3年。现病史：近3年不明原因尿频尿急，多尿、遗尿、尿失禁，夜间为甚，每夜小便4～5次，尿急有时遗尿，在外院诊断泌尿系感染、糖尿病，服用头孢类抗生素以及降糖药效果不显，刻下：尿频、尿急、多尿，饮水后一会就小便，伴腰酸、失眠、白天嗜睡、膝关节痛，大便可。既往史：脂肪肝病史8年，高脂血症史10年，膝关节退行性病变5年。查体：一般情况可，拄杖行走，行走缓慢，心肺听诊（－），O型腿。舌质微红，苔薄白，舌下络脉暗粗，有瘀斑，脉弦细。糖化血红蛋白8.1%，尿蛋白（++），尿白细胞（+），血生化：转氨酶、胆固醇、三酰甘油均升高，血糖9.45mmol/L。B超：脂肪肝中度，胆囊胆管壁稍厚。

辨证：老年女性，素体肥胖，厚味生湿，膏粱生热，湿热下注，膀胱涩滞，肝肾不足，收摄无力，故尿急、尿频、尿失禁，湿浊困脾，清阳不升，故嗜睡、失眠并见。

中医诊断：消渴（下消）。西医诊断：2型糖尿病，泌尿系感染，脂肪肝，高脂血症。

治法：益肾固本，化湿清热。处方：六味地黄汤加减。生地黄15g、山药15g、山萸肉12g、牡丹皮12g、茯苓15g、泽泻15g、枸杞子12g、黄精15g、天花粉15g、石斛15g、知母12g、五味子12g、柴胡12g、郁金12g、夏枯草15g、决明子15g、炒酸枣仁15g，28剂，水煎服，日一剂。

二诊（2015年7月22日）：药后病情明显好转，已无遗尿，精神转好，白天不嗜睡，仍失眠。舌质微暗，苔白腻，脉细滑。

治法：益肾固本，化湿清热，安神助眠。处方：上方加珍珠母15g，合欢花15g，首乌藤15g，14剂，水煎服，日一剂。

三诊（2015年8月10日）：药后失眠减轻，夜尿次数减为每夜1次，膝关节痛减轻，右手麻木，大便偏稀，2次/日。空腹血糖8.0mmol/L，舌脉同上。

治法：益肾固本，补脾止遗。处方：上方加芡实 12g，红花 15g，14 剂，水煎服，日一剂。

四诊（2015 年 8 月 26 日）：药后失眠手麻均减轻，尿频膝关节痛均大减，行走已不用拄拐杖，纳可，大便调。舌暗红，苔白腻，脉细滑。

治法：益肾固本，活血化瘀。处方：上方加山楂 15g，14 剂，水煎服，日一剂。

按语：饮一溲一，小便如麸皮甜者，病属消渴下消。中消在脾胃，下消在肝肾，消渴日久，肾气亏虚，二便失司，故尿频遗尿，热甚湿轻，膀胱涩滞故尿急，治疗重在固本益肾，故重用六味地黄汤加黄精、枸杞子、石斛、天花粉、知母以滋阴补肾，加五味子、夏枯草、柴胡、郁金以柔肝、保肝、降转氨酶，决明子以降血脂，炒酸枣仁以安心神，药已对症，后数诊随证加减，失眠加合欢花、首乌藤、珍珠母以增潜阳安神之功，便稀加芡实以实脾益肾，血瘀舌暗关节痛加红花、山楂以活血，诸症好转，效如桴鼓。

五、尿血待查

正常尿液中含有少量红细胞，未经离心的尿液在显微镜下每个高倍视野可有 0 ~ 2 个，如果超过此数，即为尿血。产生血尿的原因很多，主要有泌尿系统疾病引起，如尿路结石、肾结核、肾炎、尿路感染、尿路肿瘤等。临床上常见尿频、尿急、尿痛等膀胱刺激征，或伴有腰痛，小腹疼痛，少数患者可没有症状，或伴发热、寒战等全身症状。中医中将血尿分为尿血与血淋，虽皆为小便出血，但尿血多无疼痛之感，或有轻微的不适或疼痛，血淋则是以小便滴沥而疼痛难忍为显著特征。辨证分虚实两端。实者不外心肝火旺、湿热下注，虚者多为气不摄血、肾虚不固，治当有别，各按病机施治。

◇病例一

吕某，男，60 岁。2012 年 11 月 6 日初诊。主诉：尿血 3 天。现病史：患者于 3 天前因劳累出现棕红色尿，尿频尿热，伴气短胸闷。查体：形体消瘦，面色晦暗，精神弱。实验室检查：2012 年 11 月 6 日尿沉渣红细胞：35.3 u/L，2012 年 11 月 6 日尿潜血（++++）。舌暗淡，苔薄白，脉弦细。

辨证：形体瘦弱，病久气虚，血行不畅，心主血，血行瘀阻，则胸闷气短，气血不能养心则心悸，气不摄血，血随气陷，则尿血暗红。

中医诊断：血证（尿血，证属气虚血瘀，气不摄血）。西医诊断：高血压病，肾动脉硬化？

治法：益气养血，化瘀止血。处方：参芪生脉饮加减。党参12g、丹参12g、麦冬12g、五味子12g、郁金12g、当归12g、生地炭20g、桃仁10g、赤芍12g、枳壳12g、血余炭12g、藕节炭12g、生黄芪60g，7剂，水煎服，日一剂。

二诊（2012年11月13日）：患者病情好转。药后尿色转淡黄色，仍感胸闷，近两天心前区痛。舌淡红略暗，苔薄白，脉细滑。

辨证：大便溏薄，腹胀满，心前区痛，气短，苔白，有痰湿阻滞，清阳不升的病机，治当酌加宣痹通阳之品。

治法：益气养血，宣痹通阳。处方：参芪生脉饮加瓜蒌薤白白酒汤。前方加瓜蒌12g、薤白12g、生薏苡仁20g，7剂，水煎服，日一剂。

百乐眠胶囊4盒，4粒/次，3次/日，口服。

三诊（2012年11月27日）：患者病情好转。尿色淡黄，胸闷减轻，仍腹胀便溏，时有心悸。舌淡红，苔薄白，脉弦小。

治法：滋阴益气，化瘀止血。处方：黄芪生脉饮合六味地黄汤。生黄芪60g、党参12g、麦冬12g、五味子12g、熟地黄15g、山药20g、山萸肉12g、牡丹皮12g、茯苓15g、泽泻15g、生地黄15g、藕节炭12g、白茅根15g，7剂，水煎服，日一剂。

四诊（2012年12月11日）：患者病情好转。尿色淡黄，胸闷气短消失，仍心悸腹胀，便溏。舌质正常，苔薄黄，脉弦小滑。

治法：滋阴益气，活血化瘀。处方：黄芪生脉饮加味。生黄芪50g、党参12g、麦冬12g、五味子12g、生地黄15g、熟地黄15g、山药20g、郁金12g、枳壳12g、苍术15g、白术15g、生薏苡仁20g、桃仁10g、丹参12g、炒酸枣仁15g、仙鹤草15g，7剂，水煎服，日一剂。

复方丹参滴丸2瓶，10粒/次，3次/日，口服。

五诊（2012年12月18日）：患者病情好转。心慌气短减轻，尿色稍黄，腹胀，口疮，大便溏，日一行。2012年12月4日尿潜血（＋）。舌微暗，苔薄白，脉弦小滑。

治法：益气养阴，健脾化湿。处方：黄芪生脉饮合平胃散加减。党参12g、麦冬12g、五味子12g、苍术12g、厚朴12g、陈皮12g、生甘草6g、白术12g、生薏苡仁20g、生黄芪20g、川萆薢12g、仙鹤草12g、白茅根12g、藕节炭12g，7剂，水煎服，日一剂。

按语：本案初因劳累过度而致尿血、尿热、尿频，成棕红色，尿潜血（＋＋＋＋），并有红细胞，结合气短乏力、胸闷、舌暗红、脉细等，辨证属气阴两虚，血热络伤，治以益气养阴，活血止血，方用黄芪生脉饮加味。生脉饮合黄芪益气养阴，加生地炭、藕节炭、血余炭、当归、丹参、桃仁以活血止血；二诊尿转淡黄，余症减轻，唯有胸闷、腹胀满，故原方加瓜蒌薤白白酒汤及郁金、枳壳、红花等宣痹宽胸之品；其后数诊均以黄芪生脉饮加味，或加益气健脾养阴之山药、生地黄、白术等，或加健脾燥湿和胃之平胃散等，在顾护气阴的同时，兼顾理气活血、宽胸和胃，达到标本兼治的效果；末诊尿已淡黄色，尿潜血减少（＋），病情基本痊愈。

神经内科

一、头痛

头痛是临床常见的症状，通常将局限于头颅上半部，包括眉弓、耳轮上缘和枕外隆突连线以上部位的疼痛统称头痛。发病年龄常见于青年、中年和老年。引起头痛的病因众多，大致可分为原发性和继发性两类。前者不能归因于某一确切病因，也可称为特发性头痛，常见的如偏头痛、紧张型头痛；后者病因可涉及各种颅内病变如脑血管疾病、颅内感染、颅脑外伤，全身性疾病如发热、内环境紊乱以及滥用精神活性药物等。中医认为，头痛是头部经脉绌急或失养，清窍不利引起的头部疼痛为特征的一种病证。病因可分为外感与内伤两方面。外感者，病机为邪壅经脉，气血不畅，经脉绌急。内伤者，病位虽在脑，但与肝、脾、肾关系最为密切。治疗上外感多以祛风散邪为主，内伤则临证审因，针对脏腑气血偏胜对证用药。

张老师认为，脑为髓海，靠气血供养而生发神志、气血运行失常，则发为头痛晕眩诸症。临证用药，当审查病证，分清虚实，故治疗分以天麻钩藤饮、桃红四物汤、知柏地黄汤论治，起到疏风镇痛、理气活血、益气养血之效。针对患者病情及疾病变化，急则治其标，疼痛严重者，以熄风止痛药为主，疏通经脉气血缓解患者疾苦；缓则治其本，疼痛不甚者，以养血活血之方通络活血，佐以养血通经，改善人体气血循环；对虚证患者，及时使用益气养精之药，佐以理气止痛，达到标本兼治的功效。

◇病例一

刘某，男，64岁。1996年9月4日初诊。主诉：头痛胸痛反复发作3年。现病史：患者3年前不明原因出现胸痛，左头痛，时间长短不一，有时10分钟，有时3、4分钟可自行缓解，伴心慌，BP 130/70 mmHg。舌质红，苔薄白，脉弦滑。

中医诊断：头痛，胸痹（肝阳上亢，气滞血瘀）。西医诊断：神经性头痛。

治法：平肝降逆，活血宽胸。处方：天麻钩藤汤加减。白芷12g、钩藤12g、丹参12g、赤芍12g、白芍12g、石菖蒲12g、珍珠母20g、生牡蛎30g、当归15g、茯苓15g、生黄芪15g、桃仁10g、郁金12g、枳壳10g、葛根12g，14剂，水煎服，日一剂。

愈风宁心片3盒，3片/次，3次/日；复方丹参片2盒，4片/次，3次/日，口服。

二诊（1996年9月26日）：患者病情好转。近2周头痛发作减少，仅发作1次，约

2 分钟自行缓解，胸痛好转。舌红，苔薄，脉滑。

治法同前。处方：天麻钩藤汤加减。前方加柴胡 10g、木香 10g，14 剂，水煎分三次服，日一剂。

按语：头痛胸痛数年，血压正常，时有牙痛，舌红脉弦，证属气滞血瘀，肝阳上扰，治宜平肝降逆，活血宽胸，方用天麻钩藤汤加减，方中珍珠母、生牡蛎、赤白芍、钩藤平肝降逆，桃红、郁金、赤芍、当归、丹参活血，枳壳、石菖蒲、柴胡宽胸化痰，佐以黄芪、茯苓以益气，葛根以升清止痛，白芷为使，引药入脑，主辅相伍，共奏理气平肝、活血止痛之功。

◇ **病例二**

张某，女，59 岁。1993 年 9 月 14 日初诊。主诉：头痛 10 年。现病史：患者于 10 年前不明原因出现右半侧头痛，右半身不适，口腔溃疡，头晕，曾做脑血管 B 超示脑动脉硬化，供血不足，脑 CT 未见异常。舌微红，苔薄白，脉弦小滑。

辨证：肝阳上亢，有生风之势，急予平肝潜阳方可不致偏瘫。

中医诊断：头痛（肝阳上亢）。西医诊断：脑供血不足。

治法：平肝潜阳，清热通络。处方：桃红四物汤加减。川芎 10g、菊花 10g、当归 12g、赤芍 10g、桃仁 10g、红花 10g、沙参 12g、麦冬 12g、白芷 10g、蔓荆子 10g、柏子仁 10g、葛根 12g，7 剂，水煎服，日一剂。

二诊（1993 年 9 月 21 日）：患者病情明显好转。头痛头晕见好，大便溏，日 3 行，消化不良。舌嫩苔白，脉弦小滑。

治法同前。处方：桃红四物汤加减。前方去沙参、麦冬，加党参 10g、白术 10g、生薏苡仁 15g，7 剂，水煎服，日一剂。

三诊（1993 年 9 月 27 日）：患者病情好转。头痛减轻，早晨起床很轻松。舌红，苔白，脉小滑。

治法同前。处方：桃红四物汤加减。前方加丹参 10g，6 剂，水煎服，日一剂。

四诊（1993 年 10 月 7 日）：患者病情无变化。烤电后皮肤不适，大便稀，又发头痛。舌红，苔薄白，脉小滑。

治法：平肝潜阳，通络止痛。处方：桃红四物汤加减。初诊方继服，7 剂，水煎服，日一剂。

五诊（1993 年 10 月 19 日）：患者病情好转。最近一般情况良好，纳食佳，大便如常，眠可，头不晕。舌淡红，苔薄，脉滑。

治法：平肝潜阳，通络止痛。处方：桃红四物汤加减。葛根 12g、川芎 10g、菊花 10g、当归 12g、赤芍 12g、丹参 12g、红花 10g、沙参 12g、麦冬 12g、白芷 10g、蔓荆子 10g、柏子仁 10g、郁金 12g、香附 10g，7 剂，水煎服，日一剂。

按语：内伤头痛，有肝阳、血瘀、痰浊、髓海不足之别。头痛兼头晕，病久而渐加重，晨起轻，劳累后加重，证属血瘀气阴不足，方用桃红四物加减，便稀溏加党参、白术、生薏苡仁，血瘀重加丹参、郁金，取效明显。

◇病例三

田某，女，61 岁。1992 年 10 月 6 日初诊。主诉：眩晕、头痛、呕吐 2 周。现病史：患者于 2 周前因劳累受风出现眩晕、恶心、呕吐，右头痛，口干，肩背痛，胸闷不适，查 BP：124/70 mmHg，心肺听诊（－）。舌质微暗，苔薄白，脉滑。

中医诊断：眩晕（阴虚肝阳上亢）。西医诊断：脑供血不足。

治法：滋阴潜阳疏风。处方：知柏地黄汤加减。知母 10g、黄柏 10g、菊花 10g、枸杞子 10g、葛根 12g、生地黄 12g、山萸肉 10g、山药 12g、茯苓 12g、泽泻 10g、牡丹皮 12g、川芎 10g、桃仁 10g、白芷 10g，21 剂，水煎服，日一剂。

愈风宁心片 5 盒，4 片/次，3 次/日，口服。

二诊（1992 年 12 月 15 日）：眩晕减轻，胸不适减轻，下肢痛，手足麻木，心前区疼。舌质微红，苔薄，脉弦滑。

治法：滋阴潜阳疏风。处方：知柏地黄汤加减。知母 10g、黄柏 10g、生地黄 12g、山萸肉 10g、山药 15g、牡丹皮 12g、茯苓 12g、泽泻 12g、枸杞子 12g、当归 12g、川芎 10g、红花 10g、丹参 15g、赤芍 15g、郁金 12g、枳壳 12g，8 剂，水煎服，日一剂。

华佗再造丸 3 盒，1 丸/次，3 次/日，口服。

按语：眩晕一病，见于老年者多为阴虚阳亢、髓海失养所致，亦有挟风挟痰上扰清窍者，本案既有阴虚阳亢又兼有外风袭络，故用知柏地黄汤加白芷、菊花、葛根、川芎、桃花以祛风治血。二诊外风已去，手足麻木，心前区疼痛为瘀血阻滞所致，故加丹参、赤芍、郁金、枳壳、红花、当归等活血通络宽胸之品。

二、自主神经功能紊乱

◇病例一

狄某，男，62 岁。1995 年 5 月 19 日初诊。主诉：遗精 2 年。现病史：患者于 2 年前不明原因出现自主神经功能紊乱，多梦、梦遗太频繁，每 1 ~ 2 周遗精一次，伴神疲乏力。舌淡，苔薄白，脉细弱。

中医诊断：遗精（肾气亏虚，精关不固）。西医诊断：自主神经功能紊乱。

治法：补肾益气固精。处方：六味地黄丸加减。山萸肉 12g、生地黄 12g、熟地黄 12g、山药 15g、牡丹皮 12g、茯苓 12g、泽泻 12g、芡实 10g、诃子 10g、五味子 10g、肉苁蓉 12g、黄精 15g、炒酸枣仁 15g、生牡蛎 30g、珍珠母 20g，14 剂，水煎服，日一剂。

二诊（1995 年 6 月 26 日）：患者病情明显好转。服药后 2 周内未发生遗精，精神好转，乏力神疲减轻。舌淡，苔薄白，脉细。

治法：益肾固精。处方：六味地黄丸加减。前方去泽泻、肉苁蓉，加枸杞子 12g、杜仲 12g，14 剂，水煎服，日一剂。

按语：遗精一证在年轻人多为心肝火旺，色欲动心，精室被扰所致，而年近六旬有梦遗，则多为肾虚，精关不固，故治以补肾固精为妥，酌加牡丹皮、珍珠母、生地黄以清虚火，加茯苓、泽泻利湿，服用 14 剂即有显著效果，说明药已对症。病机与方药相符，后诊去泽泻、肉苁蓉加枸杞子、杜仲旨在加强益肾固精以善后。

◇病例二

苏某，女，68 岁。1995 年 10 月 31 日初诊。主诉：下肢肿麻 3 个月。现病史：患者于 3 个月前因劳累出现双下肢麻木肿胀，渐发展到四肢麻木、双下肢无知觉、发凉、足跟痛、咳嗽无痰、头晕、自汗乏力。舌质红，苔薄，脉沉。既往史：慢性胃炎史 6 年。

中医诊断：麻木（气虚血瘀）。西医诊断：自主神经功能紊乱。

治法：益气活血。处方：四君子汤加减。白术 10g、茯苓 30g、泽泻 30g、车前子 30g、水红花子 15g、桃仁 10g、红花 10g、鸡血藤 12g、络石藤 12g、补骨脂 10g、菊花 10g、钩藤 15g、党参 10g，14 剂，水煎服，日一剂。

二诊（1995 年 11 月 14 日）：患者病情好转。四肢麻木减轻，仍头疼头晕，大便偏干，日一行。舌质红，苔薄白，脉滑。

治法：益气活血平肝。处方：四君子汤加减。前方加葛根 12g、天麻 10g、黄芩 10g，14 剂，水煎服，日一剂。

牛黄清心丸 2 盒，1 丸 / 次，2 次 / 日，口服。

三诊（1995 年 11 月 22 日）：患者病情明显好转。下肢浮肿麻木转轻，失眠、疲劳、头疼晕。舌红，苔薄白，脉滑。

治法：益气活血平肝。处方：四君子汤加减。前方去络石藤、补骨脂、菊花，加当归 10g，改钩藤 10g，6 剂，水煎服，日一剂。

四诊（1995 年 11 月 27 日）：患者病情好转。脚麻木轻，行路轻快，血压不高，头晕减轻。舌淡红，苔薄白，脉滑。

治法处方同前，14 剂，水煎服，日一剂。

五诊（1996 年 10 月 7 日）：患者病情好转。下肢麻木已愈，近 3 天胃脘痛，纳差。舌淡，苔薄白，脉弦。

中医诊断：胃脘痛（气虚气滞）。西医诊断：胃炎。

治法：益气和胃止痛。处方：四君子汤加减。党参 10g、白术 12g、茯苓 12g、生甘草 6g、木香 10g、砂仁 10g、法半夏 10g、陈皮 10g、厚朴 10g、莱菔子 12g、枳壳 12g、枳实 12g、炒麦芽 12g、鸡内金 12g，7 剂，水煎服，日一剂。

按语：痛痹属实、麻木属虚，患者四肢麻木、自汗头晕、下肢皮肤发凉、足跟痛、咳嗽，脉沉，属气虚血瘀。气虚血行涩滞，络脉瘀阻，清窍四末失养，故麻木，治以四君子汤补气，桃仁、红花、鸡血藤、络石藤活血通络，泽泻、车前子、水红花子利湿，补骨脂益肾，菊花、钩藤平肝清头，理肺通窍；二诊加天麻、黄芩则眩晕减轻，血压下降；三诊症大减，病趋痊愈，后因胃脘痛，用益气和胃、理气止痛之法，也是"通则不痛"理论的应用。

◇ **病例三**

张某，男，42 岁。1993 年 10 月 19 日初诊。主诉：遗精早泄 2 个月。现病史：患者于 2 个月前不明原因出现遗精早泄，心神不安，气短，精神紧张，腰酸。舌淡暗，苔薄，脉小滑。

辨证：曾患心肌炎，心气受损，心神失养，故心悸，气短；心肾不交，故腰酸遗精。

中医诊断：遗精（心肾不交，阴虚火旺）。西医诊断：自主神经功能紊乱。

治法：清心益肾，健脾滋阴。处方：六味地黄汤加味。生地黄 12g、熟地黄 12g、山萸肉 10g、山药 15g、茯苓 15g、泽泻 12g、牡丹皮 12g、生黄芪 15g、锁阳 10g、芡实 12g、益智仁 15g、炒酸枣仁 15g、生牡蛎 30g、木香 10g、枸杞子 12g，7 剂，水煎服，日一剂。

二诊（1993 年 10 月 26 日）：患者病情好转。服用 6 剂后一般情况较好，仍有早泄，精神紧张。舌质微红，苔白腻，脉小滑。

治法同前。处方：六味地黄汤加味。前方加五味子 12g，7 剂，水煎服，日一剂。

三诊（1993 年 11 月 4 日）：服药后症状减轻，舌质微红，苔薄白，脉小滑。

治法：滋阴益肾，固精止遗。处方：六味地黄汤加味。前方去木香、五味子，7 剂，水煎服，日一剂。

四诊（1993 年 11 月 9 日）：患者病情好转，呼吸很好，气不短，心神不紧张。舌质微红，苔白腻，脉小滑。

治法：滋阴益肾，涩精止遗。处方：六味地黄汤加味。前方加杜仲 12g，7 剂，水煎服，日一剂。

五诊（1993 年 11 月 16 日）：患者病情好转，一般情况好，无气短，腰仍酸，舌质微红，苔白，脉沉。

治法：滋阴益肾，涩精止遗。处方：六味地黄汤加味。生地黄 12g、熟地黄 12g、山萸肉 12g、山药 15g、茯苓 15g、泽泻 12g、牡丹皮 12g、生黄芪 15g、锁阳 10g、芡实 12g、益智仁 15g、炒酸枣仁 15g、杜仲 12g、枸杞子 12g，10 剂，水煎服，日一剂。

六诊（1993 年 11 月 26 日）：患者病情好转，时有心慌，近两周未遗精，舌质微红，苔白腻，脉小滑。

治法：滋阴益肾，涩精止遗。处方：六味地黄汤加味。前方加苍术 10g、黄柏 10g，21 剂，水煎服，日一剂。

七诊（1994 年 1 月 25 日）：患者病情无变化，腰酸痛，滑精，气短腰痛，无梦。舌质正常，苔薄腻，脉小滑。

治法同前。处方：六味地黄汤加味。生地黄 12g、熟地黄 12g、山萸肉 12g、山药 15g、茯苓 12g、泽泻 15g、牡丹皮 12g、芡实 12g、益智仁 15g、杜仲 12g、枸杞子 12g、制何首乌 12g、狗脊 12g，7 剂，水煎服，日一剂。

八诊（1994 年 2 月 1 日）：患者病情好转，背发紧，一般情况好，无遗精。舌质微红，苔薄，脉小滑。

治法同前。处方：六味地黄汤加味。生地黄 12g、熟地黄 12g、山萸肉 12g、山药 15g、茯苓 15g、泽泻 12g、牡丹皮 12g、生黄芪 15g、锁阳 10g、芡实 12g、益智仁 15g、炒酸枣仁 15g、杜仲 12g、枸杞子 12g，14 剂，水煎服，日一剂。

按语：遗精一病，总与神志情绪思虑有关，无不涉及肾、心、肺三脏。本案遗精、气短、心神不宁，属心肾两虚，虚火内扰，故用六味地黄汤加锁阳、益智仁、芡实补肾，牡丹皮、五味子、酸枣仁、牡蛎、枸杞子养阴清心安神，气短心慌加生黄芪、山药、益智仁、茯苓、炒酸枣仁以养心益气，腰酸痛总属肾虚，故加补肾之狗脊、杜仲、熟地黄等补肾之品，虽不直接固涩止遗，却通过补肾增强其司精关的作用而达到治遗精的目的。

风湿及血液内科

一、类风湿关节炎

类风湿关节炎（RA），是一种以关节和关节周围组织的非感染性炎症为主的全身性疾病，主要临床表现为小关节疼痛、肿胀、僵硬（晨间显著，活动后减轻）。继而出现关节间隙变窄、软骨破坏，晚期因严重骨质破坏、吸收，导致关节僵直、畸形、功能障碍。本病发病率高，任何年龄均可发病，以 20 ~ 50 岁多见，且本病为反复发作性疾病，致残率高，预后欠佳，西医暂无有效治疗药物。中医学认为，根据临床表现，类风湿关节炎可归属"痹证"范畴，尤其与"骨痹"、"历节病"、"鹤膝风"等病症相似。《素问·痹论篇》云："其风气胜者为行痹，寒气胜者为痛痹，湿气胜者为着痹也。"阐述痹病病机无外乎风、寒、湿三气，历代医家根据《内经》经旨发微，收集发展大批验方效药，如仲景从温通着手，以麻黄、附子、桂枝等温阳通脉之药，行发汗疏风散寒之法，其所立名方如乌头汤、防己地黄汤、麻杏薏甘汤、桂枝芍药知母汤等，至今仍为临床常用方剂。《千金要方》、《外台秘要》记载灸法、药酒、膏摩等法，独活寄生汤、犀角汤等治疗痛痹之方，大大开阔了治病的思路。此后历代名家在此基础上丰富理论实践，从经脉、气血、虚实、寒热各个方面论治痹证，运用祛风、散寒、化湿、清热、祛痰、化瘀等法分证论治痹证，更加具有中医辨证论治的治疗特色。

张老师临证仔细诊查，分辨病因，病例一中，患者以痛痹为显著特征，分析病机属于正虚邪实，寒湿著于身而正气无力抗邪。根据此特点，张老师采用一日两方标本兼治之法，重用川断（续断）、杜仲、狗脊、鹿角霜等大补肾精之药扶护正气，配合生黄芪汤驱除寒湿邪气，分方分时服用，提高标本兼治的疗效，快速起到温阳散寒的功效，防止邪气积聚遗患。二诊时患者症状好转，机体抵抗力恢复，诸多虚症消失，张老师将两方化裁为一方，扶正为主，佐以祛邪。病例二则属于典型风湿痹的特点，行走窜痛，结合患者乙肝病史特点，考虑肝藏血功能不足，血虚而易生风，故治疗上以祛风、养血为根本大法，配合诸藤药搜风止痛，辨证准确，用药中的，风为百病之首，祛风需除根，配合养血柔肝之法改善患者自身抵抗力，起到彻底治愈的功效。

◇病例一

钟某，男，41 岁。2013 年 12 月 19 日初诊。主诉：手足小关节肿痛变形 6 年。现病史：患者于 6 年前因受寒出现手足小关节肿大变形，晨僵疼痛，在外院诊断为类风湿关节炎，遇寒冷天气则病情加重，近 4 天天冷症状加重，伴咳嗽、自汗、咽炎，皮肤过敏起红斑，有皮屑。舌淡嫩，苔白薄，脉细滑。

中医诊断：痹证（寒湿痹阻）。西医诊断：类风湿关节炎。

治法：温阳散寒，宣痹止痛。处方一：川断汤。川断 20g、杜仲 20g、牛膝 12g、独活 20g、附子 12g、桂枝 20g、炒白芍 20g、知母 15g、炙麻黄 6g、干姜 12g、防风 12g、狗脊 35g、鹿角霜 12g，7 剂，水煎服，2 次 / 日（8-20）。处方二：生黄芪汤。生黄芪 15g、桂枝 12g、白芍 15g、生甘草 6g、牛膝 12g、秦艽 12g、仙鹤草 12g、威灵仙 15g、桔梗 12g、玄参 12g、紫菀 12g、炙百部 12g、黄芩 12g、黄连 10g、百合 15g、知母 12g、川贝 12g、穿山龙 12g、地龙 12g，14 剂，水煎服，2 次 / 日（9-21）。

二诊（2014 年 1 月 2 日）：患者病情好转。药后关节痛、晨僵均减轻，咳嗽好转，天气暖症状减轻，天气冷则加重。舌淡胖，苔白腻，脉弦细。

治法：温阳散寒，宣痹止痛。处方：川断汤加味。炒白芍 20g、知母 15g、炙麻黄 6g、干姜 12g、防风 12g、狗脊 35g、鹿角霜 12g、白鲜皮 15g、地肤子 12g、白蒺藜 12g、桂枝 20g、川断 20g、杜仲 20g、牛膝 12g、独活 20g、附子 12g，7 剂，水煎服，2 次 / 日（8-20）。

按语：本案是仅有的数例治疗 RA 的案例，从中可以看出张老师辨证之准确，用药之稳准，既然辨证为寒湿痹，用药就量大力猛，起到应有的温阳祛寒的作用，川断汤重在温肾阳起尪羸，用大量散寒蠲痹之药，如川断、杜仲、牛膝、独活、防风、狗脊等，配合温肾回阳之附子、干姜、鹿角霜以及散寒之麻黄、桂枝等起到鼓动阳气，推动血行之作用，又配伍知母、白芍意在防燥热伤阴，缓解疼痛，生黄芪汤重在温肺止咳，兼以通络，防止转成肺痹，其温肺止咳喜用黄芪、桂枝、紫菀、炙百部，配合百合、知母、川贝、桔梗之润肺清肺，使肺气得以温通宣畅，自无寒湿停留之虞。二诊咳嗽好转，故将重在温阳宣痹，酌加白鲜皮、地肤子、白蒺藜以化湿。

◇ **病例二**

陈某，女，50 岁。1995 年 6 月 30 日初诊。主诉：关节疼痛反复发作 5 年。现病史：患者于 5 年前因受凉出现关节窜痛微肿，曾有乙肝病史，胃脘疼痛，近几天天阴关节痛加重，游走性，以手足小关节为主，屈伸不利，晨僵。舌微红，苔薄白，脉沉滑。

中医诊断：行痹（风湿痹阻关节脉络）。西医诊断：类风湿关节炎。

治法：祛风化湿，益气通络。处方：玉屏风散加减。生黄芪 15g、防风 10g、白术

10g、桂枝 10g、白芍 10g、炙甘草 6g、生薏苡仁 15g、茯苓 12g、威灵仙 15g、鸡血藤 15g、海风藤 15g、牛膝 12g、络石藤 15g、当归 12g，10 剂，水煎服，日一剂。

二诊（1995 年 7 月 10 日）：患者病情好转。服药后症状稍缓，胃脘无痛感，晨僵关节痛减。舌微红，苔薄，脉滑。

治法：益气温阳，化湿宣痹。处方：玉屏风散加减。前方加海桐皮 15g、千年健 10g，14 剂，水煎服，日一剂。

三诊（1995 年 7 月 17 日）：患者病情好转。肩背痛，手怕冷，晨僵。舌微红，苔薄，脉细滑。

治法：益气温阳，化湿通络。处方：玉屏风散加减。生黄芪 15g、桂枝 12g、白芍 12g、炙甘草 6g、防风 10g、白术 10g、威灵仙 15g、鸡血藤 15g、海风藤 15g、络石藤 15g、当归 12g、海桐皮 15g、乌梢蛇 12g、鬼箭羽 12g，21 剂，水煎服，日一剂。

四诊（1995 年 10 月 13 日）：关节疼痛减轻，手小关节微肿。舌微红，苔薄，脉滑。

治法：益气温阳，清肺止痛。处方：前方继服 21 剂，水煎服，日一剂。

按语：关节游走窜痛，属中医行痹，既往有乙肝史，胃脘疼，脉沉滑，舌微红苔薄白，辨证属于气血亏虚，湿热阻络，故初诊用玉屏风散益气固表，当归、白芍、鸡内金以养血，生薏苡仁、茯苓化湿，余药清热通络，桂枝疏外风；二诊加海桐皮、千年健通络化痰；三诊、四诊加乌梢蛇、鬼箭羽、海风藤、络石藤等加强活络搜风之力，病情日渐好转。

二、骨髓增生异常综合征

骨髓增生异常综合征（myelodysplastic syndromes，MDS）是起源于造血干细胞的一组异质性髓系克隆性疾病。其诊断依据是：①持续（≥ 6 月）一系或多系血细胞减少：红细胞（Hb < 110g/L）；中性粒细胞（ANC < 1.5 × 10^9/L）；血小板（PLT < 100 × 10^9/L）；②排除其他可以导致血细胞减少和病态造血的造血及非造血系统疾患，此病特点是髓系细胞分化及发育异常，表现为无效造血、难治性血细胞减少、造血功能衰竭，高风险向急性髓系白血病（AML）转化。

MDS 治疗主要解决两大问题：骨髓衰竭及并发症、AML 转化。就患者群体而言，MDS 患者自然病程和预后的差异性很大，治疗宜个体化。多数 MDS 病例以进行性的骨髓衰竭为特征，并最终都会发展成为 AML，但是不同亚型"转白率"也不同。目前西医除支持治疗外，在病因治疗方面尚无有效方法。中医治疗此类疑难病以辨证论治为根本依据，按病因病机论治，在此病例中张老师根据病情变化辨证施治，以肝气郁结产生郁热的病机特点，用三黄（黄芩、黄连、黄柏）、牡丹皮、栀子、地骨皮、金银花、大黄以理气清热，同时以补中益气汤健脾益气，以推陈致新生血统血，改善患者自身代谢功能，促进机体循环以起到改善生活质量，延长寿命的功效。

◇病例

崔某，女，54岁。1996年6月26日初诊。主诉：反复发热半年。现病史：患者半年前不明原因出现发热T 38℃，在外院诊断骨髓增生异常综合征，给予地塞米松5mg肌注，体温降到35℃以下，其后间断恶寒发热，每次需用激素体温始下降，乏力神疲，食少纳呆，大便2次/日，质稀，喜热畏寒，腹胀。舌质淡红，苔薄，脉细小滑。

中医诊断：发热（外感风热，脾胃气虚）。西医诊断：骨髓增生异常综合征。

治法：益气解表。处方：补中益气汤加减。党参15g、白术10g、陈皮10g、升麻10g、柴胡10g、当归12g、炙甘草6g、黄芩12g、黄连10g、黄柏10g、金银花15g、生大黄6g、杜仲12g、焦三仙各5g、鸡内金12g、生黄芪30g，14剂，水煎服，日一剂。

二诊（1996年7月19日）：患者病情好转。近2周仅发热一次，T 39℃，肌肉注射地塞米松8mg，体温降至35℃以下，体力尚好，腹泻去。舌质淡，苔薄，脉滑。

治法：益气解表，兼清内热。处方：补中益气汤加减。生黄芪30g、党参15g、白术10g、陈皮10g、升麻10g、柴胡10g、当归12g、炙甘草6g、黄芩12g、黄连10g、黄柏10g、生大黄6g、杜仲15g、女贞子15g、黄精30g、菟丝子30g，21剂，水煎服，日一剂。

三诊（1996年8月8日）：患者病情好转。服药后未见发烧症状，体力增，睡眠好。舌淡红，苔薄白，脉细滑。

治法：清补法。补中益气，解表清里。处方：前方继服28剂，水煎服，日一剂。

四诊（1996年9月9日）：腹胀，下肢浮肿，未发烧，8月7日低热，T 37.8℃，肌肉注射地塞米松1.5mg后1个月未发烧，精神好。舌右边稍有溃疡，脉滑。

治法：补中益气，解表清里。处方：补中益气汤加减。升麻10g、柴胡10g、白术12g、陈皮10g、炙甘草6g、当归12g、党参12g、黄芩12g、黄连10g、白茅根30g、桃仁10g、红花10g、生大黄6g、杜仲12g、地骨皮12g、生黄芪30g，28剂，水煎服，日一剂。

按语：骨髓增生异常综合征（MDS）特征是血细胞减少，髓系细胞病态造血、无效造血及高风险向白细胞转化，临床表现主要为贫血、出血，反复多发感染以及脾脏增大，本病预后较差，属难治病，西医主要靠化疗和造血干细胞移植，副作用大，死亡率高，对症治疗主要靠输血及输促红素药，目前是以改善症状、预防感染等为主。目前中医药报道的成功案例较少。本案诊断属 MDS 中的难治性血细胞减少伴多系病态造血（RCMD）型，中医诊断属血痨，辨证属于气血亏虚，血热生毒，治疗用清补法，以补中益气汤加当归、菟丝子、女贞子、杜仲、黄精以补气血脾肾，以三黄、牡丹皮、栀子、地骨皮、金银花、大黄、白茅根等清血热、解毒，以木香、砂仁、香附、焦三仙、陈皮、鸡内金以和胃消食，初期以祛邪为主，后期以扶正为要，发热渐轻，激素渐减，临床疗效尚好。

三、痛风

痛风是由单钠尿酸盐（MSU）沉积所致的晶体相关性关节病，痛风最重要的生化基础是高尿酸血症，依病因不同可分为原发性和继发性两大类。原发性痛风指在排除其他疾病的基础上，由于先天性嘌呤代谢紊乱和（或）尿酸排泄障碍所引起；继发性痛风指继发于肾脏疾病或某些药物所致尿酸排泄减少、骨髓增生性疾病及肿瘤化疗所致尿酸生成增多等。中医学认为，根据痛风引起的疾病症状不同，将痛风性关节炎所致关节肿胀、活动不利归属"痹证"范畴，痛风引起的尿路结石归属"石淋"范畴。临证时，根据病情表现不同，施治亦有差异。

张老师根据关节肿痛及舌苔脉象，若诊为湿热痹，则用黄芪桂枝五物汤加木瓜、海风藤、鸡血藤、牛膝、威灵仙、乌梢蛇等化湿通络活血之品；若兼感外邪，内外合邪，见高热咳嗽，便秘等化热之象，则按兼感风温论治，以柴银五黄汤加减。

◇病例

苏某，男，55 岁。1998 年 11 月 24 日初诊。主诉：右脚足趾关节跟腱痛 1 个月。现病史：1 个月前因食海鲜致右脚足趾关节肿胀痛，站立、坐均有困难，喜睡，到人民医院就诊，诊断为痛风，予以丙磺舒、别嘌呤醇、碳酸氢钠及秋水仙碱等治疗。症状略好转，右足关节红肿疼痛。既往史：慢性扁桃体炎史、鼻甲肥大史 10 年。查体：BP145/90 mmHg。舌质微红，苔薄，脉弦小。

中医诊断：痹证（湿热痹阻关节）。西医诊断：痛风。

辨证：风寒湿三气杂至，痹阻关节脉络，形成痹症，因湿热较重，关节固定疼痛红肿，故为湿热痹症。

治法：化湿清热，祛风通络。处方：黄芪桂枝五物汤加减。生黄芪 12g、桂枝 10g、赤芍 12g、白芍 12g、生甘草 6g、茯苓 12g、木瓜 12g、海风藤 15g、鸡血藤 15g、牛膝 12g、威灵仙 15g、乌梢蛇 12g、鬼箭羽 12g、桃仁 10g、红花 10g、防己 12g，7 剂，水煎服，日一剂。

二诊（1999 年 2 月 3 日）：服上药关节疼痛肿胀大减。上月末在人民医院做软腭、扁桃体、后鼻甲手术，术后受凉致发热 5 日，体温 39℃～40℃，咳嗽咯痰，便秘口苦，WBC：5.6×10^9/L，经静脉滴注清开灵注射液、肌注柴胡注射液，症状不减。舌红，苔黄腻，脉弦。

治法：疏风解表，清热解毒。处方：银翘散加减。金银花 15g、连翘 12g、荆芥 10g、防风 10g、黄芩 12g、黄柏 10g、栀子 10g、大青叶 12g、鱼腥草 30g、柴胡 12g、香附 10g、生大黄 6g、炙百部 12g，2 剂，水煎服，日一剂。

三诊（1999 年 2 月 5 日）：药后体温由 38℃左右逐渐降至 37.2℃，大便 2～3 次/日，质稀，口苦干，思饮，出汗。舌质微红，苔薄黄腻，脉弦。尿常规：红细胞 7～8 个/HP。

治法：疏风解表，清热解毒。处方：柴银五黄汤加减。金银花 15g、连翘 12g、杏仁 10g、柴胡 12g、生大黄 6g、黄芩 12g、黄柏 10g、黄连 10g、大青叶 12g、川贝 12g、陈皮 10g、藿梗 12g、焦三仙各 5g、炙百部 12g、紫菀 12g，2 剂，水煎服，日一剂。

四诊（1999 年 2 月 7 日）：电话随访：体温降至 36℃以下，头不痛，大便 2～3 次/日。

按语：柴银五黄汤是张老师的经验方，由金银花、柴胡、黄芩、黄连、黄柏、生黄芪、玄参、知母、防风，桔梗、生大黄组成，主要功用：清热解表，和解清里。主治外感风温。症见热势鸱张，高热口渴，不恶寒，咳嗽咽干，口干口苦，汗出热不解，身痛便干，舌红，苔黄干，脉弦，风温病，《伤寒论》有如下记载："太阳病，发热而渴，不恶寒者为温病，若发汗已身灼热者，名曰风温"，"阳脉浮滑，阴脉濡弱者，更遇于风，变为风温……以此冬伤于寒，发为温病"。说明风温来源有两途，一者外感风寒太阳表实发汗后病不解，汗出当风而成；一者阴虚阳亢，郁而化热，更感于风，转变为风温，殊途同归，既成风温，治疗则同。《伤寒论》中未明确对证方药，只提出禁忌火熏和下法。张老师拟定清热解表，和解通腑的治法，创立银柴五黄汤，弥补仲景有论无方的缺憾，方中金银花、柴胡为君，疏风解表，透邪外出；黄芩、黄连、黄柏为臣，清三焦之热，直折上逆之火，壮火食气；生黄芪以补益肺气之亏；知母、玄参滋肾水而润肠通便；防风为风中之润药，助君药透表疏风而不伤阴；生大黄通腑泻热；桔梗为使，载药引经上行；诸药共奏外透表邪泻热之功。此病患者初诊因关节肿痛，诊为湿热痹，用黄芪桂枝五物汤加木瓜、海风藤、鸡血藤等，症状较快缓解。二诊因冬感外寒，术后感染，内外合邪，致高热咳嗽，便秘口苦，治以柴银五黄汤加减，因素有痛风关节痹痛之史，并现舌苔黄腻等湿热内蕴之征，故不用玄参、知母，加大青叶、鱼腥草、栀子以增清热解毒之功。因咳嗽咯痰较重，故三诊加紫菀、炙百部、陈皮、川贝、杏仁以清化痰热而止咳。

四、硬皮病

硬皮病是一种以皮肤及各系统胶原纤维硬化为特征的结缔组织病，多见于中年女性，临床可分为局限性和系统性两类，病因与遗传因素、感染因素、血管异常、免疫异常以及结缔组织代谢异常等有关，系统性硬皮病按受累范围、程度、进展速度又分为肢端型和弥漫型，而以前者多见，早期表现主要是雷诺现象、皮肤紧张变厚、肤色苍白、皮温偏低，先从手足和面部开始，除皮肤损害外，还表现肌肉、关节和内脏损害，如吞咽困难、食管炎、心肌炎、肺间质纤维化、硬化性肾小球炎等。西医治疗主要是加强营养、祛除感染灶、扩张血管、激素以及抑制结缔组织形成等。张老师治疗本病，主要从气血着手，认为病机为气虚血瘀血热，气虚血行瘀滞，加之湿热郁滞，故病情缠绵不愈，治法重在行气活血，清热化湿，常用桃红四物汤、生脉散加减，兼夹肺纤维化者，佐以化痰止咳，常用三子养亲汤、苏杏石甘汤加减。

◇病例

韩某，女，56岁，1999年1月27日初诊。主诉：双手遇冷水变红发绀发凉半年。现病史：患者近半年双手遇冷水变红发凉，末梢发绀。曾在301医院查：抗RNP抗体（＋），抗SSA抗体（－），抗SSB抗体（－），抗SM抗体（－），抗核抗体1：80（＋），抗双链DNA抗体（－）。曾在协和医院服用中药，效不佳。刻下：双手发凉，尿频尿急，眠差。既往史：从1997年6月1日起，反复泌尿道感染，尿频尿痛，化验尿常规有WBC、RBC，大肠杆菌（＋）。一般口服氟哌酸或环丙沙星治疗1个月可缓解，劳累后发作。查体：一般情况可，双肺听诊（－）。尿常规：WBC（＋＋），舌质微红，苔薄白，脉小滑。

中医诊断：血痹，淋证（湿热下注，气虚血瘀）。西医诊断：硬皮病，泌尿系感染。

辨证：老年女性反复尿频、尿急、尿痛，属于气虚湿热下注，湿热阻滞经络，气虚血瘀，故双手遇凉水发凉变红或发绀。

治法：清热化湿，益气活血。处方：生脉饮加减。太子参12g、麦冬12、五味子10g、生薏苡仁30g、生地黄10g、牡丹皮12g、地骨皮10g、桑白皮12g、山萸肉12g、山药15g、芡实12g、百合12g、陈皮10g、法半夏10g、车前子15g、生甘草6g，14剂，水煎服，日一剂。

尿感宁颗粒2盒，1袋/次，3次/日，口服。

二诊（1999 年 3 月 19 日）：近期因两次肺炎住院，在北京中医院静脉滴注西药过敏，具体药物不详，周身起药疹，时有低热、咳嗽，咽痒口干，有痰色白，手指凉，血常规指标正常，舌质红，苔薄白，脉小滑。

治法：清热活血，利湿化痰。处方：桃红四物汤加减。桃仁 10g、红花 10g、当归 12g、赤芍 12g、生地黄 15g、川芎 10g、紫菀 12g、炙百部 12g、玄参 12g、桔梗 10g、生甘草 6g、黄芩 12g、板蓝根 12g、金银花 15g、大青叶 12g，7 剂，水煎服，日一剂。

尿感宁颗粒 2 盒，1 袋 / 次，3 次 / 日，口服。

三诊（1999 年 3 月 26 日）：尿急尿频，体温 37℃，胸中发热不适，咳嗽有白痰，咽痒。舌质微暗，苔薄白，脉细滑。

治法：辛凉疏表，清热化湿。处方：苏杏石甘汤加减。紫苏子 10g、杏仁 10g、生石膏 20g、生甘草 6g、紫菀 12g、炙百部 12g、黄芩 12g、黄连 10g、川贝母 12g、陈皮 10g、金银花 15g、穿山龙 30g、桃仁 10g、红花 10g，7 剂，水煎服，日一剂。

四诊（1999 年 4 月 2 号）：仍有咽不适，胸中不适，咳嗽有白痰，不易咯出，失眠，手痛手凉。舌质微红，苔薄白，脉小滑。

治法：润肺祛痰，补血活血。处方：三子养亲汤合桃红四物汤加减。紫苏子 10g、白芥子 10g、莱菔子 10g、生地黄 12g、桃仁 10g、红花 10g、赤芍 12g、桔梗 10g、百合 12g、川贝 12g、陈皮 10g、黄芩 12g、炙百部 12g、紫菀 12g、板蓝根 12g、龙胆草 10g、甘草 6g，6 剂，水煎服，日一剂。

五诊（1999 年 6 月 18 号）：痰易咯出，心动过速，登楼后气短，血糖高，口发麻，四肢发凉。舌淡暗，苔薄白，脉滑。

治法：益气生津，养血活血。处方：生脉散合桃红四物汤加减。党参 10g、麦冬 12g、五味子 10g、桃仁 10g、红花 10g、生地黄 15g、当归 12g、赤芍 12g、川芎 12g、炙百部 12g、黄芩 12g、生牡蛎 30g、茯苓 30g、沙参 12g，14 剂，水煎服，日一剂。

尿感宁颗粒 2 盒，1 袋 / 次，3 次 / 日，口服。

六诊（1999 年 8 月 6 日）：睡眠差，说话多气短，咳嗽有痰，易疲劳。舌质嫩，苔薄白，脉小滑。

治法：益气养阴，补血活血。处方：生脉饮合桃红四物汤加减。党参 12g、麦冬 12g、五味子 12g、生地黄 15g、当归 12g、赤芍 12g、川芎 12g、桃仁 10g、生黄芪 15g、炒酸枣仁 15g、珍珠母 20g、紫菀 12g、炙百部 12g、黄芩 12g、生牡蛎 30g，20 剂，水煎服，日一剂。

复方酸枣仁膏 2 瓶（本院制剂），15mL/ 次，3 次 / 日，口服。

七诊（1999 年 8 月 30 日）：服上药睡眠好，食纳佳，咯痰少，查空腹血糖正常。手凉减轻。舌嫩，苔薄白，脉小滑。

治法同前。处方：生脉饮合桃红四物汤加减。前方去炒酸枣仁、珍珠母、生牡蛎，加鱼腥草 20g、丹参 12g，14 剂，水煎服，日一剂。

按语：本案初诊气虚湿热下注较显，故以生脉散加味，二、三、四诊肺热咳嗽、胸闷咯痰较著，故治重在肺，益气化痰，用苏杏石甘汤、三子养亲汤加桃红四物汤，后数诊咳嗽胸闷减轻，可见临证重在辨证准确，不能一见手凉即用温阳，一见咳喘就用麻黄，应针对病机用扭转改善病机的方药方可既改善症状又改善自身抗病能力和体质，使病情向痊愈方向发展。

皮肤科及妇科

一、带状疱疹

带状疱疹是由水痘－带状疱疹病毒引起的急性疱疹性皮肤病。对此病毒无免疫力的儿童被感染后，发生水痘。部分患者被感染后成为带病毒者而不发生症状。由于病毒具有亲神经性，感染后可长期潜伏于脊髓神经后根神经节的神经元内，当抵抗力低下或劳累、感染、感冒时，病毒可再次生长繁殖，并沿神经纤维移至皮肤，使受侵犯的神经和皮肤产生强烈的炎症。受累神经发生炎症、坏死，产生神经痛。皮疹一般有单侧性和按神经节段分布的特点，由集簇性的疱疹组成，并伴有疼痛，伴局部淋巴结肿大，年龄愈大，神经痛愈重。本病好发于成人，春秋季节多见，发病率随年龄增大而呈显著上升。人是水痘－带状疱疹病毒的唯一宿主，愈后可获得较持久的免疫，故一般不会再发。从水疱液中分离病毒或检测 VZV、HSV 抗原或 DNA 是鉴别诊断唯一可靠的方法。西医治疗主要以抗病毒、镇痛两方面为主，因目前抗病毒药物无法彻底杀灭病毒，故以镇痛、抗感染、防止并发症为主要治疗思路。张老师根据病变多在单侧胁肋肩胛、面部，有病情突发、疼痛剧烈，失眠气急等症状，辨证多属肝胆热郁，循经上扰，治法以清利肝胆湿热为主，兼顾养阴益气活血，初期用龙胆泻肝汤加味，后期用四君子汤、生脉散加减。

◇病例一

张某，女，77 岁。2012 年 10 月 18 日初诊。主诉：肩胛痛，起带状疱疹 23 天。现病史：患者于 23 日前因上火劳累出现肩胛痛，右胸部起带状疱疹，现精神差，肩胛痛。既往史：患者直肠癌术后 1 年半，肺癌术后 1 年，CT 示右肺中叶淡片影，右肺下叶胸膜下条索伴钙化，肝右叶小囊肿，右肾上极小结节。查体：舌嫩，苔薄白，脉细滑。

中医诊断：缠腰龙（气阴虚，肝火旺）。西医诊断：带状疱疹。

治法：清利湿热，益气养阴。处方：龙胆泻肝汤加减。炒栀子 10g、柴胡 12g、白芍 12g、赤芍 12g、当归 12g、龙胆草 10g、白术 12g、生黄芪 15g、牡丹皮 12g、女贞子 15g、生薏苡仁 15g、黑豆 15g、丹参 12g、延胡索 12g、萆薢 12g、茯苓 15g，14 剂，水煎分两次服，日一剂。

二诊（2012 年 11 月 1 日）：患者病情好转。遇事易急，右胁痛，肩胛骨痛，疱疹渐消退。舌暗红，苔少，脉细弦。

治法：清利湿热，益气养阴。处方：龙胆泻肝汤加减。龙胆草 10g、炒栀子 12g、柴胡 12g、赤芍 12g、白芍 12g、当归 12g、黄芩 12g、女贞子 15g、生黄芪 15g、夏枯草 12g、牡丹皮 12g、姜黄 12g、延胡索 12g、虎杖 12g、王不留行 12g、火麻仁 15g、郁李仁 15g，7 剂，水煎服，2 次 / 日。

小金丸 14 盒，2 瓶 / 次，3 次 / 日，口服；血府逐瘀口服液 3 盒，1 支 / 次，3 次 / 日，口服。

三诊（2013 年 1 月 10 日）：患者病情好转。疱疹已愈，肩胛痛去，咳嗽减轻，大便通畅，咽干减轻，有少许白痰，晨起为甚。舌质微暗，苔白，脉细弦。

辨证：癌症术后，又经前一段时间患带状疱疹，耗伤正气阴津，故治疗须照顾脾胃运化、补益气血阴津，润肺通便，以使肺气宣畅，肠燥得润，自无咳嗽便秘之苦。

中医诊断：咳嗽（气阴亏虚，肺燥津伤）。西医诊断：急性支气管炎。

治法：益气养阴，润肺止咳。处方：玉屏风散合四君子汤加味。生黄芪 15g、防风 10g、白术 12g、女贞子 15g、党参 12g、茯苓 12g、生甘草 6g、法半夏 9g、陈皮 12g、紫菀 12g、炙百部 12g、浙贝母 12g、黄芩 12g、虎杖 12g、王不留行 12g、决明子 15g、百合 15g、沙参 12g，14 剂，水煎分两次服，日一剂。

小金丸 28 盒，3 瓶 / 次，2 次 / 日；血府逐瘀口服液 3 盒，1 支 / 次，3 次 / 日；百令胶囊 3 盒，5 粒 / 次，3 次 / 日，口服。

四诊（2013 年 1 月 24 日）：患者病情好转。近日生气上火后感冒身热，咳嗽咯白黏痰，不发烧，大便日 1 次，胸闷发憋。舌质微红，苔薄白，脉弦小滑。

治法：益气养阴，清肺润肠。处方：贞芪四君子汤加减。防风 10g、白术 12g、女贞子 15g、生黄芪 15g、党参 12g、茯苓 12g、生甘草 6g、法半夏 9g、陈皮 12g、虎杖 12g、王不留行 12g、决明子 15g、火麻仁 15g、黄芩 12g、浙贝母 12g，14 剂，水煎分两次服，日一剂。

五诊（2013 年 2 月 7 日）：患者病情好转。咳嗽减轻，大便通畅。舌微红，苔薄黄，脉细滑。

治法同前。处方：贞芪四君子汤加减。前方去虎杖、王不留行、浙贝母，加知母 10g、鸡内金 12g、百合 15g、黑芝麻 15g、黑豆 15g、焦三仙各 5g，14 剂，水煎分两次服，日一剂。

按语：癌症术后，气阴大亏，情志时有怫郁，郁积化火，攻窜两胁，而成带状疱疹，肝胆热郁，循经上扰，故肩胛痛，治疗既需益气养阴，又需清利肝胆湿热，故用龙胆泻肝汤加味，加草薢、生薏苡仁、白术以助化湿之力，用生黄芪、女贞子、黑豆、茯苓以益气养阴，补益脾肾，加牡丹皮、赤芍、丹参、延胡索以活血凉血止痛；二诊疱疹减轻、肩痛已去，胁痛也减，唯胸憋咳嗽，便秘气急，舌红，苔少，病机以气阴虚肝火旺为主，故方中去白术、黑豆、生薏苡仁、茯苓之温补，加夏枯草、姜黄、虎杖、火麻仁、郁李仁以清肝热，润肠通便；三诊以后即以扶正补虚为主，更方以贞芪四君子汤合玉屏风散加减，肺燥干咳少痰加百合、知母、浙贝母，便秘加决明子、火麻仁、王不留行等。全程重视和胃理气，用陈皮、白术、甘草、鸡内金、焦三仙等以使"祛邪不伤正"。

◇病例二

屠某，女，62 岁。2013 年 10 月 8 日初诊。主诉：左腰部及左少腹起疱疹 3 日。现病史：患者于 3 日前因上火着急出现左腰部及左少腹起数个疱疹，色红，如小米粒至大米粒大，顶部有浆，局部痒痛，伴心烦易急、口苦牙痛，便秘。舌红暗，苔薄黄，脉弦小滑。既往史：高血压病史 10 年。

辨证：肝阳上亢，肝经循下肢内侧上行入少腹，布胁肋，肝胆郁热，挟湿浊入经络，布皮部，现左侧少腹及胁下腰部带状疱疹，作痒作痛。

中医诊断：缠腰龙（肝胆湿热）。西医诊断：带状疱疹。

治法：清利肝胆，化湿凉血。处方：丹栀逍遥散合龙胆泻肝汤加减。牡丹皮 12g、栀子 12g、柴胡 12g、赤芍 12g、黄芩 12g、当归 12g、龙胆草 12g、苦参 12g，7 剂，水煎服，日一剂。

二诊（2013 年 10 月 15 日）：患者病情好转。带状疱疹已痊愈，牙痛也痊愈，口干，纳呆，乏力。舌淡红，苔薄白，脉细滑。

治法：益气健脾，和胃化湿。处方：四君子汤加味。党参 12g、白术 12g、茯苓 15g、生甘草 6g、砂仁 10g、木香 10g、生黄芪 15g、防风 10g、黄精 15g、当归 12g、鸡内金 12g、焦山楂 5g、焦神曲 5g、炒麦芽 5g、防风 10g，7 剂，水煎服，日一剂。

按语：带状疱疹，发病初有的患者有低热、乏力，将发疹部位有疼痛、烧灼感，三叉神经带状疱疹可出现牙痛。本病 70% 为胸腹或腰部带状疱疹，其次为三叉神经带状疱疹，60 岁以上的老年多发，病机多为肝胆湿热或火毒，本病发病前有着急等情志因素，有高血压史，病发左腰胁起疱疹，伴有左侧牙痛（三叉神经痛），属典型的带状疱疹，辨证为肝胆湿热挟肝郁，湿热入络，治疗以清肝化湿法，方用龙胆泻肝汤合丹栀逍遥散加味，效果明显。二诊疱疹痊愈，更方以益气养阴和胃善后。

二、毛囊炎

毛囊炎是指细菌侵入毛囊部位所发生的化脓性炎症。本病好发于头部、项部、臀部、肛周或身体其他部位，且有复发倾向，常多处发生，性质顽固，迁延难愈。初起为红色丘疹，逐渐演变成丘疹性脓疱，孤立散在，自觉轻度疼痛。在成人主要发生于多毛的部位，在小儿则好发于头部，其皮疹有时可互相融合，愈后可留有小片状秃发斑。西医学认为，本病之病原菌主要为金黄色葡萄球菌，偶有表皮葡萄球菌、链球菌、假单孢菌属和类大肠杆菌，主要发生于免疫力低下或糖尿病患者，多因搔抓，皮肤受损，病原菌趁机入侵毛囊，而引起炎症。接触焦油类物质、长期应用皮质类固醇激素药物以及皮肤接受摩擦等刺激，均为本病的诱发因素。临床治疗多采用外用药治疗，对病情严重者使用口服抗生素及维生素辅助治疗。

张老师根据辨证认为，本病归属于"痤疮"范畴，多属血热湿阻气滞，治法以理气凉血、清热化湿为主，处方常用柴芍丹藜汤、草薢渗湿汤、龙胆泻肝汤加减。

◇**病例一**

曹某，女，36岁。2013年11月28日初诊。主诉：面部及后背起痤疮半月。现病史：患者于半月前因劳累出现后背、前胸及面部起痤疮，作痒，乏力，心烦，心悸阵作，盗汗，脱发，胸闷，大便稀溏，日2行。既往史：乳腺增生10年，心肌炎病史5年。2013年11月25日心电图：T波倒置，心律不齐。舌红，苔薄白，脉细滑。

中医诊断：痤疮（气滞血热）。西医诊断：毛囊炎。

治法：理气凉血，清热化湿。处方：柴芍丹藜汤合生脉散加减。柴胡12g、白芍12g、当归12g、牡丹皮12g、蒺藜12g、白鲜皮12g、地肤子12g、生黄芪15g、防风10g、白术12g、玄参12g、北沙参12g、麦冬12g、五味子12g、柏子仁12g、郁金15g、栀子12g，7剂，水煎分两次服，日一剂。

二诊（2013年12月5日）：患者病情好转。药后睡眠好，体力稍恢复，月经量少，面部痤疮，纳差，便溏日1~2行，晨起手肿胀。舌质红，苔薄白，脉细滑。

治法：益气养血。处方：八珍汤加减。白芍12g、当归12g、川芎10g、熟地黄15g、党参12g、白术12g、茯苓12g、生甘草6g、丹皮12g、栀子10g、柴胡12g、香附12g、旱莲草15g、生薏苡仁15g、补骨脂12g、炒酸枣仁15g，7剂，水煎分两次服，日一剂。

三诊（2013年12月12日）：患者病情好转。药后面部痤疮减轻，胸背不痒，白带中带血，嗳气，便溏，日2行，乳腺增生如乒乓球大小。舌质微暗，苔薄白，脉细滑。

治法：清热养血化湿。处方：柴栀四物汤加减。白芍12g、当归12g、栀子10g、海蛤壳 20g、海浮石 20g、王不留行 15g、皂角刺 12g、川芎 10g、生地黄 15g、生薏苡仁 20g、藕节 12g、白茅根 15g、香附 12g、炒酸枣仁 15g、柴胡 12g，7 剂，水煎分两次服，日一剂。

按语：患者平素痛经，有心肌炎史，近来因劳累导致面部胸背部起痤疮，作痒，伴胸闷心烦、心悸阵作，盗汗、脱发，舌红苔白，脉细滑，辨证属于气机郁滞，血热蕴结，循经上攻阳明、胆及三焦经，治疗当清热凉血，健脾化湿，药用柴芍丹藜汤合生脉散加减，主药柴胡、牡丹皮、白芍、栀子、白蒺藜疏肝理气、清热凉血，佐以苦参、白鲜皮、地肤子、麦冬等加强清热化湿之力，因有心肌炎病史，心悸、心烦、胸闷，故需佐以益气养阴补血之品，而用生脉散、生黄芪、白术、黑芝麻、柏子仁、当归等扶正；二诊因月经量少，手肿，纳差，故用八珍汤加味，补虚更加熟地黄、补骨脂、旱莲草、生薏苡仁等，以化生气血；后诊因乳腺增生故加海蛤壳、海浮石、皂角刺、王不留行、香附、川芎等散结通络之品，总以药症相符为要。

◇ 病例二

吕某，女，24 岁，1996 年 11 月 8 日初诊。主诉：面部起痤疮 10 年。现病史：自 10 年前始面部反复起痤疮，色红瘙痒，大便稠，月经正常。既往史：无重要病史，平素易生气，吃肉多，无药物过敏史。查体：舌质淡暗，苔薄，脉滑。

中医诊断：痤疮（脾虚肝郁）。西医诊断：青春痘。

治法：健脾清热利湿。处方：萆薢渗湿汤合龙胆泻肝汤加减。柴胡 10g、赤芍 12g、白芍 12g、龙胆草 10g、当归 12g、萆薢 12g、土茯苓 15g、皂角刺 10g、白花蛇舌草 30g、乌梅 15g、生薏苡仁 30g、连翘 15g、丹皮 12g、桃仁 10g、香附 10g、川芎 10g、生甘草 6g，14 剂，水煎服，日一剂。

二诊（1996 年 11 月 21 日）：服药后面部痤疮减轻。

治法：健脾清热利湿。处方：萆薢渗湿汤合龙胆泻肝汤加减。连翘 12g、牡丹皮 12g、皂角刺 10g、苦参 12g、土茯苓 15g、龙胆草 10g、黄芩 12g、萆薢 12g、茯苓 15g、柴胡 10g、赤芍 12g、栀子 10g、当归 12g、桃仁 10g，14 剂，水煎服，日一剂。

三诊（1996 年 12 月 9 日）：服药后面部痤疮见好，大便不稀，舌质微暗，脉沉。

治法：健脾清热利湿。处方：萆薢渗湿汤合龙胆泻肝汤加减。柴胡 12g、赤芍 12g、白芍 12g、连翘 12g、牡丹皮 12g、皂角刺 15g、苦参 15g、萆薢 12g、生薏苡仁 30g、土茯苓 30g、防风 10g、防己 12g、生大黄 3g、桃仁 12g、黄芩 12g、乌梅 10g，14 剂，水煎服，日一剂。

四诊（1996 年 12 月 23 日）：服药后，面部痤疮见好。

治法同前。处方：萆薢渗湿汤合龙胆泻肝汤加减。前方继服，7 剂，水煎服，日一剂。

五诊（1997 年 1 月 6 日）：额、面、颊痤疮已平，舌微红，苔薄，脉沉。身发热。

治法：健脾清热利湿。处方：萆薢渗湿汤合龙胆泻肝汤加减。连翘 12g、牡丹皮 12g、苦参 15g、皂角刺 12g、土茯苓 20g、龙胆草 10g、萆薢 12g、生薏苡仁 30g、乌梅 12g、防己 15g、生大黄 3g、王不留行 12g、柴胡 12g、赤芍 12g、当归 12g、黄芩 12g，7 剂，水煎服，日一剂。

按语：痤疮是美容皮肤科的最常见的病种之一，又叫青春痘或粉刺，除儿童外，人群中约有 80% ～ 90% 的人患本病或曾经患过本病（包括轻症在内）。痤疮是发生在毛囊皮脂腺的慢性皮肤病，发生的因素多种多样，但最直接的因素就是毛孔堵塞，毛囊里的油脂排不出来，越积越多就形成一个个痘痘。中医认为本病的内因主要是禀赋体质异常，湿热或偏痰热型体质，西医认为内分泌功能失调，雄性激素分泌增多或相对增高，刺激皮脂腺肥大、分泌油脂量增多是主因，而神经精神因素、饮食因素、大便、睡眠、嗜烟酒等因素，药物因素，化妆品滥用等是中西医公认的诱因。关于本病分型治疗，张老师一般分为肝胆湿热型和中焦湿热型，病位不离肝脾，前者常用龙胆泻肝汤加减，后者常用萆薢渗湿汤加减。本案症见面部痤疮，色红瘙痒，大便稠黏、易生气、食肉多，既有肝胆湿热又有中焦湿热，故用上述二方相合，使清热化湿解毒之力大增，又加苦参、连翘、黄芩、生大黄、赤芍、白花蛇舌草等以增清热之力，加桃仁、赤芍、皂角刺、川芎、王不留行等以活血化瘀，湿重则加防己、土茯苓、生薏苡仁等以增化湿之力，肝郁则加柴胡、香附、白芍、川芎、乌梅以柔肝疏肝理气。诸药灵活调配，随证加减，取效较捷。

三、过敏性皮炎

过敏性皮炎是由诸多因素导致的皮肤炎症反应，常见病因：①气候因素，常见于冬春季，急剧的气温变化使皮肤适应能力较差而发生过敏。②物理刺激，如抓痒、出汗、合成纤维、感染都属此类。③化学刺激，洗涤用品、清洁剂、化妆品可能会刺激、恶化过敏性皮炎。

◇病例

唐某，男，26 岁。2009 年 11 月 2 日初诊。主诉：后背痒起皮疹 3 年。现病史：近 3 年不明原因后背起皮疹，瘙痒，夏天出汗多时为甚，皮肤刺痒，出汗后起小疙瘩。曾在协和医院诊断为"湿疹"。查体：背部散在红色斑疹，舌微红，苔薄，脉细滑。

中医诊断：湿毒疮（湿热蕴毒型）。西医诊断：过敏性皮炎。

治法：清热解毒，凉血化湿。处方：自拟方。柴胡 12g、当归 12g、牡丹皮 12g、炒栀子 10g、忍冬藤 20g、赤小豆 30g、苍白术各 10g、浮小麦 30g、生甘草 10g、生黄芪 12g、防风 10g、白鲜皮 30g、地肤子 12g、黄芩 12g、白茅根 15g，14 剂，水煎服，日一剂。

二诊（2009 年 11 月 16 日）：服药后背痒大减，走路多了出汗后还痒，口不干，食纳二便调，眠安。舌润微红，苔薄，脉小滑。

治法：清热解毒，凉血化湿。处方：前方加生薏苡仁 15g，7 剂，水煎服，日一剂。

三诊（2009 年 11 月 30 日）：服药后偶尔因出汗背部发痒。舌尖红，苔薄白，脉小滑。

治法：清热解毒，凉血化湿。处方：11 月 2 日方去白茅根，加炒酸枣仁 15g、大枣 15g，14 剂，水煎服，日一剂。

四诊（2009 年 12 月 15 日）：白天身不痒，入夜偶尔痒，易出汗。舌尖红，苔薄，脉小滑。

治法：清热凉血，固表化湿。处方：自拟方加减。柴胡 12g、当归 12g、赤芍 12g、牡丹皮 12g、炒栀子 10g、忍冬藤 15g、赤小豆 30g、浮小麦 30g、生甘草 6g、大枣 15g、生黄芪 15g、防风 10g、白术 12g、生薏苡仁 20g、地肤子 12g、黄芩 12g，12 剂，水煎服，日一剂。

五诊（2009 年 12 月 28 日）：面部㿠白，后背有小疙瘩，皮肤不痒。舌质红，苔薄，脉弦小。

治法：清热凉血，健脾化湿。处方：自拟方。柴胡 12g、当归 12g、赤芍 12g、生黄芪 12g、防风 10g、白术 12g、牡丹皮 12g、炒栀子 10g、忍冬藤 15g、赤小豆 30g、地肤子 12g、白鲜皮 12g、萆薢 12g、蝉蜕 10g、黄芩 12g，14 剂，水煎服，日一剂。

六诊（2010 年 2 月 1 日）：白天不痒，有时夜间发痒，舌质正常，苔薄，脉小滑。

治法：清热凉血，健脾化湿。处方：上方去柴胡、当归、赤芍，改生黄芪 15g，加黑芝麻 12g、炙百部 12g，14 剂，水煎服，日一剂。

按语：过敏性皮炎是由于接触过敏性抗原引起的皮肤过敏反应，凡对特异性抗原有遗传的或体质上易感的人，在接触抗原时导致速发型或迟发型过敏性皮炎，主要表现为人体接触过敏原后出现皮肤红肿、发痒、风团、脱皮等病症，可表现为湿疹、荨麻疹，本病中医称为"湿毒疮"或"湿气疮"，所谓"毒"，是指一些热毒，令身体产生排斥及敏感反应，而这些热毒可能是由食物、药物或日用品引致。"湿"是指身体水液运化失常停滞而成的病理产物，由于人体有七成是水分，若水的运行停滞不顺，身体便会处于湿滞的状态，本案病机属于湿热蕴结，缠绵难解，日久化毒，毒邪郁于肌肤不得外泄，阻滞气血，故出现皮疹、发红、瘙痒等症，治当清热燥湿、解毒凉血，用自拟方，方中黄芩、栀子、忍冬藤、赤小豆清热解毒，牡丹皮、赤芍清热凉血，地肤子、白鲜皮、白茅根、防风清热化湿止痒，生黄芪、白术、苍术、健脾化湿，柴胡、当归疏肝养肝以调理气血，甘草调和诸药。用后症状明显好转，此后数诊依此方加减，自汗加浮小麦、生黄芪固表敛汗，痒重加萆薢、蝉蜕以化湿止痒，失眠加炒酸枣仁以安神。药证相符，效果明显。

四、月经不调及不孕症

月经不调、不孕症是妇科常见病。月经不调指月经周期或出血量的异常，或是月经前、经期时的腹痛及全身症状。常见病因：内分泌失调、肿瘤、炎症、血液病、乳腺疾病等。长期月经不调，严重者可导致女性不孕。

◇病例一

魏某，女，35 岁。1997 年 3 月 3 日初诊。主诉：月经不调 3 年。现病史：患者于 3 年前不明原因出现经量过少，有血块，脱发，腹痛。舌质紫暗有瘀点，苔薄，脉滑。

中医诊断：月经不调（气虚血瘀）。西医诊断：月经病，脱发。

治法：理气活血。处方：桃红四物汤加减。当归 12g、赤芍 12g、白芍 12g、生地黄 12g、川芎 10g、桃仁 10g、红花 10g、王不留行 15g、丹参 15g、郁金 12g、木香 10g、杜仲 12g、制何首乌 15g、葛根 12g、炒酸枣仁 15g，7 剂，水煎服，日一剂。

二诊（1997 年 3 月 10 日）：患者病情好转。脱发，头疼，睡眠差，面部起疙瘩，乏力，心慌。舌质紫暗，苔白腻，脉弦。

治法：理气活血化瘀。处方：桃红四物汤加减。柴胡 10g、赤芍 12g、白芍 12g、当归 12g、川芎 10g、生地黄 15g、桃仁 10g、红花 10g、茯苓 15g、王不留行 15g、珍珠母 20g、炒酸枣仁 15g、生黄芪 15g、杜仲 15g、郁金 12g、香附 12g，7 剂，水煎服，日一剂。

加味逍遥丸 2 盒，1 袋 / 次，2 次 / 日，口服。

三诊（1997 年 3 月 17 日）：患者病情好转。脱发已长出，食欲增加。舌质微暗，苔薄，脉滑。

治法：理气活血，化瘀止痛。处方：前方继服，7 剂，水煎服，日一剂。

四诊（1997 年 3 月 25 日）：患者病情好转。头发已长出，月经如常而来，无痛经。舌质紫暗，苔薄，脉滑。

治法同前。处方：前方去杜仲，加乌梅 10g，7 剂，水煎服，日一剂。

五诊（1997 年 4 月 1 日）：患者病情好转。月经来潮腹不痛，脱发减轻，新发已生。舌质暗紫，苔薄，脉沉。

治法：活血化瘀，行气止痛。处方：桃红四物汤加减。柴胡 10g、赤芍 12g、白芍 12g、当归 12g、川芎 10g、生地黄 15g、桃仁 10g、红花 10g、丹参 15g、王不留行 15g、生黄芪 15g、杜仲 15g、香附 10g、黄芩 10g，14 剂，水煎服，日一剂。

按语：脱发、月经量少、血块多、腹痛，舌暗紫有瘀点，显然属气滞血瘀，治宜理气治血，方用桃红四物汤加木香、郁金以理气，丹参、赤芍以治血，王不留行以通络，加杜仲、何首乌、黄芪、乌梅以益气而生发，酸枣仁以安神，加味逍遥丸以加强疏肝解郁作用，效果显著。

◇病例二

高某，女，28 岁。2010 年 7 月 28 日初诊。主述：月经量少，婚后不孕 3 年。现病史：结婚 3 年未孕，月经量少，3 天净，痛经，乏力，乳房胀。查体：一般可，形体稍胖。舌质微暗，苔薄白，脉小滑。化验：血清泌乳素 PRL：280（正常值 102 ~ 496）mU/mL，血清卵泡刺激素 FSH：3.0（正常值 3.5 ~ 12.5）mU/mL，血清促黄体生成素 LH：2.18（正常值 2.4 ~ 12.6）ng/mL，睾酮 T：1.37（正常值女 0.22 ~ 2.9）mmol/L，雌二醇 E2：1.33（正常值女 216 ~ 607）pmol/L，孕酮 PRO：2.44（正常值女 0.6 ~ 4.7）nmol/L。

中医诊断：不孕（气血亏虚）。西医诊断：不孕症。

辨证：肝郁气滞，血行不畅，气虚湿阻，任脉不充。

治法：理气疏肝，养血充脉。处方：逍遥散加减。柴胡 10g、赤芍 15g、白芍 15g、当归 12g、茯苓 20g、白术 10g、何首乌 12g、丹参 15g、鸡血藤 15g、浙贝母 10g、白芥子 10g、荷叶 15g、栀子 15g、生甘草 6g、决明子 12g，28 剂，水煎服，日一剂。

二诊（2010 年 9 月 20 日）：月经量较前增多，上火易急。

治法：理气疏肝，养血充脉。处方：上方加黄芩 12g，28 剂，水煎服，日一剂。

三诊（2010 年 10 月 20 日）：近 10 日未服药，本次月经量又减少。舌暗苔薄。脉沉。

治法：滋肾健脾，养血充脉。处方：八珍汤加减。生地黄 20g、熟地黄 20g、山萸肉 12g、山药 30g、当归 12g、赤芍 12g、白芍 12g、川芎 10g、党参 12g、白术 12g、茯苓

15g、生甘草 6g、生黄芪 20g、枸杞子 12g、益母草 15g、荷叶 12g、鸡血藤 15g、炒栀子 10g，28 剂，水煎服，日一剂。

四诊（2010 年 11 月 8 日）：月经量稍多，行经时腹痛（母代述）。

治法：滋肾健脾，养血充脉。处方：八珍汤加减。生地黄 20g、熟地黄 20g、山萸肉 12g、山药 15g、当归 12g、赤芍 12g、白芍 12g、川芎 10g、生黄芪 20g、党参 12g、泽兰 12g、白术 12g、益母草 15g、荷叶 12g、桃红 10g、丹参 12g，14 剂，水煎服，日一剂。

五诊（2010 年 11 月 22 日）：服药后一般情况好。

治法：滋肾健脾，养血充脉。处方：上方继服 14 剂，水煎服，日一剂。

六诊（2010 年 12 月 13 日）：一般情况好，服药之后身上发热。

治法：滋肾健脾，养血清热。处方：八珍汤加减。生地黄 30g、山萸肉 12g、山药 30g、当归 12g、赤芍 12g、白芍 12g、川芎 10g、沙参 12g、党参 12g、麦冬 12g、天花粉 20g、益母草 15g、泽兰 12g、香附 10g、荷叶 12g、桃仁 10g、丹参 12g，14 剂，水煎服，日一剂。

七诊（2010 年 12 月 27 日）：月经尚可，来时只有一天，乏力轻（母代述）。

治法：同上。处方：上方加生黄芪 15g，14 剂，水煎服，日一剂。

八诊（2011 年 1 月 10 日）：乏力轻，月经 3 ~ 4 日，第一天量多，腰酸。舌微暗，苔薄白。

治法：益气养血，理气活血。处方：八珍汤加减。当归 12g、赤芍 12g、白芍 12g、生地黄 15g、熟地黄 15g、川芎 10g、党参 12g、白术 12g、茯苓 15g、生甘草 6g、生黄芪 15g、荷叶 12g、香附 10g、菟丝子 15g、补骨脂 12g、桃仁 10g、丹参 12g，28 剂，水煎服，日一剂。

九诊（2011 年 3 月 7 日）：月经基本正常。

治法同前。处方：前方继服 14 剂，水煎服，日一剂。

十诊（2011 年 3 月 21 日）：一般情况好，月经基本正常。

治法同前。处方：前方继服 28 剂，水煎服，日一剂。

随访：已怀孕，预产期 2012 年 2 月 18 日。

按语：70.71% 不孕系无排卵、黄体不健或黄素化不破裂卵泡综合征（LUFS）所引起。月经量少，雌激素水平降低是主要表现和指征，雌激素水平低会导致子宫内膜增生得不够厚，月经量少，影响受孕。雌激素水平低与血清泌乳素偏高有一定关系，泌乳素过高会使卵巢对促性腺激素失去应有的反应能力，雌激素、孕激素合成因而明显减少，使在受孕过程中起重要作用的雌激素呈现低水平状态，直接影响孕育功能。本病患者雌激素水平较低，月经量少，痛经，乏力，病因病机为肝肾亏损，精血不足，血海空虚，无血可下则经少，如《医学正传》云："月经全借肾水施化，肾水既乏，则经水日以干涸。"气血虚弱，则神疲乏力，肝郁气滞，血瘀胃热，故经期乳房胀痛，气急上火，治疗重在益气养血，佐以理气疏肝，清肝活血。方用逍遥散、八珍汤加减，气虚重加生黄芪、沙参，肾虚腰酸乏力加补骨脂、菟丝子，血瘀加丹参、红花、桃仁、泽兰、益母草、鸡血藤，血分热上火加栀子、生地黄、黄芩、赤芍，肝气郁结加柴胡、香附、白芍以解郁疏肝，药证相符，月经逐渐正常后不久即受孕。

五、脱发

脱发是头发脱落的现象，有生理性与病理性之分。生理性脱发指头发正常的脱落，病理性脱发指头发异常或过度脱落。中医认为脱发的病因主要是肾。"肾藏精，主生殖，其华在发"，"发为血之余"。肾虚使精血不足，导致头发缺少营养供应，引起头发脱落。其次，肺损与脱发密切相关。肺主皮毛，肺损则皮毛失养而脱发。

◇病例一

李某，女，44岁，1997年11月4日初诊。主诉：脱发1个月。现病史：1个月来不明原因头顶、后头、前额成片脱发，患者虽自服补肾药，头顶右侧后脑隐约生出新发，但前额仍脱发。查体：舌质红，苔薄白，脉弦滑。

中医诊断：脱发（肾阴亏虚）。西医诊断：脱发。

治法：滋阴补肾。处方：六味地黄汤加减。生地黄12g、熟地黄12g、山萸肉12g、山药15g、茯苓15g、泽泻12g、牡丹皮12g、枸杞子12g、制何首乌15g、黑芝麻10g、黑豆12g、五味子10g、当归12g、桃仁10g、生黄芪12g、炒酸枣仁15g，7剂，水煎服，日一剂。

二诊（1997年11月11日）：头顶左侧已生新发。舌质微红，苔薄白，脉滑。

治法：滋阴补肾。处方：自拟方。生黄芪12g、苍术12g、白术12g、当归12g、川芎10g、桃仁10g、赤芍10g、黑芝麻10g、枸杞子12g、黄精12g、炒酸枣仁15g、五味子10g、珍珠母20g、黄芩12g，7剂，水煎服，日一剂。

三诊（1997年11月20日）：病情稳定，舌脉同前。

治法：滋阴补肾。处方：11月4日方加浮小麦30g，7剂，水煎服，日一剂。

四诊（1997年11月28日）：病情稳定，后脑已长头发。

治法：滋阴补肾。处方：上方去浮小麦，继服7剂，水煎服，日一剂。

五诊（1997 年 12 月 9 日）：病情稳定，前额已长头发。

治法：滋阴补肾。处方：六味地黄汤加减。生地黄 12g、熟地黄 12g、山萸肉 12g、山药 15g、茯苓 12g、泽泻 12g、牡丹皮 12g、枸杞子 12g、制首乌 15g、益母草 12g、黑芝麻 10g、当归 12g、赤芍 12g、桃仁 10g、丹参 12g、柴胡 10g、栀子 10g，21 剂，水煎服，日一剂。

六诊（1997 年 12 月 30 日）：病情稳定，前额及后脑部均已长新发。

治法：滋阴补肾。处方：六味地黄汤加减。生地黄 12g、熟地黄 12g、山萸肉 12g、山药 15g、茯苓 12g、泽泻 12g、牡丹皮 12g、枸杞子 12g、何首乌 15g、柴胡 10g、赤芍 12g、白芍 12g、黑芝麻 10g、丹参 12g、桃仁 10g、益母草 15g，7 剂，水煎服，日一剂。

按语：脱发一症虽不专主于肾，但不离乎肾，不远乎肝，盖因肾主骨，其华在发，肝藏血，发为血之余，所以无论脱发的原因是血热灼烁、心肝火旺抑或是肝肾阴精亏虚，总离不开肝经气血不调和肾脏阴精失于滋养病机。本案脱发月余，别无所苦，中年过劳，肾精亏虚，肝血不足实为患病之机，治疗一则补益肝肾，一则调畅情志和气血，故用方总以六味地黄汤为主方，酌加调肝养血之品，滋补肝肾常加黑豆、黑芝麻、何首乌、枸杞子、五味子，养血疏肝活血常加益母草、赤芍、柴胡、当归、丹参、桃仁，若有舌红、苔黄、脉滑等血热之象加牡丹皮、栀子、生地黄、赤芍，自汗加浮小麦，失眠加炒酸枣仁，总之以补肾调肝为主，辅以随证化裁，则脱发之治无蕴意矣。

外 科

下肢静脉血栓形成合并下肢静脉曲张是外科常见病，好发于老师、厨师、售货员等长期站立而又有肥胖、糖尿病、动脉硬化基础病患者，主要症状是一侧肢体肿胀疼痛，皮下静脉曲张或合并溃破、感染、丹毒等，中医辨病属于"丹毒"、"血痹"范畴，辨证属于气虚血瘀络阻，治疗重在益气活血通络，张老师常用黄芪桂枝五物汤合桃红四物汤、当归补血汤加减。

◇病例

梁某，女，65 岁。1997 年 10 月 21 日初诊。主诉：左下肢肿痛乏力 3 月。现病史：患者近 3 月左下肢肿痛，乏力，站立后尤甚，伴头痛，B 超示左下肢静脉血栓形成，伴下肢浅静脉曲张。查体：心肺听诊（－），舌质微暗，苔薄白，脉弦滑。左下肢静脉迂曲色暗、肿胀。

中医诊断：血痹（气虚血瘀络阻）。西医诊断：下肢静脉栓塞。

治法：益气活血，化瘀通络。处方：当归补血汤加味。当归 12g、生黄芪 15g、红花 10g、党参 10g、茯苓 30g、车前子 15g、水红花子 15、桃仁 10g、赤芍 12g、鸡血藤 15g、桂枝 10g、海风藤 15g、川牛膝 12g，7 剂，水煎服，日一剂。

二诊（1997 年 11 月 11 日）：服药后下肢肿痛减轻，食纳佳，眠安，头不痛。舌微暗，苔薄白，脉弦滑。

治法：益气活血，化瘀通络。处方：当归补血汤加味。生黄芪 15g、党参 10g、茯苓 30g、泽泻 15g、车前子 15g、水红花子 15g、川牛膝 12g、防己 12g、川芎 10g、赤芍 12g、当归 12g、王不留行 15g、鸡血藤 15g、海风藤 15g、络石藤 15g，7 剂，水煎服，日一剂。

三诊（1997 年 11 月 25 日）：腿肿减轻，行走不痛。舌嫩，苔薄，脉滑。

治法：益气活血，化瘀通络。处方：当归补血汤合桃红四物汤加减。生黄芪 15g、党参 10g、桃仁 10g、红花 10g、当归 12g、川芎 12g、赤芍 12g、白芍 12g、桂枝 10g、川牛膝 12g、威灵仙 15g、鸡血藤 15g、海风藤 15g、络石藤 15g、茯苓 30g、猪苓 30g，7 剂，水煎服，日一剂。

四诊（1997 年 12 月 9 日）：腿下午肿胀，走路轻，不痛，下肢仍乏力。舌质微红，苔薄，脉滑。

治法：益气活血，温经通络。处方：黄芪桂枝五物汤加减。生黄芪 15g、桂枝 10g、赤芍 12g、白芍 12g、生甘草 6g、茯苓 30g、泽泻 15g、车前子 15g、水红花子 15g、杜仲 12g、枸杞子 12g、威灵仙 15g、川牛膝 12g、鸡血藤 15g、海风藤 15g、桃仁 10g、红花 10g，7 剂，水煎服，日一剂。

五诊（1997 年 12 月 23 日）：腿已不痛，仍有浮肿。舌质暗，苔薄，脉滑。

治法：益气活血，温经通络。处方：黄芪桂枝五物汤加减。生黄芪 15g、桂枝 12g、赤芍 12g、白芍 12g、生甘草 6g、茯苓 30g、泽泻 15g、车前子 15g、水红花子 15g、桃仁 10g、红花 10g、丹参 15g、郁金 12g、川牛膝 12g、鸡血藤 15g、菊花 10g，7 剂，水煎服，日一剂。

按语：本案下肢静脉曲张肿胀、疼痛，诊断血痹成立，证属气虚血瘀络阻，治以益气活血之当归补血汤、黄芪桂枝五物汤加减。水肿明显加用水红花子、茯苓、猪苓、防己、车前子、泽泻，瘀血征象明显者加鸡血藤、丹参、赤芍、川牛膝、郁金、威灵仙、鸡血藤、海风藤、络石藤等以增活血化瘀通络之力。此病非一日得来也不能期望数日治愈，能缓解症状，带病生存，维持基本生活质量即可。

儿　科

儿科患者因其、稚阴稚阳、脏腑娇嫩易虚易实、易寒易热的生理病理特点，患病后容易发生变化迅速，常有转危转急转重的可能，因此治疗方面更需精心、细心全面诊查，仔细权衡立法方药，故有"宁治十妇人，不治一小儿"之说。张老师对儿科常见的风温肺热、咳嗽、哮喘、汗症、痤疮等均有独到的经验，强调顾护正气、兼顾胃气、不留食积、补不恋邪，辨证准确、祛邪要狠等。

◇病例一

赵某，女，8岁。2015年3月17日初诊。主诉：发热伴咳嗽咽痛2日。现病史：2日前因室内温度高，汗出受凉导致发热、咳嗽、咽痒、咽痛，体温39.5℃，干咯痰少色白，便秘，大便干如羊粪，自服百服宁（氨酚伪麻美芬片），汗出热不解，乏力。既往史：先天性心脏病卵圆孔未闭合8年。过敏性哮喘史3年，对猫毛、皮屑、鸡蛋过敏。查体：双肺呼吸音粗，心率116次/分，舌红，苔黄，脉数。咽拭子培养支原体肺炎（+），血常规：白细胞正常，淋巴比例64.3%，CRP：3mg/L。

中医诊断：风温肺热。西医诊断：肺炎支原体感染、咽炎、过敏性支气管炎。

辨证：肝胃素蕴内热，热邪上灼肺金，外感风寒引动，肺失宣降，肝火犯肺，热伤气阴。

治法：清肝肃肺，益气养阴。处方：银翘四黄汤合玉屏风散加减。金银花15g、连翘15g、生黄芪12g、黄芩10g、黄连6g、黄柏10g、防风10g、炒白术10g、香附10g、紫苏叶10g、桔梗10g、玄参12g、紫菀10g、炙百部10g、川贝10g、火麻仁12g，8剂，水煎服，3次/日，烧退后减量。

万应胶囊2盒，1粒/次，3次/日；双黄连颗粒2盒，1袋/次，3次/日，口服。

二诊（2015年3月31日）：服2付药后热退，近2天又发热，体温38.5℃，服原方2付/日，热稍退，咽痛，烧2天，连服2天，今日热已退，咳多痰黄，干咳，喷嚏。舌微红，苔薄，脉浮滑数。

治法：同前。处方：银翘四黄汤合玉屏风散加减。前方加辛夷（包）10g、苍耳子10g，7剂，水煎服，日一剂。

中成药同上继服。

三诊（2015 年 4 月 21 日）：服上方后不发热，咽痛轻，近几日上火，咳嗽，咯痰，鼻塞不通，腹痛，大便秘结，1 ～ 2 日一行，喉中痰鸣，在外院复查肺炎支原体（＋），2015 年 4 月 17 日结肠镜示：乙状结肠、直肠肠壁炎性水肿，未见明确结肠息肉征系，小肠未见憩室及息肉样回声。舌嫩苔薄，脉细滑。

治法：益气养阴，泻火通腑。处方：玉屏风散加味。生黄芪 12g、防风 10g、炒白术 10g、桔梗 10g、玄参 10g、生甘草 6g、紫菀 10g、炙百部 10g、苍耳子 10g、辛夷（包）10g、黄芩 10g、黄连 6g、川贝 6g、郁李仁 10g、火麻仁 12g、白芍 10g，7 剂，水煎服，日一剂。

四诊（2015 年 4 月 28 日）：药后大便畅快，鼻通气改善，腹仍痛，咳嗽，有少量痰，纳食少。舌淡苔薄，脉细滑。

治法：同前。处方：玉屏风散加味。前方加高良姜 5g、川楝子 6g，14 剂，水煎服，日一剂。

按语：肺炎支原体（MP）是一种介于细菌与病毒之间的微小非活性生长的微生物，是支气管炎、肺炎的重要病原之一，并且可导致血液、神经、消化、泌尿、循环等多系统及皮肤的病变。肺炎支原体肺炎是小儿肺炎的常见类型之一，是由 MP 引起的间质性肺炎，多有发热、头痛、咽痛及剧烈咳嗽（常为干性呛咳）等症状，同时还常伴有广泛多器官、多系统的肺外并发症，并且和支气管哮喘的发作关系密切，临床上因肺炎支原体无细胞壁，影响细胞壁合成的药物如青霉素、头孢菌素等均无效，治疗多选择抑制蛋白质合成的药物，如大环内酯类、四环素类、氯霉素、磺胺类、喹诺酮类抗生素等。大环内酯类药物能抑制肺炎支原体，但不能消除对机体已经形成的损伤和免疫紊乱，因而不能彻底地改善临床症状。中医药能针对小儿生理病理特点，发挥整体优势，辨证施治，能减轻病原体对机体的损害，彻底改善临床症状，提高疗效。本案患者素有先天性心脏病，肝胃郁热，气血运行不畅，易感外邪，初诊时值早春，肝木主时，外感风寒引动肝火，肺失宣降，肝火犯肺，热伤气阴。故治疗以清肝肃肺，益气养阴为法，方用银翘四黄汤合玉屏风散加减，银翘四黄汤由金银花、连翘、生黄芪、黄芩、黄连、黄柏组成，主治肝火肺热之风湿、咳嗽、咽痛，玉屏风散重在益气固表，玄参、炙百部、川贝、紫菀养阴润肺止咳，香附、苏叶、桔梗疏风解表止咳，火麻仁润肠通便，诸药相伍，共奏清泻内热、肃肺止咳、益气养阴之效，后数诊随症加减，通窍加辛夷、苍耳子、柔肝止痛加白芍、甘草，理气止痛加川楝子、良姜，润肠加郁李仁，病情逐渐好转。随访 5 个月，咳嗽、发热未再发作。

◇**病例二**

冯某，男，3 岁。1992 年 12 月 21 日初诊。主诉：喘证 2 年，再发 5 天。现病史：患者于 2 年前不明原因出现喘咳，吐痰，经静脉注射青霉素等抗生素，症候平复，5 天前感冒引发咳嗽喘息再发，咯白痰。查体：舌质红，苔薄白，脉滑数。

中医诊断：喘证（气虚痰阻）。西医诊断：支气管哮喘。

处方一：治以益气养阴和胃。方选：哮喘平方加减。党参 6g、白术 6g、茯苓 10g、生甘草 6g、麦冬 10g、五味子 6g、焦神曲 3g、鸡内金 10g、补骨脂 6g、焦麦芽 3g、焦山楂 3g，7 剂，水煎服（8-16），日一剂。

处方二：治以清肺化痰平喘。方选：哮喘灵方加减。炒紫苏子 6g、炒杏仁 6g、生石膏 15g、生甘草 6g、紫菀 10g、炙百部 10g、黄芩 10g、黄连 6g、桔梗 6g、浙贝母 10g、穿山龙 10g、地龙 10g，7 剂，水煎服（12-20），日一剂。

二诊（1992 年 12 月 29 日）：喘已平，不咳。舌红苔薄，脉滑。

处方一：治以益气养阴，化痰平喘。方选：哮喘灵方加减。炒紫苏子 6g、炒杏仁 6g、生石膏 15g、生甘草 6g、紫菀 10g、炙百部 10g、黄芩 10g、黄连 6g、桔梗 6g、浙贝母 10g、穿山龙 10g、地龙 10g，7 剂，水煎服（8-16），日一剂。

处方二：治以清肺化痰平喘。方选：哮喘平方加减。党参 6g、白术 6g、茯苓 10g、生甘草 6g、麦冬 10g、五味子 6g、焦神曲 3g、鸡内金 10g、补骨脂 6g、焦麦芽 3g、焦山楂 3g，7 剂，水煎服（12-20），日一剂。

三诊（1993 年 1 月 9 日）：喘咳已平。舌质微红，苔薄，脉滑。

处方一：治以益气养阴，化痰止喘。方选：哮喘灵方加减。炒紫苏子 6g、炒杏仁 6g、生石膏 15g、生甘草 6g、紫菀 10g、炙百部 10g、黄芩 10g、黄连 6g、桔梗 6g、浙贝母 10g、穿山龙 10g、地龙 10g，7 剂，水煎服（8-16），日一剂。

处方二：治以清热化痰，养阴和胃。方选：哮喘平方加减。党参 6g、白术 6g、茯苓 10g、生甘草 6g、麦冬 10g、五味子 6g、焦神曲 3g、鸡内金 10g、补骨脂 6g、焦麦芽 3g、焦山楂 3g，7 剂，水煎服（12-20），日一剂。

四诊（1993 年 1 月 20 日）：感冒后轻微咳嗽，痰不多。舌微红，苔薄，脉滑。

处方一：治以养阴和胃，化痰平喘。方选：哮喘平方加减。党参 6g、白术 6g、茯苓 10g、生甘草 6g、麦冬 10g、五味子 6g、焦神曲 3g、鸡内金 10g、陈皮 10g、焦麦芽 3g、焦山楂 3g，7 剂，水煎服（12-20），日一剂。

处方二：治以化痰平喘。方选：哮喘灵方加减。炒杏仁 6g、生石膏 15g、甘草 6g、紫菀 10g、炒紫苏子 6g、炙百部 10g、黄芩 10g、黄连 6g、桔梗 10g、浙贝母 10g、穿山龙

10g、地龙 10g，7 剂，水煎服（8-16），日一剂。

按语：对哮喘的病机认识，自《丹溪心法》提出"哮喘必用薄滋味，专主于痰"，后世医家多认为，哮喘的发生是宿痰内伏于肺，复加外感、饮食、情志、劳倦等因素，以致痰阻气道、肺气上逆所致。张老师临证 50 余年，从临床实践中总结哮喘的病因病机，认为哮喘病机关键是在遗传特质基础上的正虚邪实、下虚上实、全身虚与局部实并存，所谓虚即在肺脾肾气及宗气亏虚，所谓实即是痰浊气滞、外邪袭肺。发作时以邪实上实为主，缓解期以正虚为主，小儿喘证，同样有脾肺肾亏虚，发时痰阻气逆，治疗需标本兼治。方一较成人略小其剂，四诊时方二去补骨脂是虑其燥热，加陈皮以和胃，药证相符，效果较好。

◇病例三

季某，男性，3 岁。1999 年 11 月 24 日初诊。主诉：咳嗽咯痰伴发热 3 天。现病史：患者经常感冒咳嗽，发热，每次发作都要到儿童医院打点滴，服用芬必得。3 天前着凉致发热咳嗽，咯少许白痰，流清涕，晚上低热。既往史：无重要病史，出生后体质差，常易感冒。查体：体温 37.5℃，双肺下部湿罗音。舌质红，苔薄白，脉浮滑。

中医诊断：咳嗽（风热犯肺）。西医诊断：支气管肺炎。

辨证：患儿体质偏弱，卫表不固，冬季受凉，风寒入里化热，痰热壅肺，故咳嗽咯痰，低热。

治法：益气固表，清热化痰。处方：玉屏风散合银翘五黄汤加减。生黄芪 6g、防风 6g、白术 6g、桔梗 6g、生甘草 6g、玄参 6g、紫菀 6g、炙百部 6g、黄芩 6g、黄连 3g、黄柏 3g、大青叶 6g、板蓝根 10g、金银花 10g，7 剂，水煎服，日一剂。

二诊（1999 年 12 月 1 日）：咳嗽稍好，流涕。舌质红，苔薄白，脉细滑。双肺罗音明显减少。

治法：益气固表，止咳化痰。处方：玉屏风散加减。前方去黄连、黄柏、板蓝根，加辛夷（包）3g、锦灯笼 6g，7 剂，水煎服，日一剂。

三诊（1999 年 12 月 8 日）：咳嗽减轻，打喷嚏，热退，食纳佳。舌质红，苔薄黄，脉细滑。

治法：益气固表，清热止咳。处方：玉屏风散合苏杏甘石汤加减。生黄芪 6g、防风 6g、白术 6g、炒紫苏子 6g、杏仁 6g、生石膏 6g、生甘草 6g、紫菀 6g、炙百部 6g、黄芩 3g、陈皮 6g、穿山龙 6g、蝉蜕 3g，2 剂，水煎服，日一剂。

四诊（1999 年 12 月 10 日）：流涕多，喷嚏，不咳嗽，不发烧。舌质红，苔薄白，脉滑数。双肺无湿罗音。

治法：疏风清热，宣肺透表。处方：银翘散加减。金银花 6g、连翘 6g、荆芥 3g、防风 6g、炒杏仁 6g、板蓝根 6g、黄芩 6g、大青叶 6g、炙百部 6g、穿山龙 6g、紫菀 6g、锦灯笼 10g，2 剂，水煎服，日一剂。

按语：支气管肺炎又称小叶性肺炎，是小儿的一种主要常见病，是婴儿时期主要死亡原因。肺炎多发生于冬春寒冷季节及气候骤变时，室内居住拥挤、通风不良、空气污浊、致病性微生物较多，容易发生肺炎。支气管肺炎由细菌或病毒引起，其中肺炎链球菌、流感嗜血杆菌、呼吸道合胞病毒（RSV）最为常见。肺炎链球菌所致者占细菌性肺炎的 90% 以上，其他细菌如葡萄球菌、链球菌、流感杆菌、肺炎杆菌等则少见。临床症状主要有发热、呼吸困难、咳嗽、肺部湿罗音等，小儿可见烦躁不安。西药治疗用三代头孢，中药宜辨证施治，本案患儿体质偏弱，感受风寒，入里化热，痰热壅肺，肺气不宣，治宜益气固表，清热化痰，方用玉屏风散加味，初诊有发热合用银翘五黄汤以清热解表，加紫菀、炙百部、桔梗、甘草、玄参以止咳化痰利咽，二、三诊据证略作化裁，通窍加辛夷、穿山龙、蝉蜕，舌红肺热加生石膏，咳重加杏仁、紫苏子。四诊因流涕较多，表证未除，改用解表利咽的银翘散加减，病情见好转，肺部罗音消失。

◇**病例四**

李某，男，2 岁。1991 年 10 月 14 日初诊。主诉：咳嗽 2 周。现病史：患者于 2 周前因感冒出现咳嗽，吐少量黄痰，无发热。自服感冒药及咳嗽糖浆效果不佳，迁延 2 周，咳嗽不愈。查体：面色红润，形体较壮，双肺听诊（－），心律齐，脉搏 104 次/分。舌红苔薄白，脉滑数。

中医诊断：咳嗽（风热犯肺）。西医诊断：急性支气管炎。

治法：宣降肺气，清热化痰。处方：桔梗汤加味。桔梗 6g、生甘草 6g、玄参 6g、紫菀 6g、炙百部 6g、黄芩 6g、黄连 3g、黄柏 3g、浙贝母 6g、陈皮 10g、麦冬 6g、金银花 10g，7 剂，水煎服，日一剂。

二诊（1992 年 7 月 14 日）：好转，近半年间偶有咳嗽，间断服中药桔梗汤。近 3 天受凉致流黄涕，咳嗽略加重，小便黄，大便干。双肺呼吸音粗。舌质红，苔薄，脉小滑。

治法：同前。处方：桔梗汤加味。前方去黄芩、黄柏，加生黄芪 6g、栀子 6g，改麦冬 10g，7 剂，水煎服，日一剂。

三诊（1992 年 7 月 21 日）：眼干，咳嗽，心悸。双肺听诊（－），心率 116 次/分。舌苔薄白微腻，脉滑数。

治法：清化湿热，化痰利咽。处方：葛根芩连汤加减。葛根 10g、黄芩 6g、黄连 6g、藿香 10g、佩兰 10g、金银花 10g、紫菀 10g、炙百部 10g、苦杏仁 6g、浙贝母 6g、玄参 10g、陈皮 6g、桔梗 6g，14 剂，水煎服，日一剂。

四诊（1992 年 11 月 6 日）：咳嗽心悸减轻。舌红，苔白腻，脉滑。

治法：宜降肺气，清热化痰。处方：桔梗汤加味。桔梗 6g、生甘草 6g、玄参 6g、柴胡 10g、炙百部 10g、黄芩 6g、黄连 6g、浙贝母 10g、藿香 10g、金银花 12g、茯苓 10g、苦杏仁 6g、焦三仙 10g，14 剂，水煎服，日一剂。

五诊（1992 年 11 月 23 日）：干咳无痰。双肺听诊（–），心律 96 次 / 分。舌苔白，脉滑。

治法同前。处方：桔梗汤加味。前方去藿香、茯苓，加黄柏 6g、麦冬 10g、陈皮 6g，7 剂，水煎服，日一剂。

按语：感冒后咳嗽是临床常见病，好发于成人或儿童感冒后，多迁延数周或数月，治不及时，反复发作，容易发展成慢性支气管炎。本案患者面红体壮，舌红脉数，属于脏腑蕴热体质，一遇外邪则内外相应，内热为外邪所逼迫，肺气冲逆而上，故呛咳阵作，小儿为稚阴稚阳之体，感冒外邪，治不得法，迁延数周，外邪入里，壅滞肺气，热壅痰阻，肺失宣降，则呛咳少痰，气逆而咳频，肺热而声高痰黄。治疗以宣降肺气兼清内热为法，方用桔梗汤方加味取效，方中以桔梗甘草汤为主药，宣降肺气，兼以利咽，臣以金银花、黄芩清肺热，紫菀、炙百部、陈皮润肺降气，佐以浙贝母、麦冬润肺化痰，黄连、黄柏清热降火，共奏清肺降气，化痰止咳之功。以后数诊，虽药味有变化，但总不离清里疏表降气的治法。

◇病例五

崔某，男，12 岁。2015 年 7 月 16 日初诊。主诉：哮喘反复发作 8 年，再发 4 天。现病史：8 年前因接触艾草、尘螨、猫毛等过敏原导致哮喘发作，经用激素（泼尼松）治疗后好转，现激素已由原来的每日 16 片减为每日 1/8 片，但每当接触到过敏原则哮喘发作，4 天前因用宾馆发霉的毛巾导致哮喘再发，伴咳嗽、胸闷、嗜睡、乏力、神疲、便秘，有少许白痰。既往史：无重要病史。对花生、尘螨、猫毛、霉菌、艾蒿、鲤鱼过敏。半年前服用孟鲁司特钠过敏导致血小板减少。查体：一般情况可，满月脸，水牛背，双肺呼吸音粗，可闻及散在干鸣音。心率 72 次 / 分。舌嫩红，苔薄白，脉细滑。化验血常规 E%：20%。

辨证：少儿久病，稚阴稚阳，气血亏虚，脾失健运，痰浊内生，气机不利，遇外邪引动，气逆痰阻，故哮喘速发，胸闷喘憋，咳嗽痰白，神疲乏力，嗜睡，脉细。

中医诊断：哮证（气虚痰阻，肺脾气虚）。西医诊断：过敏性哮喘。

治法：益气养血，化痰理气。处方：八珍汤合二三汤加减。生地黄 10g、当归 10g、白芍 10g、川芎 10g、党参 10g、白术 10g、茯苓 10g、生甘草 6g、法半夏 6g、陈皮 12g、白芥子 10g、紫苏子 10g、莱菔子 10g、生黄芪 12g、防风 10g、黄芩 10g、穿山龙 10g、地龙 10g、川贝 10g，7 剂，水煎服，日一剂。

二诊（2015 年 7 月 23 日）：喘憋明显减轻，咳嗽也减轻，仅在早晨咳嗽几声，无痰，激素已停用，神疲乏力去。舌质正常，苔薄白，脉细滑。血常规 E% 降至 8%。

治法：益气养血，化痰止咳。处方：八珍汤加减。熟地黄 10g、当归 10g、白芍 10g、川芎 10g、党参 10g、白术 10g、茯苓 10g、生甘草 6g、生黄芪 12g、焦三仙 10g、鸡内金 12g、桔梗 10g、玄参 12g、紫菀 10g、炙百部 10g、黄芩 10g、砂仁 10g，14 剂，水煎服，日一剂。

按语：方值少年，哮喘 8 年，长期服用激素，脏腑娇嫩，痰湿内生，闭塞清窍，气血亏虚，易感外邪，外邪引动伏痰，气逆痰阻，哮喘骤发，治疗标本兼治，八珍汤加生黄芪治本补益气血，加三子养亲汤、二陈汤以化痰降气，地龙、穿山龙、川贝以化痰平喘，加防风成玉屏风散以固表疏风，二诊病情大减，痰去咳轻，乏力神疲均轻，故去川贝、二陈汤、三子养亲汤，加紫菀、炙百部、桔梗以润肺止咳，加焦三仙、鸡内金以消食和胃，黄芩、玄参以清浮游之火，加砂仁以醒脾，以减轻四物汤、玄参等药之滋腻。本案给人启示：少年哮喘西药过于克伐，应当补益气血兼以化痰，痰为内因之主，可谓治疗的关键。

◇病例六

付某，男，12 岁。2015 年 8 月 24 日初诊。主诉：自汗、身起痤疮 2 年。现病史：自幼喜食鸡翅，体胖，去年开始身起痤疮，脸面、后背、前胸多处痤疮，发红瘙痒，皮肤发热，自汗怕热，经治不愈。刻下：自汗，皮肤痤疮，周身皮肤发热，心慌，流涕色白质黏量少，大便偏干，小便可，纳可。既往史：有过敏性鼻炎史 4 年。查体：一般可，体胖，面部痤疮色红，双肺听诊（−），心率 90 次 / 分。舌暗红，苔白，脉沉小数。

中医诊断：瘾疹（血瘀湿热），自汗（气虚）。西医诊断：肥胖症，过敏性皮疹。

治法：益气活血，清热化湿。处方：玉屏风散加味。生黄芪 15g、防风 10g、白术 12g、麻黄根 12g、白蒺藜 12g、僵蚕 12g、蝉蜕 10g、地肤子 12g、穿山龙 12g、地龙 12g、辛夷（包）12g、路路通 10g、黄芩 12g、桃仁 10g，7 剂，水煎服，日一剂。

二诊（2015 年 8 月 25 日）：自汗好转，痤疮减轻，但仍作痒，后背有块状风团，色红，怕热，脾气急。舌微红，苔薄白，脉沉细。

治法：同前。处方：前方加决明子 15g、火麻仁 15g、白鲜皮 12g，7 剂，水煎服，日一剂。

三诊（2015 年 9 月 1 日）：皮疹、身热、脾气急及自汗均减轻，块状风团基本消失。舌尖红，苔薄白，脉沉细。

治法同前。处方：前方加金银花 15g、紫花地丁 15g，7 剂，水煎服，日一剂。

按语：小男儿属于纯阳之体，生长发育旺盛，脏腑易虚易实，尤其易于食积化热，平素嗜食鸡翅，鸡为阳禽，其肉性温热，过食多食则化热生湿，热蒸湿郁，故皮疹现于身体阳位的面部及背部为多，且身体自觉发热，热盛伤阴耗气，卫表不顾，故气短自汗心慌，湿热熏蒸，肺窍不利，故鼻塞流涕，气虚血瘀故舌暗红，治疗用清热利湿、益气活血为法，以玉屏风散益气固表，佐以黄芩、白蒺藜、地肤子、僵蚕清热化湿，桃仁、路路通、穿山龙、地龙活血通络，辛夷通窍、蝉蜕祛风、麻黄根止汗，共奏扶正祛邪之功；二、三诊病情好转，仍见身热、气急、舌红等热象，故加金银花、紫花地丁、白鲜皮、火麻仁、决明子等以清热泻火利湿。

图书在版编目（CIP）数据

张贻芳医案集 / 张贻芳，赵兰才主编. --北京：华夏出版社，2017.6
（全国名老中医传承系列丛书）
ISBN 978-7-5080-8841-9

Ⅰ．①张… Ⅱ．①张… ②赵… Ⅲ．①医案－汇编－中国－现代
Ⅳ．①R249.7

中国版本图书馆 CIP 数据核字（2016）第 124764 号

张贻芳医案集

主　　编	张贻芳　赵兰才	
责任编辑	梁学超	
出版发行	华夏出版社	
经　　销	新华书店	
印　　刷	三河市少明印务有限公司	
装　　订	三河市少明印务有限公司	
版　　次	2017 年 6 月北京第 1 版	
	2017 年 6 月北京第 1 次印刷	
开　　本	787×1092　　1/16 开	
印　　张	21.75	
插　　页	4	
字　　数	410 千字	
定　　价	75.00 元	

华夏出版社　地址：北京市东直门外香河园北里 4 号　邮编：100028
网址：www.hxph.com.cn　电话：（010）64663331（转）
若发现本版图书有印装质量问题，请与我社营销中心联系调换。